執筆者一覧

皮膚

編集・執筆

佐伯　秀久	日本医科大学大学院医学研究科教授

眼

編集・執筆

蕪城　俊克	自治医科大学附属さいたま医療センター眼科教授

耳鼻咽喉

監修

神崎　仁	国際医療福祉大学熱海病院教授, 慶應義塾大学名誉教授

編集

小川　郁	慶應義塾大学名誉教授

執筆（執筆順）

神崎　仁	国際医療福祉大学熱海病院教授, 慶應義塾大学名誉教授
小川　郁	慶應義塾大学名誉教授

歯・口腔

編集

道　健一	昭和大学名誉教授
齋藤　健一	前NTT東日本関東病院部長

執筆（執筆順）

道　健一	昭和大学名誉教授
長谷川篤司	昭和大学歯学部教授
佐藤　裕二	昭和大学歯学部教授
髙橋　浩二	昭和大学歯学部教授
齋藤　健一	前NTT東日本関東病院部長

目次

▶ 皮膚

第1章 皮膚の構造と機能　佐伯秀久　003

I 皮膚の構造　004
A 皮膚の肉眼的外観　004
1. 表面　004
2. 色調　004

B 皮膚の組織学的構造　005
1. 表皮　005
2. 真皮　007
3. 皮下（脂肪）組織　008
4. 皮膚の脈管　008
5. 皮膚の神経　008
6. 皮膚の付属器官　008

II 皮膚の機能　011
A 保護機能　011
1. 機械的刺激に対する保護機能　011
2. 化学的刺激に対する保護機能　012
3. 細菌に対する保護機能　012
4. 乾燥に対する保護機能　012
5. 光線に対する保護機能　012

B 体温調節機能　012
C 分泌・排泄機能　013
1. 汗の分泌　013
2. 皮脂の分泌　013

D 知覚機能　013
E 吸収機能　013
F ビタミンD合成機能　014

第2章 皮膚の症状と病態生理　佐伯秀久　015

I 発疹　016
A 原発疹　016
1. 斑　016
2. 丘疹　017
3. 結節　018
4. 局面　018
5. 水疱および小水疱　018
6. 膿疱　019
7. 嚢腫　019
8. 膨疹　020

B 続発疹　020
1. びらん　020
2. 潰瘍　020
3. 鱗屑　020
4. 痂皮　020
5. 亀裂　021
6. 萎縮　021
7. 胼胝　021
8. 硬化　021
9. 瘢痕　021

II 瘙痒（かゆみ）　022
1. かゆみを起こす物質　022
2. かゆみ過敏　022
3. 透析患者のかゆみ　022
4. かゆみを伴う皮膚疾患　022
5. 薬剤による瘙痒　023
6. 精神・神経性の瘙痒　023

III 皮膚の老化　023
1. 内因性老化　023
2. 外因性老化　023

第3章 皮膚疾患にかかわる診察・検査・治療　佐伯秀久　025

I 診察法　026
A 問診　026
B 視診　026

II 検査　027
A 皮膚操作を加える方法（スキンテスト）　027
1. ガラス圧法（硝子圧法）　027
2. 皮膚描記法　027
3. 知覚検査　027
4. ニコルスキー現象　028
5. 皮内反応　028
6. 貼布試験（パッチテスト）　029
7. 光線過敏試験　030

B 皮膚を材料とする方法　031

- 1 皮膚病理組織検査 031
- 2 真菌検査 031
- 3 細菌検査 032
- 4 梅毒検査 032
- 5 ウイルス検査 033
- 6 細胞診（ツァンク試験） 033

C 梅毒の血清学的検査 033

D ダーモスコピー 034

E そのほかの検査 035
- 1 薬疹の検査（薬剤リンパ球刺激試験，再投与試験） 035
- 2 画像検査 035
- 3 生理機能検査 035
- 4 ウッド灯検査 035

Ⅲ 治療法 036

A 炎症性皮膚疾患の治療法 036
- 1 局所療法 036
- 2 全身療法 040

B 感染性皮膚疾患の治療法 041
- 1 細菌感染性皮膚疾患の治療法 041
- 2 皮膚真菌症の治療法 042
- 3 ウイルス性皮膚疾患の治療法 043

C そのほかの皮膚疾患の治療法 043

第4章 皮膚の疾患と診療　佐伯秀久 047

Ⅰ 炎症性皮膚疾患 048

A 湿疹・皮膚炎群 048
- 1 湿疹・皮膚炎総論 Digest 048
- 2 接触皮膚炎 049
- 3 アトピー性皮膚炎 Digest 050
- 4 脂漏性皮膚炎 053
- 5 手湿疹 054
- 6 貨幣状湿疹 054
- 7 慢性単純性苔癬（ヴィダール苔癬） 054
- 8 うっ滞性皮膚炎 055
- 9 自家感作性皮膚炎 055
- 10 皮脂欠乏性湿疹 056

B 紅皮症 056
- 1 湿疹続発性紅皮症 056
- 2 薬疹による紅皮症（紅皮症型薬疹） 056
- 3 乾癬性紅皮症 056
- 4 腫瘍随伴性紅皮症 057

C 蕁麻疹，痒疹，皮膚瘙痒症 057
- 1 蕁麻疹 Digest 057
- 2 痒疹 058
- 3 皮膚瘙痒症 059

D 紅斑症 060
- 1 多形紅斑 060
- 2 結節性紅斑 061
- 3 ベーチェット病 062
- 4 スイート病 063

E 血管炎，末梢循環障害，紫斑病 063
- 1 血管炎 063
- 2 末梢循環障害 064
- 3 紫斑病（紫斑症） 065

F 薬疹 066

G 角化症 068
- 1 非遺伝性角化症 068
- 2 遺伝性角化症 068

H 炎症性角化症 070
- 1 乾癬 070
- 2 ジベルばら色粃糠疹 071
- 3 そのほかの炎症性角化症 071

I 膠原病 071
- 1 エリテマトーデス 071
- 2 強皮症 073
- 3 皮膚筋炎 074

J 水疱症・膿疱症 074
- 1 水疱症 074
- 2 膿疱症 076
- 3 そのほかの水疱症，膿疱症 076

Ⅱ 物理的原因による皮膚疾患 076

A 熱傷 076

B 凍瘡 078

C 凍傷 078

D 電撃傷 078

E 化学熱傷 079

F 光線性皮膚疾患 079

G 放射線皮膚炎 080

H 褥瘡 080

Ⅲ 感染性皮膚疾患　082

A 細菌感染症　082
1. 伝染性膿痂疹　082
2. 癤・癰　082
3. 蜂窩織炎(蜂巣炎) Digest　084
4. 丹毒　084
5. 壊死性筋膜炎　085
6. そのほかの細菌感染症　085

B 皮膚結核　085
1. 尋常性狼瘡　085
2. バザン硬結性紅斑　086
3. そのほかの皮膚結核　086

C ハンセン病　086

D 皮膚真菌症　087
1. 浅在性真菌症　087

E 動物寄生性皮膚疾患　090
1. 疥癬 Digest　091
2. クリーピング病　092
3. シラミ症　092
4. そのほかの動物寄生性疾患　093
5. ダニが媒介する皮膚疾患　093

F ウイルス性皮膚疾患　093
1. 帯状疱疹 Digest　093
2. 水痘　095
3. 単純ヘルペス　095
4. 疣贅　096
5. 伝染性軟属腫　098
6. 麻疹　098
7. 風疹　098
8. 伝染性紅斑　099
9. 手足口病　099
10. 伝染性単核球症　099

G 性感染症　099
1. 梅毒　099
2. 後天性免疫不全症候群　101

Ⅳ そのほかの皮膚疾患　102

A 母斑および母斑症　102
1. 母斑　102
2. 母斑症　103

B 皮膚の悪性腫瘍　104
1. 上皮系がん　104
2. 非上皮系がん　106

C 皮膚の良性腫瘍　108
1. 上皮性腫瘍　108
2. 非上皮性腫瘍　109

D 毛髪, 毛包脂腺系, 汗腺の疾患　110
1. 円形脱毛症　110
2. 尋常性痤瘡　111
3. 酒皶　111
4. 汗疹(汗貯留症候群)　112
5. 多汗症　112
6. 臭汗症　112

E 色素異常症　113
1. 尋常性白斑　113
2. 肝斑　113
3. 雀卵斑　114
4. そのほかの色素異常症　114

F 代謝異常症　114
1. アミロイドーシス　114
2. 黄色腫　114
3. ポルフィリン症　115
4. ムチン沈着症　115

G 遺伝性結合組織疾患　116
1. エーラス-ダンロス症候群　116
2. マルファン症候群　116
3. 弾性線維性仮性黄色腫　116

H 肉芽腫性疾患　117
1. サルコイドーシス　117
2. 環状肉芽腫　117

I 爪の疾患　118
1. 陥入爪　118
2. 厚硬爪甲　118

眼

第1章 眼の構造と機能　蕪城俊克　123

Ⅰ 眼の構造　124

A 眼球　124
1. 眼球外膜　124
2. 眼球中膜(ぶどう膜)　125
3. 瞳孔　126
4. 眼球内膜　126
5. 眼球内容　127

B 視神経，視路		128
C 眼球付属器		129

II 眼の機能　132

1. 視力　132
2. 視野　132
3. 光覚　134
4. 色覚　134
5. 屈折　134
6. 調節　134
7. 両眼視　135
8. 眼球運動　136
9. 瞳孔運動　136

第2章 眼の症状と病態生理　蕪城俊克　139

I 外眼部，前眼部疾患に伴う症状　140

1. 充血　140
2. 結膜出血（結膜下出血）　140
3. 流涙　141
4. 乾性角結膜炎（角結膜乾燥症，ドライアイ）　141
5. 眼脂　142
6. 瘙痒感　142
7. 羞明　142
8. 異物感　142
9. 眼痛　143
10. 眼球突出　143

II 視機能障害を伴う症状　143

1. 視力障害　143
2. 視野異常　144
3. 色覚異常　145
4. 夜盲　146
5. 飛蚊症　146
6. 変視症　146
7. 小視症　146
8. 巨視症　147
9. 虹視症　147
10. 複視　147
11. 斜視　147
12. 眼精疲労　147

第3章 眼疾患にかかわる診察・検査・治療　蕪城俊克　149

I 診察法　150

A 問診　150
B 視診　150

II 検査　151

A 視力検査　151
B 屈折検査　153
　1. 他覚的屈折検査　153
　2. 自覚的屈折検査　155
　3. 矯正視力検査　155
C 調節力検査　157
D 開瞼による検査（開瞼法）　158
E 眼瞼反転による検査（眼瞼反転法）　158
F 徹照法　160
G 斜照法　160
H 細隙灯顕微鏡検査　160
I 眼底検査　161
　1. 倒像検査　162
　2. 直像検査　164
　3. 眼底画像診断　164
J 眼圧検査　167
K 前房隅角検査　169
L 視野検査　170
　1. 動的視野検査　171
　2. 静的視野検査　172
　3. そのほかの視野検査　172
M 色覚検査　172
N 暗順応検査　174
O 眼位および眼球運動検査　174
　1. 他覚的眼位検査　174
　2. 自覚的眼位検査　175
　3. 眼球運動検査　176
P 両眼視機能検査　176
Q 眼球突出検査　178
R 瞳孔検査　178

S 涙液分泌検査	179
T 網膜電図検査	179
U 超音波検査	180
V 放射線による検査	181

III 診断の流れ　182

IV 治療法　183

A 保存療法　183
1. 点眼　183
2. 洗眼　185
3. 眼帯　186
4. 罨法　187
5. 涙嚢洗浄, 涙管ブジー挿入　187
6. 注射　188
7. 視力矯正　190
8. 斜視・弱視の治療（非観血的治療）　192

B 手術療法　193
1. 麻酔　193
2. 白内障手術　194
3. 緑内障手術　197
4. 網膜剥離手術　199
5. 硝子体手術　200
6. 斜視手術　202
7. 角膜移植手術　202
8. 眼球内容除去術, 眼球摘出術　203
9. 光凝固　203
10. 冷凍凝固　204
11. 抗VEGF抗体製剤の硝子体内注射　205
12. そのほかの手術　205

第4章 眼の疾患と診療　蕪城俊克 207

I 屈折および調節の異常　208

A 屈折の異常　208
1. 近視　208
2. 遠視　209
3. 乱視　210

B 調節とその異常　211
1. 老視　211
2. 調節痙攣　212
3. 調節麻痺　212

II 弱視　212

III 眼瞼の疾患　213
1. 麦粒腫　213
2. 霰粒腫　213
3. 眼瞼ヘルペス　214
4. 眼瞼内反（内反症）　215
5. 睫毛乱生　216
6. 眼瞼外反（外反症）　216
7. 兎眼　217
8. 眼瞼下垂　217
9. そのほかの眼瞼の疾患　217

IV 結膜の疾患　217
1. 細菌性結膜炎　217
2. 流行性角結膜炎　218
3. 咽頭結膜熱　219
4. 急性出血性結膜炎　219
5. クラミジア結膜炎, トラコーマ　219
6. 春季カタル　220
7. フリクテン　220
8. アレルギー性結膜炎　220
9. 結膜下出血　221
10. 翼状片　221
11. そのほかの結膜の疾患　221

V 涙器の疾患　222
1. 先天性鼻涙管閉塞症　222
2. 鼻涙管閉塞症　222
3. 急性涙嚢炎　222
4. 慢性涙嚢炎　223

VI 角膜の疾患　223
1. 点状表層角膜症　223
2. 点状角膜炎　224
3. 細菌性角膜潰瘍　224
4. 単純ヘルペス性角膜炎　224
5. 帯状ヘルペス角膜炎　225
6. 角膜真菌症　226
7. カタル性角膜潰瘍　226
8. 蚕蝕性角膜潰瘍　226
9. 円錐角膜　226
10. 乾性角結膜炎（角結膜乾燥症, ドライアイ）　227
11. そのほかの角膜の疾患　227

VII 強膜の疾患　228
1. 上強膜炎, 強膜炎　228

VIII ぶどう膜の疾患　229
1. 虹彩炎, 虹彩毛様体炎　229
2. フォークト-小柳-原田病（原田病）　230
3. ベーチェット病　230
4. サルコイドーシス　231
5. そのほかのぶどう膜の疾患　231

IX 眼底（網膜）の疾患 Digest　232
1. 糖尿病網膜症　233
2. 高血圧性網膜症, 網膜動脈硬化症　234
3. 網膜静脈閉塞症　236
4. 網膜動脈閉塞症　237
5. 中心性漿液性網脈絡膜症　237
6. 網膜出血　238
7. 網膜色素変性症　238
8. 網膜剝離 Digest　239
9. 未熟児網膜症　241
10. 網膜芽細胞腫（網膜膠腫）　241
11. 色覚異常　242
12. 夜盲を伴う疾患　243
13. 加齢黄斑変性症　244
14. 黄斑円孔　244
15. 黄斑部網膜上膜（黄斑前膜）　245
16. 黄斑浮腫　245
17. そのほかの眼底（網膜）の疾患　246

X 視神経・視路の疾患　246
A 視神経疾患　246
1. 視神経炎, 視神経症　246
2. うっ血乳頭（乳頭浮腫）　247
3. 視神経萎縮　247

B 視路疾患　248

XI 水晶体の疾患　248
A 位置または形の異常　248
1. 水晶体脱臼　248
2. 形の異常　249

B 白内障 Digest　249
1. 老人性白内障　250
2. 先天白内障　251
3. 全身疾患に合併する白内障　252
4. 併発白内障　252
5. 後発白内障　252
6. そのほかの水晶体の疾患　252

XII 硝子体の疾患　253
1. 硝子体混濁　253
2. 硝子体出血　253

XIII 緑内障　254
A 眼房水循環と眼圧　254
B 緑内障 Digest　255
1. 原発閉塞隅角緑内障　257
2. 原発開放隅角緑内障　258
3. 正常眼圧緑内障　259
4. 発達緑内障　259
5. 続発緑内障　260

XIV 眼球・眼窩の疾患　260
1. 全眼球炎　260
2. 眼窩蜂窩織炎（眼窩蜂巣炎）　260
3. 眼窩腫瘍　261
4. そのほかの眼球・眼窩の疾患　261

XV 眼位・眼球運動の異常　261
1. 斜視, 斜位　261
2. 眼筋麻痺　263
3. 眼球振盪（眼振）　263
4. 重症筋無力症　263

XVI 眼の外傷　263
1. 酸, アルカリ外傷　263
2. 熱傷　264
3. 異物　264
4. 眼球打撲　265
5. 刺創, 裂創　265
6. 輻射線による外傷　266

XVII 全身疾患と眼病変　266
1. 循環器疾患　267
2. 代謝内分泌疾患　267

3 血液疾患 267
4 神経・筋疾患 267
5 感染症 267
6 膠原病 267
7 皮膚粘膜眼症候群 267
8 ビタミン欠乏症 268
9 耳鼻咽喉疾患 268

▶ 耳鼻咽喉

第1章 耳鼻咽喉の構造と機能 273

I 耳の構造と機能　神崎仁 274
A 耳の構造 274
1 外耳 274
2 中耳 274
3 内耳 276

B 耳の機能 276
1 聴覚 278
2 平衡覚 278

II 鼻の構造と機能　小川郁 281
A 鼻の構造 281
1 外鼻 281
2 鼻腔 281
3 副鼻腔 282

B 鼻の機能 283

III 咽頭の構造と機能 283
A 咽頭の構造 283
1 上咽頭（鼻咽腔・鼻咽頭） 283
2 中咽頭 284
3 下咽頭 285

B 咽頭の機能 285

IV 喉頭の構造と機能 286
A 喉頭の構造 286
1 声帯・仮声帯 286
2 喉頭軟骨 287
3 喉頭筋 288
4 喉頭の神経支配 288

5 喉頭の血管系・リンパ系 289

B 喉頭の機能 289
1 発声機能 290
2 呼吸機能 291
3 嚥下機能 291

V 口腔と唾液腺の構造と機能 292
A 口腔の構造と機能 292
1 口腔の構造 292
2 舌の構造 292
3 口腔の機能 292
4 舌の機能 293

B 唾液腺の構造と機能 294

VI 気管・食道の構造と機能 294
A 気管の構造と機能 294
1 気管の構造 294
2 気管の機能 294

B 食道の構造と機能 295
1 食道の構造 295
2 食道の機能 295

VII 頸部の構造と機能 296
A 頸部の構造 296
B 頸部の機能 297
1 甲状腺 297
2 副甲状腺 297

第2章 耳鼻咽喉の症状と病態生理 299

I 耳症状　神崎仁 300
A 耳痛 300
B 耳漏 300
C 難聴 300
D 耳鳴 302
E 耳閉（塞）感 303
F 聴覚過敏 303
G めまい（眩暈） 303
H 顔面神経麻痺 303

II 鼻症状　　　小川郁　304

- A 鼻痛　304
- B 鼻閉　304
- C 鼻漏　304
- D くしゃみ　305
- E 鼻声　305
- F 鼻出血　305
- G 嗅覚障害　305

III 口腔症状　306

- A 口腔・舌痛　306
- B 舌苔　306
- C 口内乾燥感　306
- D 口臭　307
- E 味覚障害　307
- F 開口障害　307

IV 咽頭・食道症状　308

- A 咽頭痛　308
- B 嚥下痛　308
- C いびき　308
- D 咽頭異常感　309
- E 嚥下困難　309

V 喉頭・気管症状　310

- A 音声・言語障害（嗄声）　310
- B 喘鳴　310
- C 呼吸困難　311
- D 咳嗽　311
- E 喀痰, 血痰　311
- F 誤嚥　312

VI 頸部症状　313

- A 頸部痛　313
- B 頸部腫脹　313

第3章 耳鼻咽喉疾患にかかわる診察・検査・治療　317

I 診察法　318

- A 各器官の診察法　318
  1. 耳の診察法　神崎仁　318
  2. 鼻の診察法　小川郁　318
  3. 口腔の診察法　320
  4. 咽頭・食道の診察法　320
  5. 喉頭・気管の診察法　321
  6. 音声・言語の診察法　322
  7. 頸部の診察法　323
- B 問診　神崎仁　323
- C 視診　323
- D 触診　324

II 検査　324

- A 機能検査　324
  1. 聴覚検査　324
  2. 耳管機能検査　333
  3. 平衡機能検査　335
  4. 嗅覚検査（基準嗅力検査）　小川郁　338
  5. 味覚検査　338
  6. 唾液腺分泌機能検査　339
  7. 音声検査　339
  8. 構音検査（ソナグラフィー）　339
  9. 言語検査　340
- B 検体の検査　神崎仁・小川郁　340
  1. 生検（バイオプシー：biopsy）　340
- C 画像検査　340
  1. X線検査　340
  2. CT検査　341
  3. MRI検査　342
  4. PET検査　343
  5. アイソトープ検査　344
  6. 超音波検査　344
  7. 造影検査　344
- D 内視鏡検査　345
  1. 内視鏡検査　345

III 診断の流れ　神崎仁　347

1. 耳　347

2 鼻　347
3 口腔・咽頭　348
4 喉頭・食道・気管　348
5 音声・言語　348
6 頸部　348

IV 治療法　349

A 耳疾患の治療法　349
1 耳の処置　349
2 耳の手術　350
3 聴覚障害に対する対応　353

B 鼻疾患の治療法　小川郁　355
1 鼻の処置　355
2 鼻の手術　356

C 口腔疾患の治療法　357
1 口腔の処置　357
2 口腔の手術　358

D 咽頭疾患の治療法　359
1 咽頭・食道の処置　359
2 咽頭の手術　360

E 食道疾患の治療法　360

F 喉頭疾患，音声・言語障害の治療法　361
1 喉頭の処置　361
2 喉頭，音声・言語障害の手術　361

G 頸部疾患の治療法　364

第4章 耳鼻咽喉の疾患と診療　367

I 耳疾患　368

A 外耳疾患　神崎仁　368
1 耳垢栓塞　368
2 外耳道湿疹　368
3 急性外耳道炎　368
4 耳性帯状疱疹　369
5 外耳道真菌症　369
6 外耳道異物　370
7 先天性耳瘻孔　370
8 外耳形態異常（外耳奇形）　370
9 外耳道腫瘍　371

B 鼓膜疾患　371
1 外傷性鼓膜穿孔　371
2 鼓膜炎　371

C 耳管疾患　小川郁　372
1 耳管狭窄症　372
2 耳管開放症　372

D 中耳疾患　373
1 急性中耳炎　373
2 慢性中耳炎　373
3 滲出性中耳炎　375
4 好酸球中耳炎　神崎仁　375
5 ANCA関連血管炎性中耳炎　375
6 急性乳様突起炎　376
7 錐体尖炎　376
8 耳性頭蓋内合併症　376
9 中耳形態異常（中耳奇形，耳小骨奇形）　377
10 耳硬化症　377
11 中耳外傷　377
12 中耳の腫瘍　378
13 顔面神経麻痺　378

E 内耳・後迷路疾患　379
1 突発性難聴 Digest　379
2 メニエール病（突発性内リンパ水腫）Digest　380
3 急性低音障害型感音難聴　381
4 外リンパ瘻　小川郁　381
5 音響外傷，急性音響性難聴，騒音性難聴　381
6 薬剤性内耳障害（薬剤性難聴）　382
7 加齢性難聴（老人性難聴）　神崎仁　382
8 内耳炎，ウイルス性難聴　小川郁　382
9 遺伝性難聴　383
10 機能性難聴（心因性難聴）　383
11 良性発作性頭位めまい症　神崎仁　384
12 前庭神経炎　384
13 聴神経腫瘍　385
14 Auditory neuropathy (Auditory nerve disease)　386

II 鼻疾患　小川郁　386

A 外鼻疾患　386
1 鼻癤　386
2 外鼻の外傷　386
3 鞍鼻　386
4 鼻前庭炎・鼻前庭湿疹　387

B 鼻腔疾患　387
1 鼻中隔彎曲症　387
2 鼻出血　387
3 急性鼻炎　387
4 慢性鼻炎　387

- 5 肥厚性鼻炎　388
- 6 アレルギー性鼻炎　388
- 7 鼻茸（鼻ポリープ）　389
- 8 多発血管炎性肉芽腫症（ウェゲナー肉芽腫症）　389

C 副鼻腔疾患　390
- 1 副鼻腔炎 Digest　390
- 2 術後性頬部嚢胞　391
- 3 副鼻腔粘液嚢胞　391
- 4 上顎洞真菌症（乾酪性上顎洞炎）　391
- 5 上顎がん　392

III 口腔疾患　392
- 1 口内炎　392
- 2 舌炎　393
- 3 口腔カンジダ症　393
- 4 ベーチェット病　393
- 5 口唇ヘルペス，ヘルパンギーナ，手足口病　393
- 6 口腔がん　394

IV 咽頭・食道疾患　395

A 咽頭疾患　395
- 1 咽頭炎 Digest　395
- 2 扁桃炎 Digest　395
- 3 扁桃周囲炎・扁桃周囲膿瘍　396
- 4 咽後膿瘍　397
- 5 アデノイド増殖症　397
- 6 口蓋扁桃肥大　397
- 7 伝染性単核球症　398
- 8 睡眠時無呼吸症候群　398
- 9 咽喉頭異常感症　398
- 10 舌咽神経痛　399
- 11 咽頭異物　399
- 12 咽頭がん Digest　400

B 唾液腺疾患　401
- 1 唾液腺炎　401
- 2 唾石症　401
- 3 シェーグレン症候群　402
- 4 ガマ腫　402
- 5 唾液腺腫瘍　402

C 食道疾患　403
- 1 胃食道逆流症　403
- 2 食道がん　403

V 喉頭・気管疾患　404

- 1 急性喉頭炎　404
- 2 急性喉頭蓋炎　404
- 3 急性声門下喉頭炎　404
- 4 慢性喉頭炎　405
- 5 声帯ポリープ　405
- 6 声帯結節　406
- 7 声帯溝症　407
- 8 喉頭乳頭腫　407
- 9 喉頭肉芽腫　407
- 10 喉頭結核　407
- 11 喉頭ジフテリア　408
- 12 声帯麻痺　408
- 13 喉頭がん　409
- 14 気管・食道異物　410
- 15 気管カニューレ抜去困難症　411

VI 音声・言語障害　411
- 1 音声障害　411
- 2 言語発達遅滞　412
- 3 構音障害　413

VII 頸部疾患　413
- 1 頸部リンパ節炎　413
- 2 正中頸嚢胞，側頸嚢胞　413
- 3 深頸部膿瘍　414
- 4 亜急性甲状腺炎　414
- 5 甲状腺機能低下症（慢性甲状腺炎）　414
- 6 甲状腺機能亢進症（バセドウ病）　414
- 7 頸部良性腫瘍　415
- 8 頸部悪性腫瘍　415
- 9 甲状腺腫瘍　415

■ 歯・口腔

第1章 歯・口腔の構造と機能　421

I 歯・歯周組織の構造　長谷川篤司　422
- **A** 歯　422
- **B** 歯周組織　424
- **C** 歯の成分　426
- **D** 歯の発生・萌出　426

II 口腔の構造 　　　　　道健一　429

- **A** 口唇, 頰　430
- **B** 舌, 口底　430
  1. 舌　430
  2. 口底　430
  3. 顎下部, オトガイ下部　431
- **C** 上顎, 硬・軟口蓋　431
  1. 上顎　431
  2. 口蓋　431
- **D** 下顎, 顎関節　432
  1. 下顎　432
  2. 顎関節　432
  3. 下顎運動　432
- **E** 唾液腺　434
- **F** 顔面, 頸部　434

III 歯・口腔の機能　436

- **A** 咀嚼機能　　　　　　佐藤裕二　436
  1. 咀嚼のメカニズム　436
  2. 咀嚼の効能　436
- **B** 摂食嚥下機能　437
  1. 摂食嚥下のメカニズム　髙橋浩二　437
  2. 唾液の分泌　　　　　佐藤裕二　438
  3. 味覚　439
- **C** 発音機能　　　　　　髙橋浩二　439
  1. 発音の生成過程　439
  2. 言語音の分類　439
  3. 構音機能における口腔と鼻咽腔の役割　439
- **D** 審美性　　　　　　　佐藤裕二　440

第2章 歯・口腔の症状と病態生理　443

I 歯・歯周組織の症状　444

- **A** 歯痛　　　　　　　長谷川篤司　444
- **B** 歯肉の出血, 排膿, 変色　444
  1. 歯肉出血（口腔内出血）　444
  2. 排膿　445
  3. 歯肉の変色　445
- **C** 歯の弛緩, 動揺　445
- **D** 歯の欠損　　　　　　佐藤裕二　446
- **E** 咬合異常, 歯列異常　446

II 口腔の症状　447

- **A** 疼痛　　　　　　　　道健一　447
  1. 分類　447
  2. 特徴　448
- **B** 腫脹　449
- **C** 口腔粘膜の変化　449
  1. 色調の変化　449
  2. 粘膜疹　450
- **D** 瘻　450
- **E** 流涎症, 口腔乾燥症（ドライマウス）　齋藤健一　451
- **F** 口臭　452
- **G** 開口障害, 閉口障害　452
- **H** 咀嚼障害　　　　　　髙橋浩二　454
- **I** 摂食嚥下障害　455
- **J** 言語障害　456
- **K** 呼吸障害　458
- **L** 味覚障害　459

第3章 歯・口腔疾患にかかわる診察・検査・治療　461

I 歯と歯肉の診察・検査　長谷川篤司　463

- **A** 歯の所見の記載法　463
- **B** 歯の打診　463
- **C** 歯の動揺度検査　464
- **D** プラーク（歯垢）の検査　464
- **E** 歯石の検査　465
- **F** 歯の知覚検査　466
  1. 温度診　466
  2. 歯髄電気診　466
- **G** X線検査　466

II 口腔の診察・検査　齋藤健一　467

- **A** ゾンデ（消息子）診　467
- **B** 穿刺, 吸引検査　467

  C 病理学的検査 (組織診, 細胞診) 467
  D 細菌学的検査 468
  E 画像検査 468
  F 味覚検査 469
  G そのほかの検査 470

Ⅲ 治療法 470
  A 歯科治療の担い手, 歯科治療の対象 長谷川篤司 470
  B 基本的な歯科診療器械・器具 471
  C 歯科における消毒・滅菌法と院内感染予防 齋藤健一 472
   1 手指の消毒 472
   2 術野の消毒 473
   3 器械・器具の消毒 474
   4 院内感染予防 475
  D 歯科における麻酔法 475
   1 局所麻酔法 475
   2 全身麻酔法 476
   3 精神鎮静法 477
  E 保存歯科治療 長谷川篤司 478
   1 保存修復 478
   2 歯内療法 480
   3 歯周治療 482
  F 歯科補綴治療 佐藤裕二 483
  G 口腔外科治療 齋藤健一 486
   1 外来での治療, 手術 486
   2 入院での治療 489
   3 薬物療法 489
  H 歯科矯正治療 490
   1 歯科矯正治療 490
   2 外科的矯正手術 490
  I 歯科における救急治療 491
   1 全身偶発症・合併症 491
   2 局所偶発症・合併症 492
  J 歯・口腔疾患の予防 長谷川篤司 494
   1 歯と歯周組織疾患の予防 494
   2 全身疾患とのかかわり 496
  K 歯・口腔疾患のリハビリテーション 高橋浩二 497
   1 咀嚼機能の回復 497
   2 摂食嚥下機能の回復 498
   3 言語機能の回復 506
   4 審美性の回復 508
  L 高齢者に対する歯科治療 佐藤裕二 511
   1 老化による口腔の形態・機能変化 511
   2 高齢者の歯科治療の指針 511
   3 認知症, 要介護状態 512

第4章 歯・口腔の疾患と診療 515

Ⅰ 歯・歯周組織の疾患 長谷川篤司 516
  A 歯の疾患 516
   1 歯の萌出異常 516
   2 歯の形成異常 516
   3 歯の硬組織疾患 518
   4 う蝕 (う歯) Digest 519
   5 歯の外傷 521
   6 歯髄の疾患 522
   7 歯根尖の疾患 523
  B 歯周組織の疾患 524
   1 感染性歯周疾患 Digest 526
   2 歯肉の腫瘍状病変 530

Ⅱ 顎・口腔の疾患 道健一 531
  A 先天異常, 発育異常 531
   1 裂奇形 532
   2 口唇・頰部の異常 536
   3 舌・口底の異常 537
   4 小帯の異常 537
   5 顎骨の異常 538
   6 骨系統疾患およびそのほかの先天異常 540
  B 損傷 541
   1 軟組織外傷 541
   2 顎, 顎関節の外傷 542
  C 感染症 545
   1 顎, 顎関節の化膿性炎症 546
   2 口腔・顔面軟組織の化膿性炎症 548
   3 特異性炎 550
   4 真菌感染症 (口腔カンジダ症) 550
   5 ウイルス感染症 550
  D 囊胞および類似疾患 550
   1 軟組織に発生する囊胞 550
   2 顎骨内に発生する囊胞 552
   3 囊胞類似疾患 554

- **E 腫瘍および類似疾患** … 554
  - 1 軟組織に発生する腫瘍 Digest … 555
  - 2 顎骨内に発生する腫瘍 … 560
  - 3 腫瘍類似疾患 … 563
- **F 口腔粘膜疾患および類似疾患** … 564
  - 1 色素性病変 … 564
  - 2 潰瘍形成性疾患 … 564
  - 3 アフタ性潰瘍 … 565
  - 4 角化病変 … 566
  - 5 自己免疫性水疱症 … 566
  - 6 多形滲出性紅斑 … 567
  - 7 舌炎および類似疾患 … 567
  - 8 口唇炎および類似疾患 … 568
  - 9 真菌感染症(口腔カンジダ症) … 568
  - 10 ウイルス感染症 … 569
  - 11 AIDSによる口腔症状 … 570
- **G 血液疾患による口腔症状** … 571
  - 1 赤血球系の異常 … 571
  - 2 白血球系の異常 … 571
  - 3 出血性素因 … 572
- **H 大唾液腺疾患** … 572
  - 1 分泌障害 … 572
  - 2 閉塞性疾患 … 573
  - 3 炎症 … 574
  - 4 嚢胞 … 574
  - 5 腫瘍 … 574
- **I 神経系疾患,疼痛性疾患** … 575
  - 1 神経麻痺 … 575
  - 2 疼痛性疾患と神経痛 … 577
  - 3 神経痙攣 … 578
- **J 口腔,顎,顔面における心因性病態** … 578
- **K 顎関節疾患** … 579

国家試験問題 解答・解説 … 582
略語一覧 … 588
索引 … 592

本書では,看護師国家試験出題基準に掲載されている疾患について,当該疾患の要点をまとめた Digest を掲載しました。予習時や試験前の復習などで要点を確認する際にご活用ください。

皮膚

皮膚

第 1 章

皮膚の構造と機能

この章では
- 皮膚や，爪など皮膚の付属器官の構造について学習する。
- 皮膚の構造について学習し，皮膚疾患の理解につなげる。

I 皮膚の構造

A 皮膚の肉眼的外観

　皮膚はからだの表面を覆って，外界との境をなす重要な臓器である。皮膚の厚さは，性別，年齢，からだの部位によって異なるが，それぞれ一定の構造をもち，生命維持に必要な各種の生理作用を営んでいる。

　成人の皮膚の総面積は平均 1.6m^2，重さは真皮までを含めた場合には体重の約 5 〜 6％ となる。皮下組織を含んだ場合には体重の約 16％ に当たる。

1. 表面

　皮膚の表面には種々の方向に走る細い溝（**皮溝**）が交錯し，その間は菱形または三角形の隆起（**皮丘**）となり，これらが皮膚のキメに相当する。いくつかの皮丘がより深い皮溝によって囲まれた多角形の領域を皮野とよぶ。手掌，足底，指端では皮溝と皮丘が一定の流れを示し，紋理＊をつくる。これを**指紋**，**掌紋**とよぶ。指紋は個体の識別に利用される。

　皮膚の付属器官（本章 - I -B-6「皮膚の付属器官」参照）のうち，**毛包脂腺アポクリン系**と**エクリン汗腺**は皮膚の表面に開口し，開口部はそれぞれ**毛孔**，**汗孔**とよばれる。毛孔では毛髪が貫通するほか，皮脂，腋窩や陰部などからはアポクリン分泌物が，汗孔からは汗が排出される。

　また爪は指（趾）端だけに存在し，毛包（毛髪）は手掌，足底，口唇，陰茎亀頭などの粘膜には分布しない。エクリン汗腺は全身の皮膚に分布するが，毛包脂腺アポクリン系は腋窩，陰部など特定の部位にのみ存在する。

　毛髪には，全身の皮膚に広く発生する細くて軟らかい**軟毛**と，頭部，眉部，顎，陰部，腋窩などに生じる太くて硬い**硬毛**とがある。

2. 色調

　皮膚の色調は，人種，年齢，性別，からだの部位によって異なり，また個人差が大きい。色調に関係する因子にはメラニン色素，皮膚組織内を循環する血液の量，角質の厚さなどがある。たとえば皮膚が黒褐色調を呈するのは，表皮あるいは真皮浅層に存在するメラニンの量が多いためであり，一方，青色調は真皮深層に存在するメラニンによる。腋窩，外陰部，肛門周囲，乳暈などはメラニンの量が多く，ほかの部位に比べ黒褐色調が強い。これを**生理的色素沈着**とよぶ。

＊紋理：皮丘が形づくる模様を紋理という。指にできる紋理が指紋，手掌にできる紋理が掌紋である。

B 皮膚の組織学的構造

組織学的に皮膚は，表皮，真皮，皮下（脂肪）組織の3層に区分できる（図1-1）。

1. 表皮

1　表皮の構造

表皮は皮膚の最表層をなす部分で，その厚さは極めて薄く，0.2mm以下である。細胞が石垣状に数層から十数層配列し，深いほうから表層に向かって，基底層，有棘層，顆粒層，角層（角質層）の4層に区分される（図1-1）。

表皮の最深層が**基底層**であり，細胞は円柱状で縦に並んで配列する。この層に存在する細胞を**基底細胞**とよぶ。

有棘層は基底層と顆粒層の間にあって表皮の大部分を占める。この部分の細胞は，互いに棘のようなもの（細胞間橋）で連結されていることからこのようによばれている。下方ほど縦長で，上にいくに従い扁平となる。上層では層板顆粒（オドランド小体）がみられる。

顆粒層は有棘層と角層の間にあり，1～数層の扁平な細胞からなる。この細胞質内には

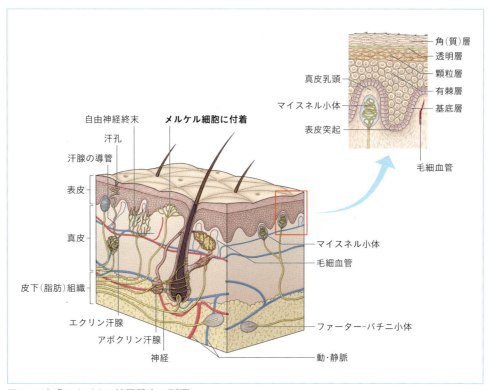

図1-1　皮膚およびその付属器官の断面

多数のケラトヒアリン顆粒がみられる。

角層は極めて扁平で，核を失い，細胞膜の肥厚した角質細胞の集積である。角質細胞の細胞質内は**ケラチン線維**により満たされている。角層には厚い細胞膜が存在し，細胞膜の内側は周辺帯によって裏打ちされている。掌蹠は角層が厚く，その直下に透明層が存在する。

一般に表皮と真皮の境界は平坦ではなく，互いに凹凸をもって組み合わさっている。真皮内に突出した表皮の部分を**表皮突起**とよび，その間に入り込んでいる真皮の部分を真皮乳頭とよんでいる（図 1-1）。

表皮・真皮接合部では，表皮直下に基底膜が存在する。基底細胞と基底膜はヘミデスモソームによって接着している。基底膜は，電子顕微鏡では基底板を中心とした構造として観察される。基底細胞膜と基底板の間は透明板とよばれており，基底細胞膜と基底板は係留細線維で結合している。基底板と真皮のコラーゲンは係留線維によって結びついている。

2 表皮を構成する細胞

表皮は機能的に異なる4種類の細胞からなるが，そのほとんどは角化を営む細胞で角化細胞（ケラチノサイト）とよばれる。そのほかに，メラニンを産出する色素細胞（メラノサイト），免疫に関与するランゲルハンス細胞，神経終末に触圧刺激を伝達するメルケル細胞がある（図 1-2）。

❶ 角化細胞

角化細胞（ケラチノサイト）は表皮の大部分を占め，基底層で分裂し，幹細胞を除いて上方へ押し上げられ，有棘層，顆粒層を経て最終的には角層となり（角化細胞の分化），角質細胞，いわゆる垢として皮膚の表面から脱落していく。この過程を**角化**とよぶ。角化細胞

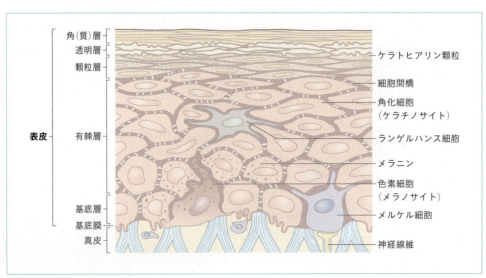

図 1-2 表皮とその周辺の構造

どうしはデスモソーム，裂隙接合（gap junction），密接接合（tight junction）によって接着している。

❷ 色素細胞

色素細胞（メラノサイト）は**メラニン**を産生する細胞で，表皮基底層に点在している。樹枝状突起をもち，その突起は角化細胞の間に伸びて，自らつくったメラニンをこれらの細胞に供給する。

メラニンはメラノソームという細胞（内）小器官で，チロシナーゼという酵素の働きによりチロシンからつくられる。**ドーパ反応**は細胞の中のチロシナーゼ活性を証明する反応であり，色素細胞では陽性である。色素細胞の数はからだの部位によって差が認められるが，人種や性別による差はない。たとえば黒人の肌が白人に比べて黒く見えるのは，色素細胞が大きく，メラニンを産生する能力が高いためである。

❸ ランゲルハンス細胞

ランゲルハンス細胞は，細菌やウイルス，化学物質などの異物（抗原）に対する防御を担う。基底層より上層に分布する樹状細胞で，細胞内に抗原を輸送するバーベック顆粒が存在する。抗原提示能をもち，抗原を取り込むと真皮に移動し，リンパ管を通ってリンパ節まで遊走し，リンパ球（T細胞）に抗原を提示する。

❹ メルケル細胞

表皮，毛盤*の基底層にあり，やや明るく，核の切れ込みのある細胞で，細胞内に有芯顆粒が存在する。神経終末に触圧刺激を伝達する。

2. 真皮

真皮は表皮の直下にあって皮膚の厚さの大部分を占め，線維成分，細胞成分，基質によって形成される線維性結合組織である。また，真皮の中に血管，リンパ管，神経が分布しており，毛包脂腺系や汗腺などの付属器官も保持されている（図1-1）。

真皮は上方から乳頭層，網状層の2層に大別される。網状層は真皮の大部分を占め，太く横に走る線維束からできている。

真皮の線維成分には膠原線維と弾力線維がある。細胞成分には，線維芽細胞，組織球，

皮膚の割線方向

皮膚に円形に切開を加えると，円い穴は開かず，一方向に長い紡錘形の裂け目ができる。この裂け目の長軸の方向は，真皮網状層の膠原線維束の走る方向と一致している。この方向をその部位の皮膚の割線方向とよぶ。皮膚にメスを入れるときには，割線方向に沿って行うと傷がきれいに治る。

---

* **毛盤**：軟毛の近くにある直径0.5mmの扁平な隆起で，その直下にメルケル細胞が集まっている。

肥満細胞，形質細胞，真皮樹状細胞などがある。基質の主要成分は糖たんぱくとプロテオグリカンである。

　真皮の厚さは性別やからだの部位によって異なり，一般に男性の真皮は女性より厚く，また伸側は屈側より厚い。年齢によっても異なり，成人は幼児より厚いが，高齢者では再び薄くなる。

3. 皮下（脂肪）組織

　皮下（脂肪）組織（図 1-1）は，真皮直下から筋膜までの間を埋める脂肪細胞を主体とする組織で，脂肪層ともよばれる。脂肪細胞は脂肪をつくり，これを細胞質の中に蓄える働きをもっている。脂肪組織は線維性の隔壁により脂肪小葉に分割されている。

　皮下（脂肪）組織の厚さは，からだの部位，年齢，性別，栄養状態などによってかなり異なるが，皮下（脂肪）組織は外力に対するクッションの役目をするほか，栄養の貯蔵，第 2 次性徴の発現にも大切な組織である。

4. 皮膚の脈管

❶ 皮膚の血管

　皮膚の血管は，**表在性（乳頭下）血管叢**，**深在性血管叢**，およびその間を交通し，皮膚に対して垂直に走る交通血管，そして個々の乳頭でループ状をなす毛細血管網により構成される。

❷ 皮膚のリンパ管

　リンパ管は真皮乳頭層と真皮深層とにリンパ管網をつくり，流域の表在リンパ節に連絡している。表皮，真皮，皮下（脂肪）組織のあらゆる細胞，線維間は，互いに交通するリンパ管やリンパ空隙で連絡されている。

5. 皮膚の神経

　皮膚の神経は，知覚神経および自律神経に二分される。知覚神経は，痛覚，痒覚，温覚，触覚，圧覚，振動などを求心性に伝達し，自律神経は，血流，立毛筋の収縮，汗の分泌などを支配する。

　皮膚の知覚受容体には，明確な構造を欠く自由神経終末のほかに，マイスネル小体，ファーター - パチニ小体などがある（図 1-1）。これらの神経終末は，真皮や皮下（脂肪）組織に存在する。

6. 皮膚の付属器官

　皮膚の付属器官には，毛包脂腺アポクリン系（アポクリン汗腺，脂腺，立毛筋，毛包など毛器官），エクリン汗腺，爪の 3 種類がある。

1 毛包脂腺アポクリン系

毛包脂腺アポクリン系の主体は**毛包**で，その中心を**毛髪**（毛根）が貫通している。毛包には脂腺（皮脂腺），立毛筋が付着しており，部位によってはアポクリン汗腺がこれに開口している。これらの全体を含めて1つの単位をつくり，**毛包脂腺アポクリン系**とよばれる。

毛包は皮膚に深く陥入した上皮性の部分と，これを外から取り巻く結合織性の部分からなる。毛包は皮膚表面に対して斜めに走っており，皮膚表面と鈍角をなす側には，下から上に向かって順に立毛筋付着部，皮脂腺開口部，アポクリン汗腺開口部がある。毛包の下端は球状に膨れて**毛球**とよばれ，その下方から結合織性の毛乳頭が入り込んでいる。毛包が皮膚表面に開く部分は**毛孔**とよばれ，ここから毛髪が現れる（図1-3）。

❶ **毛根鞘**

毛包のうち上皮性の部分を毛根鞘とよび，内毛根鞘，外毛根鞘の2層からなっている（図1-3）。内毛根鞘はヘンレ層，ハックスレー層，鞘小皮に分けられる。各層は表皮に近づくにつれて角化が起こり，トリコヒアリン顆粒が出現する。

❷ **毛球**

毛球は毛包の最下端の膨らんだ部分で，毛のもとになる細胞の集まりである毛母が，毛乳頭とよばれる真皮成分を包み込むような形をしている。

❸ **毛髪**

毛髪（毛）は，毛母細胞が角化することによりつくられる。また，毛母には色素細胞があって，毛にメラニン顆粒（メラニン色素を含む顆粒）を供給する。黒，ブロンド，赤など人種間

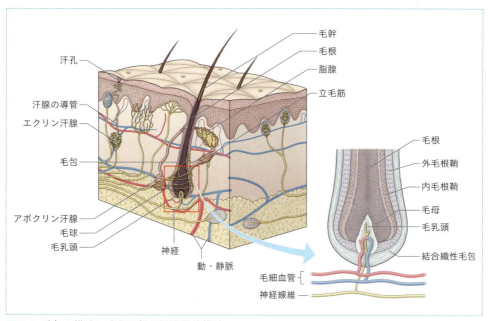

図1-3 毛包の構造と毛乳頭部の組織学的構造

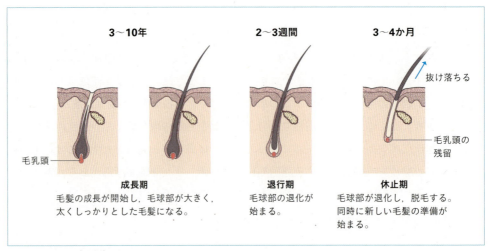

図1-4 毛周期（頭髪）

でみられる毛の色の違いは，このメラニン顆粒の量や形に依存している。

　胎児を覆う柔らかく，繊細で，淡褐色の毛は**毳毛**（生毛）とよばれ，成人にみられる繊細な毛は**軟毛**とよばれる。一方，長く，粗く，色素に富んだ毛は**硬毛**とよばれる。

❹ 毛周期

　毛には，①成長期，②退行期，③休止期という周期があり，これを**毛周期**とよぶ（図1-4）。すなわち，毛はある一定の期間成長を続けると，退行期を経て休止期に入り脱落し，そしてある期間休止すると再び成長を始めるという周期を繰り返している。

❺ 脂腺

　脂腺（**皮脂腺**）は，短い導管で多くが毛包の上部と連なった腺組織で，脂肪を含む細胞（**脂腺細胞**）の集まりである。脂腺細胞が死滅崩壊したものが導管や毛包を経て皮膚表面に到達したものが**皮脂**である。部位によっては毛包に付属せず，直接皮膚表面に開口する脂腺もある。これを**独立脂（皮脂）腺**とよび，口唇，頰粘膜，外陰部，肛門周囲，乳暈などに分布する。

❻ アポクリン汗腺

　アポクリン汗腺は外耳道，腋窩，乳輪，外陰部，肛門周囲など特定の部位にのみ分布する腺組織で，分泌は断頭分泌で腺細胞の一部がちぎれるのが特徴である。

　アポクリン汗腺の導管は表皮にではなく，毛包の上部に開口する（図1-3）。思春期になって初めて分泌機能を開始し，性的な成熟とともに活発化する。水分を主成分としたいわゆる汗とは異なり，分泌物は脂質や細胞破壊成分を含み，粘稠で無臭だが，皮表で分解されると特有な臭気をもつ。発汗は主に情緒刺激による。

2 ｜ エクリン汗腺

　エクリン汗腺は口唇，亀頭，陰唇以外の全身の皮膚に分布し，手掌，足底に最も多く，

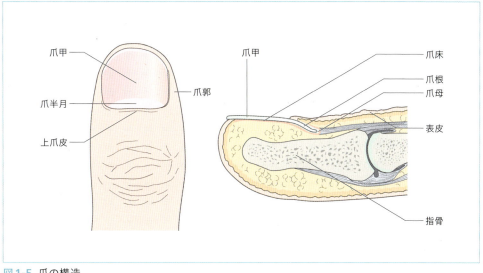

図1-5 爪の構造

大腿部は最も少ない。

　汗腺には汗を分泌する汗腺体と，これを皮膚表面に導く導管とがある。汗腺体は真皮の中層以下の深い部分にあり，豊富な血管と神経に取り巻かれている。汗腺体に連なって導管があり，真皮内を上昇して表皮突起の先端から表皮内に入り，汗孔から皮膚表面に到達する。

3 | 爪

　爪は表皮の角層が特殊に分化したもので，主にケラチン線維からなる。爪は後方で皮膚に入り込んでいて，ここを爪根とよぶ。爪根の底部に存在する上皮を爪母とよび，ここで爪がつくられる。爪の基部の半月状の白い部分を爪半月とよび，爪母の一部である。爪半月以外に露出している部分を爪甲といい，爪床とよばれる上皮の上にのっている。爪を取り囲む皮膚を爪郭という（図1-5）。

II　皮膚の機能

A　保護機能

1. 機械的刺激に対する保護機能

　表皮の角層，真皮の膠原線維や弾力線維は，硬さ，伸展性，弾力性を有し，また皮下脂

肪組織は，クッションとして身体（内部）への機械的刺激に対する保護機能を担っている。慢性刺激に対して角質が肥厚して胼胝，いわゆる，たこをつくるのも，刺激に対する保護機能の現れである。

2. 化学的刺激に対する保護機能

主として，皮脂に由来する脂肪膜と角層がこの機能を担っている。**脂肪膜**は水溶性の化学物質をはじく機能だけでなく，アルカリ中和能ももっていて，皮膚表面のpHを弱酸性の一定値（pH5.5〜7.0）に保つ働きがある（このため皮膚の洗浄には，弱酸性の石けんが適している）。**角層**は酸やアルカリに対して強い抵抗力をもっており，障害を受けにくい。

3. 細菌に対する保護機能

本項2で述べたように皮膚表面は皮脂由来の脂肪からなる脂肪膜（弱酸性膜）で覆われており，細菌および真菌の侵入を防ぐ。

4. 乾燥に対する保護機能

皮膚が乾燥すると，角層に微小な亀裂が生じる。そこから刺激物質が侵入し，瘙痒（かゆみ）などの被刺激性を亢進するため，角層中の天然保湿因子や脂肪膜によって皮膚の水分を保つ必要がある。

5. 光線に対する保護機能

光線に対する防御には，反射，散乱，吸収の3つの段階がある。まず皮膚の凹凸によって大部分の光線が**反射**される。次に皮膚に進入した光線は，角層をはじめ表皮細胞内の顆粒などによって**散乱**される。さらに，角層や表皮構成細胞は光線を**吸収**するが，その主力は**メラニン**である。

光線は波長によって，紫外線（ultraviolet：UV［400nm以下］），可視光線（400〜780nm），赤外線（780nm以上）に分類される。光線のうち皮膚に最も強い影響を与えるのは**紫外線**で，大量に浴びると皮膚は強い炎症を起こし，その後に**色素沈着**を残す。これが日焼けであるが，少量ずつ繰り返し紫外線を浴びると，炎症を起こさず色素沈着のみが起こる。このような色素沈着は，メラニンを増生して皮膚を守るための働きである。

B 体温調節機能

皮膚は熱の不良導体として，体温の喪失や，外界の温熱および寒冷の進入を防いでいる。さらに外界温上昇時には，血管を拡張して体温を放散させ，また，発汗を増してその気化熱で体温を低下させる。逆に外界温低下時には，血管が収縮し，発汗を減少させて体温の放散を少なくし，種々の環境に対し体温を一定に保つ作用をもっている。

C 分泌・排泄機能

1. 汗の分泌

　汗の分泌の主な働きはエクリン汗腺が行っている。水分を多く含む汗の分泌は腎機能をある程度補い，水分，塩分，老廃物の排泄に役立つが，主たる目的は体温調節にある。普通の状態では，分泌された汗は皮膚の表面に達すると同時に蒸発するので水分としては認められないが，この際，気化熱を奪って体温を下げている。

　汗の分泌は自律神経の支配を受ける（発汗の調整）が，温熱の影響（温熱刺激）による**温熱性発汗**のほかに，精神的緊張や恐怖によって誘発される**神経性発汗**，刺激物を食べたとき（味覚刺激）に起こる**味覚性発汗**もある。

2. 皮脂の分泌

　脂腺から分泌された**皮脂**は，皮膚や毛髪に光沢と滑らかさを与えると同時に，皮膚の表面に弱酸性の脂肪膜をつくり，細菌などに対する保護機能や自己浄化作用を営む。また**脂肪膜**は角層の水分を保持し，乾燥を防ぐ機能ももつ。脂腺の発達は年齢や部位によって異なり，新生児ではよく発達しているが，その後はいったん縮小し，思春期以後再び発達し，高齢者ではまた退縮する。皮脂の分泌は男性ホルモンによって盛んになり，女性ホルモンによって抑制される。

D 知覚機能

　皮膚の知覚には，触覚，温覚，冷覚，痛覚，圧覚など（表面感覚）があり，皮膚に加えられた刺激は神経終末を介して中枢に伝えられ，種々の感覚として受け入れられる。知覚を受け入れる部分（感覚点）は点として散在し，これらを触点，温点，冷点，痛点，圧点などとよぶ。刺激の一部は中枢に伝わらず，直接皮膚に反応がみられる。皮膚を冷やすと立毛筋が収縮して「鳥肌」の状態になるのが一例である。なお，表面感覚のほか，深部感覚まで含めた体性感覚のうち，最も敏感で順応しにくいのは痛覚である。

　皮膚の神経終末装置のうちマイスネル小体は触覚を，ファーター-パチニ小体は圧覚を，自由神経終末は痛覚を感じると考えられている。また，温覚はルフィニ小体，冷覚はクラウゼ小体が司るとされ，温覚より冷覚が敏感である。

E 吸収機能

　本来健康な皮膚は，外界からの水分や物質の侵入，体内の水分やたんぱく質の漏出を防

ぐ機能をもっているが，物質の性質や皮膚の状況によっては，皮膚を通過して吸収されることもある。皮膚からの吸収は大部分が毛包をとおして行われ，ほかの表皮の部分からの吸収はわずかである。これは皮膚表面の脂肪膜や角質，角層の下にあるセラミドの働きによる。一般に水溶性の物質は吸収されにくく，脂溶性のものは吸収されやすいが，角質の水分量，溶媒と角質との親和性，温度などによっても吸収の度合いは変わる。角質の損傷や浸軟により吸収は多くなる。

F ビタミンD合成機能

紫外線照射を受けて，皮膚は表皮内にあるエルゴステロールからビタミンD_2を，ビタミンD前駆物質（プロビタミンD_3）からビタミンD_3を合成する機能があり，これらは肝臓に蓄えられる。

国家試験問題

1 皮膚の構造と機能について正しいのはどれか。 （104回 PM45）

1. 皮膚表面は弱酸性である。
2. 粘膜は細菌が繁殖しにくい。
3. 皮脂の分泌量は老年期に増加する。
4. アポクリン汗腺は全身に分布している。

2 アポクリン汗腺が多く分布する部位はどれか。**2つ選べ**。 （102回 AM87）

1. 顔面
2. 腋窩
3. 手掌
4. 足底
5. 外陰部

▶答えは巻末

皮膚

第 2 章

皮膚の症状と病態生理

この章では

- 発疹の種類について理解する。
- 発疹の発生機序や性状について理解する。
- 瘙痒(かゆみ)や皮膚の老化について理解する。

I 発疹

皮膚疾患のほとんどは，皮膚に生じている症状（これを発疹あるいは皮疹とよぶ）を基本として分類，命名されている。したがって，発疹を正確に認識することが皮膚科における基本となる。

皮膚に最初に現れるものを**原発疹**とよび，病気の経過中に原発疹が変化して生じる発疹を**続発疹**とよんでいる。

A 原発疹

原発疹には次の種類がある。

1. 斑

斑（macule）は，色調の変化を主体とした皮膚面より隆起しない皮膚病変である。その色調によって考えるべき疾患が異なるので，どのような病態が色調に関係するのか理解しておくとよい。色調に影響を与える因子としては，血流量，メラニンの増加・減少・欠如，出血後のヘモジデリンの沈着，鱗屑などがある。

1 赤みを主体とした斑（紅斑）

血管拡張，充血によって起こるが，皮下出血の初期も赤く見える（図2-1）。主に血管の中にある赤血球のヘモグロビンの色を反映している（血行異常など）。血管の拡張に伴う斑は，ガラス板で圧迫すれば赤みは消える（硝子圧法）。炎症性の皮膚疾患ではしばしばみられる皮疹である。小紅斑が多発したものをばら疹，ほかの皮疹の周囲に生じる紅斑を紅暈という。毛細血管が持続的に拡張し，網の目のように見える状態を毛細血管拡張症とよぶ。また紅斑が生じることを発赤という。

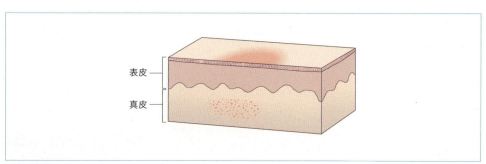

図2-1 紅斑

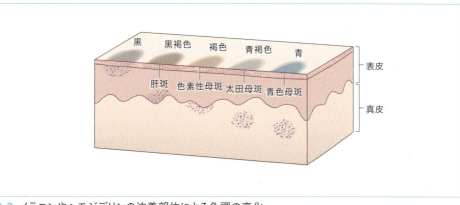

図2-2 メラニンやヘモジデリンの沈着部位による色調の変化

2 紫紅色を主体とした斑(紫斑)

赤血球の血管外への漏出(出血)によることが多い。出血に起因する斑を紫斑とよび,ガラス板で圧迫しても消えない(硝子圧法)。しかし,出血斑が必ずしも紫色を呈するとは限らず,初期の出血斑は鮮紅色であり,深部への出血は暗紫色を帯びる傾向がある。また,単純性血管腫など血管拡張性病変でも紫の斑として見えることがある。

3 青色を主体とした斑

メラニンやヘモジデリンが真皮深層に存在すると,青色として見える(図2-2)。たとえば,蒙古斑,太田母斑,打ち身の痕などである。

4 黒色,黒褐色,褐色,青褐色などの斑

ほとんどの場合,メラニン,ヘモジデリンの沈着によるもので,**色素斑**ともよばれる。これらの沈着(色素沈着)が皮膚の浅層に近いほど黒色調は強くなり,深くなると青みを帯びる。色素の量,分布部位で様々な色調を呈し(図2-2),例として肝斑,色素性母斑,太田母斑,青色母斑などがある。カロチン,胆汁色素が沈着すると黄色に見える。

5 白い斑(白斑)

メラニンの減少や欠如,あるいは血流量の減少による。前者の例として尋常性白斑,炎症後の色素脱失,白皮症など,後者の例として貧血母斑などがある。

2. 丘疹

丘疹(papule)は,皮膚面より隆起する直径1cmまでの皮膚病変である。頂点に小水疱を伴うものを漿液性丘疹,伴わないものを充実性丘疹という。丘疹という盛り上がりの構成成分には,表皮の肥厚,真皮内の細胞浸潤(炎症性,腫瘍性,沈着物など),およびこれらの組み合わせがある(図2-3)。

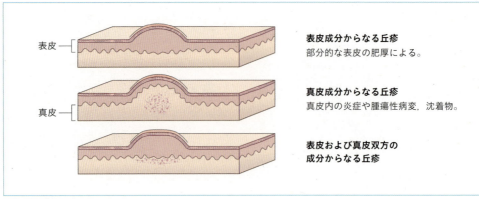

図2-3 丘疹

1 表皮成分からなる丘疹

尋常性疣贅，扁平疣贅，脂漏性角化症などがこれにあたる。これらは表面が乳頭腫状で，かつ角質の肥厚を伴う。

2 真皮成分からなる丘疹

炎症性細胞浸潤には光沢苔癬などが，腫瘍性細胞浸潤には色素性母斑，汗管腫，がんの皮膚転移などがあり，沈着にはアミロイド苔癬がある。

3 表皮・真皮の成分からなる丘疹

表皮および真皮双方の成分からなる丘疹としては，湿疹，扁平苔癬などがある。

3. 結節

結節（nodule）は，直径1cm以上のドーム状，あるいは半球状に隆起する皮膚病変であり，小型のものを小結節とよぶ。直径3cm以上の大きなものを**腫瘤**，あるいは**腫瘍**とよぶこともある。表皮の成分のみで結節を形成することは少なく，結節を形成する病態としては，真皮内の囊腫や腫瘍性病変のことが多い。

4. 局面

局面（plaque）は，最大径1cm以上で，ほぼ扁平に隆起する皮膚病変である。丘疹が集まって形成されることもある。蕁麻疹あるいは膨疹も局面の一型であることが多い。

5. 水疱および小水疱

直径5mm以下の水疱を**小水疱**（vesicle），それ以上のものを**水疱**（bulla）とよぶ。水痘ではほぼ全身に小水疱や水疱を多発して認める。内容物に血液を含む場合を**血疱**（hemorrhagic bulla）とよぶ。

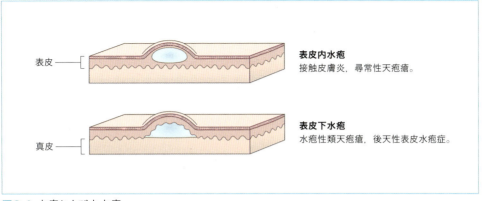

図 2-4 水疱および小水疱

　水疱を形成する部位には，表皮内（弛緩性で破れやすい），表皮下（緊満性で破れにくい）があり，疾患により貯留する部位に特異性がある（図 2-4）。

　例をあげると，表皮内水疱には接触皮膚炎，尋常性天疱瘡などが，表皮下水疱には水疱性類天疱瘡，後天性表皮水疱症などがある。

6. 膿疱

　膿疱（pustule）は，水疱の内容物が混濁した白色から黄色の膿性のものをいう。

　膿疱を診断する場合，毛孔に一致しているか否かをみる必要がある。毛孔一致性の場合，感染症であることが多く，毛包と関連のない膿疱は非感染症で，角層下に形成されることが多い（図 2-5）。

7. 囊腫

　囊腫（cyst）は，真皮内に生じた空洞で，内容物として角質（粉瘤）や液体成分（汗囊腫）が入る。

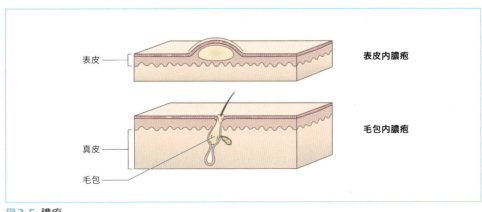

図 2-5 膿疱

8. 膨疹

膨疹（wheal）は，一過性（24時間以内）の皮膚の限局性浮腫を指し，蕁麻疹で生じる。

B 続発疹

続発疹には次の種類がある。

1. びらん

びらん（erosion）は，表皮の一部あるいは全部の欠損（図2-6）をいう。
びらんが形成される機序には，水疱あるいは膿疱から2次的に形成されるものと，搔破など外傷性によるものとがある。

2. 潰瘍

潰瘍（ulcer）は，真皮以下に達する皮膚の欠損（図2-6）をいう。性感染症に伴う場合を特に下疳（chancre）とよぶ。
潰瘍が形成される機序には，表皮下水疱や皮下膿瘍から2次的に形成されるものと，熱傷など外傷性によるものとがある。

3. 鱗屑

鱗屑（scale）とは，皮膚面に異常に蓄積して厚くなった角質片のことをいい，この鱗屑が脱落する現象を**落屑**という。
鱗屑の状態により，雲母状（銀白色で厚いもの），粃糠様（細かく小さいもの），落葉状（大きなもの）などと形容される。炎症，腫瘍を問わず，角化に異常が生じるとみられる皮膚所見である。

4. 痂皮

痂皮（crust）とは，血漿，炎症細胞，壊死物などが皮膚の表面に固着したもので，俗に「かさぶた」という。赤血球が多いと赤く見え血痂とよばれ，好中球が多いと黄色く見える。

Column　丘疹，結節，腫瘤などの大きさの表現

かつては，粟粒大，米粒大，小豆大，大豆大，鳩卵大，鶏卵大，鵞卵大，手拳大，小児頭大などと表現されることが多かったが，今では直径何mm，何cmなどと数値で表現されることが多い。

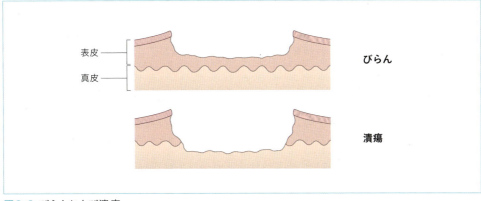

図 2-6 びらんおよび潰瘍

真皮内の出血あるいは炎症が角質にまで及んだものである。

5. 亀裂

亀裂（fissure）は，皮膚の線状の割れ目のことをいう。

亀裂は健常皮膚に生じることはなく，ほとんどは角質が肥厚し，かつ屈曲する部位に生じる。

6. 萎縮

萎縮（atrophy）とは，皮膚組織構成成分の量が減少または消失したものである。

真皮浅層の萎縮では，表面は平滑で光沢をもち，シワ状になる。また，皮下脂肪組織の萎縮では皮膚が陥没する。

7. 胼胝

胼胝（tylosis）は，角層が限局性に増殖，肥厚したものである。

8. 硬化

硬化（sclerosis）とは，真皮の結合組織や間質が増生し，皮膚が硬くなった状態を指す。

9. 瘢痕

瘢痕（scar）は，組織欠損が肉芽組織とこれを覆う薄い表皮によって不完全に修復されたものである。

以上述べた発疹の種類は，これらを単位として多発することが一般的であり，これらが特有の配列や分布を呈することにより，それぞれの疾患に特徴ある病像をつくり上げる。したがって，皮膚疾患を有する患者を診察するときには，まず発疹がどのように分布して

I 発疹　021

いるか（例：汎発性，片側性，日光裸露部などの特殊な部位に限局するなど），次に個々の発疹が特有の配列を呈していないか（例：列序性*，帯状など），そして，最後に個々の発疹の性状を詳しく観察する。このような観察をとおして，正確な診断が下される。

II 瘙痒（かゆみ）

瘙痒（かゆみ）は搔きたくなる感覚で，痒覚受容器は神経の自由終末に存在し，かゆみ刺激によって生じたインパルスは，知覚神経線維によって中枢に伝達される。かつては弱い刺激によって痛覚受容器が刺激されるとかゆみが起こると考えられていたが，現在では痛みを伝える神経（C神経）の一群が選択的にかゆみを伝えると考えられている。

1. かゆみを起こす物質

かゆみを引き起こす物質で最もよく知られているのは，真皮に存在する肥満細胞が放出するヒスタミンであり，蕁麻疹で生じるかゆみに関与している。ほかにも，トリプターゼ，サブスタンスP，インターロイキン-31（IL-31）などの物質が，アトピー性皮膚炎などの炎症性皮膚疾患のかゆみを引き起こすと考えられている。

2. かゆみ過敏

アトピー性皮膚炎患者では，衣服が擦れるようなわずかな刺激でも容易にかゆみを生じることが知られており，かゆみ過敏とよばれている。皮疹部ではかゆみを伝える神経末端が表皮内に伸長していることが報告されており，かゆみ過敏との関連が考えられている。

3. 透析患者のかゆみ

透析患者のかゆみには，オピオイド受容体が関与することが知られている。μ受容体作動薬によるかゆみはκ受容体作動薬によって抑制される。選択的κ受容体作動薬であるナルフラフィン塩酸塩が，透析患者のかゆみに有効であることが示されている。

4. かゆみを伴う皮膚疾患

湿疹・皮膚炎，痒疹，蕁麻疹などでは強いかゆみを伴う。皮膚にかゆみがあるが，明らかな皮疹を伴わないものを皮膚瘙痒症という（第4章-I-C-3「皮膚瘙痒症」参照）。ただし，皮膚瘙痒症でも搔破によって搔破痕を伴うことが多い。原因としては加齢による皮脂の減少（老人性皮膚瘙痒症）が多いが，糖尿病，腎疾患，甲状腺疾患，悪性腫瘍，血液疾患（真性多血症）などが原因になることもある。基礎疾患が明らかな場合はその治療を行うが，対

＊**列序性**：毛流，皮膚の割線方向に沿って並ぶこと。

症療法としては抗ヒスタミン薬の内服を行う。皮脂の欠乏に対しては保湿剤の外用を行う。

5. 薬剤による瘙痒

頻度は少ないが，モルヒネ，コカイン，ブレオマイシンなどの薬剤により瘙痒を生じることがある。脳内のモルヒネ類似物質であるオピオイドペプチドは，透析患者や胆汁うっ滞性肝疾患患者で増加している。

6. 精神・神経性の瘙痒

瘙痒の原因をほかに特定できない精神・神経性のものを，精神神経性瘙痒症とよぶ。これには，自律神経性瘙痒症（自律神経の失調によるもの）や心因性瘙痒症（精神的な心因によるもの）などがある。

III 皮膚の老化

皮膚の老化は，内因性老化（自然老化）と外因性老化（環境因子による老化）に大別される。外因性老化の代表は光老化であり，そのほかに喫煙，大気汚染が外因性老化の原因になることが知られている。

1. 内因性老化

自然老化では，角層の水分保持能が低下すること（角層の老化）により，皮膚が乾燥する（老人性乾皮症）。表皮の角化細胞の分裂が減少し，表皮は菲薄化する。表皮の色素細胞（メラノサイト）の機能も低下し，色素斑やくすみの原因になる。皮脂腺の活動性の低下により皮脂が減少するとかゆみをきたすため，搔破を繰り返して湿疹（皮脂欠乏性湿疹）を生じやすい。また，真皮の膠原線維や弾性線維が減少し，たるみやシワを生じる。さらに，毛包・脂腺の老化により，老人性脂腺増殖症や脱毛が生じる。

2. 外因性老化

日光に繰り返し当たっている皮膚では表皮の光老化が生じ，老人性色素斑や脂漏性角化症（老人性疣贅）の原因になる。また，真皮の光老化により弾性線維の変性が起き（日光弾性線維症），深いシワが増え，皮膚は乾燥して粗糙になる。項部でこのような変化が強く起きると，項部菱形皮膚を生じる。ほかに，喫煙によりシワが増えたり，大気汚染によりシミやシワが増えることが知られている。

国家試験問題

1 瘙痒が強いのはどれか。 （95回 PM27）

1. 紫斑症
2. 爪白癬
3. 接触皮膚炎
4. 結節性紅斑

2 体幹部の写真を右に示す。 （102回 AM75）
最も疑われるウイルス感染症はどれか。

1. 伝染性軟属腫
   molluscum contagiosum
2. 伝染性紅斑
   erythema infectiosum
3. 水痘
   varicella
4. 風疹
   rubella

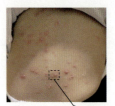

▶答えは巻末

皮膚

第 3 章

皮膚疾患にかかわる診察・検査・治療

この章では

- 皮膚疾患の診断につながるように発疹の特徴を学習する。
- 検査の種類，目的，方法を理解する。
- 皮膚科独特の治療法である局所外用療法と適応疾患を学習する。
- 全身療法とその副作用について理解する。
- 抗菌薬を使った細菌感染性皮膚疾患の治療について学習する。

I 診察法

A 問診

皮膚疾患の診断にあたって，既往歴，家族歴，現病歴などの基礎的情報を患者から詳しく聞き出すことが大切なのは，他科の診療とまったく同じである。皮膚疾患は，皮膚そのものの異常に起因することが多い一方，外因（環境因子），内因（内臓疾患）の影響も受けやすい。問診の際には特に合併症，それに対する治療，皮膚疾患に対するセルフケア，職業，日常生活，趣味，家族内発生の有無などに重点を置いて情報を得る。

❶ 主訴
主たる訴えがかゆみなのか，痛みなのか，腫瘍なのかなどを聞き出すことが重要である。また，どうしてほしいのかも聞き出す必要がある。

❷ 現病歴
いつから，どこに，どんな皮疹が生じてきたかを詳細に問診する。また，現在どこに，どんな皮疹があるか（現症）を観察する。

❸ 既往歴
いつ頃からどんな疾患が既往歴としてあるかを聞き出す。たとえば，皮膚潰瘍を認めた場合，糖尿病の既往（あるいは合併）の有無が重要になる。

❹ 家族歴
血縁のある家族にどのような疾患があるかを問診する。たとえば，アトピー性皮膚炎を疑った場合，アレルギー疾患の家族歴の有無が重要になる。

❺ 社会歴，職歴，生活像
患者の職業，生活スタイルなどを聞き出す。たとえば，接触皮膚炎を疑った場合，職歴，生活像が原因物質を推定するうえで重要な情報になる。

B 視診

皮膚疾患の診断で最も大切なことは，発疹，すなわち皮膚に生じた変化を自分の目で詳細に観察することである。多くの場合，発疹の特徴を知るだけでも，診断の目安をつけることが可能である。また，局所にとらわれることなく，全身の皮膚を観察する習慣を身につけたい。

発疹をみる場合，その**種類**（紅斑，紫斑，白斑，色素斑，丘疹，結節，水疱，膿疱，びらん，痂皮，鱗屑，苔癬化など），**数**（単発，多発），**分布**（汎発性，播種状，限局性，片側性，対側性，集簇性，列序性，遠心性，脂漏部位，露出部，粘膜部，間擦部など），**自覚症状**（瘙痒，疼痛）などについて

系統的に観察し，記録する．

臨床的に診断が確定しない場合や原因の追究に，あるいは治療や予防の手段を決めるために，種々の検査が必要になることも少なくない．

II 検査

血液，尿などを材料とした一般的な検査については，他科と特に変わるところはない．そのほかに，患者の皮膚にいろいろな操作を加えてその反応をみる検査（スキンテスト）や，皮膚を採取して行う検査がある．

A 皮膚操作を加える方法（スキンテスト）

1. ガラス圧法（硝子圧法）

- ▶ 概要・目的　主に紅斑と紫斑の鑑別に用いる（diascopy）．
- ▶ 適応疾患　湿疹・皮膚炎，紅皮症，蕁麻疹，紫斑病など．
- ▶ 必要物品　透明なガラス板，あるいはプラスチック板．
- ▶ 方法　透明なガラス板，プラスチック板で紅色の皮疹を圧する．紅斑は消える（あるいは薄くなる）が，紫斑は消えない（図 3-1）．
- ▶ 注意点　紅斑と紫斑は混在する場合もあることに注意する．

2. 皮膚描記法

- ▶ 概要・目的　機械的刺激に対する皮膚の反応性をみる検査（dermography）である．
- ▶ 適応疾患　アトピー性皮膚炎，色素性蕁麻疹など．
- ▶ 必要物品　先端の鈍いもの（ゾンデ，鉛筆の削っていない側など）．
- ▶ 方法　先端の鈍いもので皮膚を擦過する（こする）．まず線状の紅斑が生じ，次いで隆起してくる場合は，**紅色皮膚描記症**である．健常人でも陽性に出ることがあるが，特に蕁麻疹の患者に出やすい．アトピー性皮膚炎では逆に白くなることが多く，**白色皮膚描記症**とよばれる．また色素性蕁麻疹の患者に紅色皮膚描記症が現れることを**ダリエー徴候**という．
- ▶ 注意点　紅色皮膚描記症を調べる場合は，診察時の早めに検査しておくと判定がしやすい．

3. 知覚検査

- ▶ 概要・目的　筆先で触覚を，針で痛覚を，氷水や温水を入れた試験管で温冷覚を検査す

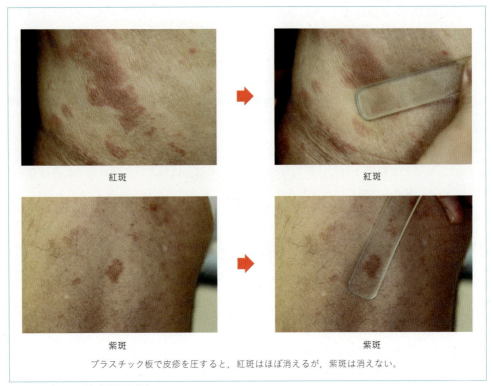

紅斑 → 紅斑

紫斑 → 紫斑

プラスチック板で皮疹を圧すると，紅斑はほぼ消えるが，紫斑は消えない。

図3-1 ガラス圧法（硝子圧法）

る（sensory test）。特にハンセン病の診断に重要である。
- ▶ **適応疾患** ハンセン病など。
- ▶ **必要物品** 筆，針，氷水または温水を入れた試験管。
- ▶ **方法** 筆先でなでる（触覚），針でつつく（痛覚），氷水や温水を入れた試験管で触れる（温冷覚）。
- ▶ **注意点** 糖尿病など他疾患でも触覚，痛覚が低下することに注意する。

4. ニコルスキー現象

- ▶ **概要** 健常にみえる皮膚を摩擦すると，表皮剝離または水疱を生じる現象（Nikolsky phenomenon）をいう。
- ▶ **適応疾患** 天疱瘡，ブドウ球菌熱傷様皮膚症候群，先天性表皮水疱症，中毒性表皮壊死症などで陽性となる。

5. 皮内反応

- ▶ **概要・目的** 主に即時型アレルギー反応をみるのに用いられる。蕁麻疹，アトピー性皮膚炎，薬物アレルギーなどの原因を調べるときに行われる。
- ▶ **適応疾患** 蕁麻疹，アトピー性皮膚炎，薬物アレルギーなど。

- **必要物品** アレルゲン液，被検薬剤希釈液，注射器など。
- **種類・方法** 以下の方法がある。
- **即時型皮内反応**：即時型アレルギー反応をみる場合，アレルゲン液，被検薬剤希釈液などを 0.02mL 皮内に注射し，15〜30 分後に判定する（皮内テスト）。対照として生理食塩水を同様に注射する。膨疹と発赤の径から基準に従って判定する。まれに反応の強い人でショックを起こすことがあるため，常に対応できる準備が必要である。またそのような事態が事前に予測されるときは掻破試験（**スクラッチテスト**），単刺試験（**プリックテスト**）のほうが安全である。被検液を皮膚に滴下してから針で皮膚に浅く傷をつける（スクラッチ）か，軽く刺して（プリック），15〜30 分後に膨疹と発赤の径から基準に従って判定する。
- **遅延型皮内反応**：遅延型アレルギー反応をみる場合，アレルゲン液，被検薬剤希釈液など 0.1mL を皮内に注射し，48 時間後の発赤，硬結の径で判定する。結核菌に対する**ツベルクリン反応**（マントー反応）がその代表である。ツベルクリン反応以外の病原微生物抗原による皮内反応の例として，スポロトリキン反応があり，深在性真菌症であるスポロトリコーシスの診断に用いられる。
- **特殊な皮内反応**：特殊な皮内反応としては，ベーチェット病の診断で重要な**針反応**がある。これは単に皮膚を針で刺すか，生理食塩水を皮内に注射することにより無菌性膿疱が生じるか否かで判定する。
- **合併症** まれにショック（アナフィラキシー）を起こすことがある。
- **注意点** 強い反応が予測される場合，事前に末梢静脈からルートを確保して検査する。

6. 貼布試験（パッチテスト）

- **概要・目的** 遅延型アレルギー反応をみる検査で，アレルギー性接触皮膚炎，薬疹の診断に重要である（patch test）。
- **適応疾患** アレルギー性接触皮膚炎，薬疹。
- **種類** 閉鎖式貼布試験（通常の貼布試験），開放式貼布試験など。
- **必要物品** パッチテスト用絆創膏，白色ワセリンまたは蒸留水，原因と推定される物質（被検物質：金属試薬，化粧品成分，薬物など）。
- **方法** 原因と推定される物質をパッチテスト用の絆創膏を用いて背部皮膚などに 48 時間貼布し，絆創膏をはがしてから 30 分後に皮膚反応をみて判定を行う（図 3-2）。さらに 72 時間後，1 週間後にも判定を行う。被検物質は白色ワセリンまたは蒸留水で希釈するが，その濃度が高いと刺激反応としてすべての人で陽性になるため（**1 次刺激反応**），感作された人にのみ陽性反応が出るよう至適濃度に希釈しておく。アレルギー性接触皮膚炎の原因となりやすい物質については，至適濃度に調整した市販の試薬を用いるのが便利である。
- **判定基準** 判定基準は，表 3-1 による。

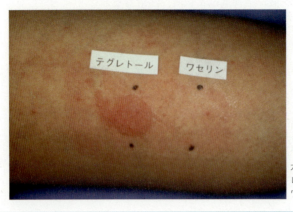

図3-2 貼布試験(パッチテスト)

カルバマゼピン(テグレトール®)に陽性。ワセリンに陰性。

表3-1 パッチテスト判定基準(ICDRG基準)

−	反応なし
+?	紅斑のみ
+	紅斑＋浸潤(丘疹)
++	紅斑＋浸潤＋丘疹＋小水疱
+++	大水疱
IR	刺激反応

ICDRG ; International Contact Dermatitis Research Group

▶ **注意点** 石けん,シャンプーを原因物質として調べる場合は,絆創膏を貼らずに開放で検査する(開放式貼布試験)。

7. 光線過敏試験

▶ **概要・目的** 各種波長の光線を人工的に皮膚に照射して,それに対する反応をみる。光線過敏症の診断に用いる。
▶ **種類** 光線照射試験,光貼布試験(**光パッチテスト**),内服照射テストなど。
▶ **適応疾患** 光線過敏症。
▶ **必要物品** 蛍光ランプ(中波長紫外線[UVB]領域はサンランプ,長波長紫外線[UVA]領域はブラックライトを用いる),スライドプロジェクター(可視光線)。
▶ **方法** 光源としては蛍光ランプ,スライドプロジェクターが一般的である。以下,代表的な試験方法を示す。
- **光線照射試験**:UVBでは照射24時間後,UVAでは照射24〜72時間後に紅斑の有無を判定する。紅斑を生じる最少の照射量を最小紅斑量(minimal erythema dose;MED)という。日本人のMEDはUVBで60〜100mJ/cm^2,UVAで10〜15J/cm^2である。MEDが低下していれば光線過敏症と診断される。可視光線による光線照射試験は,日光蕁麻疹の診断などに用いられる。

- 光貼布試験（光パッチテスト）：光アレルギー性接触皮膚炎の診断に行われる。通常のパッチテストと同様に被検物を貼布するが，その際同一物質を対に並ぶように貼布し，24時間後に片側にのみ MED 以下の UVA を照射する。照射24時間後に照射部位でのみ陽性反応を示した場合に光アレルギー性接触皮膚炎と診断する。
- 内服照射テスト：薬剤による光線過敏症の検査に用いられる。被検薬を投与した後の光線照射試験で MED（通常は UVA を用いる）が低下している場合，薬剤による光線過敏症と診断される。

B 皮膚を材料とする方法

1. 皮膚病理組織検査

▶ **概要・目的** 病変部の皮膚を切除して，病理組織学的検査の材料とする（生検：biopsy）。腫瘍性病変のみならず，炎症性病変そのほか視診では判断しきれない皮膚疾患一般の診断の確定上，非常に重要な検査である。

▶ **種類** ヘマトキシリン-エオシン染色，特殊染色など。

▶ **適応疾患** 基底細胞がん，薬疹，結節性紅斑など。

▶ **必要物品** 病変部の皮膚，10%ホルマリン液，染色用色素など。

▶ **方法** 生検は通常局所麻酔のもとに紡錘形に小範囲の皮膚を切除し縫合するか，皮膚用パンチで採取する。この操作は規模が小さくても外科的な手術であるため，患者に検査の必要性を十分に説明し，無菌処置や局所麻酔薬のアレルギーにも注意を要する。

得られた皮膚材料は，一般的には10%ホルマリン液で固定し，病理検査室へ送る。ヘマトキシリン-エオシン染色で皮膚病理組織を検討するのが基本だが，必要に応じて特殊染色も行う。特殊染色には蛍光色素を用いる蛍光抗体法や，酵素を用いる免疫組織化学染色などがある。

蛍光抗体法には，患者の凍結皮膚を用いる蛍光抗体直接法と，患者の血清を用いる蛍光抗体間接法があり，水疱症の診断などに用いられる。電顕的検査に供する場合には専用の固定液を用いる。組織片から細菌，真菌の培養を行う場合には，それぞれに適した培地に植え込む。

▶ **注意点** 脂肪織に炎症がある場合（結節性紅斑など）は，十分深く生検する。

▶ **合併症** 生検部に皮下出血をきたすことがある。検査後に出血や感染が起こることもある。

2. 真菌検査

▶ **概要・目的** 病変部に真菌が存在するか否かを検査し（直接鏡検法），陽性の場合にはさらに培養して菌の同定を行う（培養同定法）。

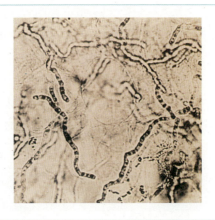

図3-3 白癬菌（直接鏡検法による）

- ▶ **適応疾患** 足白癬，癜風，皮膚カンジダ症など。
- ▶ **必要物品** スライドガラス，20〜30％苛性カリ液，カバーグラス，墨汁，寒天培地など。
- ▶ **方法** 被検材料は発疹のうちの鱗屑，小水疱蓋や，毛髪，爪などで，状況に応じて眼科剪刀，メス，爪切りなどを使って採取する。
- **直接鏡検法**：スライドガラス上に材料を載せ，20〜30％苛性カリ液1, 2滴をかけてカバーグラスを載せ，5〜6分放置する。このとき温めると角化細胞が早くバラバラになる。無染色のまま顕微鏡で観察する（図3-3）。なお，深在性真菌症であるクリプトコッカス症を疑った場合は，被検材料に墨汁を滴下して顕微鏡で観察する（墨汁法）。
- **培養同定法**：直接鏡検法と同様に採取した材料を，サブロー・ブドウ糖寒天培地に接種し，培養して菌の同定を行う。雑菌が混入しないように注意が必要である。

3. 細菌検査

- ▶ **概要・目的** 病原菌の有無，種類，薬物に対する感受性などを知るために行う。
- ▶ **適応疾患** 伝染性膿痂疹，癬，梅毒，皮膚結核など。
- ▶ **必要物品** 検査材料，スライドガラス，寒天培地など。
- ▶ **方法** 検査材料は膿汁，分泌液，咽頭ぬぐい液，組織片などがある。検体が液体の場合，スライドガラス上でグラム染色して原因菌を調べる方法がある（検出法）。詳細な検査として培養法があり，普通寒天培地，血液寒天培地，結核菌では小川培地やMGIT（Mycobacteria Growth Indicator Tube）に接種して培養を行い，薬物に対する感受性試験などを行う。

4. 梅毒検査

- ▶ **概要・目的** 梅毒の診断および治療判定のために行う検査。
- ▶ **必要物品** 検査材料（漿液），スライドガラス，墨汁など。

▶ **方法** 梅毒トレポネーマ（Treponema pallidum；TP）の検出法として第1期梅毒では病巣からの直接検出法が重要である。検体の採取は硬性下疳や扁平コンジローマ，粘膜疹など湿潤性の発疹を摩擦し，染み出る刺激漿液を採取する。刺激漿液と墨汁を混じてスライドガラスの上へ引き，鏡検する（墨汁法）。病理組織標本を，TP陽性血清を用いて免疫蛍光抗体法や免疫組織化学法で染色し，TP抗原を証明する方法もある。

　一般によく行われている梅毒の血清診断に関しては次項（C.「梅毒の血清学的検査」）を参照。

5. ウイルス検査

▶ **概要・目的** 血清中の中和抗体や補体結合抗体の抗体価を測定する。
▶ **適応疾患** 麻疹，帯状疱疹，単純ヘルペスなど。
▶ **必要物品** 検査材料，スライドガラス，採血管など。
▶ **方法** 病初期と回復期（通常2週間後）に採血を行い（ペア血清），その間の抗体価の4倍以上の上昇をもって診断をする（血清学的診断法）。ウイルスの直接証明としては，蛍光抗体法（迅速診断法として保険が適用された）や病理組織診断（風船様変性細胞の証明）などがある。ウイルスのDNA診断やRNA診断により，ウイルスを同定する方法もある。水疱内容液，うがい液，糞便，髄液などから直接ウイルスを分離培養することもある（ウイルスの分離培養法）。

6. 細胞診（ツァンク試験）

▶ **概要・目的** 水痘，帯状疱疹，単純ヘルペスとそのほかの小水疱をつくる疾患との鑑別や天疱瘡の診断に役立つ（Tzanck test）。
▶ **必要物品** 検査材料，スライドガラス，ギムザ染色液など。
▶ **方法** 水疱の内容，水疱蓋，水疱底の表皮細胞を塗抹標本にしてギムザ染色を行い，出現する細胞の種類や形態を観察する。水痘，帯状疱疹，単純ヘルペスではウイルス感染による巨細胞が観察され，天疱瘡では細胞膜が濃染される棘融解細胞がみられる。

C 梅毒の血清学的検査

▶ **概要・目的** 感染患者の血清中に存在する梅毒トレポネーマ（TP）に対する抗体を検出することを目的にする。
▶ **必要物品** 検査材料（血液），採血管など。
▶ **方法** 方法は，その抗体と反応させる抗原の種類により，リン脂質（カルジオリピン・レシチン）を抗原とする方法とTP抗原法の大きく2つに分けられる。
● **リン脂質を抗原とする方法**：ワッセルマン反応が代表的検査であったが，現在では，凝集法，RPRカード法（rapid plasma reagin card test）などが用いられる。これらの方法の

定性試験は梅毒のスクリーニング検査として極めて有用であり，また，その定量試験によって示される抗体価は病勢とよく並行するので，治療上の指標としても重要である。この抗原はTPそのものの抗原ではないので，時に梅毒でないにもかかわらず陽性となることがあり，これを生物学的偽陽性（biological false positive；BFP）とよぶ。BFPがみられることがあるのは自己免疫疾患（特に全身性エリテマトーデス），肝疾患（肝炎，肝硬変），感染症（マラリア，風疹，水痘，伝染性単核球症など），妊娠，そのほか悪性腫瘍のときなどである。

- **TP抗原法**：第2の方法は，TPの菌体，あるいはその抽出物を抗原とするTP抗原法で，FTA-ABS法（蛍光トレポネーマ抗体吸収試験，fluorescent treponemal antibody absorption test）やTPHA法*が代表的である。これらの方法は，極めて鋭敏な検査法で梅毒の確定診断に有用である。通常はリン脂質を抗原とする方法でスクリーニングし，これにTP抗原法（TPHA法など）を組み合わせて，BFPを除外し梅毒の確定診断を行う。

D ダーモスコピー

▶ **概要・目的** ダーモスコープは光源の付いた10倍くらいの拡大鏡で，ゼリーを用いて検査すると真皮浅層レベルまでの皮膚の状態を詳細に観察することができる。ダーモスコープを用いた検査をダーモスコピー（dermoscopy）という。肉眼的な観察に加えてダーモスコピー検査を行うことにより，臨床診断の精度を上げることができる。悪性黒色腫の診断上，不可欠な検査である（図3-4, 5）。

▶ **適応疾患** 悪性黒色腫，色素性母斑，脂漏性角化症など。

▶ **必要物品** ダーモスコープ，観察用ゼリー。

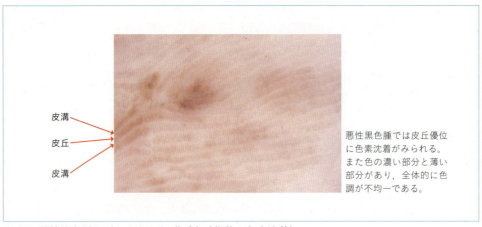

悪性黒色腫では皮丘優位に色素沈着がみられる。また色の濃い部分と薄い部分があり，全体的に色調が不均一である。

図3-4 悪性黒色腫のダーモスコピー像（皮丘優位の色素沈着）

＊**TPHA法**：梅毒トレポネーマ感作赤血球凝集法（treponema pallidum hemagglutination test）のこと。破壊した病原体成分をヒツジ赤血球表面に結合させ，患者血清中の抗トレポネーマ抗体の有無を調べる検査法である。

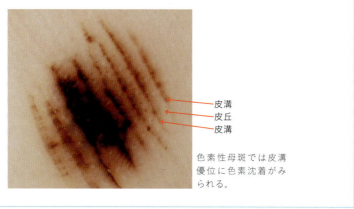

図 3-5 色素性母斑のダーモスコピー像（皮溝優位の色素沈着）

E そのほかの検査

1. 薬疹の検査（薬剤リンパ球刺激試験，再投与試験）

薬剤リンパ球刺激試験（drug-induced lymphocyte stimulation test：DLST）は，患者の末梢血リンパ球を薬剤と共に培養し，リンパ球の増殖反応をみる試験である。再投与試験は，疑わしい薬剤を再投与して皮疹の再現をみる検査で，最も信頼性が高い。

2. 画像検査

皮下腫瘍の深さなどを調べる目的で，CT や MRI（磁気共鳴画像，magnetic resonance imaging）などの画像検査が行われる。また，悪性腫瘍の全身転移の有無を調べる目的で，PET 検査*が行われる。

3. 生理機能検査

皮膚温測定のためのサーモグラフィ検査，発汗異常の有無を調べる発汗機能検査，角層のバリア機能を評価する経表皮水分喪失量の検査などがある。

4. ウッド灯検査

365nm の長波長紫外線を皮膚に照射して蛍光の発色を調べる検査で，癜風，頭部白癬，ポルフィリン症の診断に用いられる。

---

* **PET 検査**：PET とは positron emission tomography の略で，陽電子放射断層撮影という意味である。がん細胞が正常細胞に比べて 3～8 倍のブドウ糖を取り込むという性質を利用して，悪性腫瘍の全身転移の有無を調べる。

III 治療法

　皮膚疾患の治療法は，局所療法と全身療法に大別できる。局所療法のうち，特に局所外用療法は皮膚科独特の治療法で，その巧拙が皮膚疾患の経過や予後に与える影響は大きい。

　局所療法には外用療法のほか，外科的療法，理学的療法として光線療法，凍結療法などがある。

　副腎皮質ステロイド薬，抗アレルギー薬，抗菌薬，抗ウイルス薬などによる全身療法も行われる。

A 炎症性皮膚疾患の治療法

1. 局所療法

1 皮膚外用薬

外用薬は通常，**基剤**と**主剤**（配合剤）からなる。

❶基剤

▶ **概要・目的**　基剤は病巣皮膚面を覆うことにより皮脂の代用となり，水分の保持を助け，欠損した表皮，真皮の再生を促進するなど皮膚を保護するのみならず，滲出液，痂皮，鱗屑，過剰に増殖した角質などを軟化除去する働きもある。さらに，薬効のある主剤を皮膚に浸透させることも重要な役割である。

▶ **種類**　基剤の種類には，軟膏（油脂性軟膏，可溶性軟膏），硬膏，粉末，ローション，テープなどがある。ここでは主に軟膏について述べる。

- **油脂性軟膏**：脂肪，脂肪油，ワセリン，パラフィン，樹脂などの鉱物性，動植物性の基剤を用いた軟膏で，水に混合，溶解せず，長く皮膚にあって保護作用を示す。油脂性軟膏は皮疹のすべてに適応し，上皮形成促進作用をもつ。また病変部の保護だけでなく，痂皮の除去にも使われる。その種類としてワセリンや流動パラフィンなどがある。
- **可溶性軟膏**：可溶性軟膏として，乳剤性軟膏と水溶性軟膏がある。
  - ①**乳剤性軟膏（クリーム剤）**　界面活性剤（乳化剤）を水と油脂に加えて乳化させた軟膏で，親水軟膏と吸水軟膏がある。親水軟膏は水の中に油が小滴となって懸濁するもの，吸水軟膏は油の中に水が小滴となって懸濁するものである。クリーム剤は皮膚に薬物を浸透させる力が非常に強い。
  - ②**水溶性軟膏**　軟膏基剤であるマクロゴールは，油脂の性質をもちながら，水によく溶ける性質をもっている。この軟膏は分泌物を吸着して病巣面を乾かす力が強いので，湿潤面，水疱面，びらん面，腫脹面に用いられる。

そのほか液剤（水，アルコール），テープ剤，スプレー剤がある。

今日頻用される基剤は，ワセリンを主体にした油脂性軟膏と，油脂成分と水を界面活性剤（乳化剤）で乳化したクリーム剤である。

❷ 主剤（配合剤）

主剤（配合剤）は薬効のある成分で，副腎皮質ステロイド薬，非ステロイド性抗炎症薬（non steroidal anti-inflammatory drugs；NSAIDs），抗アレルギー薬，抗菌薬，抗真菌薬，抗ウイルス薬，抗がん剤などがある。そのうち**副腎皮質ステロイド薬**は，皮膚科治療の中心ともいうべき薬物で，使用頻度が最も高く効果が強い反面，副作用が発生しやすいため，その使用法に十分習熟しておく必要がある。

❸ 外用の方法

外用療法の基本は，疾患に適用のある主剤を選び，病巣の状態により基剤と外用法を選ぶということである。外用の方法には単純塗布，貼布がある。

- **単純塗布**：単純塗布の場合は1日1～3回，あまり擦り込まないようにして薄く塗る。紅斑，丘疹，落屑などの乾燥面が適応である。油脂性基剤，クリーム剤いずれも用いる。
- **貼布**：病巣が水疱，びらん，潰瘍，痂皮などの湿潤面である場合や，厚い鱗屑，痂皮を除去したいときには貼布を行う。1日1回，ガーゼに厚さ1～3mmに延ばして病巣に貼る。湿潤面には油脂性基剤のものを選ぶ。クリーム剤は局所刺激の点で好ましくなく，びらんや潰瘍には禁忌である。貼り替えのときは必ずしも毎回残った軟膏を除去する必要はないが，除去する場合にはオリーブ油などでそっとぬぐい取る。

2 　副腎皮質ステロイド外用薬

▶ **概要**　副腎皮質ステロイド外用薬は，強力な抗炎症作用をもち，湿疹・皮膚炎をはじめ多くの炎症性皮膚疾患が適用となる（表3-2）。

▶ **薬効による分類**　製剤は強力な抗炎症作用をもつものから，抗炎症作用は弱いが副作用も少ないものまで多種多様である。その効力に応じて5群に分類されており（表3-3），剤形も各種ある。

▶ **目的**　皮膚の炎症を速やかに抑えること。

▶ **適応疾患**　表3-2参照。

▶ **方法**　外用法は先にも述べたように病巣の状態により，単純塗布，貼布などを行う。

▶ **注意点**　副腎皮質ステロイド薬の全身投与による副作用はよく知られているが，強力な副腎皮質ステロイド外用薬も大量，長期に用いた場合，経皮吸収による副腎皮質抑制が起こり得る。さらに副腎皮質ステロイド外用薬の場合，長期連用による局所性の副作用が問題となる。皮膚の萎縮は小児や高齢者で生じやすく，部位としては顔面，頸部，腋窩，陰股部，肛門周囲に好発する。また，萎縮した皮膚では軽微な外傷でも容易に皮膚の剝脱，萎縮性瘢痕形成，皮下出血斑形成が起こる。ほかに多毛をきたすこともある。毛細血管拡張，潮紅（皮膚に強い赤みを帯びる），酒皶様皮膚炎，口囲皮膚炎は，本剤の

表3-2 副腎皮質ステロイド外用薬の適応疾患

疾患群	適用疾患
湿疹・皮膚炎群	接触皮膚炎，アトピー性皮膚炎，貨幣状湿疹，ヴィダール苔癬，手湿疹，進行性指掌角皮症，脂漏性皮膚炎，皮脂欠乏性湿疹，日光皮膚炎
痒疹群	結節性痒疹，ストロフルス
乾癬群	乾癬，類乾癬，掌蹠膿疱症，毛孔性紅色粃糠疹
苔癬	扁平苔癬，アミロイド苔癬
紅斑症	多形紅斑，遠心性環状紅斑，慢性円板状エリテマトーデス，皮膚粘膜眼症候群
薬疹，中毒疹，紅皮症，天疱瘡群	薬疹，中毒疹，紅皮症，尋常性天疱瘡，類天疱瘡，疱疹状皮膚炎
肉芽腫症	サルコイドーシス，環状肉芽腫
悪性リンパ腫	菌状息肉症の紅斑・扁平浸潤期
そのほか	虫刺症，皮膚瘙痒症，特発性色素性紫斑，尋常性白斑，円形脱毛症，熱傷，肥厚性瘢痕

表3-3 副腎皮質ステロイド外用薬の薬効による分類

薬効	一般名	製品名
strongest	クロベタゾールプロピオン酸エステル	デルモベート®
	ジフロラゾン酢酸エステル	ジフラール®，ダイアコート®
very strong	ジフルプレドナート	マイザー®
	ベタメタゾンジプロピオン酸エステル	リンデロン®-DP
	ジフルコルトロン吉草酸エステル	ネリゾナ®，テクスメテン®
	フルオシノニド	トプシム®
	アムシノニド	ビスダーム®
	ベタメタゾン酪酸エステル，プロピオン酸エステル	アンテベート®
	モメタゾンフランカルボン酸エステル	フルメタ®
	酪酸プロピオン酸ヒドロコルチゾン	パンデル®
strong	デキサメタゾンプロピオン酸エステル	メサデルム®
	デキサメタゾン吉草酸エステル	ボアラ®
	ベタメタゾン吉草酸エステル	リンデロン®-V，ベトネベート®
	フルオシノロンアセトニド	フルコート®
	デプロドンプロピオン酸エステル	エクラー®
medium	プレドニゾロン吉草酸エステル酢酸エステル	リドメックス®
	トリアムシノロンアセトニド	レダコート®
	アルクロメタゾンプロピオン酸エステル	アルメタ®
	ヒドロコルチゾン酪酸エステル	ロコイド®
	クロベタゾン酪酸エステル	キンダベート®
weak	プレドニゾロン	プレドニゾロン®
	ヒドロコルチゾン	テラ・コートリル®

　副作用のなかでも最も注意が必要である。顔面に強い副腎皮質ステロイド外用薬を長期にわたって使用した際に起こりやすい。

　これらの副作用の症状は，にきび様の発疹を伴って顔面，特に頬部，前額部，口囲に潮紅，細かい落屑が生じる。副腎皮質ステロイド外用薬を中止すると2～3日でいわゆるリバウンド現象がみられ，皮疹が急に増悪し，瘙痒感，ほてり感が強いため，患者

はやむを得ずまた外用を続けているうちに，さらに増悪する。

ステロイド痤瘡は，顔面はもちろん，前胸部，肩甲間部などにも生じる。感染症の誘発もしばしば起こる副作用である。毛包炎，癤などのブドウ球菌感染症，小児や寝たきり高齢者のおむつ部のカンジダ症や股部白癬，成人の足白癬，そのほか伝染性軟属腫，単純ヘルペスなどのウイルス感染症も誘発，増悪する。

3 非ステロイド性抗炎症外用薬

- ▶ **概要・目的** 非ステロイド性抗炎症外用薬は，副腎皮質ステロイド外用薬に比べ副作用は少ないが，抗炎症作用は劣る。
- ▶ **適応疾患** 口囲皮膚炎，酒皶様皮膚炎，帯状疱疹，おむつ皮膚炎など，副腎皮質ステロイド外用薬を使用しにくい場合に用いられる。
- ▶ **副作用** 接触皮膚炎。

4 そのほかの外用薬

- **タクロリムス軟膏**：免疫調整外用薬で，顔面，頸部のアトピー性皮膚炎に有用である。刺激以外に局所の副作用はほとんどない。
- **アダパレン**：立体構造がトレチノインと類似性があり，レチノイド作用を有し，尋常性痤瘡に有効である。
- **過酸化ベンゾイル**：抗菌作用と角層剝離作用があり，尋常性痤瘡に有効である。
- **皮膚潰瘍治療薬**：細菌感染を抑制し，肉芽組織の増生を促して皮膚潰瘍の上皮化を促進するもので，塩化リゾチーム，線維素溶解酵素，ブクラデシンナトリウム，ハイドロコロイドなどがある。また，線維芽細胞，血管内皮細胞に増殖作用のあるトラフェルミンスプレーも用いられる。
- **サリチル酸**：角質溶解作用があり，軟膏（サリチル酸ワセリン）や絆創膏（スピール膏TMM）として用いる。
- **尿素軟膏**：角質の水分保持作用があるため，各種角化症，手湿疹などに用いられる。
- **ヘパリン類似物質**：皮膚保湿薬として使用されることが多い。

> **Column　副腎皮質ステロイド外用薬使用時の注意**
>
> 副腎皮質ステロイド外用薬を使用するにあたっては，疾患因子（診断名，重症度，予想される経過，病巣の状態），患者因子（年齢，部位）などについて十分に考慮し，最小の副作用で最大の治療効果が得られるようにしなければならない。最近では患者の医学知識の向上とともに，副腎皮質ステロイド薬の副作用を過度に心配して使用を拒否する人もいるため，適切な使い方を具体的に指導する必要がある。

2. 全身療法

1 副腎皮質ステロイド薬

- ▶ **概要** 副腎皮質ステロイド薬は，皮膚科においては通常外用が用いられるが，全身性炎症性疾患や，局所的でも症状が高度な場合，経口ないしは注射で全身投与される。初期に大量に投与し，症状軽快とともに漸減する。
- ▶ **適応疾患** 適用疾患として，高度・広範な接触皮膚炎，天疱瘡，全身性エリテマトーデス，皮膚筋炎，重症多形紅斑，IgA 血管炎，血小板減少性紫斑病，サルコイドーシス，アナフィラキシーショック，薬疹のほか悪性血液疾患（皮膚白血病，菌状息肉症）などがある。
 しかし，感染症や免疫不全を伴ったもの，中止によりリバウンドや重症化が生じやすい疾患（アトピー性皮膚炎，乾癬，掌蹠膿疱症）では，全身投与は原則行わない。本剤はあくまでも炎症反応を抑制して症状の軽減を図るものであり，疾患を根本的に治癒させるものではない。
- ▶ **注意点** 本剤は，やむを得ず長期連用される傾向にあるため，消化性潰瘍，糖尿病誘発，感染症誘発，精神変調，副腎皮質不全，骨粗鬆症など重大な副作用をもたらす危険性がある。また，そのほかの副作用として満月様顔貌，ステロイド痤瘡，多毛，萎縮性皮膚線条，血圧上昇，食欲亢進，月経異常，白内障，緑内障，白血球増加がみられる。

2 抗アレルギー薬

❶ 抗ヒスタミン薬

- ▶ **概要** 抗アレルギー薬の代表が抗ヒスタミン薬である。ヒスタミンは血管，神経の H_1 受容体に結合することにより，血管透過性を亢進し，瘙痒感を惹起する。抗ヒスタミン薬は受容体に拮抗的に結合することにより，ヒスタミンの作用を阻害する。
- ▶ **適応疾患** 皮膚科領域では蕁麻疹，湿疹・皮膚炎，皮膚瘙痒症，そのほか皮膚疾患に伴う浮腫，瘙痒感の軽減を期待して H_1 拮抗薬が用いられる。
- ▶ **注意点** 副作用に重篤なものはないが，第 1 世代の抗ヒスタミン薬は鎮静作用があるため眠気を催す頻度が高い。非鎮静性の第 2 世代の抗ヒスタミン薬を第一選択として使用するべきである。

❷ そのほかの抗アレルギー薬

皮膚科領域で使われるそのほかの抗アレルギー薬として，メディエーター遊離抑制薬（クロモグリク酸ナトリウム，トラニラスト）や Th2 サイトカイン阻害薬（スプラタストトシル酸塩）があげられる。これらの薬剤は主にアトピー性皮膚炎に使用されている。

3 そのほかの全身療法

❶ レチノイド

ビタミンA誘導体であるレチノイド（エトレチナート）が強力な角化抑制作用を有することから，乾癬，角化異常症（尋常性魚鱗癬，魚鱗癬様紅皮症，掌蹠角化症，ダリエー病，毛孔性紅色粃糠疹）に用いられ，著効を示している．しかし，副作用として催奇形性があるほか，口唇炎，口腔・鼻腔内乾燥，落屑，瘙痒感，脱毛，爪囲炎，頭痛がしばしばみられる．

❷ シクロスポリン

シクロスポリンは免疫抑制剤として臓器移植の拒絶反応を抑えるために用いられているが，重症の乾癬にも有効であり，2～5mg/kg/日で使用される．腎毒性や高血圧などの副作用に注意する．重症の成人アトピー性皮膚炎にも用いられる．

❸ ジアフェニルスルホン（DDS）

DDSは元来ハンセン病治療薬であるが，ジューリング疱疹状皮膚炎，血管炎，角層下膿疱症，天疱瘡，壊疽性膿皮症などに有効であることが知られている．副作用として溶血性貧血，メトヘモグロビン血症，顆粒球減少症，薬疹，DDS症候群（5週目頃に生じる発熱，嘔吐，リンパ節腫脹，貧血，肝障害，全身性紅斑，丘疹）がある．

❹ ビタミン剤

口内炎・口角炎に対してビタミンB_2が，肝斑に対してビタミンCが，凍瘡に対してビタミンEが投与される．

B 感染性皮膚疾患の治療法

1. 細菌感染性皮膚疾患の治療法

1 抗菌薬：外用薬

各種表在性細菌感染症や熱傷，褥瘡など皮膚潰瘍で細菌感染を伴う場合，フシジン酸，フラジオマイシン，ナジフロキサシン，ゲンタマイシン含有の外用薬を貼布する．

2 抗菌薬：全身療法薬

皮膚科領域で抗菌薬による全身療法の対象となる菌は，ブドウ球菌，レンサ球菌，緑膿菌，結核菌，梅毒トレポネーマが主なものである．薬物選択の原則として細菌の薬物感受性（抗菌スペクトル，耐性菌），皮膚移行性（テトラサイクリン系，マクロライド系，リンコマイシン系，キノロン系が良好），副作用（特有の副作用，併用薬物による影響）が考慮されなければならない．近年，問題になっているのはメチシリン耐性黄色ブドウ球菌（methicillin resistant Staphylococcus aureus；MRSA）で，この菌は多剤耐性であって，術後患者などで重症感染

症を起こすことがある。

❶ペニシリン系薬物
　ペニシリン系のうち頻用される広域性合成ペニシリンは，レンサ球菌，グラム陰性桿菌に有効であるが，皮膚表在化膿症でしばしば検出される耐性ブドウ球菌には無効のことが多く，その場合には耐性ブドウ球菌用ペニシリンか，他系統の抗菌薬を用いる。梅毒にはベンジルペニシリンが有効である。副作用として薬疹，ショック（注射時）に十分注意する。

❷セフェム系薬物
　セフェム系は現在最も多く使用されている薬物で，グラム陽性・陰性球菌，グラム陰性桿菌に広く感受性がある。第1世代のものはペニシリン耐性ブドウ球菌に有効で，ブドウ球菌感染症に広く用いられている。第2，3世代のものは，グラム陰性桿菌に対して抗菌力が強い。副作用としてペニシリンと交叉過敏性，薬疹，胃腸障害，肝障害がある。

❸テトラサイクリン系薬物
　テトラサイクリン系は，ブドウ球菌，レンサ球菌，梅毒，リケッチアに感受性があり，また，抗菌作用とともに抗リパーゼ作用をもっているため，膿疱性痤瘡に用いられる。副作用として胃腸・肝障害，歯・骨への沈着，めまいが知られている。またキレート生成で吸収障害を起こすため，アルミゲル，マグネシウム，カルシウム，鉄とは併用禁忌である。

❹マクロライド系薬物，リンコマイシン系薬物
　マクロライド系薬物，リンコマイシン系薬物は，皮膚科領域ではブドウ球菌，溶血性レンサ球菌に耐性株が多く，また梅毒，リケッチアに有効であるが，第二選択薬である。副作用は胃腸・肝・造血器障害，薬疹が知られている。

❺アミノグリコシド系薬物
　アミノグリコシド系は抗結核薬（ストレプトマイシン，カナマイシン）のほか，緑膿菌に有効なもの（ゲンタマイシン，ジベカシン，トブラマイシン，アミカシン），外用薬の主剤とされるもの（フラジオマイシン，ゲンタマイシン）などがある。副作用として第8脳神経障害（聴力・平衡感覚の障害）のほか，外用時の接触皮膚炎（フラジオマイシン）が知られている。

❻バンコマイシン
　バンコマイシンは，MRSAに対して有効である。腸管から吸収されないので，点滴静脈内注射を行う。副作用に腎毒性，聴器毒性がある。

2. 皮膚真菌症の治療法

1 抗真菌薬：外用薬

　浅在性白癬，皮膚カンジダ症には，ルリコナゾール，テルビナフィン塩酸塩，ケトコナゾール，ネチコナゾール塩酸塩，ラノコナゾール，クロトリマゾールなどが用いられる。リラナフタート，ブテナフィン塩酸塩は浅在性白癬に有効であるが，皮膚カンジダ症には適用がない。口腔内カンジダ症にはアムホテリシンBシロップ含嗽やミコナゾールゲル

経口用の外用を行う。

2 抗真菌薬：全身療法薬

イトラコナゾール，テルビナフィンは経口薬として皮膚糸状菌を含めて幅広いスペクトルを有する。イトラコナゾールは他剤との相互作用がある。

深在性真菌症の治療には，抗真菌注射薬（イトラコナゾール，フルコナゾール，ミカファンギンナトリウムなど）が用いられることもある。

3. ウイルス性皮膚疾患の治療法

本節ではヘルペスウイルス感染症の治療法について述べる。

ヘルペスウイルス感染症に対して，抗ウイルス薬の点滴，内服，外用を行う。

❶ アシクロビル

アシクロビルは，点滴静注，内服，外用で使われ，ヘルペス群ウイルス感染細胞内に入ると，ウイルスにより誘導されるチミジンキナーゼによりリン酸化され，活性型アシクロビル三リン酸（ACV-TP）となる。ACV-TPはウイルスDNAポリメラーゼの阻害および基質（dGTP）と競合して，ウイルスDNA合成を阻害する。正常細胞内ではアシクロビルはほとんどリン酸化せず，細胞毒性は低い。

❷ バラシクロビル

アシクロビルの前駆薬で，経口投与した場合の吸収率を高めたものである。

❸ ファムシクロビル

ペンシクロビルの前駆薬で，経口投与により感染細胞内でウイルスDNA合成を阻害する。

❹ ビダラビン

ビダラビンは点滴静注，外用で使用されるアデノシン誘導体で，ウイルスのチミジンキナーゼの関与なしに三リン酸化され，ウイルスDNAポリメラーゼを阻害する。

❺ アメナメビル

アメナメビルは内服で使用される抗ウイルス薬で，二本鎖DNAの開裂およびRNAプライマーの合成を抑制することにより，抗ウイルス作用を発揮する。

C そのほかの皮膚疾患の治療法

光線療法，手術療法，レーザー療法など様々な治療法がある。放射線療法も一部の悪性腫瘍に用いられる。

1 光線療法

光線療法とは，各種光線の性質を利用した治療法である。

❶PUVA療法

PUVA療法（psoralen + UVA）は，8－メトキシソラレン（8-MOP）という光感作物質（クロモフォア）を外用または内服後，長波長紫外線（UVA，波長315～400nm）を照射する治療である。

適用疾患には尋常性白斑，乾癬，掌蹠膿疱症，菌状息肉症，悪性リンパ腫，類乾癬，アトピー性皮膚炎，慢性苔癬状粃糠疹がある。

副作用として，急性のものは過剰照射による熱傷様皮膚炎，長期にわたる治療では色素斑，皮膚老化が生じる。皮膚がんの発生については，過去に放射線照射，ヒ素内服など，ほかの発がんを促進するような処置を受けている者では注意を要する。

❷UVB療法

UVB療法は，中波長紫外線（UVB，波長280～315nm）を照射する治療である。適用疾患はPUVA療法で記載した疾患と同じである。

近年，有害な紫外線領域をカットしたナローバンドUVB療法（311±2nm）が，治療法も簡便なため普及している。また，エキシマライト（308±2nm）は小範囲に照射するのに便利である。

❸そのほかの光線療法

赤外線療法は温熱効果を有する。UVA1療法（340～400nm）はアトピー性皮膚炎や強皮症に有効といわれている。

2 手術療法

皮膚腫瘍の治療は，切除，縫縮を基本とする皮膚外科療法を行うが，創閉鎖困難な場合は，植皮術や皮弁術を行う。創閉鎖が困難な場合，皮下にシリコンバッグを入れて皮膚伸展術を行った後で切除，縫縮する方法もある。植皮術には，植皮片を完全に切り離して，移植する遊離植皮術と，皮膚と皮下組織を生体から完全には切り離さず，皮弁自体が血液供給路となっている有茎植皮術の2つがある。また，上皮化*促進のため組織欠損部を創傷被覆材などの代用皮膚で一時的に覆うことがある。

回転する金属刃またはブラシで皮膚表面を削り取るスキンアブレージョン（削皮術）は，表皮母斑，扁平母斑，アミロイド苔癬に対して行われることもある。

3 凍結療法

凍結療法は皮膚を凍結することで，病変部位を壊死させる治療法である。凍結療法には，

＊**上皮化**：組織欠損部が治癒過程で再生された表皮などに覆われていくこと。

液体窒素を含ませた綿棒を病変部に圧抵する綿球法や，液体窒素で冷却した鑷子を用いて病変部をはさむクライオフォーセプス法や，棒の先端に付いた金属を液体窒素で冷却したのち，病変部に圧抵するクライオポール法などがある（液体窒素療法）。ドライアイスが用いられる場合もある。

疣贅や毛細血管拡張性肉芽腫に対して，凍結療法を行う。

4　電気凝固法・電気乾固法

小型の良性皮膚腫瘍や疣贅などを，電気メスで凝固，あるいは乾固（乾燥・破壊）する。電気乾固法では対極板が不要である。

5　レーザー療法

レーザー（Light Amplification by Stimulated Emission of Radiation；LASER）療法は色素病変に対する治療，血管病変に対する治療，そのほかの治療に大別される。

❶色素病変に対する治療

老人性色素斑，扁平母斑などの表皮にメラニンが増えている疾患や，太田母斑，異所性蒙古斑などの真皮内にメラニンが増えている疾患に対して，ルビーレーザー，アレキサンドライトレーザー，ネオジウム・ヤグレーザーなどが使用される。

また，効率良く照射する構造のQスイッチ型のレーザーがある。毛に含まれているメラニンをターゲットとした治療としてレーザー脱毛があり，アレキサンドライトレーザーなどが使用される。

❷血管病変に対する治療

単純性血管腫や毛細血管拡張症などに対して，ヘモグロビンをターゲットとしたVbeamレーザーなどの色素レーザー（ダイレーザー）が使用される。

❸そのほかの治療

小型の脂漏性角化症や疣贅などは，炭酸ガスレーザーなどのレーザーメスで焼灼する。皮膚の若返りをねらって，皮膚の表面に多数のごく小さな穴を開けるフラクショナルレーザーが用いられることがある。

また日光角化症，基底細胞がんなどに対しては，アミノレブリン酸などの光感作物質を事前に投与しておき，それが腫瘍病変に取り込まれた時点でエキシマレーザーなどを照射する光線力学療法（photodynamic therapy；PDT）が行われることがある。

6　化学療法

悪性黒色腫，有棘細胞がん，パジェット病，皮膚リンパ腫などの皮膚悪性腫瘍に対しては，抗悪性腫瘍薬による化学療法が行われることがある。

7 温熱療法

カイロ，発熱シートなどを用いて病巣部を45℃くらいに加温する治療で，スポロトリコーシスや皮膚悪性腫瘍に対して用いられることがある。

国家試験問題

1 褥瘡の洗浄液で適切なのはどれか。 （101回 PM25）

1. エタノール
2. 生理食塩液
3. ホルマリン
4. クロルヘキシジン

2 貼布試験（パッチテスト）で誤っているのはどれか。 （予想問題）

1. 即時型アレルギー反応をみる検査である。
2. 被検物質は1次刺激反応を避けるため，至適濃度に希釈する。
3. 被検物質を貼布し，48時間，72時間，1週間後にそれぞれ判定を行う。
4. 石けんなど刺激性の強い物質を調べる場合，開放式貼布試験を用いる。

▶答えは巻末

皮膚

第4章

皮膚の疾患と診療

この章では
- 主な皮膚疾患について,原因,症状および治療法を理解する。

国家試験出題基準掲載疾患
湿疹 | アトピー性皮膚炎 | 蕁麻疹 | 蜂窩織炎 | 疥癬 | 帯状疱疹

炎症性皮膚疾患

湿疹・皮膚炎群

湿疹・皮膚炎は表皮を炎症の主座とする疾患の総称であり，組織学的には角化細胞間の浮腫（海綿状態）を特徴とする。

1. 湿疹・皮膚炎総論

Digest

湿疹・皮膚炎		
概要	概念	・表皮を炎症の主座とする疾患の総称。
	特徴	・角化細胞間の浮腫。 ・皮膚疾患の約3分の1を占める。
	原因	・様々であって一定しない。
	病態生理	・様々であって一致しない。
症状		・点状状態：点状要素をもつ発疹からなる。 ・多様性：異なる発疹が多様にいりまじる。 ・瘙痒感。
分類（一例）		・接触皮膚炎：いわゆる「かぶれ」。原因物質への接触によって起こる。 ・アトピー性皮膚炎：皮膚のバリア機能異常。好酸球増多症，高 IgE 血症を伴うことが多い。 ・脂漏性皮膚炎：脂漏部位にみられる皮膚炎。慢性で再発を繰り返す。 ・手湿疹：主に家庭の主婦に多くみられたことから，主婦湿疹ともよばれる。
検査・診断		・ガラス圧法：他疾患との鑑別（湿疹・皮膚炎一般）。 ・皮膚描記法：他疾患との鑑別（アトピー性皮膚炎など）。 ・パッチテスト：原因物質の特定（接触性皮膚炎など）。
主な治療		・局所療法：主に副腎皮質ステロイド外用薬を用いる。 ・原因に応じ抗ヒスタミン薬やそのほか抗アレルギー薬，抗真菌外用薬など。

湿疹（eczema）および皮膚炎（dermatitis）は皮膚疾患の約3分の1を占める，最も多い疾患であるが，その原因や症状は様々であって一定しない。疾患の型による分類も学者によって様々である。したがって，1つの疾患群として考えたほうが便利だが，共通した性格としては次のようなものがある。

①**点状状態** 丘疹，小水疱，小膿疱などの点状要素をもつ発疹から成り立つこと。
②**多様性** 丘疹，小水疱，小膿疱，痂皮，鱗屑などの時期の異なる発疹が多様にいりまじって存在すること。
③**瘙痒感** 必ずかゆみを伴う。

このような発疹の性格は極めて流動的であるが，これを模式的に表すと図 4-1 のような

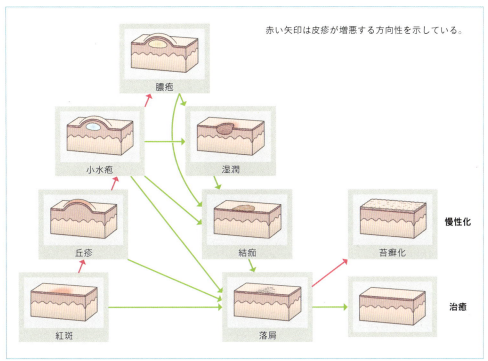

図4-1 湿疹三角

変化を示す。これを**湿疹三角**とよぶ。

このような性格を備えた疾患を一括して湿疹・皮膚炎群とよぶが，そのなかには接触皮膚炎，アトピー性皮膚炎，脂漏性皮膚炎，手湿疹，貨幣状湿疹，慢性単純性苔癬，うっ滞性皮膚炎，自家感作性皮膚炎，皮脂欠乏性湿疹などの疾患が含まれている。

2. 接触皮膚炎

▶ **概念・原因** 接触皮膚炎（contact dermatitis）とは，いわゆる「かぶれ」で，酸，アルカリ，鉱物油，そのほか工業製品，金属（例：クロム，ニッケル），化粧品，外用薬，植物（例：ウルシ，ギンナン）などに触れることが原因で起こるものである。

▶ **分類** 接触皮膚炎の起こり方には2種類あり，その一つは原因物質に触れた大部分の人に起こり，比較的短時間のうちに強い炎症症状を呈するもので，その物質自体のもつ刺激性に基づく。これを**1次刺激性接触皮膚炎**とよぶ。

これに対して，その物質によって感作され，アレルギー状態にある人だけに起こる接触皮膚炎がある。これが**アレルギー性接触皮膚炎**で，感作されやすいか否かは個体によって差がある。アレルギー性接触皮膚炎ではⅣ型（遅延型）アレルギー反応が関与している。

1次刺激性接触皮膚炎を起こすには，原因物質のある程度以上の量と濃度が必要であるが，アレルギー性の場合は比較的微量の接触によっても皮膚炎を生じる特徴がある。

▶ **症状** 原因物質が触れた部分に強い発赤，浮腫，腫脹をもって始まり，激しい瘙痒感と

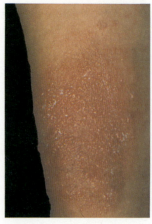

浮腫性紅斑の上に小水疱が多発しており，湿潤傾向が強い。

図 4-2 接触皮膚炎

灼熱感を伴う。やがて漿液性丘疹，小水疱，びらんを生じ，湿潤傾向が強い（図 4-2）。次いで痂皮，落屑を経て治癒するが，原因物質が除去されない限り症状の軽快はみられない。発疹が原因物質の触れた部位のみに現れ，これを除去すれば軽快すること，また，発赤や浮腫が非常に強いことが特徴である。症状が極めて激しいときや不適当な治療によって悪化したときには，全身に漿液性丘疹や小水疱が広がることがある。これを**自家感作性皮膚炎**とよんでいる。

▶ 検査　治療にあたっては原因物質の決定と除去が肝要で，そのためにはパッチテストが欠かせない。

▶ 治療　原因物質が除去されれば，接触皮膚炎は特別な治療をしなくても治るが，局所療法としては副腎皮質ステロイド外用薬が極めて有効である。全身療法としては抗ヒスタミン薬を用いるが，症状の激しいときには短期間，副腎皮質ステロイド薬の内服を行うこともある。

3. アトピー性皮膚炎

Digest

アトピー性皮膚炎		
概要	概念	・増悪・寛解を繰り返す，瘙痒のある湿疹を主病変とする疾患。
	特徴	・患者の多くがアトピー素因をもつ。
	原因	・皮膚のバリア機能の異常，アレルギーを起こしやすい素因。
	病態生理	・皮膚のバリア機能が低下し，刺激に対して容易に炎症を起こす。また特異 IgE 抗体が高率に証明されることから，各種アレルゲンに反応しやすいと考えられる。
症状		・年代によって異なる。乳児期・思春期以降は湿疹病変が，幼小児期は乾燥性病変も目立ってくる。

検査・診断	・皮膚描記法：擦過箇所が白くなることで判断できる（白色皮膚描記症）。 ・血清総IgE値，特異IgE抗体価の測定。
主な治療	・局所療法：湿疹に準じる。 ・全身療法：止痒を目的に抗ヒスタミン薬を補助的に用いる。また重症の成人患者には短期的な寛解導入法として免疫抑制剤の内服などを検討する。

▶**概念・定義**　日本皮膚科学会では，以下のように本症の定義がなされている。また，以下のような診断基準もつくられている。

アトピー性皮膚炎の定義（概念）

アトピー性皮膚炎は，増悪・寛解を繰り返す，瘙痒のある湿疹を主病変とする疾患であり，患者の多くはアトピー素因をもつ。

アトピー素因：①家族歴・既往歴（気管支喘息，アレルギー性鼻炎・結膜炎，アトピー性皮膚炎のうちいずれか，あるいは複数の疾患），または②IgE抗体を産生しやすい素因。

アトピー性皮膚炎の診断基準

1. **瘙痒**
2. **特徴的皮疹と分布**
   ①皮疹は湿疹病変
   ・急性病変：紅斑，湿潤性紅斑，丘疹，漿液性丘疹，鱗屑，痂皮
   ・慢性病変：浸潤性紅斑・苔癬化病変，痒疹，鱗屑，痂皮
   ②分布
   ・左右対側性
   　好発部位：前額，眼囲，口囲・口唇，耳介周囲，頸部，四肢関節部，体幹
   ・参考となる年齢による特徴
   　乳児期：頭，顔に始まりしばしば体幹，四肢に下降。
   　幼小児期：頸部，四肢関節部の病変。
   　思春期・成人期：上半身（顔，頸，胸，背）に皮疹が強い傾向。
3. **慢性・反復性の経過**（しばしば新旧の皮疹が混在する）
   ：乳児では2か月以上，そのほかでは6か月以上を慢性とする。

上記1，2および3の項目を満たすものを，症状の軽重を問わずアトピー性皮膚炎と診断する。そのほかは急性あるいは慢性の湿疹とし，年齢や経過を参考にして診断する。

日本皮膚科学会アトピー性皮膚炎診療ガイドライン作成委員会：アトピー性皮膚炎診療ガイドライン2016年版，日本皮膚科学会，2016, p.123, 一部改変．
© 日本皮膚科学会

▶ **原因** アトピー性皮膚炎（atopic dermatitis）の本態はバリア機能異常と考えられ，バリア機能に関与するフィラグリンをコードする遺伝子の変異も報告されている。また，アトピー性皮膚炎では病変部のみでなく，正常皮膚においても角質細胞間脂質，特にセラミドの顕著な減少がみられ，皮膚のバリア機能は著しく低下している。そのため種々の外来刺激に容易に反応して湿疹が惹起され，搔破によって瘙痒感と湿疹が難治性になるものと考えられている。本症患者では好酸球増多症，高IgE血症を伴うことが多く，ダニや家塵（ハウスダスト），動物などに対する特異IgE抗体が高率に証明されることから，バリア機能が障害された皮膚から侵入した外来抗原（アレルゲン）に対するアレルギー反応が活性化されていることも事実である。

▶ **症状** 本症は乳児期の湿疹性病変に始まり，肘膝関節の苔癬化局面を主徴とする乾燥性皮疹が特徴の幼小児期，思春期以降に全身，特に顔面，頸部を中心に難治性湿疹病変の生じる成人期というように，年代により特徴的な臨床症状を呈する。一定の年齢に達すると自然寛解する症例が数多く認められる一方で，幼小児期には無症状で，思春期以後に発症する症例もある。

- **乳児期の症状**：生後間もない時期より，頭部や顔面に紅斑を生じ，薄い痂皮や鱗屑をつける。やがて丘疹，漿液性丘疹が混じるようになり，湿潤し，厚い黄褐色の痂皮が固着する。瘙痒感が強く，患児は絶えず首を動かし，不機嫌になる。このような変化は顔面，頭部に始まり，頸部，体幹，四肢と下行性に拡大することがしばしばある。生後2〜3か月，特に冬季に好発し，生後1年くらいまでに再発を繰り返しながら軽快するが，一部はそのまま幼小児期のアトピー性皮膚炎に移行するものもある。
- **幼小児期の症状**：乳児期の湿疹から引き続き，あるいは一度治癒した後に，3歳頃からこの型の発疹を呈する。皮膚は全体に乾燥して光沢がなく，頸部，前頸，体幹，四肢屈側や関節窩などに，散在性の紅色丘疹に取り囲まれた苔癬化病巣が多発する（図4-3）。瘙痒感が強く，搔破して湿潤し，痂皮をつけることもある。学童期の終わり頃

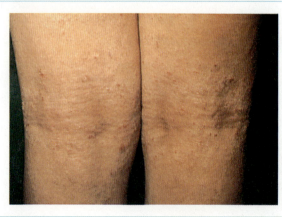

膝の裏側に瘙痒のある紅色丘疹が散在し，苔癬化を伴い，搔破痕も混在する。

図4-3 アトピー性皮膚炎

には治癒するものが多いが，一部はそれ以後も続き，成人型に移行する。

- **思春期，成人期の症状**：幼小児期にみられた苔癬化病巣は搔破することでさらに重度になり，範囲も広がり全身皮膚の肥厚，苔癬化が著明となり，瘙痒感も極めて強い。近年増加する傾向にある成人型アトピー性皮膚炎では，これらの症状に加えて，顔面の紅斑とそれに続く湿潤化病巣，頸部のさざ波様色素沈着，体幹の浮腫性紅斑がみられる。

▶ **検査** 皮膚描記法によって，擦過した部分が白くなる（白色皮膚描記症）。また血清総 IgE 値，特異的 IgE 抗体価を測定する。

▶ **治療** 局所療法は湿疹と同様である。一度軽快しても，極めて再発しやすいので治療は長期にわたる。副腎皮質ステロイド外用薬は漫然と長期にわたって使うのではなく，症状の程度に応じた強さのものを比較的短期間集中的に用いて改善を図り，症状の軽快に応じ弱いものに切り替えるか，外用間隔を空けていく。免疫調整外用薬であるタクロリムス軟膏は顔面や頸部によく使われる。乾燥症状が主体の軽微な皮疹には皮膚保湿薬を用いる。

全身療法としては止痒を目的とし抗アレルギー薬が使用される。必要に応じて精神安定薬や鎮静薬も用いられることがある。副腎皮質ステロイド薬の全身投与はできるだけ行わない。

免疫調整内服薬であるシクロスポリンは，既存の治療で十分な効果が得られない重症の成人アトピー性皮膚炎の短期的な寛解導入療法として使用されることがある。

なお，タクロリムス軟膏とシクロスポリンは，作用機序からカルシニューリン阻害薬に分類される。

4. 脂漏性皮膚炎

▶ **概念・定義** 脂漏性皮膚炎（seborrheic dermatitis）は，脂漏部位*にみられる皮膚炎である。

▶ **原因** 皮脂の分泌亢進によると考えられるが，皮脂中のトリグリセリドがプロピオニバクテリウム・アクネス（*Propionibacterium acnes*）などのリパーゼにより分解されて生じる遊離脂肪酸の刺激や，脂漏部位に常在するマラセチア・フルフル（*Malassezia furfur*）の増殖によって皮膚炎が起こるとも考えられている。

▶ **症状** 成人の前額部，眉間，鼻周囲などの脂漏部位や腋窩，鼠径部などに鱗屑をもつ紅斑が生じるもので，黄色の痂皮をつけることもある。いわゆる「ふけ症」の人に多く，軽い瘙痒感がある。経過は慢性で再発を繰り返す。

▶ **治療** 石けんによる洗顔を行う。副腎皮質ステロイド外用薬は一時的に効果があるが，再発しやすい。抗真菌外用薬（ケトコナゾール）も有効である。

---

* **脂漏部位**：皮脂腺が発達し，皮脂が多く分泌される額，鼻，腋窩などの部位。

5. 手湿疹

▶ **概念・定義** 手湿疹（hand eczema）は，主として家庭の主婦にみられるため，主婦湿疹ともよばれている。成人のアトピー性皮膚炎の部分症状としても現れる。また角化傾向が強いものを，進行性指掌角皮症とよぶこともある。

▶ **原因** 合成洗剤などによる脱脂，角質の水分保有力の低下などの条件があり，それに種々の機械的刺激や化学的刺激が加わって生じる。

▶ **症状** 手背や指背，爪郭などに発赤と小水疱，漿液性丘疹が集まった病巣が多発するもので，手背全体に広がることもある。瘙痒感が強く，湿潤して痂皮をもつ傾向がある。

▶ **治療** 薬物療法としては，一般の湿疹の治療に準じる。大切なことは，可能な限り木綿の手袋と防水手袋の二重着用をするなど，手に対する一切の刺激をできるだけ避けることであるが，やむを得ない作業の後にはハンドクリームなどを用い，皮膚の保護能力を保持させることが必要である。

6. 貨幣状湿疹

▶ **概念・定義** 貨幣状湿疹（nummular eczema）は500円玉くらいまでの類円形の湿疹局面で，漿液性丘疹が集簇している。

▶ **原因** 原因は不明であるが，皮膚表面の細菌に対するアレルギー反応も想定されている。先行皮疹として高齢者の皮脂欠乏性湿疹，虫刺症，結節性痒疹などがあり，搔破して本症に移行することがある。

▶ **症状** 主として四肢，特に下腿，時には体幹にも生じる。皮疹は貨幣大の円形ないし類円形の小局面で，発赤，浸潤，肥厚を伴い，湿潤傾向が強い。局面上およびその周辺には粟粒大の漿液性丘疹やびらんが集まって，鱗屑や痂皮を付着する。30歳以上，特に高齢者に好発し，冬季に多発し，瘙痒感が強い。経過は慢性で再燃しやすい。本症が悪化して強い炎症を生じたとき，特に不適当な外用療法の刺激で悪化したときに，全身に自家感作性皮膚炎を生じることがある。

▶ **治療** 副腎皮質ステロイド外用薬が用いられる。

7. 慢性単純性苔癬（ヴィダール苔癬）

▶ **概念・定義** 慢性単純性苔癬（lichen simplex chronicus）は，慢性湿疹の一型である。**ヴィダール苔癬**ともよばれる。

▶ **原因** 慢性の弱い刺激に対する搔破の繰り返しが原因と考えられている。

▶ **症状** 本症はまず強い瘙痒感があり，搔破しているうちに肥厚して苔癬化局面を生じる。皮疹は円形あるいは類円形でわずかに赤い程度であり，湿潤することはない（図4-4）。瘙痒感は極めて強い。中年の女性に好発し，特に項部や頸部に多いが，他部位に発生することもある。発汗，日光照射によって症状は悪化する。

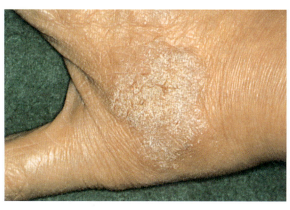

搔破を繰り返すことにより苔癬化局面を生じており，亀裂も混在する。

図4-4 慢性単純性苔癬（ヴィダール苔癬）

▶ **治療** 副腎皮質ステロイド外用薬の塗布，抗アレルギー薬の内服が行われる。

8. うっ滞性皮膚炎

▶ **概念・原因** うっ滞性皮膚炎（stasis dermatitis）は，下肢静脈瘤などによるうっ血，毛細血管内圧の上昇による出血，血流不全による表皮細胞の栄養障害などによる皮膚炎である。

▶ **症状** 下腿の浮腫性紅斑，暗褐色の落屑を伴う湿疹局面，ヘモジデリン沈着による色素沈着などが混在する萎縮性局面がみられる。進行すると難治性の潰瘍（下腿潰瘍）を合併することもある。

▶ **治療** 静脈瘤に対しては弾性包帯，弾性靴下を着用し，下肢の挙上を心がける。高度の静脈瘤は，外科的に引き抜いたり（ストリッピング法），血管内レーザー治療の対象となる。

9. 自家感作性皮膚炎

▶ **概念・原因** 自家感作性皮膚炎（autosensitization dermatitis）は，既存の皮膚病変（原発巣）の悪化によって皮膚の変性たんぱくが生じ，さらに細菌の成分が加わったものが吸収され，感作されて生じるアレルギー反応と考えられている。

▶ **症状** 原発巣が悪化したときに，全身の皮膚に小丘疹，紅斑，小水疱が散在的に多発し，強い瘙痒感を伴うことがある。これを**自家感作性皮膚炎**とよぶ。散布病変にはしばしば**ケブネル現象**＊がみられる。原発巣は接触皮膚炎，貨幣状湿疹，白癬などのことが多く，強い炎症症状を呈している。

▶ **治療** 原発巣に対する適正な処置を行うと同時に，抗アレルギー薬を内服する。副腎皮質ステロイド薬の短期間内服も有効である。

＊ **ケブネル現象（Köbner Phenomenon）**：健常皮膚に摩擦，紫外線の照射そのほかの刺激を加えることにより，同一の病変を生じること。自家感作性皮膚炎，乾癬，青年性扁平疣贅などでみられる。

I 炎症性皮膚疾患

10. 皮脂欠乏性湿疹

- ▶ **概念・原因** 皮脂欠乏性湿疹（asteatotic eczema）は，皮膚の老化による皮脂欠乏に基づく湿疹である。
- ▶ **症状** 冬季にみられ，高齢者に多い。皮膚は乾燥して落屑を生じ瘙痒感が強く，搔破により湿疹化する。下肢伸側に好発するが，腰部，体幹にもみられる。
- ▶ **治療** 尿素軟膏，ヘパリン類似物質含有軟膏などの皮膚保湿薬を外用する。湿疹化したものには弱い副腎皮質ステロイド外用薬が必要である。室内の加湿を心がけ，石けんで洗い過ぎないように注意する。

B 紅皮症

- ▶ **概念・定義** 紅皮症（erythroderma）は，病因的には独立した疾患ではなく，多くの原因あるいは基礎疾患によって起こる皮膚反応である。ほぼ全身の皮膚に紅斑と落屑を認める。
- ▶ **原因** 湿疹への不適切な治療・放置，薬疹や乾癬の増悪など。
- ▶ **分類** 湿疹続発性紅皮症，薬疹による紅皮症，乾癬性紅皮症，腫瘍随伴性紅皮症など。
- ▶ **症状** ほぼ全身の皮膚に紅斑，潮紅，落屑がみられ，手掌，足底には肥厚，亀裂を認めることが多い。慢性化すると光沢を帯びた褐色の色素沈着がみられる。表在性リンパ節の無痛性の腫大，搔破による 2 次感染のほか，発熱，脱水，浮腫などがみられることもある。
- ▶ **治療** 抗アレルギー薬の内服，副腎皮質ステロイド薬の内服・外用などが行われる。

1. 湿疹続発性紅皮症

湿疹に対する不適切な治療や民間療法などにより，湿疹が汎発化したり，治療をせずに放置することにより紅皮症化することもある。

2. 薬疹による紅皮症（紅皮症型薬疹）

抗菌薬，降圧薬などによる種々の病型の薬疹から紅皮症に移行する（薬疹については本章 -I-F「薬疹」参照）。

3. 乾癬性紅皮症

乾癬の皮疹が増悪・汎発化して紅皮症状態になったもの。発熱，倦怠感などの全身症状を伴うこともある。

4. 腫瘍随伴性紅皮症

セザリー症候群や菌状息肉症などの皮膚T細胞リンパ腫，成人型T細胞白血病などの悪性リンパ腫や白血病に伴う紅皮症としてみられる。

C 蕁麻疹，痒疹，皮膚瘙痒症

1. 蕁麻疹

蕁麻疹

概要	概念	・瘙痒感が強く，皮膚が部分的に腫れ上がる（膨疹）皮膚疾患。
	特徴	・一過性で長続きせず消失する（通常数時間〜24時間以内）。
	原因	・主にヒスタミンを介する反応であるが，誘因は様々である。
	病態生理	・マスト細胞から放出される化学伝達物質によって血管の透過性が高まり，血漿が周囲の組織内に染み出すことで起こる。 ・主にⅠ型アレルギー反応が関与している。
症状		・強い瘙痒感：皮膚を掻くうちに膨疹が増えてくる。 ・多様性：発疹の形や大きさ，色調は様々である（多様性）。 ・眼瞼や口唇，外陰部，咽頭粘膜にも発生する。粘膜に発生した場合，嚥下困難や窒息を起こすこともある。
分類（一例）		・特発性蕁麻疹：特定の原因や誘因がなく膨疹を生じる。 ・刺激誘発型の蕁麻疹：特定の刺激により皮疹を誘発する。 ・血管性浮腫：眼瞼や口唇などに発生する深在性限局性浮腫。 ・蕁麻疹関連疾患：蕁麻疹様血管炎，色素性蕁麻疹など。周期熱も含む。
検査・診断		・皮膚描記法：紅色皮膚描記症，ダリエー徴候などをみる。 ・必要に応じて皮内反応を実施。
主な治療		・全身療法：蕁麻疹の治療法の主体。可能な限り原因・誘因を検索する。 ・対症療法：原因不明，原因除去が不可能な場合に抗アレルギー薬を用いる。

▶ **概念・定義** 瘙痒感が強く，皮膚が部分的に腫れ上がり（膨疹），しかも一過性で長続きせず（通常数時間〜24時間以内）に消失するものを蕁麻疹（urticaria）という。

▶ **原因・病態** 皮膚のマスト細胞が何らかの刺激により脱顆粒し，皮膚に放出されたヒスタミンなどの化学伝達物質により血管の透過性が高まり，血漿が周囲の組織内に染み出すことによって起こる。主にⅠ型（即時型）アレルギー反応が関与している。

▶ **分類** 蕁麻疹は大きく，**特発性蕁麻疹**，**刺激誘発型の蕁麻疹**，**血管性浮腫**（クインケ浮腫），**蕁麻疹関連疾患**の4つに分類される。

- **特発性蕁麻疹**：特定の原因や誘因がなく膨疹を生じるもので，蕁麻疹のなかで最も多い。発症してから1か月以内に症状が治まるものを急性蕁麻疹，1か月以上にわたり膨疹の出現を繰り返すものを慢性蕁麻疹とよぶ。

I 炎症性皮膚疾患

- **刺激誘発型の蕁麻疹**：特定の刺激により皮疹が誘発される蕁麻疹。アレルギー性蕁麻疹（食物，薬物など），食物依存性運動誘発性アナフィラキシー（食物摂取後に運動負荷が加わることで生じる），非アレルギー性蕁麻疹（造影剤，サバなど），アスピリン蕁麻疹，物理性蕁麻疹（機械性蕁麻疹，遅発性圧蕁麻疹，寒冷蕁麻疹，日光蕁麻疹，温熱蕁麻疹など），コリン性蕁麻疹（入浴，運動，精神的緊張など発汗を促す刺激によって生じる），接触蕁麻疹が含まれる。
- **血管性浮腫（クインケ浮腫）**：眼瞼，口唇，陰部などに単発または多発する深在性限局性浮腫である。多くの症例では，通常の蕁麻疹に合併してみられる。大きさは様々で，一般に境界は鮮明でなく，瘙痒感もないことが多い。蕁麻疹より持続時間が長く，時に数日間持続することもある。また，まれに補体系の先天異常による遺伝性血管性浮腫（hereditary angioedema；HAE）もある。
- **蕁麻疹関連疾患**：蕁麻疹様血管炎（膨疹が24時間以上持続し，消退後に色素沈着を残す），色素性蕁麻疹（色素沈着部を擦過するとその部位に膨疹が生じる：ダリエー徴候），シュニッツラー症候群（慢性蕁麻疹，間欠熱，関節痛，骨痛など），クリオピリン関連周期熱（発熱，倦怠感，関節痛などと蕁麻疹様の皮疹の出現を繰り返す）が含まれる。

▶ **症状**　最初にまず瘙痒感が現れ，そこを搔いているうちに充血し，やがて境界のはっきりした扁平に高まった膨疹が増えてくる。発疹の形や大きさ，色調は様々であり，融合して地図状を呈することもある。眼瞼や口唇，外陰部にできると，び漫性に強く腫脹する。

さらに咽頭粘膜にも発生することがあり，程度が強いと嚥下困難や窒息を起こすこともある。また，激しい瘙痒感のため，患者は不眠，神経質となり，全身的には，発熱，嘔吐，下痢などを伴うこともある。

▶ **検査・診断**　蕁麻疹患者の皮膚を爪やとがったものでこすると，その痕に沿って瘙痒感を伴う膨疹が発生する。これを**皮膚描記症**または**人工蕁麻疹**とよび，診断の助けとなる。また，必要に応じ皮内反応で原因を調べる。

▶ **治療**　治療は全身療法が主体となる。可能な限り原因や誘因の検索を行うべきであり，明らかになればそれらを除去する。原因や誘因が判明しないとき，あるいは判明しても除去が不可能な場合には対症療法を行うが，多くの症例がこれに該当する。

対症療法としては，抗アレルギー薬の内服を行う。副腎皮質ステロイド薬の全身投与は，症状が急激・重篤な場合にやむを得ず用いるにとどめ，漫然と投与を続けることは避けるべきである。

2. 痒疹

強い瘙痒感を伴い，慢性に経過する丘疹あるいは蕁麻疹様丘疹を，痒疹（prurigo）という。

1 急性痒疹

- ▶ **概念・原因** 急性痒疹（acute prurigo）は，古くから小児ストロフルス（strophulus infantum）とよばれてきた疾患である。発疹のできるきっかけとしては，昆虫類に刺されることによる場合がよく知られている。湿度，温度などの気候的因子も関係する。
- ▶ **症状** 乳幼児の主として四肢伸側に虫刺され様の小紅斑や丘疹が散在性に多発する。小水疱をつくることも少なくない。瘙痒感が極めて強く，搔破によって2次感染を起こし，膿痂疹を生じることもある。春から夏にかけて多発し，一度発生すると以後毎年繰り返すが，年を追って軽くなり，6〜7歳以後では自然に発生しなくなる。
- ▶ **治療・予防** 対症的に止痒を主眼とした治療を行う。全身的には抗アレルギー薬の内服を行う。局所療法としては，副腎皮質ステロイド外用薬の塗布を行う。2次感染のある場合は，膿痂疹や癤の治療をまず行う。虫刺されの予防に努める。

2 結節性痒疹

- ▶ **概念・原因** 結節性痒疹（prurigo nodularis）は青年男女の主に四肢の露出部に小豆大から大豆大の半球状に隆起した小結節が多発するものである。発症は昆虫，特にブヨの毒に対して特異的に強い反応を示す体質による。
- ▶ **症状** 小結節の新しいものは紅色，古くなるにつれて褐色調が強くなり，搔破による血痂がその頂に固着する。古いものは角質増殖を伴う。瘙痒感が非常に強く，搔破すると各結節が蕁麻疹のように赤く盛り上がってくる。多くは夏から秋にかけて種々の昆虫，特にブヨに刺された部位に発生する。搔破や不適切な治療により，貨幣状湿疹や自家感作性皮膚炎を併発することがある。
- ▶ **治療** 全身療法は蕁麻疹の治療に準じ，抗アレルギー薬で止痒を図る。局所療法としては，結節があまり硬くないうちは副腎皮質ステロイド外用薬の塗布が有効であるが，結節が褐色調を帯び硬くなったり角化を伴ったものには副腎皮質ステロイド薬含有接着テープの貼布を行う。必要に応じて副腎皮質ステロイド薬の局所注射も行う。光線治療も有効である。

3 そのほかの痒疹

中高年者に好発する多形慢性痒疹，妊娠に伴って生じる妊娠性痒疹などがある。

3. 皮膚瘙痒症

- ▶ **概念・定義** 発疹などが見られず，瘙痒のみ感じられる疾患。
- ▶ **分類** 皮膚瘙痒症（pruritus cutaneus）のうち，全身がかゆいものを**汎発性皮膚瘙痒症**，からだの一部のみがかゆいものを**限局性皮膚瘙痒症**とよぶ。後者には**陰部瘙痒症**，**肛門瘙痒症**などが含まれる。汎発性皮膚瘙痒症は高齢者によくみられるが，高齢者に現れた

Ⅰ 炎症性皮膚疾患

場合を**老人性皮膚瘙痒症**とよんでいる。

▶ **原因** 汎発性皮膚瘙痒症の原因としては，糖尿病，黄疸，腎炎，尿毒症，甲状腺疾患，悪性腫瘍（特に悪性リンパ腫），更年期障害，高血圧，神経症などのほか，過労などによることもある。老人性皮膚瘙痒症の場合は，加齢による皮膚表面の皮脂欠乏に基づく過乾燥も原因の一つである。乾燥している冬季に出やすい。陰部瘙痒症では，糖尿病，前立腺疾患，帯下，更年期などが原因のこともある。肛門瘙痒症の原因としては，回虫や蟯虫の寄生，痔核，便秘などがあげられている。しかしながら，原因のはっきりしない場合も少なくない。

▶ **症状** 皮膚に瘙痒感だけがあって，何も発疹のないのが特徴である。しかし多くの場合，搔破によって搔破痕や湿疹を生じたり，色素沈着や鱗屑，痂皮を伴っている。瘙痒感は発作性に起こることが多く，自然にも起こるが，温度の変化や機械的刺激などによっても誘発される。

▶ **治療** 基礎疾患がはっきりしていればその治療を行うが，その種類や状態によって完全な除去が困難，あるいは不可能な場合は対症療法を行う。

対症療法としては，全身的には抗ヒスタミン薬の内服が行われるが，必要に応じて抗不安薬などの併用も検討する。血液透析患者の皮膚瘙痒症には，オピオイド受容体作動薬のナルフラフィン塩酸塩が有効である。外用療法としては，副腎皮質ステロイド外用薬の塗布を行う。比較的低温の持続浴も効果がみられることがある。老人性皮膚瘙痒症では入浴後に保湿剤の使用を勧める。また皮膚の乾燥を増強するような浴用剤（例：硫黄入りの入浴剤）の使用は控える。

D 紅斑症

いろいろな形，大きさの紅斑を主な症状とする皮膚疾患を一括して紅斑症（erythema）とよぶ。このなかには，強い全身症状を伴うもの，瘙痒感があるもの，疼痛があるものなどいろいろあり，原因も様々である。

1. 多形紅斑

▶ **概念** 多形紅斑（erythema multiforme）または多形滲出性紅斑（erythema exsudativum multiforme）は，思春期から30歳台までの男女，特に女性に春から夏にかけて好発する。1～2週間で痕を残さずに消失するが，再発を繰り返す傾向がある。

▶ **原因** 細菌アレルギー，虫刺されによるアレルギー，薬物アレルギーなどの皮膚表現の一種として現れることもあり，そのほかに寒冷刺激などによって生じることもあるが，実際には原因不明の症例が大多数を占めている。感染アレルギーでは口蓋扁桃や歯の慢性感染病巣が問題になることがあり，ウイルス感染もまた原因になり得る。特に単純ヘルペスウイルスとの関連が注目されている。

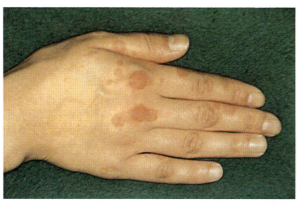
ほぼ円形の浮腫性紅斑が多発している。辺縁部はわずかに盛り上がっている。

図4-5 多形紅斑

- ▶ **症状** 最初に頭痛，発熱，関節痛などの軽い前駆症状があり，やがて手足の背面，前腕や下腿の伸側，肘，膝などにソラ豆くらいまでの大きさの，ほぼ円形の紅斑が多数発生する（図4-5）。この紅斑の縁のほうは鮮紅色でわずかに盛り上がって堤防のようになり，中央部は紅色でくぼんでいる（標的状病変）。そこには時に水疱ができることもある。左右対側性に発生し，瘙痒感を伴う。
- ▶ **治療** 感染病巣があれば手術的に除去，あるいは抗菌薬投与を行い，単純ヘルペスと関係がある場合には単純ヘルペスに対して抗ウイルス薬の内服を行う。薬物アレルギーであれば原因薬の除去または回避，原因不明の場合には対症的に，抗アレルギー薬を用いる。重症で全身症状が強く，粘膜も侵されるような場合には，副腎皮質ステロイド薬の全身投与を行う。外用療法は副腎皮質ステロイド外用薬を用いる。

2. 結節性紅斑

- ▶ **概念・原因** 結節性紅斑（erythema nodosum）は思春期以後の女性に多くみられる紅斑症である。各種の細菌アレルギー，たとえば慢性扁桃炎，慢性中耳炎，歯根部の慢性炎症などが原因となることがある。このほか薬物によるアレルギー，中毒などに際してもみられ，はっきりした原因のつかめないことも少なくない。
- ▶ **症状** 軽い発熱や関節痛などの前駆症状があり，主として両側の下肢から足関節部，膝蓋部などに鮮紅色の紅斑が発生する。大きさはエンドウ豆大から鶏卵大くらいまでで，全体にやや隆起し，触れると皮下組織に達する硬結があり，局所熱感，圧痛を伴う（図4-6）。多くは2～3週間で退色し，硬結も吸収され，潰瘍や瘢痕をつくることはない。
- ▶ **治療** 安静を保ち，下肢を挙上することにより，自然軽快することが多い。病巣感染があれば抗菌薬の投与を行う。炎症症状が強い場合には，非ステロイド性抗炎症薬，ヨウ化カリウム，副腎皮質ステロイド薬などの内服を考慮する。
- ▶ **注意点** 鑑別疾患として，ウェーバー－クリスチャン病があげられる。本疾患は，発熱，

I 炎症性皮膚疾患

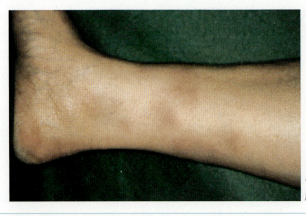

下腿の皮下に硬結を触れ，局所熱感，圧痛を伴う。

図4-6 結節性紅斑

倦怠感などの全身症状に続いて，有痛性の皮下結節が体幹，四肢に多発する全身性の皮下脂肪織炎である。結節性紅斑の亜型とする説もある。

3. ベーチェット病

▶ **概念・定義** 口腔内アフタ，ぶどう膜炎，外陰部潰瘍，結節性紅斑様皮疹などが出現する全身性の炎症性疾患。多くは20歳台に初発し，長年にわたり症状の軽快，悪化を繰り返す。

▶ **原因** ベーチェット病（Behçet's disease）の原因は，細菌アレルギーによる皮膚粘膜の過敏状態や自己免疫なども考えられてはいるが，現在のところ確定されていない。遺伝的要因としてHLA-B51との強い相関がある。

▶ **症状** 発熱，関節痛，全身倦怠感などの全身症状を伴って，口腔粘膜のアフタ*性潰瘍，皮膚では結節性紅斑様皮疹，血栓性静脈炎，毛包炎，痤瘡様皮疹などが多発し，外陰部には潰瘍をつくる。眼では虹彩炎，ぶどう膜炎，網膜炎，視神経炎などを起こし，視力低下や失明を招くことがある。以上のような症状がたびたび再発することが特徴で，長い経過をとり，心臓や中枢神経が侵されたり，急性腹症や潰瘍性大腸炎を伴うこともある。

これらの症状のうち，口腔内アフタ，前房蓄膿性ぶどう膜炎，外陰部潰瘍，結節性紅斑様皮疹が主症状であり，この4つの症状がそろえば診断は確定する。ただし，これらの症状が必ずしも常にそろって出現するとは限らないので，注意深い経過観察が必要である。

▶ **検査** 本症の患者は皮膚を針で刺すと，その部位に発赤，膿疱，硬結などを生じることが多い。これを**針反応**とよぶ。

＊**アフタ**：口腔，咽頭，喉頭の粘膜に生じる白色ないし灰白色の斑点で，周囲に紅暈を伴う。

▶ **治療** 安静を第一とし，症状に応じて非ステロイド性抗炎症薬，コルヒチン，免疫抑制剤などを用いる。副腎皮質ステロイド薬の全身投与は症状の激しいときにのみ，一時的に投与するにとどめるべきである。患者の症状に従って，眼科，婦人科，内科など他科との連絡を十分にとって治療方針を決める必要がある。局所的には口腔内アフタには頻回のうがい，外陰部潰瘍には抗菌外用薬の塗布，座浴などを行う。

4. スイート病

▶ **概念・原因** スイート病（Sweet's disease）は，好中球の異常活性化に伴う組織反応と考えられる。骨髄異形成症候群（myelodysplastic syndrome；MDS），白血病などの骨髄増殖性疾患にみられることが多く，G-CSF などの顆粒球増殖因子や IL-8 などの好中球遊走因子などの関与も考えられている。急性熱性好中球性皮膚症ともよばれる。

▶ **症状** 高熱とともに，圧痛のある暗赤色の皮膚面よりやや隆起する指頭大までの浮腫性紅斑が四肢，顔面などに多発する。皮疹は中央がへこんで環状となり，水疱や膿疱がみられることもある。関節痛，筋肉痛，口内炎，虹彩毛様体炎などを伴うことがあり，ベーチェット病に近い疾患と考えられる。

▶ **治療** 副腎皮質ステロイド薬，ヨウ化カリウム，コルヒチンなどが用いられる。

E 血管炎，末梢循環障害，紫斑病

1. 血管炎

血管炎は血管壁に多核白血球の浸潤やフィブリノイド変性を起こす疾患で，皮膚小血管性血管炎やIgA血管炎などが含まれる。

1 皮膚小血管性血管炎

▶ **概念・病態** 真皮の小血管に限局して血管炎が生じたもので，全身の血管炎症状を伴わない。日本では以前，アレルギー性皮膚血管炎とよばれていた（国際的には普及していない）。

▶ **原因** 一般的には薬物や感染症に関連した免疫複合体血管炎と考えられている。

▶ **症状** 主として下腿に紫斑，紅斑，丘疹，水疱，壊死や潰瘍など多彩な皮疹がみられる。

▶ **治療** 安静にし，原因の除去を行う。原因として薬物が疑われる場合は投与の中止，感染アレルギーが疑われる場合は抗菌薬の投与を行う。プロスタグランジンなどの循環改善薬，ジアフェニルスルホン（DDS），免疫抑制剤，副腎皮質ステロイド薬などの全身投与を行うこともある。

2 IgA血管炎

▶ **概念・原因** IgA血管炎（IgA vasculitis）は，小児では上気道感染後に発症することがあ

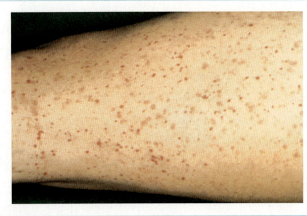

下腿に点状のわずかに隆起する紫斑が多発している。

図4-7 IgA血管炎

るが，成人では原因不明のことが多い．以前は，ヘノッホ-シェーンライン紫斑病やアナフィラクトイド紫斑とよばれていた．

▶ **症状** 頭痛，発熱，倦怠感，関節痛などの前駆症状があり，主に下腿や足背に点状ないし爪甲大の浸潤を触れる（わずかに隆起する）紫斑が多発し（図4-7），時にその上に小水疱や血疱をつくり，中心に壊死を伴うこともある．軽症の場合は発疹のみであるが，やや重くなると関節の腫脹，疼痛，さらに重症型では腹痛，下痢，嘔吐などの腸症状を伴う．腎障害を伴い，血尿，たんぱく尿を呈することも少なくない．慢性に経過することが多く，数か月以上にわたって発作性に再発を繰り返すことがある．予後は多くの場合良好である．

▶ **治療** 安静を第一とし，対症療法としては，非ステロイド性抗炎症薬の内服，そのほかビタミンC，抗プラスミン薬なども用いられる．重症の場合は副腎皮質ステロイド薬の内服も行う．原因となる感染病巣が明らかであればその除去を行う．

2. 末梢循環障害

末梢循環障害には，皮斑（リベド：赤紫色の網状斑），**レイノー現象***，閉塞性動脈硬化症，閉塞性血栓性血管炎（バージャー病），下腿潰瘍（本章-Ⅰ-A-8「うっ滞性皮膚炎」参照）などがある．

1 閉塞性動脈硬化症

▶ **概念・原因** 閉塞性動脈硬化症（arteriosclerosis obliterans；ASO）は，動脈壁の粥状硬化により血管の狭窄や閉塞をきたす疾患である．肥満，糖尿病，高血圧，脂質異常症を伴うことが多い．末梢動脈疾患（peripheral arterial disease；PAD）という名称が同義語として用いられる．50歳以上の男性に多く，下肢に好発する．

***レイノー現象**：四肢先端の小動脈が発作的に収縮し，冷感，疼痛を伴い皮膚・粘膜が蒼白になる現象．指趾が蒼白化し，数分後に紫藍色になり，潮紅を経て正常色に戻る．

- ▶ **症状** 冷感・しびれ感から始まり間欠性跛行，安静時疼痛，潰瘍・壊疽へと症状が進む。
- ▶ **治療** 軽症では血管拡張薬や抗血小板薬などの投与を行い，重症では血栓除去，血管バイパス術などを行う。

2 閉塞性血栓性血管炎

- ▶ **概念・原因** 閉塞性血栓性血管炎（thromboangiitis obliterans；TAO，バージャー病）は小動脈の虚血および動静脈の閉塞を生じる疾患で，喫煙との関連性が強い。50歳未満の男性に多い。
- ▶ **症状** 冷感・蒼白化で始まり，間欠性跛行，潰瘍・壊疽へと症状が進む。遊走性血栓性静脈炎（静脈の走行に一致した有痛性硬結）を生じることもある。
- ▶ **治療** 禁煙，保温をまず行う。血管拡張薬，抗凝固薬を投与し，外科的治療としては血行再建術を行う。

3. 紫斑病（紫斑症）

- ▶ **概念・定義** 紫斑病（紫斑症）は皮膚に起きる出血によって生じる疾患である。紫斑はガラス圧法で退色しない点で紅斑と区別できる。
- ▶ **原因・分類** 紫斑病の発病因子としては，血液に変化がある場合（血小板減少性紫斑病，血友病，壊血病，血清タンパク異常症，播種性血管内凝固症候群など）と，血管の支持組織の弱さによる場合（老人性紫斑，慢性色素性紫斑，ステロイド紫斑など）とがある。以下に分類とそれぞれの原因を示す。
  - **血小板減少性紫斑病**：血小板の減少により生じる。
  - **血友病**：血液凝固因子の第Ⅷ因子，第Ⅸ因子をコードする遺伝子の異常により発症する。
  - **壊血病**：ビタミンCの欠乏により生じる。
  - **血清タンパク異常症**：クリオグロブリン血症，高ガンマグロブリン血症などが含まれる。
  - **播種性血管内凝固症候群**（disseminated intravascular coagulation；DIC）：過剰な血液凝固反応の活性化により，細小血管内で微小塞栓が多発して臓器不全，出血傾向がみられる。
  - **老人性紫斑**：加齢により生じる。
  - **慢性色素性紫斑**：下肢に好発する原因不明の紫斑で，シャンバーグ病，マヨッキー紫斑，グージュロー–ブルム病などがある。
  - **ステロイド紫斑**：ステロイドの長期的な内服や外用により生じる。
- ▶ **症状** 点状出血から大きな斑状の紫斑まで様々である。
- ▶ **治療** それぞれの原因に対する治療を行う。慢性色素性紫斑に対しては，対症的に副腎皮質ステロイド薬の外用やビタミンCの内服などが行われている。

F 薬疹

- **概念・定義** 体内に摂取された薬剤やその代謝産物によって引き起こされる皮膚・粘膜の発疹を薬疹(drug eruption)とよぶ。
- **原因・分類** 薬疹の型として蕁麻疹型，紫斑型，痤瘡型，紅皮症型，湿疹型，光線過敏症型，水疱型，多形紅斑型，扁平苔癬型，固定薬疹，スティーブンス−ジョンソン症候群，中毒性表皮壊死症，薬剤性過敏症症候群など様々なものがある。原因薬物と発疹の型との間には必ずしも一定の関係はみられない。発症機序としては薬理学的なもの，アレルギー性のものなどがある。一般にすべての薬物は薬疹の原因となるが，特に抗菌薬，鎮痛薬，抗悪性腫瘍薬，抗精神病薬などが薬疹を起こしやすい。
- **症状** 以下のような症状が起こる。

  - **光線過敏症型**：顔面，前腕，上胸部など日光に当たる部位に一致して，境界の鮮明な紅斑，浮腫，丘疹などを生じる。ニューキノロン系の抗菌薬，サイアザイド系降圧利尿薬，ピロキシカム，テガフールなどによることが多い。
  - **多形紅斑型**：薬剤使用の数日から数週間後に，四肢末梢，特に伸側に多形紅斑が多発する。粘膜症状の有無に注意することが大切である。原因薬剤として，ペニシリン，セフェム，テトラサイクリンなどの抗菌薬やカルバマゼピン，アロプリノール，ヒダントインなどがある。
  - **固定薬疹**：皮膚粘膜移行部，手足，四肢関節など決まった部位に，一定の薬物の摂取により境界鮮明な紅斑，水疱，びらんなどがみられ，色素沈着を残して治癒する（図4-8）。アセトアミノフェン，アリルイソプロピルアセチル尿素，メフェナム酸，テトラサイクリンなどによることが多い。
  - **スティーブンス−ジョンソン症候群**：スティーブンス−ジョンソン症候群(Stevens-Johnson syndrome；SJS，粘膜皮膚眼症候群)は，発熱，全身倦怠感，関節痛などとともに皮膚に多形紅斑，口腔や口唇，眼瞼結膜，外陰部などに発赤，水疱，びらんを生じる（水疱，びらんは体表面積の10％未満）。眼症状が強いと失明に至ることもあるので，眼科医との連携が必要である。重症薬疹の一型で，後述する中毒性表皮壊死症に移行

Column 中毒疹

食物や体内で産生された物質が原因となり，あるいは全身感染症に伴って発疹を生じるものを日本では"中毒疹(toxic eruption)"と総称することがあるが，国際的にはほとんど用いられていない。中毒疹のうち，薬剤が原因の場合を薬疹，そのほかが原因である場合を狭義の中毒疹とよぶこともある。

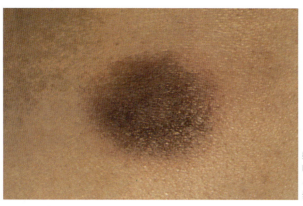

類円形で境界が比較的明瞭な紅褐色斑を認める。治癒するときに色素沈着を残す。

図4-8 固定薬疹

する場合もある。抗菌薬，鎮痛薬，カルバマゼピン，アロプリノール，フェニトインなどが好発薬剤である。

- **中毒性表皮壊死症**：中毒性表皮壊死症（toxic epidermal necrolysis；TEN）は，死の転帰をとることもある，最重症の薬疹である。発熱とともに全身に紅斑や水疱を形成，広範なびらん面を生じ（水疱，びらんが体表面積の10％以上），広範囲熱傷のような臨床像を呈する。スティーブンス–ジョンソン症候群から進展する場合もあり，ニコルスキー現象が陽性となる（第3章-Ⅱ-A-4「ニコルスキー現象」参照）。原因薬剤として，抗菌薬，鎮痛薬，フェノバルビタール，アロプリノール，カルバマゼピンなどが多い。
- **薬剤性過敏症症候群**：薬剤性過敏症症候群（drug-induced hypersensitivity syndrome；DIHS）は，薬剤投与後4週間から5か月ほどして発症する重症薬疹の一つである。白血球増多，好酸球増多，肝機能障害，発熱，リンパ節腫脹，異型リンパ球出現が認められる。ヒトヘルペスウイルス-6（human herpes virus 6；HHV-6）の再活性化が関係していると考えられ，カルバマゼピン，フェニトイン，ジアフェニルスルホン（DDS），アロプリノール，メキシレチン，ラモトリギンなどが原因薬剤として報告されている。DDS症候群（第3章-Ⅲ-A-2-3-❸「ジアフェニルスルホン（DDS）」参照）もその一つと考えられている。

▶ **検査** 薬疹では原因薬剤の確定が重要である。薬剤リンパ球刺激試験，貼布試験，皮内テスト，再投与試験などにより確定する。

▶ **治療** 原因薬剤は確定後直ちに中止し，軽症では副腎皮質ステロイド薬の外用，抗アレルギー薬の内服を行い，重症例では副腎皮質ステロイド薬の大量全身投与を行う。難治性の場合，血漿交換療法や免疫グロブリン大量静注療法などを行うこともある。

Ⅰ 炎症性皮膚疾患

G 角化症

角化症（keratosis）は角質肥厚を主体とする疾患で，非遺伝性のものと遺伝性のものとがある。非遺伝性の代表的なものは鶏眼と胼胝であり，遺伝性のものは魚鱗癬（ichthyosis）に代表される。

1. 非遺伝性角化症

1 鶏眼（うおのめ）

鶏眼（clavus）は，下床に骨のある部位に，靴などが当たるような機械的刺激が反復して加わることにより起こる限局性の角質増殖である。足底外縁，第4・5趾間などに好発する。角化部はくさび状に内方に伸び，圧がかかると激痛がある。

治療はサリチル酸（スピール膏TMM）を局所に2〜3日貼布し，角質層を軟化させてから削る。

2 胼胝（たこ）

胼胝（tylosis）は，繰り返し機械的刺激の加わる部位に生じる限局性の角質増殖で，局面状のものをいう。原因を避け，サリチル酸（スピール膏TMM）を貼布後に削って治療する。

2. 遺伝性角化症

1 尋常性魚鱗癬

▶ **概念・原因** 尋常性魚鱗癬（ichthyosis vulgaris）は，常染色体優性の遺伝性疾患で，フィラグリン遺伝子の変異によって発症する。角質の形成不全により皮膚の乾燥や落屑を生じる。生下時には正常で，乳児期から発症し，青年期以後軽快することが多い。季節的には夏季に軽快し，冬季に増悪する。

▶ **症状** 四肢伸側，特に下肢前面，体幹の皮膚は乾燥，粗糙化し，粃糠様，小葉状の落屑

表皮のターンオーバー時間

表皮は一定の割合で分裂し，新しい表皮細胞を生み出している。基底細胞層で分裂した細胞数と各層から剥がれ落ちる細胞数はほぼ等しくなっている。表皮細胞増殖が亢進すると表皮は厚くなり，逆に低下すると薄く平坦化する。表皮角化細胞が基底細胞層で分裂し，上方に移動し，剥がれ落ちるまでの時間をターンオーバー時間という。通常では約45日であるが，尋常性乾癬では5〜6日まで短縮している。

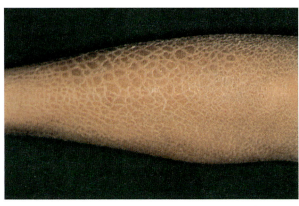

皮膚は乾燥，粗糙化し，小葉状の鱗屑を付着する．

図4-9 尋常性魚鱗癬

をつける（図4-9）．一般に自覚症状はないが，瘙痒感を訴えることもある．
▶ **治療** 対症的な外用療法が主体であり，サリチル酸ワセリン，尿素軟膏などを外用する．

2 そのほかの魚鱗癬

❶ 伴性遺伝性魚鱗癬〈X-linked ichthyosis〉

男性に発症し，ステロイドスルファターゼ遺伝子の変異により，角質の剥離遅延が生じる．生後まもなく発症し，尋常性魚鱗癬より皮膚症状は高度で，鱗屑も大きく暗褐色である．関節伸側だけでなく屈側にも皮疹を生じる．治療は尋常性魚鱗癬に準じる．

❷ 表皮融解性魚鱗癬〈epidermolytic ichthyosis〉

以前は水疱型先天性魚鱗癬様紅皮症（bullous congenital ichthyosiform erythroderma；BCIE）とよばれていたもので，ケラチン遺伝子（K1，K10）の異常によって生じる．乳幼児期には水疱形成を繰り返すが，しだいに角質増殖が顕著となって，全身に灰褐色の鱗屑が付着し暗紅色調の紅皮症を呈する．

❸ 非水疱型先天性魚鱗癬様紅皮症〈nonbullous congenital ichthyosiform erythroderma〉

全身のび漫性潮紅に鱗屑を付着する疾患で，眼瞼外反をきたすこともある．多くは原因不明であるが，一部はトランスグルタミナーゼ1遺伝子の異常により生じる．トランスグルタミナーゼ1活性が完全に欠損すると葉状魚鱗癬となり，大きな鱗屑が目立つようになる．

❹ 魚鱗癬症候群〈ichthyosis syndromes〉

魚鱗癬に加えて他臓器の先天異常を伴う遺伝性疾患である．ネザートン症候群（曲折線状魚鱗癬，結節性裂毛），シェーグレン-ラルソン症候群（先天性魚鱗癬，痙性四肢麻痺，精神遅滞），ケイアイディー症候群（角膜炎，魚鱗癬，聴覚障害），レフサム症状群（魚鱗癬，網膜色素変性，小脳運動失調，多発性神経炎，難聴）などがある．

3 毛孔性苔癬

上腕伸側を中心に，毛孔に一致した 3mm 大くらいまでの淡紅褐色の角化性丘疹が多発する。常染色体優性遺伝と考えられている。治療ではサリチル酸ワセリンを外用する。

H 炎症性角化症

1. 乾癬

▶ **概念** 乾癬（psoriasis）は，境界鮮明な紅斑上に，乾燥性の厚い銀白色の鱗屑をつける種々の大きさの局面を形成する。20 歳以降に多く発症し，好発部位は外的刺激の加わりやすい頭部，肘頭，膝蓋，殿部などであり，軽度の瘙痒感を伴うこともある。

▶ **原因・症状** 乾癬の根本的な原因は不明であるが，表皮細胞の角化速度が亢進しており，遺伝的要因（*HLA-Cw6*, *IL12B* 遺伝子など）も関与しているものと考えられる。インターロイキン-17（IL-17）を産生する T 細胞（Th17 細胞）が重要な役割を果たしており，ほかに腫瘍壊死因子-α（tumor necrosis factor-α；TNF-α）やインターロイキン-23（IL-23）が病態に深く関与している。本症に特徴的にみられる現象として，無疹部皮膚に機械的刺激を加えると，その部分に乾癬皮疹を生じる**ケブネル現象**と，皮疹を覆う厚い鱗屑を除去したときに点状出血がみられる**アウスピッツ現象**（Auspitz phenomenon）がある。

経過は，長期にわたり寛解，増悪を繰り返す難治性疾患である。

▶ **分類** 乾癬には，尋常性乾癬（最も多い病型）（図 4-10）のほかに，関節の腫脹，疼痛を伴う関節症性乾癬，膿疱を主体とし，時に発熱，全身倦怠感を伴う膿疱性乾癬，乾癬皮疹が全身に拡大し紅皮症状態になる乾癬性紅皮症などがある。

▶ **治療** 局所療法として副腎皮質ステロイド薬，ビタミン D₃ 軟膏（タカルシトール，カルシ

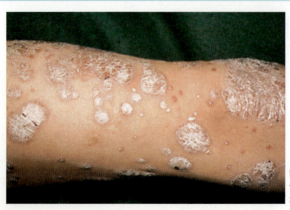

銀白色の厚い鱗屑を付着する角化性紅斑が多発している。

図 4-10 尋常性乾癬

ポトリオール，マキサカルシトール）の外用，光線療法なども行われる。全身療法としてはレチノイド（エトレチナート），シクロスポリン内服などがある。重症・難治性の乾癬には，生物学的製剤（抗TNF-α抗体，抗IL-12/23p40抗体，抗IL-17抗体）による注射の治療も行われる。

2. ジベルばら色粃糠疹

ジベルばら色粃糠疹（pityriasis rosea Gibert）の原因については，ウイルス感染説（ヒトヘルペスウイルス-6, 7）などがあるが，詳細は不明である。

初発疹として直径1～3cmの卵円形で辺縁に落屑のある紅斑（ヘラルドパッチ）がみられ，1～2週間後に体幹，四肢に直径2cm以下の鱗屑を伴う楕円形の紅斑が多発する。皮疹は長軸が皮膚の割線方向に一致し，体幹ではクリスマスツリー状の配列をとる。1～2か月で消退し瘙痒感は軽度である。治療では抗アレルギー薬の内服，副腎皮質ステロイド薬の外用を行う。

3. そのほかの炎症性角化症

1 類乾癬

類乾癬（parapsoriasis）とは，乾癬に似た角化性紅斑が多発する疾患の総称であり，局面状類乾癬と苔癬状粃糠疹に大別される。局面状類乾癬はさらに大局面型と小局面型に分類される。大局面型は皮膚悪性リンパ腫である菌状息肉症（本章-IV-B-2-2-「菌状息肉症」参照）に移行することがあるので注意が必要である。苔癬状粃糠疹は慢性苔癬状粃糠疹（滴状類乾癬）と急性痘瘡状苔癬状粃糠疹（ムッカ－ハバーマン病）に分類される。

2 扁平苔癬

扁平苔癬（lichen planus）は，四肢・体幹に生じる淡紫紅色の扁平に隆起した局面で，口腔粘膜に生じると白色レース状を呈する。組織所見で表皮基底層の空胞変性と真皮浅層にリンパ球の帯状浸潤を認める。原因は不明だが，薬剤（降圧薬など），C型肝炎などが誘因となる場合がある。

J 膠原病

1. エリテマトーデス

▶ **概念・定義** エリテマトーデス（lupus erythematosus；LE）は，診断名（**全身性エリテマトーデス**，systemic LE；SLEなど）として使われる場合と，皮疹名（**円板状エリテマトーデス**，discoid LE；DLEなど）として使われる場合がある。診断名としては，全身臓器を侵すも

のを SLE，皮膚に症状が限局するものを CLE（cutaneous-limited LE），その中間を ILE（intermediate LE）とよぶ。皮疹名としては，慢性型（DLE など），亜急性型（環状紅斑など），急性型（蝶形紅斑など）に分類される。

▶ **原因** エリテマトーデスの原因については，不明な点が多いが，自己免疫疾患*とする説が有力である。

また，クロルプロマジン，ヒドララジン，プロカインアミドなどの薬剤の服用により SLE 様の症状をきたすことがあり，**薬剤誘発性ループス**とよばれている。

- **全身性エリテマトーデス（SLE）**：若い女性に多くみられ，全身症状を伴う。皮膚症状だけでなく関節，腎臓，心臓などの内臓病変に注意する必要がある。皮疹は両頬，鼻背，耳に対称性にみられる浮腫性の紅斑で始まり，蝶形を呈することが多い（図 4-11：蝶形紅斑）。また，指趾の角化性紅斑，四肢の分枝状皮斑，頭部の脱毛などもみられることがある。全身症状としては発熱，頭痛，関節痛，全身倦怠感が強く，レイノー現象，腎障害（ループス腎炎），心障害，中枢神経症状，消化器症状などを伴うこともある。末梢血白血球数の減少，LE 現象陽性，抗核抗体陽性，血沈値亢進，血清補体価の低下，尿たんぱく陽性などがみられる。

- **円板状エリテマトーデス（DLE）**：皮疹名であり，CLE 患者にみられることが多いが，SLE 患者に生じることもある。顔面，特に頬，鼻尖，耳，口唇など日光曝露部にみられる境界鮮明な円板状の紅斑で，中央には角化性の鱗屑が付着し，時間がたつと萎縮性となり，色素脱出，色素沈着がみられる。自覚症状はなく，成人に多い。

▶ **治療** 全身性エリテマトーデスに対しては，重症度に応じて副腎皮質ステロイド薬の全身投与を行う。糖尿病などを合併し，副腎皮質ステロイド薬の投与が困難な場合には免

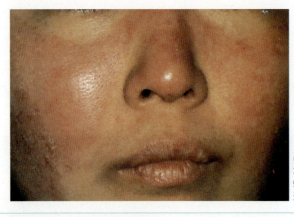

鼻背を中心に両頬部に浮腫性紅斑が広がる。蝶が羽を広げたような形になっている。

図 4-11 全身性エリテマトーデス（蝶形紅斑）

＊**自己免疫疾患**：抗原に対する抗体を生成する機能が異常で，自己の身体組織に対する抗体を産生するか，身体組織の一部が何らかの原因で異物となり，抗原性をもつ場合に，自分自身のからだに対する抗体が産生される。この自己免疫作用によって起こる疾患を自己免疫疾患とよぶ。

疫抑制剤を併用する。予後は腎病変，心病変，中枢神経障害などに左右される。日光照射，過労，妊娠を避ける。

皮膚に症状が限局するもの（CLE）では，日光照射，寒冷曝露などを避け，ヒドロキシクロロキンの内服，副腎皮質ステロイド薬の外用を行う。

2. 強皮症

▶ **概念・原因** 強皮症（scleroderma）の原因については不明であるが，本態は膠原線維の合成促進による硬化である。

▶ **分類・症状** 強皮症は全身の臓器を侵す全身性強皮症（systemic sclerosis；SSc）と皮膚に症状が限局する限局性強皮症（localized scleroderma）に大別される。

- **全身性強皮症**：皮膚硬化が肘から近位に拡大し，内臓病変が急速に進行するび漫皮膚硬化型全身性強皮症（diffuse cutaneous SSc；dcSSc）と，皮膚硬化が肘から末梢に限局し，内臓病変が軽度な限局皮膚硬化型全身性強皮症（limited cutaneous SSc；lcSSc）に分類される。dcSScでは抗トポイソメラーゼⅠ抗体が，lcSScでは抗セントロメア抗体が陽性になりやすい。dcSScは20～40歳の女性に好発する。レイノー現象で発症することが多く，手指や顔面の皮膚に浮腫性硬化を生じ（**浮腫期**），しだいに仮面様顔貌，肢端硬化を呈し，色素沈着や色素脱出を伴う（**硬化期**）。症状は徐々に進行し，指尖，指背に潰瘍を生じる。口唇，舌の萎縮，口囲の放射状のシワなどもみられる（**萎縮期**）。皮膚のみでなく，肺，腎臓，消化管（特に食道）などの硬化（線維化）をきたす。
- **限局性強皮症**：斑状強皮症（モルフェア：体幹に好発する類円形の硬化局面で，初期にはライラック輪とよばれる紫紅色の紅暈に囲まれる），多発性斑状強皮症（多発性モルフェア），線状強皮症（帯状強皮症：硬化局面が線状または帯状に生じるもので，前頭部にできると剣傷状強皮症とよばれる）などがある。

▶ **治療** 全身性強皮症は経過の長い疾患であることについての理解を促し，安静，保温に留意する。皮膚硬化の早期には副腎皮質ステロイド薬を投与する。レイノー現象や指尖潰瘍には，プロスタグランジンなどの血行改善薬の投与を行う。局所的には入浴，マッ

皮膚筋炎の特異抗体

皮膚筋炎では，抗 ARS（抗アミノアシル tRNA 合成酵素）抗体，抗 Mi-2 抗体，抗 MDA5（melanoma differentiation antigen 5）抗体，抗 TIF1（transcriptional intermediary factor 1）抗体などの特異抗体が，臨床的病型や予後と密接に関連することがわかってきた。抗 ARS 抗体陽性例では間質性肺炎がほぼ必発である。抗 Mi-2 抗体陽性例では筋症状が強いが，生命予後は良好である。抗 MDA5 抗体陽性例では筋症状は呈しないが，急速進行性間質性肺炎を高率に合併する。抗 TIF1 抗体陽性例では成人において悪性腫瘍の合併が高率にみられる。

サージそのほかの理学療法を行う。重症例では免疫抑制剤を投与することもある。生命に対する予後は肺，心臓，腎臓などの病変によることが多い。肺高血圧症にはエンドセリン拮抗薬を，急速進行性の腎病変（腎クリーゼ）にはアンジオテンシン変換酵素阻害薬を用いる。

3. 皮膚筋炎

- ▶ **概念・定義** 皮膚と筋肉が障害される膠原病。
- ▶ **原因** 皮膚筋炎（dermatomyositis；DM）の原因は不明であるが，自己免疫説，感染アレルギー説などがある。
- ▶ **症状** 全身倦怠感，頭痛，関節痛，発熱，筋力の低下などで始まることが多い。主病変は皮膚と筋肉にみられるが，皮膚病変のみられないものを**多発性筋炎**という。顔面，四肢，体幹に対称性に浮腫性紅斑を生じ，特に上眼瞼の紫紅色浮腫性腫脹を**ヘリオトロープ疹**という。関節背面には境界鮮明な紫紅色の落屑性病変を認め，指関節背面のものは**ゴットロン徴候**という。筋力が低下すると歩行困難，握力低下，嚥下困難が起こる。光線過敏症，レイノー現象などがみられることもある。内臓悪性腫瘍を合併するものもある。
- ▶ **治療** 悪性腫瘍の合併があれば，これを治療する。副腎皮質ステロイド薬，免疫抑制剤などの全身投与を行う。悪性腫瘍，間質性肺炎合併例では予後は悪い。

J 水疱症・膿疱症

水疱形成を主体とする疾患のうち，ウイルス性疾患，熱傷などを除いたものが水疱症（bullous dermatosis）である。また，膿疱症（pustulosis）として掌蹠膿疱症がある。

1. 水疱症

1 天疱瘡

- ▶ **概念・原因** 天疱瘡（pemphigus）は，表皮細胞を結合するデスモソームの構成たんぱくデスモグレイン1，3に対する自己抗体が原因で起こる自己免疫疾患である。水疱は表皮内に形成される。
- ▶ **分類・症状** 天疱瘡の病型としては，尋常性天疱瘡，増殖性天疱瘡，落葉状天疱瘡，紅斑性天疱瘡（シネア-アッシャー症候群；Senear-Usher syndrome）などがあるが，尋常性天疱瘡が最も多い。
  - **尋常性天疱瘡**：尋常性天疱瘡（pemphigus vulgaris）は，30〜60歳代に多くみられ，前駆症状はなく健常皮膚に大小の水疱を生じる。水疱はすぐに弛緩性となり，破れてびらん面を形成し，治癒後に色素沈着を残すが瘢痕とはならない（図4-12）。口腔粘

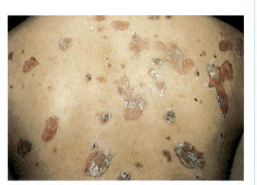

図4-12 尋常性天疱瘡

背部に弛緩性の水疱が多発し，破れてびらん面を形成している。

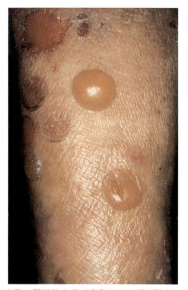

図4-13 水疱性類天疱瘡

大型の緊満性水疱が多発し，一部は破れてびらんになっている。

膜に初発することも多い。瘙痒感は比較的軽度のことが多く，**ニコルスキー現象**は陽性である（第3章-II-A-4「ニコルスキー現象」参照）。

- そのほかの天疱瘡：瘙痒感が激しく，腋窩，陰股部ではびらん面が増殖隆起して悪臭を放つ**増殖性天疱瘡**，デスモグレイン1に対する自己抗体が原因で，水疱が容易に破れ葉状の落屑をつける**落葉状天疱瘡**，顔面にはエリテマトーデスに似た紅斑が，体幹には小型の水疱，痂皮のみられる**紅斑性天疱瘡**などがある。

▶ 治療　副腎皮質ステロイド薬の大量投与，免疫抑制剤の全身投与が行われる。難治性の場合，血漿交換療法や免疫グロブリン大量静注療法などが併用されることもある。局所には抗菌薬の軟膏，副腎皮質ステロイド外用薬が用いられる。

2　水疱性類天疱瘡

▶ 原因・症状　水疱性類天疱瘡（bullous pemphigoid）は，高年齢層に多くみられ，大型の緊満性水疱が全身に出現する（図4-13）。通常，瘙痒感が強く，粘膜疹はまれである。水疱は表皮下水疱であり，基底膜部にIgG，補体の沈着があり，血清中に抗基底膜抗体（17型コラーゲンに対する自己抗体）を有する自己免疫疾患である。

▶ 治療　治療は天疱瘡に準じるが，テトラサイクリンとニコチン酸アミドの併用療法も有効である。軽症例では副腎皮質ステロイド薬の外用のみでコントロール可能な場合もある。

2. 膿疱症

掌蹠膿疱症

- ▶ **概念・原因** 掌蹠膿疱症（pustulosis palmaris et plantaris）は，病巣感染，特に慢性扁桃炎やう歯，歯肉炎，副鼻腔炎，胆嚢炎などを合併することが知られ，これらを治療することにより，治癒，軽快する例もある。
- ▶ **症状** 手掌，足底の鱗屑を伴う限局性紅斑局面と膿疱形成が主症状で，時に瘙痒感がある。乾癬様皮疹や膿疱が膝や下肢，時に被髪部にも生じることがある。爪の変形や爪囲炎を合併することも多い。約10％の症例で胸・肋・鎖骨関節，仙腸関節などの関節炎を合併する。
- ▶ **治療** 抗菌薬の内服は時に有効である。難治例ではレチノイド（エトレチナート）の内服も行われる。病変局所には副腎皮質ステロイド薬，ビタミン D_3 軟膏の外用，光線療法も行われる。

3. そのほかの水疱症，膿疱症

遺伝性の水疱症として，**先天性表皮水疱症**があり，わずかな外力で水疱，びらんを形成する。単純型，接合部型，栄養障害型に分類される。後天性の水疱症としては，天疱瘡や水疱性類天疱瘡以外に，**デューリング疱疹状皮膚炎**（日本人にはまれ），**線状IgA水疱性皮膚症**（表皮基底膜部にIgAが線状に沈着），**後天性表皮水疱症**（7型コラーゲンに対する自己抗体）などがある。後天性の膿疱症として，妊娠後期に膿疱性乾癬と同様の皮疹を生じる**疱疹状膿痂疹**がある。

II 物理的原因による皮膚疾患

 熱傷

- ▶ **概念・原因** 熱傷（burn）とは，高温の液体，気体，あるいは固体などによって起こる

重症熱傷時の補液法（バクスター[Baxter]法）

乳酸加リンゲル液 4mL×重症面積（％）×体重（kg）を，最初の8時間で半分量，次の16時間で残り（半分量）を点滴で投与する。

皮膚および粘膜の障害である。

▶ **分類・症状**　温度，作用時間，深達度，範囲，部位，年齢により症状，経過，予後は異なる。熱傷はその深達度，範囲，部位などによって，表4-1のように分類される。重症度を判定するうえでは熱傷面積の算定が最も重要である。体表をいくつかの部位に分けて熱傷面積を計算する方法として，成人では「9の法則」，小児では「5の法則」が用いられ，より詳細な算定にはランド-ブラウダーの公式が用いられる。小範囲の面積の算定には手掌法（手掌1枚分が1％に相当）が便利である。

- **熱傷指数（BI）と熱傷予後指数（PBI）**：熱傷指数はⅡ度熱傷面積（％）× 0.5 ＋ Ⅲ度熱傷面積（％）で，熱傷予後指数は熱傷指数に年齢を加えたものである。熱傷指数が15〜20以上，熱傷予後指数が80以上を重症熱傷として取り扱う。また，熱傷の深達度，範囲，部位に合併症（呼吸障害，骨折，大きな軟部組織損傷）を加味した重症度分類としてアルツの基準がある（表4-1）。

熱傷のショックには受傷1〜2時間後に起こる**1次ショック**と，それ以後48時間の間に起こる**2次ショック**があり，2次ショックは高熱，蒼白，四肢冷感，頻脈や徐脈，口渇，血圧低下，乏尿，痙攣，嘔吐などの症状を伴い危険である。また，創面からの感染や，浮腫による気道閉塞，肝臓，腎臓，心臓などの主要臓器の障害により死亡することもある。

▶ **治療**　小範囲の熱傷であっても，感染予防，水分不足に対する監視は必要であり，特に広範囲熱傷では全身状態に注目し，ショックの発生予防に重点を置く。受傷面積の測定のほか血圧や脈拍の変動に注意し，血管の確保を心がける。特に尿量の経時的な観察が必要なため，尿管カテーテルを留置する。1次ショックに対しては鎮痛薬，強心薬，昇

表4-1　熱傷の分類

深達度による分類	
表皮熱傷（Ⅰ度熱傷）	・紅斑と浮腫をきたし，灼熱感，疼痛が著明である。 ・1週間以内に治癒し，瘢痕を残さない。
真皮熱傷（Ⅱ度熱傷）	・真皮浅層熱傷と真皮深層熱傷に分けられる。 ・真皮浅層熱傷は浮腫，水疱，びらんを呈し，疼痛，灼熱感も著しい。 ・1〜2週間で瘢痕を残さずに治癒するが，色素沈着，色素脱出を残すことがある。 ・真皮深層熱傷では発赤の一部が蒼白となり，やがて潰瘍を形成し，のちに軽度の瘢痕が残る。治癒までに3〜4週間かかる。
皮下熱傷（Ⅲ度熱傷）	・皮下組織に達するもので，表面は灰白色となり，むしろ乾燥しており，疼痛はない。 ・壊死組織が脱落した後は難治性潰瘍となり瘢痕を残す。基本的に自然治癒はない。

深達度，範囲，部位による分類（アルツの基準）	
重症熱傷	・受傷面積が30％以上の真皮熱傷，10％以上および顔，手足，外陰部の皮下熱傷，さらに呼吸障害，骨折，大きな軟部組織損傷を合併しているもので，入院のうえ専門的治療が必要である。
中等度熱傷	・受傷面積が15〜30％の真皮熱傷，10％以下の顔，手足，外陰部を除く皮下熱傷で入院治療が必要である。
軽症熱傷	・受傷面積が15％以下の真皮熱傷，2％以下の皮下熱傷で，外来治療を行う。

圧薬，酸素吸入を行う。2次ショックの防止には補液療法を早期に開始する。

局所療法は，鎮痛，感染防止，上皮形成促進，瘢痕による機能障害の防止などを目的とする。受傷直後の処置は冷却と洗浄である。冷却は疼痛を軽減し，熱傷の面積と深達度の拡大を防止する。

表皮熱傷では，紅斑，疼痛が著しければ白色ワセリン，あるいはワセリン基剤の副腎皮質ステロイド外用薬を塗布する。真皮熱傷では，水疱内容を穿刺し抗菌薬の軟膏などを貼布して圧迫包帯する。水疱が汚染，破損している場合には，それを除去し，十分に洗浄して同様の処置を行う。皮下熱傷では，感染の防止と瘢痕形成の防止を目的として，早期の壊死組織除去と植皮を行う。

広範囲の熱傷の場合，少量の皮膚で植皮が可能なメッシュ植皮が行われる。

B 凍瘡

▶ **概念・原因** 凍瘡（chilblain）とは，寒冷による皮膚障害で，いわゆる「しもやけ」である。学童期および思春期に末端露出部に好発し，女子に多い。

▶ **症状** 鮮紅色斑ないし紫紅色斑と浮腫が出現，進行すると水疱，びらん，潰瘍となる。瘙痒感を伴い，加温により増強されるのが特徴である。小児では手足が全体に腫れて樽柿のようになるものが多く，成人では多形紅斑のような外観を呈するものが多い。

▶ **予防・治療** マッサージ，温浴などによって血行を良くし，手袋，靴下などにより保温に努め，湿気を避ける。末梢血管拡張薬の内服，凍瘡軟膏，ビタミンE軟膏の外用を行い，びらん，潰瘍の場合には抗菌薬の外用を行う。

C 凍傷

凍傷（frostbite）とは，極度の寒冷にさらされることによって起こる皮膚障害である。紅斑，浮腫，水疱，びらん，潰瘍など多様な症状を呈し，血行の少ない四肢末端，耳介，鼻尖などに多くみられる。

治療は段階的加温，マッサージ，局所外用療法のほか，筋膜，骨まで侵されているものでは外科的処置を要する。

D 電撃傷

電撃傷（electric burn）には，産業用の高圧電流の通電による直接損傷と，電気花火による熱傷とがある。また落雷によって起こることもある。電流の流出入部に境界明瞭で深達性の皮膚損傷を生じ，電流の通過部位によっては呼吸停止や心停止をきたすこともある。治療は熱傷に準じて行われる。

E 化学熱傷

　化学熱傷(chemical burn)は，強酸性物質，強アルカリ性物質，フッ化水素酸，灯油などの化学物質によって起こる皮膚損傷である。一般に，アルカリによる損傷は酸による損傷よりも深く侵され，治癒に時間がかかるといわれている。

　治療では，まず大量の流水で洗浄し，その後は熱傷の治療に準じる。フッ化水素酸による場合は，グルコン酸カルシウムを局所注射する。中和剤の使用はかえって障害を招くことがあり，危険である。

F 光線性皮膚疾患

　光線により皮膚に病変を生じるものを光線性皮膚疾患(photodermatosis)という。正常人にも起こる**日光皮膚炎**(日焼け)と，光線に過敏な状態にあるために起こる**光線過敏症**などがある。

1　日光皮膚炎

- ▶ 概念・原因　いわゆる「**日焼け**」であり，海水浴，スキー，戸外労働などに際してみられる。原因となる作用光線は主に280〜320nmの中波長紫外線(UVB)である。
- ▶ 症状　数時間後に紅斑を生じ，次いで浮腫，水疱となり，灼熱感や疼痛を伴う。数日後に落屑，色素沈着(黒化:suntan)を残して治癒する。症状が重度のときには全身倦怠感，発熱，脱水などをきたすことがある。
- ▶ 治療　冷湿布，副腎皮質ステロイド薬の外用を行う。水疱を形成した場合や全身症状のみられる場合には，熱傷に準じた治療を行う。予防にはサンスクリーン(日焼け止め)を塗布する。

2　光線過敏症

- ▶ 概念・原因　光線によって発症する皮膚疾患の総称で，外因性(薬剤など)と内因性(遺

Column　サンスクリーン(日焼け止め)

　サンスクリーンは，パラアミノ安息香酸(PABA)などの紫外線吸収剤や二酸化チタン，タルクなどの紫外線散乱剤で作られており，中波長紫外線(UVB)に対する効果はSPF (sun protection factor)で表される。SPF50といえば，50分の1の紫外線しか通さないという意味である。長波長紫外線(UVA)に対する効果はPA (protection grade of UVA)で表され，＋，＋＋，＋＋＋，＋＋＋＋に分類される。

伝性疾患など）に大別される。外因性の光線過敏症は，光毒性皮膚炎と光アレルギー性皮膚炎に分類される。また，原因物質が皮膚に付着した後に日光の照射を受けて皮膚炎を生じる場合を光接触皮膚炎，原因薬剤を内服後に日光の照射を受けて皮膚炎を生じる場合を光線過敏型薬疹という。なお，光接触皮膚炎は光毒性接触皮膚炎と光アレルギー性接触皮膚炎に大別され，前者は1次刺激性接触皮膚炎に，後者はアレルギー性接触皮膚炎にそれぞれ対応する（本章-I-A-2「接触皮膚炎」参照）。

- **光毒性皮膚炎**：一定量の物質と日光によりだれにでも生じる光線過敏症で，光毒性反応により生じる。ソラレン，アントラセン，コールタールなどによって日焼け（日光皮膚炎）と同じ現象が促進，増強されるもので，光線照射後，短時間で起こる蕁麻疹，紅斑，灼熱感などの反応と，数日後に起こる日光皮膚炎様変化がある。
- **光アレルギー性皮膚炎**：感作が成立した人にのみ生じる光線過敏症で，光アレルギー性反応により生じる。ある物質が皮膚で光に当たると，化学変化を起こして抗原性のある物質に変わり，これがアレルゲンとして感作することにより生じる。原因物質としてクロルプロマジン，サイアザイド系利尿薬，経口糖尿病薬などがある。

▶ **予防・治療** 光貼布試験（フォトパッチテスト），光内服試験などにより原因物質を同定し，これを除去する。予防には帽子，手袋，サンスクリーンなどにより日光を遮断する。皮膚病変には，副腎皮質ステロイド外用薬を用いる。

G 放射線皮膚炎

放射線皮膚炎（radiodermatitis）には，短期間に大量の放射線の曝露を受けたことによる**急性放射線皮膚炎**と，少量の反復照射による**慢性放射線皮膚炎**がある。

急性放射線皮膚炎では，紅斑や浮腫がみられ，大量の被曝では水疱，びらん，壊死，潰瘍を形成する。慢性放射線皮膚炎では，皮膚は萎縮，硬化，乾燥する。さらに角質増殖，色素沈着，色素脱出，毛細血管拡張などがみられ，難治性の潰瘍を形成することもある。なお，放射線被曝による有害反応として，胃炎，食道炎，皮膚のびらんなどの急性障害以外に，甲状腺がんの発症などの遅発性障害にも注意する。

なお慢性放射線皮膚炎では，数十年を経て皮膚がんを発生することがある。硬化や潰瘍がみられる場合には切除して植皮を行う。

H 褥瘡

▶ **概念・原因** 褥瘡（decubitus）は，持続的圧迫による皮膚と皮下組織の壊死である。組織の圧迫により虚血状態になり，強い細胞障害を起こす。さらに皮膚の汚染，細菌感染，外傷などは褥瘡の形成を促進し，全身的な栄養低下，貧血，糖尿病などは，その形成を容易にする。

寝たきり高齢者，脳卒中患者，脊髄損傷患者など，自分の意思で体位変換ができない患者に多い。また，失禁や多量の発汗は外力に対する組織の抵抗性を低め，褥瘡の発生頻度を高める。

なお褥瘡の好発部位として，仰臥位では後頭部，肩甲骨部，肘頭部，仙骨部，踵骨部などが，側臥位では肩峰突起部，腸骨部，大転子部，膝関節部，外踝（外果）部などがあげられる。

▶ **症状** 圧迫を受けた部分に紅斑，浮腫，硬結を生じる。水疱形成，壊死を起こして深い潰瘍となる。皮膚の状態でスキンケアが異なるので，ステージ分類は重要である（表4-2）。

▶ **治療** ステージにより適切な治療を行う必要がある。ステージⅠあるいはⅡ（紅斑や浅い潰瘍）には，熱傷に準じた局所療法を行う。消毒薬の誤った使用，抗菌薬の不適切な使用により悪化することがあるので，これらには注意が必要である。また，血行改善の目的で紅斑面をマッサージしたりすると，かえって炎症を進行させ軟部組織の損傷をきたす。ステージⅢあるいはⅣで壊死物質が硬く付着している場合には，適切な時期に適切なデブリードマン*を行う。潰瘍面を乾燥させ過ぎると創傷治癒を遅らせるので，適当な湿潤状態に保つ。なお褥瘡の洗浄液としては生理食塩水か水道水で十分であり，消毒液は用いない。

▶ **予防** 褥瘡の発生リスクを把握するために，ブレーデンスケールなどの発生予測スケールを利用する。これは知覚の認知，湿潤，活動性，可動性，栄養状態，摩擦とずれの6項目の状況を得点数で表し，6〜23点で評価する方法（点数が低いほど褥瘡発生の危険性が高い）である。危険点以下であれば除圧ケアや減圧ケアを行う。

またエアマットレス，ウォーターマットレスなどの体圧分散寝具を利用する。体動制限のある患者は体位変換を頻繁に行う。乾燥皮膚には皮膚保湿薬を使用する。皮膚を清潔に保つことが必要であるが，清拭時にこすり過ぎないように注意する。マッサージは禁忌である。多量の発汗に対しては通気性防水シーツを使用するとよい。失禁に対しては皮膚保護剤などのスキンケア用品を用いて，排泄物と皮膚の接触を予防できるとよい。

> **Column 褥瘡経過評価スケール（DESIGN-R®）**
>
> 褥瘡の重症度と経過の評価として，DESIGN-R®が用いられる。Depth（深さ），Exudate（滲出液），Size（大きさ），Inflammation/Infection（炎症/感染），Granulation tissue（肉芽組織），Necrotic tissue（壊死組織），Pocket（ポケット）の状態をそれぞれ評価して点数化し，重症度を評価する。

* **デブリードマン**：メス，はさみ，かみそりなどを用いて，出血の認められる健常組織に達するまで壊死組織を除去すること。

表4-2 褥瘡のNPUAP分類

ステージ分類	症　状
ステージ I	傷害が表皮にとどまっている状態。骨突出部にみられる消退しない紅斑（発赤）。
ステージ II	傷害が真皮にまで及んでいる状態。真皮までの皮膚欠損（浅い潰瘍）があり，水疱や血疱を形成することもある。
ステージ III	傷害が真皮全層を越え，皮下組織に至る全層欠損の状態。壊死組織，ポケット形成，滲出液，感染を伴う可能性がある。
ステージ IV	傷害が皮下組織を越え，筋層，関節，骨に達する状態。壊死組織，ポケット形成，滲出液，感染を伴う可能性がある。
ステージ不明	傷害の深さの判定が不能の状態。
DTI（deep tissue injury）疑い	圧力やずれ力によって生じる皮下軟部組織の損傷に起因する，限局性の紫色や栗色の皮膚変色または血疱（深部組織損傷；DTI）。

NPUAP : National Pressure Ulcer Advisory Panel；全米褥瘡諮問委員会

III 感染性皮膚疾患

A 細菌感染症

黄色ブドウ球菌，溶血性レンサ球菌などによる化膿性，肉芽腫性炎症である。

1. 伝染性膿痂疹

▶ **概念・定義**　伝染性膿痂疹（impetigo）は，俗に「**とびひ**」とよばれる。夏季に，幼小児に好発する。好発部位は顔面，体幹，四肢である。

▶ **原因・分類**　伝染性膿痂疹には，**水疱性膿痂疹**と**痂皮性膿痂疹**がある。

- **水疱性膿痂疹**：高温多湿の季節に乳幼児，小児にみられ，薄い被膜をもつ水疱として始まり，やがて膿疱となり，びらん，痂皮となって治癒する（図4-14）。水疱内容の接触により次々と感染する。黄色ブドウ球菌の感染によることが多い。
- **痂皮性膿痂疹**：季節を問わず成人，小児とも罹患し，紅色の小丘疹として発生し，中央が膿疱化して周囲に紅暈を伴う黄褐色の厚い痂皮となる。多くは溶血性レンサ球菌の感染によるが，黄色ブドウ球菌との混合感染によるものもある。予後は良好であるが，再感染を起こすことも少なくない。

▶ **治療**　抗菌薬の全身投与を行う。局所には抗菌薬軟膏の塗布，貼布を行う。皮膚の清潔保持のため入浴は必要であるが，湿潤している間はシャワー浴程度にとどめる。

2. 癤・癰

▶ **概念・原因**　**癤**（furuncle）は，主として黄色ブドウ球菌が毛孔から侵入し，毛孔一致性

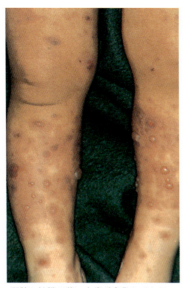
下肢に被膜の薄い水疱が多発しており，一部は膿疱，びらん，痂皮になっている。

図4-14 水疱性膿痂疹

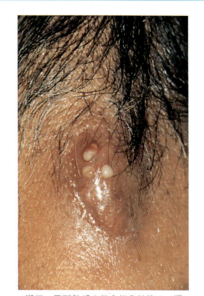
潮紅，局所熱感を伴う紅色結節で，頂上に複数の膿栓を認める。

図4-15 癰

の小丘疹として始まり，炎症の拡大とともに腫脹する。そしてしだいに硬結し，潮紅，圧痛，局所熱感が著明となる。やがて膿栓を形成するが，これが除去されると膿汁排泄が起こり治癒する。癤が長期間にわたって反復して発生するか，同時に多発するものを**癤腫症**（furunculosis）といい，糖尿病，悪性腫瘍，副腎皮質ステロイド薬投与が基礎となっていることが多い。

一方，**癰**（carbuncle）とは癤が集まったもので，数個の近接する毛包に化膿を生じる。全身症状，疼痛が強い（図4-15）。

▶ **治療** 抗菌薬の全身投与が必要であり，局所には抗菌薬軟膏の外用，湿布，切開排膿を行う。癤腫症では基礎疾患の精査，加療が必要である。

3. 蜂窩織炎（蜂巣炎）

Digest

蜂窩織炎		
概要	概念	・真皮深層から皮下脂肪組織に及ぶ急性感染性の炎症。
	原因	・細菌の感染：黄色ブドウ球菌，溶血性レンサ球菌など。
	病態生理	・細菌が経皮的に侵入し，真皮深層から皮下脂肪織にかけて感染が急速に拡大する。
症状		・限局性の浮腫性紅斑として始まり，広範囲に発赤，腫脹をきたす。 ・強い疼痛，局所の熱感，発熱などを伴う。
検査・診断		・血液検査：末梢血の白血球増多，CRP 陽性。 ・細菌検査：膿瘍を形成する場合は，切開・排膿して，細菌培養を提出する。 ・臨床症状，検査所見より診断する。
主な治療		・全身療法：抗菌薬の全身投与。

▶ **概念・定義** 真皮深層から皮下脂肪組織に及ぶ急性感染性の炎症。蜂巣炎ともよばれる。

▶ **病態生理** 多くは細菌が経皮的に侵入し，真皮深層から皮下脂肪織レベルで水平に感染が急速に拡大する。

▶ **原因・症状** 蜂窩織炎（cellulitis［蜂巣炎］）は，限局性の浮腫性紅斑として始まり，拡大して広範囲に発赤，腫脹と硬い浸潤をきたす。強い疼痛，局所の熱感，発熱などの全身症状を伴う。

　黄色ブドウ球菌，溶血性レンサ球菌などによる真皮深層から皮下脂肪織に及ぶ広範囲な炎症であるが，病巣部からの原因菌の検出は特に早期には困難なことが多い。治療により浸潤は吸収されて治癒することが多いが，浸潤部が軟化し，膿瘍を形成することもある。

▶ **検査** 血液検査にて末梢血の白血球増多，CRP（C-reactive protein：炎症時に出現する）陽性。膿瘍を形成する場合は，切開・排膿して，細菌培養を提出する。

▶ **治療** 抗菌薬の全身投与を行う。悪化を防ぐために，局所を安静にする。

▶ **感染経路** 多くは経皮的に侵入する。

4. 丹毒

▶ **概念・原因** 丹毒（erysipelas）は，溶血性レンサ球菌の感染によって生じる急性感染症である。

▶ **分類** 湿疹，膿痂疹などに続発するものと，扁桃炎，咽頭炎などに続発する経気道性のものとがある。

▶ **症状** 突然，悪寒戦慄とともに高熱を発し，皮膚に浮腫性の紅斑を生じる。紅斑の境界は比較的明瞭で，局所熱感，擦過痛を訴える。重症では膿疱，壊疽となる。再発を繰り

返す（**習慣性丹毒**）こともあり，腎炎を合併することもある。
- ▶ 治療　抗菌薬（ペニシリン系）の全身投与が主で，局所に冷湿布を行う。

5. 壊死性筋膜炎

- ▶ 概念・定義　壊死性筋膜炎（necrotizing fasciitis）は，皮下組織から筋膜にかけての感染症。中高年の下肢，腹部に好発する。
- ▶ 原因・症状　外傷に引き続き，激痛を伴い限局する発赤・腫脹を生じる。潰瘍，水疱を生じることもあり，皮下組織から筋膜にかけて広い範囲が急速に壊死に陥る。溶血性レンサ球菌や嫌気性菌が原因菌になることが多く，前者は健常人に突然発症し，後者は糖尿病，動脈硬化症などの基礎疾患のある患者に発症しやすい。
- ▶ 治療　可能な限り早期に病巣部を含めた広範囲なデブリードマンが必要であり，抗菌薬の全身投与を行う。早期に適切な治療をしないと予後不良となる。

6. そのほかの細菌感染症

黄色ブドウ球菌が産生する表皮剥奪毒素（exfoliative toxin）による全身性中毒反応として，水疱や皮膚剥奪のみられる**ブドウ球菌性熱傷様皮膚症候群**（staphylococcal scalded skin syndrome：SSSS），成人男子の下顎部に毛包性膿疱を多発する**尋常性毛瘡**（かみそりかぶれ）などがある。

B 皮膚結核

結核菌が血行性に，あるいは隣接病巣から連続性に皮膚に到達し，また直接外から接種されて，皮膚に病変をきたすものを**皮膚結核**（cutaneous tuberculosis）とよび，そのうち病巣より菌の証明ができるものを**真性皮膚結核**，菌の毒素または菌に対するアレルギー反応の結果生じた病変で，病巣から菌の証明ができないものを**結核疹**という。

1. 尋常性狼瘡

- ▶ 概念・原因　尋常性狼瘡（lupus vulgaris）は，ヒト型結核菌の感染により起こる真性皮膚結核である。
- ▶ 症状　顔面，耳などに好発する。黄褐色あるいは紅褐色の丘疹で始まり，次々に増加すると同時に融合して拡大する。丘疹の中心部にはガラス圧法で黄色に見える点状の狼瘡結節を認める。小結節が増加するとともに紅斑も強くなり，数か月で扁平な隆起性の紅斑局面を形成し，一方で瘢痕化する。このようにして潮紅，萎縮，瘢痕などが混在して多彩な病変をつくる。
- ▶ 治療　イソニアジド，リファンピシン，ピラジナミドの3剤に，エタンブトールまたはストレプトマイシンを加えた4剤併用療法を行う。

2. バザン硬結性紅斑

- ▶ **概念・原因** バザン硬結性紅斑（erythema induratum Bazin）は，結核疹とされているが，非結核性のものもある。
- ▶ **症状** 両側の下腿伸側に好発する硬結を伴う紅斑で，時に潰瘍化する。硬結の大きさは鶏卵大に達するものもあり，数はまちまちである。女子に多い。ツベルクリン反応は強陽性で，一般に経過は長い。
- ▶ **治療** 尋常性狼瘡に準じた治療が行われる。非結核性の場合には，副腎皮質ステロイド薬の投与が行われることもある。

3. そのほかの皮膚結核

真性皮膚結核としては皮膚腺病，皮膚疣状結核などが，結核疹としては丘疹壊疽性結核疹，腺病性苔癬などがある。

C ハンセン病

- ▶ **概念・原因** ハンセン病（Hansen's disease）は，主に皮膚と末梢神経で病変が生じる抗酸菌感染症である。感染はらい菌（*Mycobacterium leprae*）による。ただしらい菌の感染力は極めて弱く，ほとんどの人に病原性をもたない。らい菌を多く含む鼻汁などの飛沫感染により乳幼児期に罹患することが多く，潜伏期間は1～40年と推定されている。現在の日本のハンセン病新規患者数は年間10人以下で，在日外国人の患者が散見される。
- ▶ **症状** 皮膚スメア検査*で，らい菌がいない少菌型（paucibacillary；PB）と，らい菌がいる多菌型（multibacillary；MB）とに分類される。PBの皮疹は左右非対称性で，指頭大から手掌大と比較的大型であり，辺縁がわずかに隆起した境界明瞭な環状の紅斑であることが多く，数は少ない。皮疹部に知覚障害，発汗障害，脱毛，色素脱出などを認め，皮疹部に一致した末梢神経の肥厚は著明で，運動麻痺が起こることもある。MBの皮疹は多彩で，左右対称性の紅斑，多発する褐色から淡紅色の丘疹，結節，板状の硬結などがみられる。神経の肥厚は認められるが，神経障害は徐々に現れる。
- ▶ **治療** 早期に治療を行えば後遺症を残さず治癒する。WHOが推奨する多剤併用療法を行う。MBではリファンピシン（RFP），クロファジミン（CLF），ジアフェニルスルホン（DDS）を2年間，PBではRFP，DDSを6か月内服する。

---

* **皮膚スメア検査**：皮疹部からメスで組織液を採取，スライドガラスに擦りつけ，抗酸菌染色し，顕微鏡で観察する。

D 皮膚真菌症

　皮膚に病変を生じる真菌には，白癬菌，マラセチア，カンジダ，スポロトリックス，黒色真菌，クリプトコッカスなど種々のものがある。これらの真菌によって生じる皮膚病変には，表皮，毛髪，爪のみが侵される浅在性真菌症と，深部に侵入して肉芽腫や膿瘍をつくる深在性真菌症とがある。浅在性真菌症に属するものには，白癬（皮膚糸状菌症），癜風，カンジダ症などがあり，深在性真菌症に属するものには，スポロトリコーシス，クロモミコーシス，クリプトコッカス症などがある。よくみられるのは浅在性真菌症である。

1. 浅在性真菌症

1　白癬（皮膚糸状菌症）

❶ 頭部白癬

　小児に好発し，ネコなどペットからの感染が多い。俗にしらくもとよばれる。後述のケルスス禿瘡と区別して頭部浅在性白癬とよぶこともあり，有毛頭部に境界鮮明な，種々の大きさの円形病巣が生じる。この病巣は鱗屑をつけて白色に見えると同時に，毛髪も折れやすく抜けやすいために，脱毛局面をつくっている。発赤，湿潤せず，瘙痒感もほとんどない。治療では抗真菌薬の外用・内服を行い，頭部の清潔保持に心がける。

❷ 体部白癬

　遠心性拡大傾向をもつ輪状・環状の発疹で，その辺縁部は紅色の小丘疹，漿液性丘疹が連なって鱗屑を伴っている。中心部は治癒して軽い鱗屑をつける程度であるが，時に再発のため二重三重の輪をつくることもある。瘙痒感は極めて強く，体幹，顔面そのほか全身のどこにでも生じ得る。比較的治りやすい病型で，抗真菌薬の外用で2～3週間で治癒する。

❸ 股部白癬

　俗にいう，いんきんたむし。主として青年期男子（時に女子）の陰股部，殿部およびその周辺に生じる。境界鮮明な斑状局面で，その辺縁は堤防状に隆起し，丘疹，漿液性丘疹，鱗屑などが並んでいる。中心部は苔癬化し，色素沈着，鱗屑を伴う。ただし，扁平に隆起した辺縁は完全な環状を呈さず，とぎれとぎれになっているのが特徴である（図4-16）。瘙痒感は極めて強く，また発汗によって増強する。治療は抗真菌薬の外用を行う。

❹ 足白癬

▶ 分類・症状　いわゆるみずむしで，発疹の型によって次の3型に分類される。

- 小水疱型：趾腹，趾の側面，足底，足縁などに粟粒大の小水疱，時に膿疱が集まって生じる。足背に波及することもある。発赤，びらん，湿潤傾向，鱗屑を伴うことも少なくない。

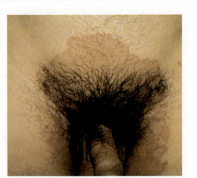

陰股部に境界明瞭な褐色局面があり，辺縁は堤防状に隆起し鱗屑を付着する。

図 4-16　股部白癬

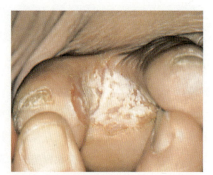

足の第 4 趾間に発赤，浸軟，びらんを認め，一部に鱗屑を付着する。

図 4-17　趾間型足白癬

- **趾間型**：趾間が侵され，発赤，浸軟，びらん，亀裂などを生じる型で，特に第 4 趾間に好発する（図 4-17）。
- **角質増殖型**：足底や踵部が角質増殖のために肥厚し硬くなる病型で，乾燥性落屑を伴う。

以上の 3 型は，おのおの単独で生じることもあるが，2 型以上が混在する場合も少なくない。足白癬は成人に，特に足が蒸れるような状態の場合に好発し，高温多湿の環境で悪化し，冬季には軽快するが，再発再燃を起こしやすい。

▶ **治療**　抗真菌薬の外用を主とするが，角化型では抗真菌薬の内服を必要とすることも多い。

❺ 手白癬

足白癬に比べれば頻度は低い。多くは左右どちらか一方の手が侵され，発疹の型としては小水疱型あるいは角質増殖型であり，特に後者が多い。手背では体部白癬の型をとる。治療には抗真菌薬の外用を行う。

❻ 爪白癬

爪甲に混濁，変形，肥厚，凹凸不整などの変化が生じ，もろくなり，爪端は破壊されるが，爪根部は健常であることも少なくない（図 4-18）。手足とも罹患し得る。手足の白癬のみならず，他部位の白癬にも合併する。治療は抗真菌薬（イトラコナゾール，テルビナフィン）の内服を主とする。

❼ ケルスス禿瘡

ケルスス（Celsus）禿瘡は，炎症性白癬*に属する。学童期に多いが成人も罹患する。頭部白癬に続発することが多い。頭部に紅色，有痛性のブヨブヨした痂皮のついた扁平な膿

＊**炎症性白癬**：炎症は真皮に及ぶが，白癬菌は真皮内で増殖していない。深在性白癬とよぶこともあり，毛髪に生じるケルスス禿瘡と髭に生じる白癬菌性毛瘡が含まれる。

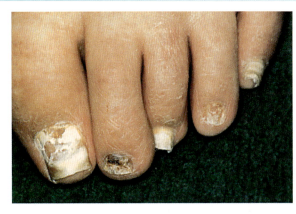

足の爪が白濁，肥厚して，もろくなっており，凹凸不整もみられる。

図4-18 爪白癬

瘍をつくり，押すと毛孔から膿汁を排出する。この部分の毛は脱落しているか，あっても容易に抜去できる。数週間で瘢痕治癒するが，永久脱毛を残す。副腎皮質ステロイド外用薬の誤用のため起こることもある。抗真菌薬の内服で治療する。

2 癜風

- ▶ **概念・原因** 癜風は癜風菌の感染により，主として成人，特に多汗の人の上半身，時に小児の顔面に生じる。
- ▶ **症状** 上胸，上背，頸部，腋窩などに米粒大から爪甲大までの境界鮮明な斑が多発する。この斑はわずかに鱗屑をもち，淡褐色を呈するが，時に白色に見えることがある。自覚症状はほとんどない。斑をメスでこすると細かい鱗屑が得られ，苛性カリ標本で癜風菌を認める。
- ▶ **治療** 抗真菌薬の外用・内服を行う。病巣が広範囲な場合や再発を繰り返す場合には，イトラコナゾールの内服を行う。

3 皮膚カンジダ症

- ▶ **概念・原因** カンジダの感染症である（大部分は *Candida albicans*）。

本来カンジダは健常人の皮膚や粘膜に常在するものであり，個体の全身的あるいは局所的抵抗力が減弱したときに病原性を発揮し，症状を呈する。いわゆる日和見感染*の一種であることから，皮膚カンジダ症では常にその背景にある諸条件に注目する必要がある。種々の免疫不全状態，消耗性疾患，糖尿病，免疫抑制剤投与などがその全身的要因となり，局所的には発汗，水による浸軟，副腎皮質ステロイド外用薬などがその要因となる。

---

* **日和見感染**：疾病やその治療により，免疫力が低下した際に，元来は非病原性である微生物によって引き起こされる感染をいう。

Ⅲ 感染性皮膚疾患

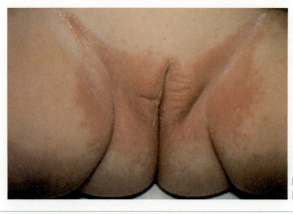

おむつの当たる部位に一致して、境界明瞭な紅斑を認め、周囲に鱗屑を付着する。

図4-19 乳児寄生菌性紅斑

▶ **分類・症状**

- **カンジダ性指趾間びらん症**：水仕事に従事する中年の、特に女性に多い。第3指間に好発する。境界鮮明な紅色のびらんで、辺縁は白く浸軟する。乾けば周囲に鱗屑をつける発赤となる。趾間に生じることもある。
- **カンジダ性爪囲・爪炎**：指の爪甲が発赤し腫脹する。接触痛、圧痛があり、強く圧迫すると爪甲から少量の膿を排出する。爪も侵され、横の波状凹凸をつくり、時に白濁する（爪カンジダ症）。水を多用する人に多い。
- **カンジダ性間擦疹**：成人の陰股部、腋窩、女子の乳房下などに境界鮮明な周囲に鱗屑をつける紅斑を生じる。周辺に小型の同様な紅斑が散布していることが多く、一見汗疹様に見える。夏季、肥満体の人に好発する。乳児にみられるものは**乳児寄生菌性紅斑**とよばれ（図4-19）、おむつの当たる部位にほぼ一致して、境界鮮明な光沢のある紅斑を生じる。周辺にも小型の紅斑、膿疱が多発し、いずれも周囲に鱗屑をつける。皮疹は腹部、大腿にも拡大することが多い。おむつ皮膚炎*との鑑別が重要である。
- **そのほかの皮膚カンジダ症**：カンジダ性口角びらん症、口腔カンジダ症（鵞口瘡）、性器カンジダ症、慢性皮膚粘膜カンジダ症（免疫不全や内分泌異常を背景に生じる）などがある。

▶ **治療**　カンジダ症発症の誘因の検索を行うとともに、抗真菌薬の外用を行う。清潔保持も不可欠である。爪カンジダ症や慢性皮膚粘膜カンジダ症では抗真菌薬の内服を行う。

E 動物寄生性皮膚疾患

代表的な疾患として疥癬があげられる。

＊ **おむつ皮膚炎**：乳児のおむつ装着部位に一致して生じる接触皮膚炎。

1. 疥癬

Digest

疥癬

概要	概念	・疥癬虫（ヒトヒゼンダニ）の角層内への寄生によって生じる皮膚疾患。
	特徴	・皮膚の軟らかい部分や間擦部位に好発する。
	原因	・疥癬虫への接触：ヒトからヒトへ直接感染するほか，衣類・寝具を介しても感染する。
	病態生理	・疥癬虫の雌は，角層にトンネル（疥癬トンネル）をつくりながら卵を産む。卵は3〜5日でふ化し，皮膚の溝に棲み成虫となる。
症状		・強い瘙痒感：特に夜間，就寝時に増強する。 ・指の股，腕関節の屈側，外陰部などに粟粒ほどの紅色丘疹が発生し，その中心に小水疱や小膿疱をつくる。
検査・診断		・疥癬トンネルから苛性カリ標本を作り，鏡検によって虫体・虫卵を証明する。 ・ダーモスコピー：直接虫体を同定できる場合がある。
主な治療		・イベルメクチンの内服：内服1週間後に再検査し，虫体が認められれば再投与する。 ・外用療法：クロタミトン軟膏やフェノトリンローションを用いる。

▶ **概念・定義** 疥癬虫（ヒトヒゼンダニ）による皮膚感染症（scabies）。

▶ **原因** 疥癬虫が皮膚の角層内に寄生することによって生じる。

▶ **病態生理** 交尾した疥癬虫の雌は，角層にトンネル（疥癬トンネル）をつくりながら卵を産む。卵は3〜5日でふ化し，皮膚の溝に棲みながら成虫となる。

▶ **分類** 通常の疥癬に比べて，感染した虫体が極めて多く，過角化など激しい症状をきたす場合を**ノルウェー疥癬**とよんで区別する。

▶ **症状** 瘙痒感が強く，特に夜間，就寝時に増強する。好発部位は皮膚の軟らかい部分や間擦部位で，指の股，腕関節の屈側，肘窩，腋窩の前後，大腿内側，鼠径部，外陰部，乳房の下などである。このような場所に粟粒ほどの紅色丘疹が点々と発生し，その中心に小水疱または小膿疱をつくっている。

▶ **検査** 部位によっては，長さ2〜3mmの細かい疥癬トンネルができており，その一端を先のとがったはさみで切除して苛性カリ標本を作り，鏡検すれば虫体や虫卵を証明す

疥癬の流行

高齢者病棟，高齢者介護施設，児童養護施設などで，看護師，介護者，入院患者などに100人を超える疥癬の集団発症がみられることがあり，問題となっている。特に高度栄養障害者，免疫不全者，高齢者などにみられるノルウェー疥癬（角化型疥癬，痂皮型疥癬）が感染源である場合には，無数の虫体から感染するので大流行する。入院，入所するときには，疥癬に罹っていないか注意する必要がある。

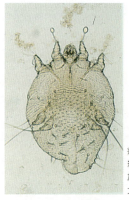

疥癬虫の成虫は，雌で約 400 × 325 μm，雄で約 240 × 195 μm の大きさとなる。

図4-20 疥癬虫

ることができる（図4-20）。ダーモスコピーで直接虫体を同定できることもある。
- ▶ **治療** イベルメクチン（ストロメクトール®）の内服を行う。1週間後に再検査して虫体が認められれば再投与する。外用療法としては，クロタミトン（オイラックス®）軟膏やフェノトリン（スミスリン®）ローションを用いる。
- ▶ **感染経路** 疥癬は感染しやすく，ヒトからヒトへ直接に感染するほか，衣類や寝具を介しても感染する。したがって，一家全員がこれに罹ることや，寝具を共用する施設で大流行をみることがある。
- ▶ **予防** 入浴をよく行い，衣類の洗濯，寝具の日光消毒などをこまめに行って，衛生的な環境をつくることで予防する。
- ▶ **合併症** 搔破により出血，湿疹，膿痂疹などを合併することがある。

2. クリーピング病

クリーピング病（creeping disease）は，川魚，カエル，爬虫類の生食により，これらを中間宿主として寄生する顎口虫の第3期幼虫を摂取して感染する。またスッポン，ホタルイカなどに寄生する旋尾線虫の幼虫によることもある。虫の皮内移動に一致して皮膚に進行性の蛇行性線状の浮腫性紅斑がみられる。

治療では手術により虫体の摘出を行う。アルベンダゾール（エスカゾール®）やイベルメクチン（ストロメクトール®）の内服を併用することもある。

3. シラミ症

シラミ症（pediculosis）のうち，ケジラミ症は性感染症で，体長1～2mmのケジラミが陰毛に寄生して吸血し，かゆみを生じる。毛幹に産みつけられた虫卵や陰毛の根元にしがみついている虫体は，容易に発見される。またアタマジラミ症は，体長2～3mmのアタマジラミが頭髪に寄生して吸血する感染症である。毛に付着している虫卵はふけと間違わ

れやすい。学童に集団発生がみられる。

　治療ではフェノトリン（スミスリン®）粉末を散布し，1時間後に洗い流す。ただし卵には無効であるため，ふ化するまでの1週間繰り返す必要がある。

4. そのほかの動物寄生性疾患

　イエダニ，ナンキンムシなどによる皮膚病変，アオバアリガタハネカクシの体液に接触して生じる線状皮膚炎，マダニ刺咬症などがある。

5. ダニが媒介する皮膚疾患

1 ツツガムシ病

　ツツガムシ病は，ツツガムシリケッチアを保有しているツツガムシ（野ネズミなどに寄生しているダニ）によって媒介され，虫刺後2〜5日に発赤を伴う硬結を生じ，その後に高熱，全身のリンパ節腫脹，全身倦怠感，筋肉痛，ばら疹などがみられる。他のリケッチア性疾患である日本紅斑熱との鑑別が必要だが，日本紅斑熱ではリンパ腫脹は目立たない。テトラサイクリン系抗菌薬が有効である。

2 ライム病

　ライム病は，スピロヘータの一種であるボレリアを保有するマダニによって媒介される感染症である。刺咬後30日以内に慢性遊走性紅斑が生じ，その後多彩な関節・神経・循環器症状などがみられる。寒冷地に多い。テトラサイクリン系やペニシリン系抗菌薬が有効である。

F ウイルス性皮膚疾患

1. 帯状疱疹

概要	概念	・乳幼児期などに罹患した水痘が再発したもの。
	特徴	・高齢者や免疫力の低下した人に好発する。
	原因	・乳幼児期などの水痘感染（水痘・帯状疱疹ウイルス）。
	病態生理	・乳幼児期などに水痘に罹患し，その際に神経節に潜伏感染したウイルスが再活性化，神経を伝わり皮膚に到達して発症する。

帯状疱疹

症状	・一定の知覚神経の支配領域に沿って，発疹が帯状に発生する。 ・発疹：発赤の強い小水疱が主で，痂皮あるいは小潰瘍をつくり，2〜3週間で治癒する。 ・高齢者では後遺症として帯状疱疹後神経痛が残りやすく，特に三叉神経領域では症状が激しい。
検査・診断	・細胞診（Tzanck試験）：感染した表皮細胞を観察するため。 ・抗原キット（デルマクイック®）：水疱内溶液中のウイルス抗体を検出する。
主な治療	・薬の内服：発症早期には抗ウイルス薬のほか，急性疼痛が起きた場合アセトアミノフェンを内服する。 ・重症例では抗ウイルス薬の点滴を行う。

▶ **概念・定義** 乳幼児期などに罹患した水痘が再発したものを帯状疱疹（herpes zoster）とよぶ。

▶ **原因** 水痘・帯状疱疹ウイルス（varicella-zoster virus；VZV）による。

▶ **病態生理** 乳幼児期などに水痘に罹患し，その際に神経節に潜伏感染したウイルスが再活性化し，神経を伝わって皮膚に到達して発症する。

▶ **分類** 高齢者や悪性腫瘍，HIV感染症／エイズなど重篤な基礎疾患がある場合には，ウイルス血症を起こして汎発性帯状疱疹となることがあり，通常の帯状疱疹と区別する。

▶ **症状** 一定の知覚神経の支配領域に沿って，発疹が帯状に発生する。発疹は発赤の強い小水疱が主で，この小水疱はやがて痂皮あるいは小潰瘍をつくり，2〜3週間で治癒する（図4-21）。皮疹は片側性で，高齢者や免疫力の低下した人に好発する。

皮膚の知覚過敏や神経痛を伴い，高齢者では後遺症としての帯状疱疹後神経痛（postherpetic neuralgia；PHN）が残りやすい。特に三叉神経の領域では症状が激しく，眼，口腔粘膜なども侵されることがある。一般にリンパ節腫脹を伴い圧痛がある。

▶ **検査** Tzanck試験で感染表皮細胞を観察する。水疱内容液中のウイルス抗原を検出する検査として，デルマクイック®がある。

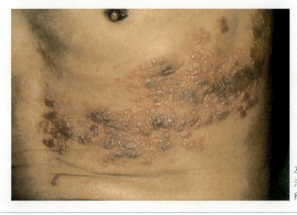

左胸部の神経支配領域に沿って，発赤の強い小水疱が帯状に集簇している。

図4-21 帯状疱疹

- ▶ **治療** 発症早期にファムシクロビル，バラシクロビル，アメナメビルなどの抗ウイルス薬の内服を行う。重症例ではアシクロビルやビダラビンなどの抗ウイルス薬の点滴を行う。発症早期の急性疼痛にはアセトアミノフェンを内服する。帯状疱疹後神経痛にはプレガバリン（リリカ®）を内服する。
- ▶ **感染経路** 神経節に潜伏感染したウイルスが再活性化し，神経を伝わって皮膚に到達する。
- ▶ **予防** 50歳以上の成人については水痘ワクチンを接種することで，帯状疱疹を予防することができる。

2. 水痘

- ▶ **概念・定義** 水痘（varicella）はいわゆる**みずぼうそう**で，主として小児，時に成人が罹患する。成人では重篤な症状を呈し，肺炎などを合併することもある。
- ▶ **原因** 水痘・帯状疱疹ウイルスによる感染症である。水痘はこのウイルスの初感染病変，帯状疱疹はその再発型である。流行することも多い。
- ▶ **症状** 約2週間の潜伏期間ののち，軽い発熱，全身倦怠感，食欲不振などの全身症状を伴って発症する。皮疹は小指頭大までの浮腫性紅斑として生じ，1～2日でその上に半米粒大から小豆大までの小水疱ないし水疱をつくり，軽い瘙痒感を伴う。発疹は数日で痂皮となり，乾燥して通常瘢痕を残さずに治癒する。皮疹は主として体幹に発生するが，四肢，顔面，頭部にも生じる。
- ▶ **予防・治療** 予防には水痘生ワクチンが用いられる。治療ではバラシクロビルなどの抗ウイルス薬を内服する。局所にはフェノール・亜鉛華リニメントなどを塗布する。重症例ではアシクロビルなどの抗ウイルス薬の点滴を行う。

3. 単純ヘルペス

- ▶ **概念・原因** 単純ヘルペス（herpes simplex）は単純ヘルペスウイルス（herpes simplex virus：HSV）による感染症である。ウイルスには1型と2型があり，口唇部に生じる**口唇ヘルペス**は1型，外陰部に生じる**性器ヘルペス**は2型によることが多い。単純疱疹ともよばれる。

  また口唇ヘルペスは，発熱，日光照射，過労，寒冷などによって誘発されることが多く，性器ヘルペスは性行為によって感染することが多い。

- ▶ **経過** 最初の感染は乳幼児期に起こることが多く，その大部分は症状を現さない不顕性感染で，一部が初感染の激しい症状を呈する。初感染病変のうち最も多いのが歯肉口内炎で，発熱，脱水症状などを伴い，口腔粘膜に小水疱やびらんが多発する。

  また，アトピー性皮膚炎などのある患者の皮膚病変部にウイルスが感染して拡大する**カポジ水痘様発疹症**は，初感染のことが多いが再発することもあり，幼児では時に皮膚，粘膜のみでなく全身感染を起こすこともある（図4-22）。

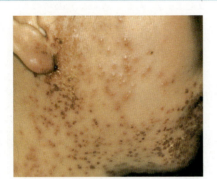
周囲に紅暈を伴う小水疱が顔面に多発し，一部で結痂している。

図 4-22　カポジ水痘様発疹症

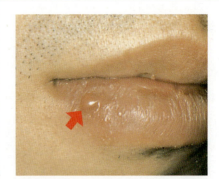
下口唇の辺縁に，疼痛を伴う小水疱ないし水疱が集簇している。

図 4-23　単純ヘルペス

　このような顕性あるいは不顕性の初感染を経過したのち，ウイルスが知覚神経節内に潜伏感染の状態となり，これが何らかの理由で活性化されると，再発性の単純ヘルペスを生じる。

　単純ヘルペスウイルスはこれらの症状のほかに，眼では角膜炎を，中枢神経では髄膜脳炎を起こすことがある。

▶ **症状**　主に口の周囲や外陰部などに紅暈を伴った小水疱が，数個ないし10個程度集まって発生する（図 4-23）。そのまま乾燥，結痂し，あるいはびらんを経て約2週間で治癒するが，再発傾向が強い。自覚的には多少ピリピリする程度であり，リンパ節腫脹を伴う。

▶ **治療**　抗ウイルス薬のファムシクロビルやバラシクロビルを内服する。局所療法としては，抗ウイルス外用薬が用いられる。再発傾向の強い性器ヘルペスには，バラシクロビルの継続投与を行うこともある。

4. 疣贅

▶ **概念・原因**　疣贅（wart, verruca）はいわゆる**いぼ**のことで，**ヒト乳頭腫ウイルス**（human papilloma virus；HPV［ヒトパピローマウイルス］）による感染症である。患者の年齢，罹患部位の差などによって種々の型のウイルスが感染し，それぞれ異なった病像を呈する。同一の患者に，2種以上の疣贅が合併していることもある。

▶ **分類**　尋常性疣贅，青年性扁平疣贅，足底疣贅，尖圭コンジローマなど。

▶ **症状**　以下の症状があげられる。

- **尋常性疣贅**：手背，足背，指趾，そのほか四肢末梢部，特に関節伸側などに好発する。小児にその傾向が強く，正常色点状丘疹として始まり，徐々に増大してエンドウ豆大にも達する。古くなると結節状に隆起して表面は乳頭状に増殖し，角質増生のために乾いた灰白色を呈する（図 4-24）。

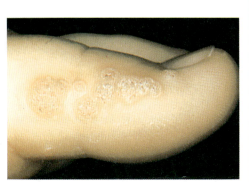

足趾の側面に，表面が乳頭状に増殖する灰白色の小結節が多発している。

図4-24 尋常性疣贅

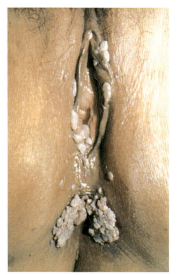

外陰部から肛門周囲にかけて，カリフラワー様に増殖する灰紅色の結節が多発している。

図4-25 尖圭コンジローマ

- **青年性扁平疣贅**：青年期の男女に好発する。顔面，時に四肢末梢部などに半米粒大の扁平な丘疹が多発する。色は正常ないし淡褐色で，やや光沢を有し，時にわずかな発赤を伴う。搔破痕に一致して線状に丘疹の新生をみることがあり，これを**ケブネル現象**とよぶ。発赤，瘙痒感などの炎症反応を伴っていっせいに治癒することがある。
- **足底疣贅**：足底に生じた疣贅で，体重による圧迫のために隆起することなく，むしろ厚い角質の中に埋もれて生じる。厚い角質輪に取り囲まれ，中心部は陥没して鶏眼との鑑別を要することが多い。角質を削ると乳頭状増殖が現れるが，これは微細な暗紅色点の集まりとして認められる。圧痛を伴うことが多い。
- **尖圭コンジローマ**：肛門およびその周囲，外陰部など，湿潤しやすい皮膚粘膜移行部に生じる。有茎性または広基性で乳頭状あるいはカリフラワー様増殖を示す。淡紅色ないし灰紅色を呈し，湿潤，浸軟し，2次感染に伴って悪臭を放つことがある（図4-25）。
- **そのほかの疣贅**：男性の下顎部に好発する指状疣贅，顔面・頸部に好発する糸状疣贅などがある。

▶ **治療** すべての疣贅に特効的な治療法はなく，その形状，部位，数などに応じて具体的な方法を考えて治療を行う。局所療法としては液体窒素による凍結療法，電気焼灼法，炭酸ガスレーザー療法が一般的である。時にはブレオマイシンの局所注射が行われることもある。尖圭コンジローマには，イミキモドの外用が行われる。

Ⅲ　感染性皮膚疾患

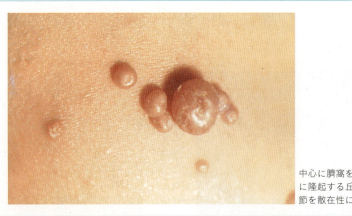

中心に臍窩を伴いドーム状に隆起する丘疹ないし小結節を散在性に認める。

図4-26 伝染性軟属腫

5. 伝染性軟属腫

▶ **概念・原因** 伝染性軟属腫（molluscum contagiosum）は，伝染性軟属腫ウイルス（*Molluscum contagiosum virus*；MCV）の感染によって起こる。幼児，小児，特にアトピー性皮膚炎患児の体幹に好発する。俗に**みずいぼ**とよばれる。
▶ **症状** 皮疹は粟粒大の半球状ないしドーム状に隆起した丘疹，あるいは小結節で，散在性に，時に群がり集まるように発生する。四肢では関節屈側に生じることが多い。発疹は正常色ないし淡紅色で，光沢を有し，中心に臍窩を有する（図4-26）。この中心臍窩より白色，塊状の軟属腫小体を圧出できる。一般に自覚症状はない。
▶ **治療** 先がスプーン状になった特殊な鑷子で，1個ずつ軟属腫小体を圧出除去する。

6. 麻疹

麻疹（measles）は俗に**はしか**とよばれ，麻疹ウイルスの感染で起こる。感染力は強く，空気感染によって主に幼児に流行するが，最近では予防接種を行っていない成人間での流行もみられる。数日の発熱に続き，嗄声，咳，頬粘膜の周囲に発赤を伴う小白斑（コプリック斑）が生じる。4〜5日後に再び発熱し，全身に紅斑がみられ，5日ほどで消退する。

7. 風疹

風疹（rubella）は**三日はしか**ともよばれ，風疹ウイルスによる感染症である。妊娠3か月までの妊婦が罹患すると，生まれる児に障害をきたすことがある（先天性風疹症候群）。症状は顔面から始まり，体幹，四肢へと拡大する粟粒大の丘疹で，融合せず，3〜5日で消退する。眼球結膜の充血，後頭部，耳後部のリンパ節腫脹が特徴である。

8. 伝染性紅斑

伝染性紅斑（erythema infectiosum）は，ヒトパルボウイルス B19 による感染症である。小児に多いが成人が罹患することもある。両頬部のび漫性紅斑，四肢伸側のレース状紅斑が特徴で，**りんご病**ともよばれる。

9. 手足口病

手足口病（hand-foot-mouth disease）は，コクサッキー A16，エンテロウイルス 71 などによる感染症である。1～5歳頃に多いが，まれに成人も罹患する。手掌，足底に半米粒大の周囲に赤みのある楕円形の水疱が，口腔粘膜には小水疱，アフタ様のびらんがみられる。

10. 伝染性単核球症

伝染性単核球症（infectious mononucleosis）は，Epstein-Barr ウイルス（EB ウイルス）による感染症で，リンパ節腫脹，肝・脾腫が特徴である。学童～成人に好発し，発疹が 10～20％に生じる。検査では単核球と異型リンパ球の増加がみられ，異型リンパ球が 5％を超えるときには本症を疑う。また，高率にペニシリン系抗菌薬による薬疹が出現するので，抗菌薬の投与には注意を要する。

G 性感染症

主に性行為によって感染する疾患で，性器を侵し，あるいは最初の症状が性器に現れるものを**性感染症**（sexually transmitted infection：STI）という。かつては，梅毒，淋疾，軟性下疳，鼠径リンパ肉芽腫の 4 疾患を性病とよんでいたが，軟性下疳と鼠径リンパ肉芽腫は極めてまれとなり，代わって性器ヘルペス，尖圭コンジローマ，ケジラミ症，後天性免疫不全症候群などの性感染症が重要となってきた。

1. 梅毒

▶ **概念・原因**　梅毒（syphilis）は，**梅毒トレポネーマ**の感染によって起こる。感染は大部分が性行為によるが，まれに母親の胎盤から胎児に感染（先天梅毒）することもある。

▶ **経過・症状**　感染後は長い経過をとり，第 1 期から第 4 期へと進行していく（図 4-27）。この間，第 1 期の初めを除いてほとんど常に梅毒血清反応（serological test for syphilis；STS）が陽性であり，診断の重大な手がかりとなる。

- **第 1 期**：感染してからだいたい 3 か月の間である。感染機会があってから約 3 週間の間は，梅毒トレポネーマが侵入していても何の病変も起こらない。これを**第 1 潜伏期**とよぶ。この期間が過ぎると侵入部に初期硬結が生じ，次いで付近のリンパ節が無

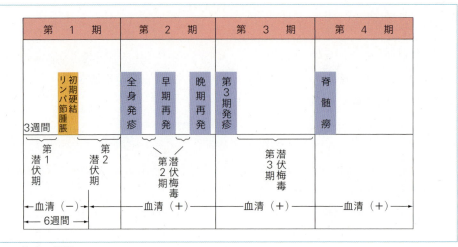

図4-27 梅毒の経過

痛性に硬く腫れてくる。初期硬結は小さな硬い丘疹または扁平な隆起であるが，やがて表面がびらんし，潰瘍となったものを**硬性下疳**とよぶ。これらの病変は3～4週間で自然に軽快し第2潜伏期に入る。**第2潜伏期**は初期硬結ができてから約9週間までの間で，それ以後は次の梅毒第2期に移行する。初期硬結と硬性下疳からは梅毒トレポネーマが直接証明でき，これが感染源となりやすい。梅毒血清反応は感染してから約6週間は陰性であり，初期硬結が軽快する頃から陽性となる。ただし最近では検査法（STS）の鋭敏度が高くなってきているので，4週間から陽性に出ることも多い。

- **第2期**：感染後3か月たって，第2潜伏期が終わる頃になると軽い発熱，頭痛，倦怠感，関節痛などを前駆症状として，全身の皮膚や粘膜に多数の発疹が発生し，同時に全身のリンパ節が腫れてくる。これを**梅毒疹**とよび，その後平均して約3年にわたって出没を繰り返す。発疹は小型のものが多数汎発し，色は銅紅色で自覚症状は少なく，手掌，足底などの特に刺激を受けやすい部位に好発する傾向がある（図4-28）。

  第2期梅毒疹としては梅毒性ばら疹（図4-29），丘疹，扁平コンジローマ（図4-30），膿疱，白斑，色素斑，脱毛，梅毒性粘膜疹などがある。扁平コンジローマ，梅毒性粘膜疹からは梅毒トレポネーマを多数検出できるため感染源となる。

- **第3期**：感染から2～10年，平均して約3年たってこの時期に入る。第3期の発疹は大型で少数の深く硬い潰瘍であり，自覚症状は少ない。ゴム腫とよばれるが，最近では第3期以降の症例をみることはほとんどない。

- **第4期**：第3期に引き続いて第4期に入る。この時期には中枢神経が侵されるため，麻痺性認知症，脊髄癆などとして症状が現れる。

▶ **治療（駆梅療法）** 現在の駆梅療法は抗菌薬が中心であり，一般に内服療法を行うことが多い。抗菌薬のなかではペニシリンが第一選択であり，やむを得ない場合にのみ，ほかのマクロライド系やテトラサイクリン系の薬剤を使用する。抗菌薬は，第1期梅毒では

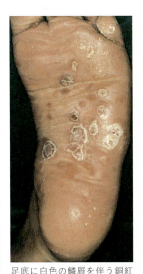

足底に白色の鱗屑を伴う銅紅色の角化性丘疹ないし紅斑が多発している。

図4-28 第2期梅毒疹

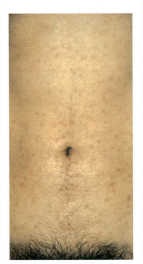

胸腹部に淡い紅斑が多発している。自覚症状はない。

図4-29 梅毒性ばら疹

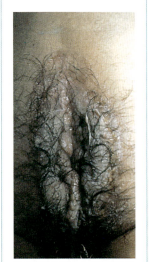

外陰部に湿潤した扁平隆起性の丘疹が集簇している。

図4-30 扁平コンジローマ

2〜4週間，第2期梅毒では4〜8週間，第3期以降の梅毒では8〜12週間投与する。STSが8倍以下に低下した場合を治癒とする。

2. 後天性免疫不全症候群

▶ **概念・定義** 後天性免疫不全症候群（acquired immunodeficiency syndrome；AIDS）は，HIV（ヒト免疫不全ウイルス；human immunodeficiency virus）の感染によりCD4陽性Tリンパ球が減少し，細胞性免疫不全状態となって，日和見感染や悪性腫瘍を合併する疾患である。

▶ **原因・感染経路** 日本では性的接触が主要な感染経路である。ウイルスは精液，膣分泌液などで感染するほか，患者の血液によっても感染する。

▶ **症状** 感染直後は無症状に経過するが，感染後5〜7年頃からリンパ節腫脹，発熱，下痢，体重減少などがみられるようになり，ニューモシスチス肺炎，カポジ肉腫，悪性リンパ腫などを合併する。免疫不全による種々の皮膚感染症のほかに，脂漏性皮膚炎や好酸球性膿疱性毛包炎などがみられる。

▶ **治療** HIV感染症の治療法は近年めざましく進歩し，抗HIV薬の多剤併用療法（highly-active antiretroviral therapy；HAART）により，多くの症例で血漿中HIV RNA量が検出限界以下まで下げられるようになった。これによりCD4陽性Tリンパ球が増え，日和見感染の合併が減り，死亡率も低下してきている。

IV そのほかの皮膚疾患

A 母斑および母斑症

　遺伝あるいは胎生的要因により，皮膚の形や色調の変化をきたす限局性の奇形を**母斑**（nevus）とよぶ。扁平母斑，色素性母斑，青色母斑，蒙古斑，太田母斑（眼上顎青褐色母斑）などがある。また，この母斑には，生下時すでに存在するものと，一定年齢に達してから生じるものとがある。

　一方，母斑性病変が2種類以上皮膚に生じたり，皮膚以外の臓器や器官にも複合して生じた場合は**母斑症**（phacomatosis）とよび，神経線維腫症，結節性硬化症などがある。

　扁平母斑，太田母斑などにはQスイッチルビーレーザー，血管腫にはVビームレーザーを使用し，治療する。

1. 母斑

1 扁平母斑

　皮膚の表面から隆起せず，淡褐色から濃褐色まで種々の色調を示す境界明瞭な色素斑である。生下時より存在するが，思春期前後に発生することも少なくない。ベッカー母斑（遅発性扁平母斑）は思春期前後に発生する大きな褐色斑で，硬毛の発生を伴うことが多い（図4-31）。

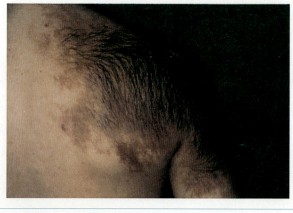

肩から上腕にかけて境界明瞭な褐色斑を認め，硬毛の発生を伴っている。

図4-31　ベッカー母斑

2 色素性母斑（母斑細胞母斑）

いわゆる**黒あざ**で，**母斑細胞母斑**ともいう。組織学的にメラノサイト由来の母斑細胞の増生がみられる。生下時すでに存在する比較的大型の先天性色素性母斑と，生後発生してくる小型色素性母斑とに分けられる。先天性色素性母斑のなかには，大型で，体表の大部分を覆い，硬毛の密生するもの（先天性巨大型色素性母斑）もある。小型色素性母斑はいわゆる黒子（ほくろ）とよばれるものであり，ほとんどすべての人にみられる。

3 青色母斑

青色ないし褐青色のエンドウ豆大までの小結節または斑で，真皮メラノサイトの増生をみる。悪性黒色腫との鑑別を要することもある。

4 蒙古斑

仙骨部，殿部，時に背部に発生する青灰色，境界不鮮明な色素斑で皮膚面から隆起しない。大腿や上腕部にも発生することがある。大きさや色調は様々である。生下時すでに存在し，大部分は7～8歳までに消失する。

5 太田母斑（眼上顎青褐色母斑）

女子に多く，思春期以後に発生することが多い。眼を中心にして眼瞼，頬骨部，こめかみ，前額部などに全体として淡青色斑があり，その斑の上に褐色～青褐色小点が多発する（図4-32）。全体に扁平で隆起することはない。時に眼球強膜，虹彩，鼻翼，耳介，口蓋にも生じることがある。多くは片側性で，まれに両側性に生じる。同様の淡青色斑が肩峰三角筋部に生じたものを伊藤母斑という。

2. 母斑症

1 神経線維腫症Ⅰ型

レックリングハウゼン病ともよばれ，小児には**カフェオレ斑**とよばれる褐色の色素斑のみがみられるが，思春期頃から全身に神経線維腫が多発する（図4-33）。側彎などの骨病変，眼病変などを合併することもある。常染色体優性の遺伝性疾患である。

2 結節性硬化症

プリングル病ともよばれ，幼児では痙攣発作，白斑がみられ，5歳を過ぎると顔面に血管線維腫が発症する（図4-34）。

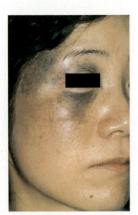

右眼瞼，頬骨部，こめかみに青褐色の斑ないし小点の多発を認める。

図4-32 太田母斑

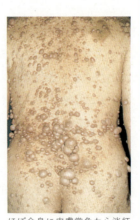

ほぼ全身に皮膚常色から淡紅褐色の軟らかい結節や腫瘤が多発している。

図4-33 神経線維腫

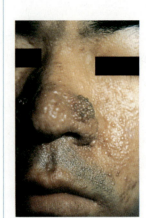

鼻翼部を中心に鼻唇溝，頬部などに皮膚常色から紅褐色の硬い丘疹が多発している。

図4-34 結節性硬化症

B 皮膚の悪性腫瘍

皮膚の悪性腫瘍のうち，**上皮系がん**としては，基底細胞がん，有棘細胞がん，パジェット病が代表的なものであり，**非上皮系がん**としては，悪性黒色腫，皮膚の悪性リンパ腫（皮膚リンパ腫），血管肉腫，線維肉腫などがある。そのほか上皮系がんでは，表皮内がんであるボーエン病，日光角化症が重要疾患としてあげられる。

1. 上皮系がん

1 基底細胞がん

▶ **概念・症状** 基底細胞がん（basal cell carcinoma）は，皮膚科領域で最も遭遇する機会の多い悪性腫瘍である。40歳以上の中高年者にみられ，顔面に好発する。種々の臨床型があるが，硬い黒褐色光沢のある結節としてみられるものが多く，しばしば中央部に浅い潰瘍形成がある（図4-35）。発育は緩徐であるが，局所破壊性が強い。リンパ節転移や遠隔転移をきたすことは，極めてまれである。

▶ **治療** 外科的切除を行う。十分な外科的治療が施行されれば予後は良好である。

2 有棘細胞がん（扁平上皮がん）

▶ **症状** 有棘細胞がん（squamous cell carcinoma［扁平上皮がん］）は，正常色，あるいはわ

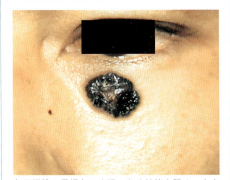

左下眼瞼に黒褐色で光沢のある結節を認め，中央部に浅い潰瘍を形成している。

図4-35 基底細胞がん

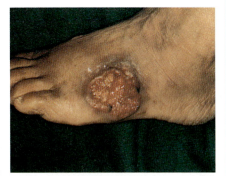

左足縁に周辺部が隆起した腫瘤を認め，中央部は潰瘍を形成し噴火口状を呈している。

図4-36 有棘細胞がん

ずかに赤い結節として始まり，急速に増大して中心部に潰瘍をつくり，周辺部が隆起し噴火口状を呈する（図4-36）。全体としては，凹凸不平で硬く，潰瘍面は分泌物や壊死組織に覆われて悪臭がある。また，噴火口状に陥没せず，全体として異常に隆起し，花野菜状を呈することもある。有棘細胞がんは潰瘍や熱傷瘢痕，慢性放射線皮膚炎などから発症することもある。

▶ 治療　早期に診断をつけ，手術（外科的切除）を行う。リンパ節転移がある場合はリンパ節郭清も行う。進行例には，手術，放射線療法，抗悪性腫瘍薬を適宜併用する。

3　パジェット病

▶ 概念・定義　パジェット病（Paget's disease）は，乳頭，乳暈に生じる**乳房パジェット病**と，外陰部，肛囲，腋窩などに生じる**乳房外パジェット病**とに分けられる。乳房パジェット病はほとんどが女子に発生するが，乳房外パジェット病は男女共に発生する。
▶ 症状　両者とも臨床像はほぼ同様であり，境界鮮明な発赤，びらん，鱗屑，痂皮，脱色素斑よりなる局面を呈し，湿疹様病変を呈する。浸潤，色素沈着，色素脱失，瘙痒感などを伴うこともある（図4-37）。進展すれば，潰瘍化し，また腫瘤をつくることもあり，リンパ節転移あるいは，さらに遠隔転移をきたすこともある。
▶ 治療　基本的には有棘細胞がんの治療に準じる。乳房パジェット病では乳がんの治療に準じる。

4　ボーエン病

ボーエン病（Bowen's disease）は，悪性の腫瘍性変化が表皮内にとどまっている**表皮内がん**（carcinoma in situ）である。壮年期以後，主として体幹に好発する類円形，環状などの局面で，大きさは種々である。局面の境界は鮮明で丸みを帯びたものが多い。皮疹は黒褐色のやや硬い痂皮に覆われているが，これを剝がすと紅色のびらん面を呈する（図

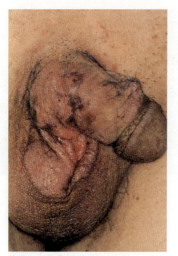

陰茎から陰囊にかけて，発赤，びらんを伴う紅斑局面を認め，湿疹様病変を呈している。

図4-37　パジェット病

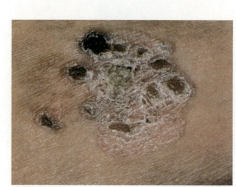

黒褐色のやや硬い痂皮に覆われた，境界が比較的明瞭な紅褐色局面を認める。

図4-38　ボーエン病

4-38)。慢性に経過し，時に有棘細胞がんに移行することもある（ボーエンがん）。多発性のボーエン病ではヒ素摂取と関連する場合がある。

　治療には早期に切除することが最も良い。

5　日光角化症

　日光角化症（solar keratosis）は，高齢者の顔面，手背などの日光露出部に生じる。疣状丘疹あるいは角化性紅斑性局面としてみられる。角質増生が著明でツノ状に突出し，皮角の像を呈することもある。有棘細胞がんに移行することもある。光線角化症ともよばれる。

　治療は早期に切除するのが最も良く，炭酸ガスレーザー療法，液体窒素による凍結療法，イミキモドの外用なども行われる。

2. 非上皮系がん

1　悪性黒色腫（メラノーマ）

▶ 概念・原因　悪性黒色腫（malignant melanoma）は，メラノサイトの悪性増殖によるもので，皮膚以外では眼球ぶどう膜や脳軟膜からも生じる。予後は極めて不良である。

▶ 症状　極めて悪性の腫瘍で，速やかにリンパ節転移や血行性に全身転移を生じる。顔面と下肢，特に足底や趾に好発する黒色の腫瘤で，表面が破潰して潰瘍をつくることもある。

▶ 分類　臨床所見と病理所見から，結節型，表在拡大型，末端黒子型，悪性黒子型の4型

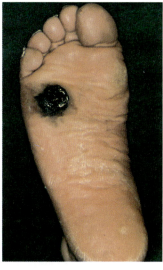
右足底に軽度隆起する黒褐色局面を認め，周囲に色素の染み出しがみられる。

図4-39 悪性黒色腫

に分類される。悪性黒子型黒色腫に先行する濃淡差の目立つ黒褐色斑を悪性黒子とよぶ。腫瘤をつくる前には扁平な黒褐色局面，または小結節として始まり，周囲に色素の染み出しのあることが少なくない（図4-39）。

▶ **検査** ダーモスコピーでは，不整で不ぞろいな網目状の色素沈着，辺縁では偽足状に周囲に突出する色素沈着がみられる。足底，手掌の悪性黒色腫では，皮丘部に一致し，平行に走る帯状色素沈着がみられる（図3-4参照）。外傷などの刺激は転移を誘発するため，原則的には直接腫瘍にメスを入れる生検はしない。

▶ **治療** 病期に応じて，早期に適切な範囲の腫瘍切除術を行い，必要に応じて，リンパ節郭清や抗悪性腫瘍薬による化学療法，免疫療法などを行う。

2 皮膚の悪性リンパ腫

皮膚の悪性リンパ腫（cutaneous malignant lymphoma）は，皮膚病変を初発症状あるいは主病変とする悪性リンパ腫である。多くはT細胞由来であり，**皮膚T細胞リンパ腫**（cutaneous T-cell lymphoma；CTCL）とよばれる。代表的なものが**菌状息肉症**と**セザリー症候群**である。治療法には副腎皮質ステロイド外用薬，紫外線の照射，放射線療法，抗悪性腫瘍薬による多剤併用化学療法などがある。

❶菌状息肉症

菌状息肉症（mycosis fungoides；MF）は，数年から数十年に及ぶ紅斑期，扁平浸潤期を経て，腫瘍期に進展し，末期になるとリンパ節や内臓への浸潤もみられる。

❷セザリー症候群

セザリー症候群（Sézary syndrome）では，紅皮症，表在リンパ節腫大がみられ，末梢血

中に異型リンパ球（セザリー細胞）が出現する。全身性にび漫性の紅斑，落屑，色素沈着などがみられ，進行すると腫瘍，潰瘍もみられる。

❸ 成人 T 細胞白血病／リンパ腫

成人 T 細胞白血病／リンパ腫（adult T-cell leukemia/lymphoma）は，HTLV-1（human T-cell leukemia virus type1）の感染による T 細胞リンパ腫で，くすぶり型，慢性型，リンパ腫型と急性型に分類される。皮疹は多彩であるが，紅斑，び漫性紅色丘疹，浸潤性局面，腫瘤などである。くすぶり型は慢性の経過をとるが，急性型の予後は極めて悪い。わが国の抗 HTLV-1 抗体陽性者は 100 万人以上いるが，発症するのは年間 500 ～ 600 人程度である。

C 皮膚の良性腫瘍

皮膚の良性腫瘍はその種類が極めて多く，皮膚科学的に重要であり，かつ症例数も多い。表皮嚢腫，汗管腫，稗粒腫，石灰化上皮腫，脂漏性角化症などが**上皮性腫瘍**の主なものであり，ケロイド，皮膚平滑筋腫，リンパ管腫，血管腫，脂肪腫，皮膚線維腫などが**非上皮性腫瘍**の代表的なものである。

1. 上皮性腫瘍

1 表皮嚢腫

表皮嚢腫（epidermal cyst）は，**粉瘤**ともよばれる。直径 2 ～ 3cm 程度の表面が皮膚色から淡青色の，皮内に触知する境界明瞭な結節である。中央部に開大した小孔がみられることもある。一般に無痛性であるが，2 次感染を起こすと発赤，圧痛を生じる。治療では嚢腫壁を含めて摘出する。

2 脂漏性角化症

脂漏性角化症（seborrheic keratosis）は，中年期以後の顔面，頭部に好発するが，体幹などにもみられる。直径 1 ～ 2cm 程度の境界の極めて明瞭な，灰褐色から黒褐色の隆起性結節ないしは局面としてみられる。表面は角化性で乳頭状，顆粒状を呈することが多く，表面には**面皰**（comedo）がみられることも多い。また，老人性色素斑（中年以降の男女に生じる褐色斑）から生じることも多い。治療には液体窒素による凍結療法，炭酸ガスレーザー療法を行う。場合によっては外科的に切除する。

2. 非上皮性腫瘍

1 肥厚性瘢痕，ケロイド

▶ **概念・症状** 肥厚性瘢痕（hypertrophic scar）は熱傷，手術創などの皮膚欠損部に一致して隆起し，通常は1〜数年以内に萎縮性瘢痕となる。ケロイド（keloid）または真性ケロイドは，元の創部の範囲を超えて増大し腫瘤状を呈するもので，消退傾向を示さず瘙痒感や圧痛を伴うことがある。肥厚性瘢痕のなかで，難治性で萎縮性瘢痕とならないものを瘢痕ケロイドとよぶこともある。

▶ **治療** 初期にはスポンジなどによる圧迫固定，副腎皮質ステロイド薬の局所注射，ステロイド含有テープ薬の貼布を行う。高度の場合や機能障害を伴うものでは，切除してZ形成術，植皮術を行うこともある。

2 単純性血管腫（毛細血管奇形）

▶ **概念・症状** 単純性血管腫（hemangioma simplex［毛細血管奇形］）は，皮膚面より隆起しない境界鮮明な紅色斑である。色調，形，大きさは様々であるが，小児期には鮮紅色でも年齢が進むにつれて紫紅色からやがてブドウ酒色を呈するようになり，その色味からポートワイン母斑（portwine stain）ともよばれる。また，紅斑局面上に大小の腫瘤が生じることがある（図4-40）。新生児の眼瞼，前額に生じた紅色の極めて薄いものは自然に治癒することもあるが，ほかのものは自然治癒を期待しにくい。生下時より存在する。

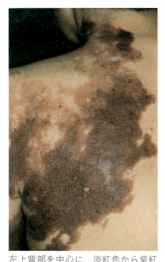

左上背部を中心に，淡紅色から紫紅色調の境界が比較的明瞭な紅斑局面を認める。

図4-40 単純性血管腫（毛細血管奇形）

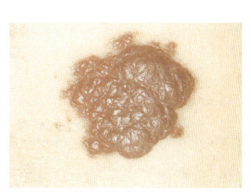

軟らかく赤い顆粒状小結節が融合し，扁平に隆起した紅色結節を認める。

図4-41 イチゴ状血管腫（乳児血管腫）

▶ **分類** 顔面の単純性血管腫,眼病変(緑内障),脳神経症状(てんかんなど)を生じるものをスタージ-ウェーバー症候群(Sturge-Weber syndrome)とよぶ。四肢の単純性血管腫と患肢の肥大延長をきたすものをクリッペル-トレノーニイ-ウェーバー症候群(Klippel-Trenaunay-Weber syndrome)といい,心不全を合併することがある。

▶ **治療** 色素レーザー治療が行われるが,カバーファンデーションで被覆するのもよい。

3 イチゴ状血管腫(乳児血管腫)

▶ **概念・症状** イチゴ状血管腫(strawberry mark[乳児血管腫])は,初めは紅色の点状丘疹の密集した,軟らかい,やや隆起した紅斑として発生するが,比較的急速に増大し,軟らかい,顆粒状小結節の密集,融合した扁平隆起性結節,あるいは半球状隆起を示す腫瘤となる(図4-41)。生後1か月以内に気づかれるものが多い。一定期間増大した後,学童期までにほとんどのものが自然に治癒する。

▶ **治療** イチゴ状血管腫では原則として自然消退を待つが,早期に色素レーザーで治療することもある。口唇,鼻,眼瞼などに生じて後遺症を残す可能性がある場合は,副腎皮質ステロイド薬やプロプラノロールの内服を考慮する。

▶ **注意点** カサバッハ-メリット症候群でみられる皮膚血管腫はイチゴ状血管腫に似ることがあるが,本症候群は分化度が低いため,うっ血や血小板減少,播種性血管内凝固症候群をきたす。

D 毛髪,毛包脂腺系,汗腺の疾患

1. 円形脱毛症

▶ **概念・原因** 円形脱毛症(alopecia areata)は,後天性脱毛症の一種である。原因には,遺伝,ストレス,自己免疫など種々の説があるが,明らかでない。後天性脱毛症には,ほかに男性型脱毛症(いわゆる若はげ),外傷性脱毛症などがある。

▶ **症状** 主に頭髪部位に生じるが,時には眉,髭,そのほか軟毛部にも発生する。大きさは指頭大から手掌大,あるいはそれ以上になることもある。形はほぼ円形だが,拡大するにつれて数個融合して不規則な形をとる。健康部との境ははっきりしており,急性期には周囲の毛髪は引っ張ればすぐ抜けて,その毛根は細く萎縮している。

普通は脱毛部の数も少なく,ある程度拡大すると2か月くらいの間に毛髪が再生し,自然治癒することが多い。時には脱毛斑が多発し,その拡大速度も速く,数週間のうちに頭髪の大部分,あるいは全部が脱落してしまう(全頭脱毛症)。時には頭髪以外の硬毛や軟毛まで脱落する(汎発性脱毛症)。このような場合は治療に抵抗することが多い。

▶ **治療** 局所療法としては,副腎皮質ステロイド薬の外用あるいは脱毛部皮膚に局所注射する。カルプロニウム塩化物(フロジン®)液の塗布,紫外線療法,液体窒素療法なども

行われる。

全身的にはグリチルリチン、セファランチンなどの内服を行う。重症の場合には副腎皮質ステロイド薬の内服を行うこともある。

2. 尋常性痤瘡

▶ **概念・原因** 尋常性痤瘡（acne vulgaris）は、思春期から25歳頃までの男女の顔、胸、背にできるもので、俗に「にきび」といわれている。多くの因子が関係し、患者によって一定ではない。これらの因子としては、①内分泌機能障害、特に性腺機能障害、また、月経前増悪、あるいは副腎皮質ステロイド薬投与後など、②細菌感染、③食事との関係、④胃腸障害、便秘、⑤肝障害、特にビタミン代謝障害、⑥遺伝などが考えられる。

▶ **症状** 患者の顔は皮脂の分泌が高まっているため、いわゆる油性で光沢があり、毛孔がはっきりと見え、やや開いているものが多い。一部の毛包では角質やごみが毛孔をふさぐため、分泌された皮脂がたまり丘疹をつくる。これを面皰とよぶ。面皰は毛孔に一致する丘疹で、その頂点は黒く見える。この丘疹はやがて高まって赤みを帯びるが、膿疱となり自潰して小瘢痕を残して治癒する。面皰から丘疹、膿疱への悪化は細菌、特に *Propionibacterium acnes* への感染による。細菌由来の酵素であるリパーゼの作用で、皮脂が分解されて生じた遊離脂肪酸が毛包壁を刺激して炎症を起こすためである。

新生を繰り返し、全体としての経過は長い。

▶ **予防・治療** 規則正しい生活を守り、バランスの良い食事を心がけ、過労を防ぐことが必要である。便通を整えることも大切である。洗顔をきちんと行い、油脂性の化粧品は避ける。

治療はレチノイド外用薬（アダパレン）が第一選択である。最初は刺激感があるが多くは一過性であり、様子をみながら継続使用するとよい。化膿していない面皰は圧出する。膿疱には抗菌薬の外用や内服を併用する。ケミカルピーリング*が有効なこともある。2015（平成27）年に過酸化ベンゾイル（ベピオ®）ゲルが日本でも痤瘡に保険適用され、第一選択薬として使われつつある。

3. 酒皶

▶ **概念・原因** 酒皶（rosacea）は便秘、肝機能障害、飲酒、香辛料多用などが誘因となるが、自律神経異常、更年期などが関係しているといわれる。第2度酒皶では細菌感染、毛包虫寄生が悪化因子となる。

▶ **症状** 主に鼻尖、頬、前額、オトガイ部などに境界不鮮明な潮紅が生じ、毛細血管拡張を伴う。皮脂分泌が高まっているため、皮膚面は油性で光沢をもっている。潮紅は気温の変動、精神的動揺、飲酒などによって増強する。この際ほてりを感じる患者が多い。

---

* ケミカルピーリング：サリチル酸などの化学薬品を病変部に塗布することで、皮膚の表面を剝離する治療。

Ⅳ　そのほかの皮膚疾患

この程度のものを**第1度酒皶**（紅斑毛細血管拡張型）とよぶ。さらに痤瘡様の毛孔性丘疹，膿疱が加わったものを**第2度酒皶**（丘疹膿疱型）とよび，さらに進んで鼻部の皮膚が肥厚，腫大して不整形の腫瘤をつくるものを**第3度酒皶**（瘤腫型）とよぶ。青年期以後，特に壮年期に好発し，経過は慢性，進行性である。

▶ **治療** 難治のことが多い。基礎疾患があればこれに対する治療を行う。毛細血管拡張に対しては色素レーザーで治療する。痤瘡様の皮疹には尋常性痤瘡に準じた治療を行う。瘤腫型には形成手術を行うこともある。

一般的注意としては過度な飲酒や，熱い食物，香辛料などを避けることが必要であり，規則正しい生活を守り，精神の平静を保つよう，細かい生活指導を行う。

4. 汗疹（汗貯留症候群）

汗疹（miliaria［汗貯留症候群］）とは，いわゆるあせもで，エクリン汗管の閉塞によって生じる。

汗管の閉塞する部位によって，水晶様汗疹（角層内の閉塞で小水疱を形成），紅色汗疹（表皮内の閉塞で紅色小丘疹を形成），深在性汗疹（真皮上層の閉塞で扁平な丘疹が多発）に分類される。いずれも貯留した汗が汗管周囲に漏れ出て皮疹を生じる。

治療では高温の環境を避ける。湿疹が続発している場合は，その治療を行う。

5. 多汗症

多汗症（hyperhidrosis）は，高温環境や動作により皮膚温が上昇したときに，生理的範囲を超えて多量の発汗を生じる。全身性多汗症では，多汗をきたす中枢神経系疾患，甲状腺機能亢進症，糖尿病などの基礎疾患によることが多い。また局所多汗症は，手掌，足底，顔面など限局性にみられる多汗で，情緒性発汗が主だが，安静時でも多汗の場合があり，生活の質が低下する。

6. 臭汗症

臭汗症（osmidrosis）とは汗が皮表細菌に分解されて臭気を伴うもので，エクリン臭汗症（足臭汗症など）とアポクリン臭汗症（腋臭症など）に大別される。アポクリン腺分泌物は無臭であるが，分泌後に皮膚表面の細菌の作用により低級脂肪酸が遊離され，臭気を生じる。それが腋窩に生じたものが腋臭症（osmidrosis axillae）である。腋臭症はいわゆる**わきが**であり，思春期頃から，多くは多汗に伴って腋窩に特有なにおいが出現し，精神的興奮や運動後などに強くなる。

対処法として臭汗症では局所の清浄化を図るとともに制汗剤を使用する。腋臭症などアポクリン臭汗症の根治的治療はアポクリン腺切除術である。

E 色素異常症

1. 尋常性白斑

- ▶ **概念・原因** 尋常性白斑（vitiligo vulgaris）の直接的原因は色素細胞がメラニン色素をつくらなくなることによるが，その背景には，自律神経障害と，メラノサイトあるいはメラニンに対する自己免疫疾患があると考えられている。

- ▶ **症状** 性別，年齢を問わず，全身どこにでも発生する。大部分が慢性に経過し治りにくい。大小種々の境界鮮明な脱色素斑が発生し，ゆっくり拡大すると同時に数も増加し，互いに融合して不規則な形をした広範囲にわたる白斑となる（図4-42）。白斑の部分では毛髪が白毛になっていることがあるが，それ以外の性質は健康部と変わらない。自覚症状も全身症状もない。白斑が一定の神経支配領域に一致して生じる場合と，部位を限定せずにどこにでも生じる場合とがある。

- ▶ **治療** PUVAやナローバンドUVBなどの紫外線療法が行われる。この際，健常部は被覆することが望ましい。副腎皮質ステロイド薬やタクロリムス軟膏，ビタミンD_3の外用を行うこともある。難治例には表皮移植（吸引水疱蓋法）を行う。医療用化粧品のカバーマーク®による被覆も有用な方法である。

2. 肝斑

肝斑（melasma）は主として女性の顔面に生じる色素斑で，俗にいう**しみ**である。原因は不明なことが多いが，妊娠，経口避妊薬内服などに伴って生じることもある。日光照射は本症を悪化させる。

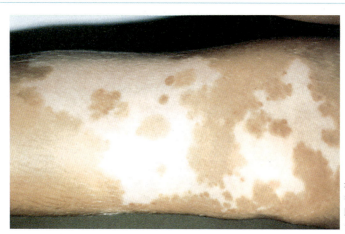

境界明瞭な脱色素斑が多発，融合して，不規則地図状の広範な白斑を形成している。

図4-42 尋常性白斑

前額，頬骨部，眼囲，口囲などに多く，境界鮮明な不規則な淡褐色ないし褐色の色素斑であり，発赤や瘙痒感などの炎症症状がないのが特徴である。

妊娠性肝斑は自然に治癒するが，ほかは難治性で，ビタミンCやトラネキサム酸の内服，ヒドロキノン外用などが行われる。遮光目的で日焼け止めを外用する。

3. 雀卵斑

雀卵斑（ephelides）はいわゆるそばかすのことで，家族内発症が多く，一部はメラノコルチン1遺伝子多型が関与している。3歳頃より発症し，顔面などに直径3mmくらいの類円形の小褐色斑が多発する。夏に日光照射により色が濃くなり，冬に薄くなる。治療では遮光目的で日焼け止めを外用する。

4. そのほかの色素異常症

- **サットン白斑** サットン母斑ともよぶ。色素性母斑の周囲に楕円形の白斑を生じたもの。
- **まだら症** 限局性白皮症ともよぶ。前額部の白斑や前頭部の白毛が特徴的で，四肢や体幹では限局性に白斑を生じる。常染色体優性遺伝である。
- **眼皮膚白皮症** 生下時より皮膚，毛髪，眼のメラニン色素生成能が減少ないし消失する。常染色体劣性遺伝である。原因遺伝子によりⅠ〜Ⅳ型に大別される。

F 代謝異常症

1. アミロイドーシス

▶ **概念・原因** アミロイドーシス（amyloidosis）は，アミロイドが組織に沈着して発症する。全身に沈着する全身性アミロイドーシス（多発性骨髄腫や透析に伴うものなど）と皮膚のみに沈着する皮膚アミロイドーシスに分類される。皮膚アミロイドーシスは，原発性皮膚アミロイドーシス（アミロイド苔癬や斑状アミロイドーシスなど）と続発性皮膚アミロイドーシス（色素性母斑，慢性単純性苔癬などの既存の皮膚疾患にアミロイドが2次的に沈着するもの）に分けられる。

▶ **症状** 全身性アミロイドーシスでは巨大舌，紫斑，丘疹などを認める。アミロイド苔癬では瘙痒を伴う淡褐色調の丘疹が多発，集簇する。

▶ **治療** 全身性アミロイドーシスでは基礎疾患に対する治療を行う。アミロイド苔癬では副腎皮質ステロイド薬の外用を行う。

2. 黄色腫

黄色腫（xanthoma）は，脂質を貪食した組織球（泡沫細胞）が皮膚に集簇して発症する。脂質代謝異常症を伴う場合と伴わない場合がある。黄色調の斑または結節を生じ，眼瞼に

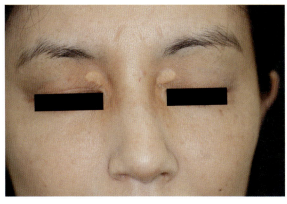

両側の内眼瞼に，扁平隆起性の淡黄白色斑を認める。

図4-43 眼瞼黄色腫

扁平隆起性の黄色斑が生じた場合を眼瞼黄色腫とよぶ（図4-43）。

脂質代謝異常症を伴う場合はその治療を行う。眼瞼黄色腫に対しては，炭酸ガスレーザーで治療することもある。

3. ポルフィリン症

ポルフィリン症（porphyria）は，ポルフィリン代謝経路の酵素活性が低下することにより，ポルフィリンが肝臓や皮膚などに蓄積して発症する。骨髄性と肝性に分類される。前者の代表が骨髄性プロトポルフィリン症，後者の代表が晩発性皮膚ポルフィリン症である。

骨髄性プロトポルフィリン症では，幼児期より日光照射後数分で熱感，疼痛，潮紅，浮腫，蕁麻疹，小水疱などを生じ，後で瘢痕化する。晩発性皮膚ポルフィリン症は飲酒歴の長い中年以降の男性に多く，顔面，手背などの日光裸露部に水疱やびらんを生じ，瘢痕治癒することを繰り返す。ともに光線過敏症を呈する。

骨髄性プロトポルフィリン症は10歳前後に寛解する。晩発性皮膚ポルフィリン症ではアルコール長期摂取が誘因となるので，禁酒と遮光を行う。

4. ムチン沈着症

▶ **概念・原因** ムチン沈着症（mucinosis）は，ムチンが皮膚に沈着することによって発症する。甲状腺機能異常症，糖尿病，感染症などに伴って生じる場合もある。

▶ **症状** ムチンが真皮に大量に沈着した結果，膠原線維が断裂・離開し，皮膚は浮腫状となる。以下，代表的な症状を示す。

- 汎発性粘液水腫：甲状腺機能低下症によって生じる。全身の皮膚に浮腫状変化が目立ち，皮膚は冷たく乾燥する（粘液水腫：成人型甲状腺機能低下症）。
- 糖尿病性浮腫性硬化症，成年性浮腫性硬化症：糖尿病や感染症などに伴って生じる浮腫性硬化症では，項部から上背部の皮膚に浮腫性硬化を認める。糖尿病性浮腫性硬化症

Ⅳ　そのほかの皮膚疾患

は難治であるが，感染症などを契機に発症する成年性浮腫性硬化症は数年で自然治癒する。
- **脛骨前粘液水腫**：甲状腺機能亢進症に伴ってみられる。脛骨前面に淡紅褐色の局面，結節を呈する。
- **粘液水腫性苔癬（丘疹性ムチン沈着症）**：四肢伸側，顔面，頸部などに，直径3mmくらいまでのやや黄色調の丘疹が多発，集簇して局面を形成する。
- **硬化性粘液水腫**：粘液水腫性苔癬の亜型で，広い範囲に強皮症様の皮膚肥厚をきたす。
- **毛包性ムチン沈着症**：顔面，頭部に淡紅色の丘疹が多発，集簇して軽度隆起した局面を呈する。頭部では脱毛を伴うことが多い（ムチン沈着性脱毛症）。慢性に経過するもののなかに，悪性リンパ腫を合併するものがある。

▶ **治療** 基礎疾患に対する治療を行う。副腎皮質ステロイド薬の外用や局所注射を行うこともある。

G 遺伝性結合組織疾患

1. エーラス-ダンロス症候群

エーラス-ダンロス症候群（Ehlers-Danlos syndrome）は，コラーゲン遺伝子などの変異により発症する先天性の結合組織疾患である。関節の過可動，皮膚の過伸展と脆弱性，易出血性を3主徴とする。皮膚はわずかな外力で裂けやすく，萎縮性瘢痕を生じる。血管が脆弱なため，動脈瘤もできやすい。

根治療法はなく，外傷を避けるなどの対症療法となる。

2. マルファン症候群

マルファン症候群（Marfan syndrome）は，フィブリリン1遺伝子などの変異により発症する先天性の結合組織疾患である。骨格異常（長身，クモ状指など），眼症状（近視，水晶体偏位など），心血管系異常（解離性大動脈瘤，大動脈弁輪拡張症など）を3主徴とする。皮膚では皮膚線条や蛇行性穿孔性弾力線維症がみられる。

基本的には対症療法であるが，解離性大動脈瘤に対しては降圧薬が用いられる。

3. 弾性線維性仮性黄色腫

弾性線維性仮性黄色腫（pseudoxanthoma elasticum）は，ATP結合カセットの一種である*ABCC6*遺伝子の変異により発症する先天性の結合組織疾患である。
頸部や腋窩などに黄白色の軟らかい丘疹が多発，集簇して，敷石状の局面を形成する（図4-44）。皮膚はたるみ，加齢とともにシワが著明になる。網膜血管線条などの眼病変や，高血圧，動脈硬化などの心血管系病変を合併しやすい。眼症状と皮膚症状を伴うものをグ

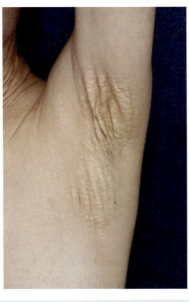

腋窩に軟らかい黄白色の丘疹が多発，集簇して，敷石状の局面を形成している。

図4-44 弾性線維性仮性黄色腫

レンブラッド－ストランドベルグ症候群とよぶ。根治療法はなく，眼病変，心血管系病変に対する対症療法が主となる。弛緩皮膚を整容的に手術することもある。

H 肉芽腫性疾患

1. サルコイドーシス

サルコイドーシス（sarcoidosis）は原因不明の全身性肉芽腫性疾患であり，組織所見で非乾酪性の類上皮細胞肉芽腫を認める。

全身症状としては，両側肺門リンパ節腫脹などの肺病変，ぶどう膜炎などの眼病変，房室ブロックなどの心病変がみられる。皮膚症状は約4分の1の症例で認められる。組織所見で類上皮細胞肉芽腫が確認される特異疹には，結節型，局面型（図4-45），び漫浸潤型，皮下型，瘢痕浸潤型，結節性紅斑様皮疹などがある。

自然軽快する症例も多いが，心病変，進行性肺病変などには副腎皮質ステロイド薬の内服を行う。皮膚病変には副腎皮質ステロイド薬の外用を行う。

2. 環状肉芽腫

環状肉芽腫（granuloma annulare）の原因ははっきりしないが，糖尿病，末梢血行障害，虫刺症，紫外線などが誘因となる。手背や足背などに小丘疹として生じ，遠心性に拡大して辺縁は環状堤防状に隆起する。組織所見で膠原線維の変性と，それを類上皮細胞などが

Ⅳ そのほかの皮膚疾患

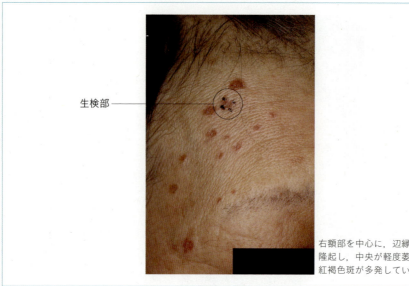

生検部

右額部を中心に，辺縁がやや隆起し，中央が軽度萎縮した紅褐色斑が多発している。

図 4-45 サルコイドーシス（局面型）

取り囲む柵状肉芽腫を認める。
　皮膚生検後に自然消退することもある。副腎皮質ステロイド薬の外用や紫外線療法などを行う。

I 爪の疾患

1. 陥入爪

　陥入爪（ingrown nail）は，爪の辺縁が側爪郭に食い込むことにより生じる。きつい靴による圧迫や深爪が誘因となる。
　爪が食い込んだ側爪郭が発赤腫脹し肉芽形成をきたす（図 4-46）。疼痛，圧痛を伴うため，治療では圧迫を避け，爪が食い込まないようテーピング指導を行う。難治性の場合，ワイヤーによる爪矯正や，フェノール法による手術などを行う。

2. 厚硬爪甲

　厚硬爪甲（pachyonychia）は，先天性の場合はケラチン 6，16，17 遺伝子の変異によって生じる。後天性の場合は，きつい靴による圧迫や外傷が誘因となる。
　症状は，爪甲が厚く硬くなる。分厚くなって彎曲した状態を爪甲鉤彎症とよぶ。対症的に厚く硬くなった爪を切除して治療する。

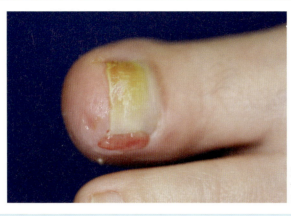

第1趾の爪が食い込んだ側爪郭が，発赤腫脹し，肉芽を形成している。

図4-46 陥入爪

国家試験問題

1 Behçet〈ベーチェット〉病に特徴的なのはどれか。 （101回 AM55）
Behçet's disease

1. 真珠腫
   cholesteatoma
2. 粘液水腫
   myxedema
3. 紫紅色紅斑
4. 外陰部潰瘍
   vulva ulcer

2 ブレーデンスケールで評価するのはどれか。 （97回 AM68）

1. 褥瘡の深さ
2. 褥瘡の広がり
3. 褥瘡の好発部位
4. 褥瘡発生の危険性

3 アトピー性皮膚炎で正しいのはどれか。 （95回 AM94）

1. IgE抗体が関与する。
2. 抗核抗体が陽性になる。
3. 四肢の伸側に好発する。
4. 患部の発汗が増加する。

▶答えは巻末

眼

眼

第 1 章

眼の構造と機能

この章では

- 眼球の構造を理解する。
- 眼球付属器の構造を理解する。
- 眼の担う機能について理解する。

I 眼の構造

　眼は眼球とそれに続く視神経からなり，これに眼球付属器（眼瞼，結膜，涙器，外眼筋，眉毛，眼窩）が加わって視覚器を構成している（図1-1）。
　外からの光は眼球の前眼部（角膜，水晶体）で屈折，網膜の視細胞で吸収される。そこで光刺激は化学反応により電気刺激となって視神経を経て頭蓋内に入り，下垂体の上で交叉（半交叉）する。そして，外側膝状体で神経を変えて視放線から後頭葉にある視中枢に伝わることによって，私たちは物の形や色を認識することができる。この経路のどこかで障害が生じると，眼の役割として最も大切な視機能に影響を及ぼす。

A 眼球

　眼球（eyeball）は直径約24mm，重量約7～8gの小さな球形の臓器であり，角膜の部分が前方にわずかに突出している。眼球壁は3層の膜（網膜，脈絡膜，強膜）からなり，眼球内容は房水（aqueous humor），水晶体，硝子体で形成されている（図1-1）。

1. 眼球外膜

　眼球の外壁は角膜と強膜という2つの膜で形成される。角膜と強膜を合わせて眼球外膜という。

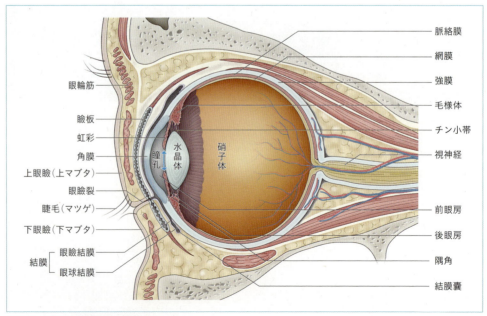

図 1-1　視覚器縦断面模式図

角膜（cornea）は眼球外壁の前方の透明な膜で，一般に黒眼とよばれている。膠原線維が規則正しく並ぶ，直径約12mm，中心部の厚さ約0.5mmの無血管組織である。光を屈折させレンズとして働く。屈折の2/3はここで行われる。エキシマレーザーによる屈折矯正手術や，角膜移植の行われる部位である。

　強膜（sclera）は角膜に続く後方の白色不透明で丈夫な膜で，一般的に白眼とよばれる。膠原線維が不規則に並び，眼球の形を保っている。

　輪部（limbus）は角膜と強膜の境界部分を指す。

2. 眼球中膜（ぶどう膜）

　眼球中膜（ぶどう膜）とは眼球を構成する3つの膜の中膜を指し，前のほうから虹彩，毛様体，脈絡膜の総称である。また血管に富んでいるため，全身の疾患の影響を受けて炎症（ぶどう膜炎）を起こしやすい。

❶虹彩

　虹彩（iris）は中膜の前部にあり，血管，神経が通い，メラニン色素を多く含む。メラニン色素の量には人種差があり，白色人種の虹彩は色素が少ないため青色などが多くみられ，黄色人種では色素が多いため茶褐色となる。

　虹彩の中央には外部からの光を通す**瞳孔**（pupil）という孔が開いている。また虹彩には**瞳孔括約筋**（pupillary sphincter muscle）と**瞳孔散大筋**（pupillary dilator muscle）とがあり，眼に入る光の量により瞳孔の大きさを調節する役割，つまりカメラの絞りのような働きをしている。

❷毛様体

　毛様体（ciliary body）は，ぶどう膜（uvea）の前部の虹彩と後部の**脈絡膜**（choroid）との間にあり，血管，神経およびメラニン色素に富んで，環状をなしている。断面で見ると底辺が角膜（前方）に向いた三角形をしており，強膜側には**毛様体筋**が存在している。また，チン（Zinn）小帯（毛様体小帯）により水晶体を瞳孔の中央に吊り下げている。

　毛様体の主な働きは，毛様体筋の収縮・弛緩により水晶体の厚みを変えて遠近に焦点を合わせる**調節**と，**房水の産生**である。房水は無血管組織である水晶体，角膜の栄養の補給とそこからの老廃物の排出を行っている。房水の流れがどこかで停滞すると房水は眼内にたまり，眼内の圧力（眼圧）が高まり，緑内障の原因となる。

❸脈絡膜

　脈絡膜は，毛様体の後部にあり，血管とメラニン色素に富んだ組織である。厚さは0.3〜0.5mmであり，網膜に近いほうから，ブルッフ（Bruch）膜，血管層，上脈絡膜に分けられる。豊富な血管による網膜外層の栄養・酸素の補給および老廃物の運び出しと，豊富なメラニン色素が暗幕の役割を果たす。

Ⅰ　眼の構造

3. 瞳孔

瞳孔は眼に当たる光の量が強ければ小さく（縮瞳），弱ければ大きく（散瞳），その大きさを変える。これを**対光反射**（light reflex）という。対光反射では，片側の眼のみに光を当てた場合，光が直接入った側の縮瞳（直接反射）とともに，光を当てていない側の眼も縮瞳（間接反射）がみられる。また，近い所を見るときにも調節や輻湊とともに，瞳孔が小さくなる**近見反射**（near reflex）がある。

4. 眼球内膜

眼球内膜は網膜で構成される。**網膜**（retina）は，厚さ約 0.2 〜 0.4mm の膜で，10 層の組織からなる。角膜，瞳孔を通って入った光は，硝子体を通過して視細胞にある色素に吸収され，そこで光は化学刺激に変わり，さらに電気刺激（神経情報）に変化する。

❶ 視細胞

網膜の外層にある視細胞には，**錐体細胞***（錐体視細胞，cone）と**杆体細胞***（杆体視細胞，rod）がある。

錐体細胞は，明所で色，物の形を感じる働き（明所視）をする最も大切な細胞である。眼底の中心部（黄斑部，macula）に最も多く，周辺部に行くに従って急激に少なくなる。杆体細胞は暗所で光を感じる働き（暗所視）をする細胞であり，中心部には少なくて周辺部に多い。

❷ 黄斑部の構造

網膜後極には，「❶視細胞」で述べた黄斑部といわれる部位がある。直径約 2mm の横楕円形で，暗褐色を呈しやや陥凹している。中央はさらに凹んでおり，これを**中心窩**（fovea）といい，最も視力の良い部分である。中心窩より約 4mm 鼻側には，円形または楕円形の円盤状をした**視神経乳頭**（optic disc）がある（図 1-2）。視神経乳頭には網膜からの神経線維が集まり，脈絡膜，強膜を貫いて眼球外に出て，**視神経**（optic nerve）になる。

❸ 網膜中心血管

網膜中心血管は視神経の中心部を通る。動脈は視神経乳頭で上下に分かれ，さらに左右の 4 方向に分岐して周辺部網膜に進み，毛細血管となり，静脈として帰ってきて，視神経中心を通る。動脈，静脈はほぼ平行して走っている。

---

* **錐体細胞**：網膜視細胞中，細胞体が円錐状を呈するもの。赤，青，緑の光に反応する 3 種類の錐体細胞があり，昼間視・色感覚を担当する。

* **杆体細胞**：2μm 径，60μm 長の円柱状細胞で，ヒト網膜では 1 億 2000 万個もあり，中心窩から 5mm 離れた部位が最も密に分布している（16 万個 /mm^2）。暗い所での視力を司る。

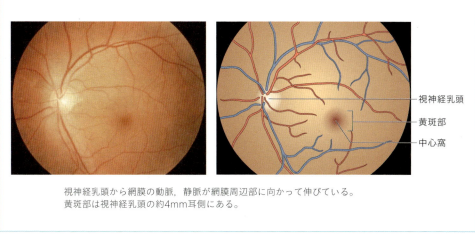

視神経乳頭から網膜の動脈、静脈が網膜周辺部に向かって伸びている。
黄斑部は視神経乳頭の約4mm耳側にある。

図1-2 正常眼底（左眼）

5. 眼球内容

1 水晶体

　水晶体（lens）は、虹彩の後方でチン小帯により瞳孔中央に吊り下げられた両凸型の円盤状で、直径は約9mm、厚さは調節により変化するが約4mm前後である。**水晶体囊**（前囊と後囊）、**水晶体皮質**、**水晶体核**からなっている。核は20歳代から次第に形成されてくる。
　角膜により屈折を受けた光は水晶体によりさらに屈折され、網膜の中心、黄斑部に焦点を結び、結像する。

2 硝子体

　硝子体（vitreous body）は、4～5mLの無色透明なゲル状組織である。成分はほぼ水分である。房水、水晶体と共に眼球内容を構成し、眼球内容の大部分（約4/5）を占める。
　働きとしては、外力による変形に抵抗し眼球の形を保ち（内圧の保持）、網膜まで光を通過させる。角膜、水晶体と共に透光体とよばれる。

3 眼房

　眼房（chamber of eye）は前、後の2つがあり、**前眼房**（前房, anterior chamber；AC）は、角膜、虹彩、毛様体、水晶体で囲まれた腔をいい、**後眼房**（後房, posterior chamber；PC）は、その後に位置し、虹彩、毛様体、水晶体、硝子体で囲まれている（図1-3）。
　隅角（angle）、または**前房隅角**（anterior chamber angle）とは、角膜裏面と虹彩表面によってつくられる狭い角度の空間を指す。隅角は房水の主要な流出路であり、隅角閉塞は眼圧上昇と関連する。

I　眼の構造

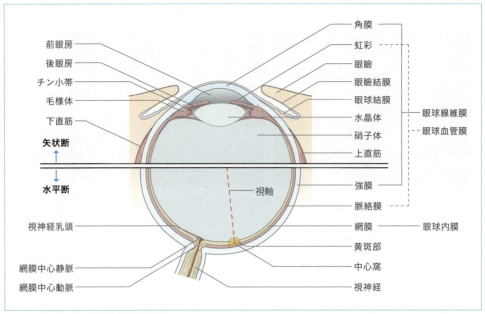

図1-3 眼球の模式図（右眼断面図）

4 房水

　眼房の中には，無色透明なたんぱく質濃度の低い**房水**（aqueous humor）が満ちており，後房から前房へと絶えず循環して水晶体や硝子体，角膜などへの酸素・栄養補給と代謝物排出を行っている。房水は毛様体でつくられ，最終的には静脈へ吸収される。

　房水の産生と排出により**眼圧**（intraocular pressure；IOP）は一定（10～20mmHg）に保持されている。また，眼圧は一日のなかで変動する（眼圧日内変動）。

B 視神経，視路

　網膜の視細胞でとらえられた光刺激は，本節-A-4「眼球内膜」で触れたように，視細胞で化学反応，次いで電気反応を起こし，神経インパルスとなって双極細胞・神経節細胞へと伝達される。

　神経節細胞の軸索突起は，**視神経乳頭**（視神経円板）に集まり**視神経**となって眼球後部から出て，**視神経交叉**（視交叉，optic chiasm），**視索**（optic tract）を経て外側膝状体（lateral geniculate body）で別の神経細胞へと中継され**視放線**＊（optic radiation）となり，視中枢である後頭葉鳥距溝へと達する。これを**視路**（視覚伝導路，visual pathway）という。視神経は

＊ **視放線**：視路の第3神経細胞の神経線維は外側膝状体の細胞から発し，内包の後部，知覚神経線維の背部，聴神経線維の内側を通り外側脳室に沿って大きく扇状に広がり線条野（visual cortex）の細胞に達する。この経路を視放線という。

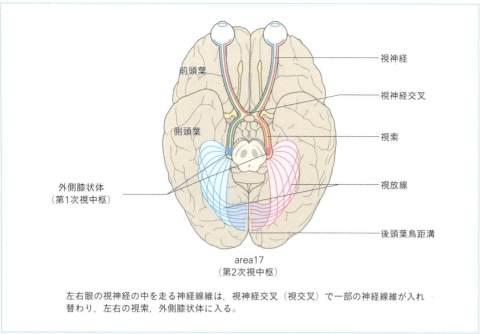

図 1-4 視路の模式図

視神経交叉では半交叉（網膜鼻側からの神経線維は交叉し，耳側からの神経線維は交叉しない）している（図 1-4）。

両眼でとらえた像を視覚中枢やさらに上位中枢の働きにより，一つのものを一つとして見て（融像），物の立体感，遠近感（立体視）などを感じる能力がある。この立体感や遠近感は，片眼（単眼）でもある程度訓練により獲得することができ，日常生活では困らないようになる。

C 眼球付属器

眼球付属器としては，眼瞼，結膜，涙器，外眼筋（眼筋），眉毛，眼窩（骨および軟部組織）があげられる（図 1-5）。その働きは，眼球を覆うことにより外力から保護すること，眼球の運動，涙液の分泌と排出などである。

1 眼瞼

眼瞼（eyelids）は，上眼瞼と下眼瞼からなり（図 1-5），その間は瞼裂（palpebral fissure）とよばれる。瞼裂の内側端を内眼角，外側端を外眼角という。眼瞼は，外側表面より，皮膚，眼輪筋，瞼板，眼瞼結膜からなり，皮膚と眼瞼結膜の移行部には，睫毛（cilia）およびマイボーム（Meibom）腺（瞼板腺）＊の開口部が平行に並んでいる。

睫毛は異物が眼内に入るのを防ぎ，マイボーム腺からは脂肪が分泌され，涙の蒸発を防

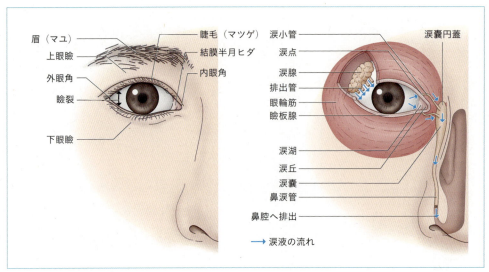

図 1-5 眼球付属器

いでいる。

　上眼瞼の瞼板の上端には，**上眼瞼挙筋**（動眼神経）および**ミューラー（Müller）筋**（瞼板筋，交感神経）が付着しており，上眼瞼を上へ引き上げる働きがある。瞼裂のまわりには眼輪筋（顔面神経）があり，閉瞼に関与している。

2 ｜ 結膜

　結膜（conjunctiva）は眼球と眼瞼を結びつけている粘膜で，眼瞼結膜，円蓋部結膜（結膜円蓋，fornix），眼球結膜に分けられる。眼瞼結膜は眼瞼の裏面を覆う部分で，眼瞼を反転すると見える。眼球結膜は強膜の前面を覆っている。円蓋部結膜は眼瞼結膜と眼球結膜の移行部の折れ曲がりで，全体として大きく袋状となっている（**結膜嚢**，conjunctival sac）。

　結膜の働きは，眼窩の前方入口を外界から閉ざして，外界からの異物が直接眼球に及ばないようにすること，眼球運動をスムーズにすること，涙液を副涙腺より分泌して乾燥を防ぎ，角膜表面を平滑にすることなどである。外界に面し，刺激や感染を受けやすい。

3 ｜ 涙器

　涙器（lacrimal apparatus）は，涙液の分泌器官である**涙腺**（主涙腺と副涙腺）と，涙液の排出器官である**涙道**（lacrimal passage）からなる（図 1-5）。主涙腺は眼窩上耳側に位置し，上眼瞼挙筋の瞼板により上，下 2 部分に分かれている。副涙腺は結膜嚢（円蓋部結膜のつくる袋状のもの）に開口している小涙腺であり，この主・副涙腺より涙液が分泌される。

＊ **マイボーム腺（瞼板腺）**：瞼板の中にある腺組織で，ここからの分泌物は涙液最外層の油膜層を形成し涙液のオーバーフロー，蒸発を防ぐとともに眼瞼の開閉をスムーズにする働きがある。

涙液は，角結膜を潤し，その表面の塵，埃を流し出す。涙液中のリゾチームにより殺菌作用をもつ。1日分泌量は平均2〜3mLである。

涙道は上下涙点（lacrimal punctum）→上下涙小管（lacrimal canaliculus）→涙嚢（lacrimal sac）→鼻涙管（nasolacrimal duct）そして下鼻道（inferior nasal meatus）へと導く経路で，涙液を排出させる。

4 外眼筋

外眼筋（extraocular muscles）は6個の筋肉が眼球に付いていて，眼球を随意に運動（**眼球運動**, ocular motility）させる機能をもつ（図1-6）。表1-1には各外眼筋の働きと支配神経を示した。また，両眼は協同して動くように，中枢神経によりコントロールされている。

一方，内眼筋には瞳孔散大筋，瞳孔括約筋，毛様体筋がある（本章-Ⅱ-6「調節」, 9「瞳孔運動」参照）。

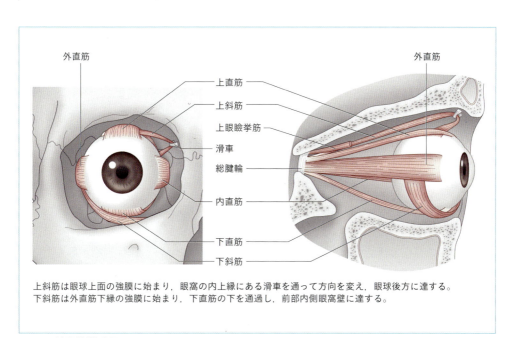

上斜筋は眼球上面の強膜に始まり，眼窩の内上縁にある滑車を通って方向を変え，眼球後方に達する。
下斜筋は外直筋下縁の強膜に始まり，下直筋の下を通過し，前部内側眼窩壁に達する。

図1-6 外眼筋模式図

表1-1 各外眼筋の働きと支配神経

	支配神経	主な運動方向
①上直筋	動眼神経	上方
②下直筋	動眼神経	下方
③内直筋	動眼神経	内方
④外直筋	外転神経	外方
⑤上斜筋	滑車神経	下外方，内回旋
⑥下斜筋	動眼神経	上外方，外回旋

5 眉毛

眉毛（eyebrow）は上眼瞼と前頭部皮膚の境にある毛であり，その働きはあまりはっきりしないが，額からの汗が眼内に入るのを防いでいると考えられている。

6 眼窩

眼窩（orbita）は，頭蓋骨の前面にある7種の骨に囲まれた空洞で，四角錐の形をしている。視神経孔，上眼窩裂や下眼窩裂などにより頭蓋内と血管，神経の連絡がある。眼窩内には眼窩脂肪組織，テノン（tenon）嚢（眼球を包み込む結合組織），眼球および付属器が入っている。脂肪組織やテノン嚢により眼球の保護，ショックの緩衝，円滑な眼球運動を可能にしている。

II 眼の機能

眼の役割は，外界の光刺激を前眼部（角膜，水晶体）で屈折させ，網膜の視細胞で受け止めてそこで電気信号に変換し，視神経・視路を伝って視中枢へと伝達することで，物の形や色を認識させることである。私たちは外界からの情報の約80％を眼から得ているといわれており，視覚器が日常生活上いかに重要であるかが理解できる。

眼の担う機能には，視力，視野，光覚，色覚，屈折，調節，両眼視，眼球運動，瞳孔運動がある。

1. 視力

物体の形の存在を識別できる能力を**視力**（visual acuity）という。錐体細胞が最も密集している網膜の中心部（黄斑部）は視力が最も良く，中心窩で見た視力を**中心視力**（central vision，単に視力といえばこれを指す）という。中心窩から離れると視力は急速に低下するが，周辺もぼんやりと見ることはできる。これを**中心外視力**（eccentric vision）という。実際の視力測定は2つの点が離れていることを見分けられる一番小さな角度（最小視角，単位：分=1/60°）を測定し，その逆数を視力とする（第3章-II-A「視力検査」参照）。

$$視力 = 最小視角（分）の逆数 = \frac{1}{最小視角}$$

眼鏡やコンタクトレンズで矯正していない視力を裸眼視力，矯正して最も良い視力を測定したものを矯正視力という。

2. 視野

眼球の位置を固定した状態の片眼で見える範囲のことを**視野**（visual field）という。通常

は眼球を固定した固視点からの角度で表す。正常の視野範囲は，片眼で上方60°，鼻側60°，下方70〜75°，耳側100〜110°である（図1-7）。周辺視野ほど光に対する網膜感度は低下する。中心部が最も感度が高く，周辺に行くに従って低い。海に浮かぶ山をもつ島によく例えられる（**視野の島**，図1-8）。視野の各部位での見え方を検査することを**視野検査**という。中心視線から耳側15°の所，視神経乳頭には視神経のない楕円形の暗点があり，

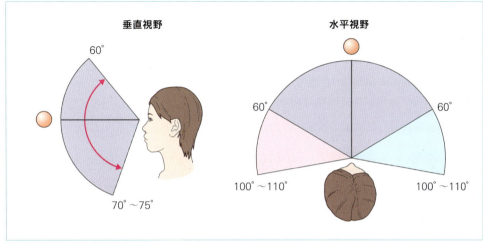

図**1-7** 正常視野

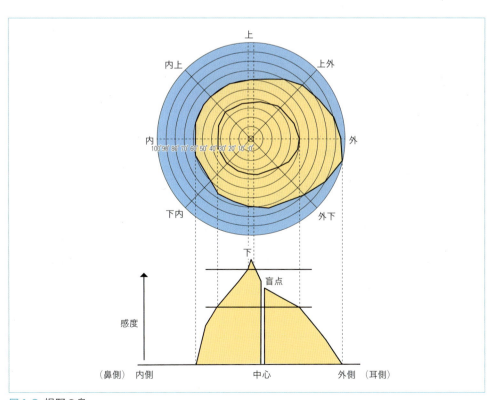

図**1-8** 視野の島

視野が欠損している。これをマリオット盲点といい，眼底の視神経乳頭（quantitative visual field）に相当するもので，正常所見である。

量的視野とは視標の光の強さや大きさを変えて，感度の情報を盛り込んだ視野のことをいう。通常，視野の中心に近いほど感度が高い。

3. 光覚

光を感じる能力のことを**光覚**（light sensation）という。網膜には錐体細胞，杆体細胞の2種類の光を感じる細胞があり，錐体細胞は明所での視機能を，杆体細胞は暗所での視機能を主に担う。網膜の光に対する感度はまわりの状況によって大きく変わり，明所での状態を**明順応**（light adaptation），暗所での状態を**暗順応**（dark adaptation）という。明順応は数分で済むが，暗順応には30分ほどかかる。またいずれも，高齢になるに従い，能力が低下する。夜盲は杆体細胞の異常によるもので，薄暗い所では物が見えない。

4. 色覚

色覚（color sense）は，色を見分ける能力である。色の感覚は黄斑部に存在する3種の錐体細胞（赤，緑，青を感じる各錐体細胞）によりつくり出され，暗所や視野の中心外では働きにくい。色覚異常は錐体細胞の異常で，先天的なものは遺伝による（伴性劣性遺伝が多い）。先天性の色覚異常は男性の約5％，女性の約0.2％にみられる（第4章-Ⅸ-11「色覚異常」参照）。

5. 屈折

眼に入った光は，角膜，房水，水晶体の凸レンズ機能により屈折されるが，硝子体では少し拡散し，黄斑部で像を結ぶ。これが眼の**屈折**（refraction）である。

眼の屈折状態は次のように決められる。遠方（無限遠）からの光が，

- **正視** 網膜に焦点が合う（像が結ばれる）状態（図1-9）。
- **近視** 網膜の前方で像が結ばれる状態。凹レンズで矯正できる（図1-9）。
- **遠視** 網膜の後方で像が結ばれる状態。凸レンズで矯正できる（図1-9）。
- **乱視** 角膜表面や水晶体がラグビーボールのように楕円形にゆがんでいるため，1点に焦点が合わない状態。円柱レンズで矯正できる。

これら近視，遠視，乱視は**屈折異常**とよばれる（第4章-Ⅰ-A「屈折の異常」参照）。

6. 調節

毛様体筋の収縮，弛緩によりチン小帯が水晶体を引っ張り，水晶体の厚みを変えて遠近の焦点を合わせる働きのことを**調節**（accommodation）という（図1-10）。調節力は加齢とともに低下する。

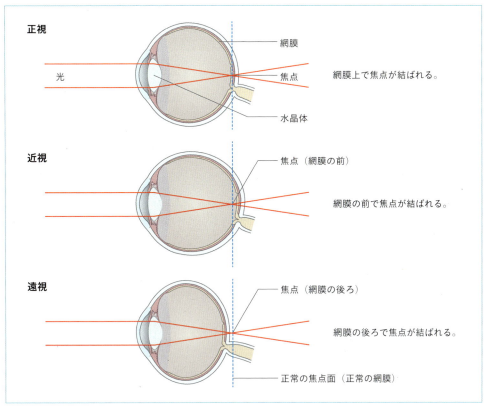

図 1-9 屈折異常

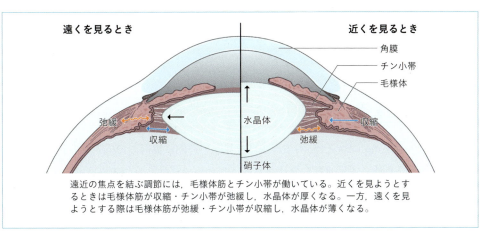

図 1-10 調節

7. 両眼視

　左右の眼は、物を見る角度が違うために見え方に差ができる（視差）。この情報が脳内で処理されることにより、奥行きをもった3次元空間のイメージとして、物体を認識することができる。この機能のことを**両眼視**（binocular vision）という。両眼視には3つの段階

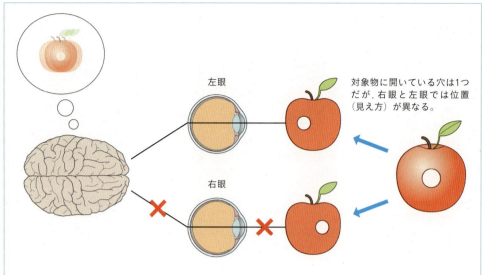

図 1-11 同時視

があり，①同時視（simultaneous perception）→②融像（fusion）→③立体視（stereoscopic vision）の過程を経て成立する。後者ほど高度な機能である。

▶ **同時視** 左右両眼で同時に見る能力（図 1-11）。
▶ **融像** 左右両眼の像を 1 つの像として見る能力（図 1-11）。
▶ **立体視** 視差情報をもとに，奥行きをもった 3 次元イメージを認識する能力。

融像ができるためには同時視が，立体視ができるためには融像ができている必要がある（図 1-11）。

8. 眼球運動

眼球運動（ocular motility）とは，両眼の眼球を見たい方向に協同して向かせる運動をいい，水平運動，垂直運動，回旋運動に分けられる。これらの運動は 6 つの外眼筋によってコントロールされ，両眼が協同して動くように中枢神経によりコントロールされている。また，両眼の視線を眼前の 1 点に集中させることを**輻湊**（convergence）といい，その視線をより遠方に分散させることを**開散**（divergence）という（図 1-12）。また，視線の位置関係のことを**眼位**（eye position）といい，**正位**（orthophoria；ortho），**斜位**（heterophoria；phoria），**斜視**（squint）がある（第 4 章 - XV「眼位・眼球運動の異常」参照）。

9. 瞳孔運動

虹彩の中央にある**瞳孔**（pupil）が大きくなることを**散瞳**（mydriasis），小さくなることを**縮瞳**（miosis）といい，この両者を指して**瞳孔運動**（pupil movement）という（図 1-13）。ま

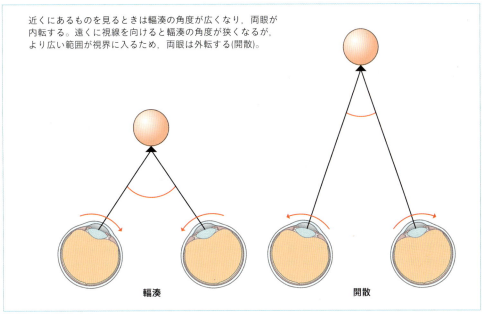

図 1-12 輻湊と開散

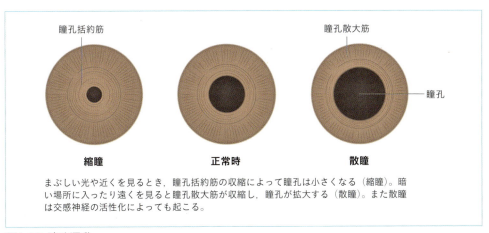

図 1-13 瞳孔運動

ぶしい光を見たとき，また，近くを見たときに縮瞳する。暗い場所，遠くを見たときのほか，感情の興奮などにより交感神経が活性化すると散瞳する。それぞれ散瞳は瞳孔散大筋，縮瞳は瞳孔括約筋の収縮によって起こる。

国家試験問題

1 光を屈折する眼の構造はどれか。 （103回 AM28）

1. 結膜
2. 角膜
3. 強膜
4. 網膜

2 近くの物を見るときの反応で正しいのはどれか。 （97回 PM8）

1. 両眼球の外転
2. 瞳孔の収縮
3. 水晶体の厚さの減少
4. 眼圧の上昇

▶答えは巻末

眼

第 2 章

眼の症状と病態生理

この章では

- 外眼部・前眼部疾患に伴う症状と，視機能障害を伴う症状について理解する。
- 症状が起こる原因と，どのような疾患に現れるのか理解する。

I 外眼部,前眼部疾患に伴う症状

1. 充血

充血(injection)とは,眼球結膜や強膜の血管の拡張による症状である。充血は以下の3つに区別される(図2-1)。

1 結膜充血

結膜充血(conjunctival injection)とは,結膜炎により結膜血管が拡張し,白眼が赤くなる状態をいう。角膜の近くでは充血は軽く,瞼結膜で強くなる。

2 毛様充血

角膜周囲の強膜が,び漫性にピンクに近い赤色を呈する状態を**毛様充血**(ciliary injection)という。血管のない部分の強膜もピンク色にみえるが,これは強膜の深部血管が拡張するためである。毛様充血では角膜から離れるに従って充血が軽くなることが特徴である。

3 強膜充血

強膜充血(scleral injection)は白眼の深い部位の充血で,血管のない部分の強膜もピンク色を呈する。強膜自体に炎症が起きているとき(強膜炎)にみられる。アドレナリン点眼で表層の血管の充血を取ると,はっきりと深層の血管の充血がみられる。

2. 結膜出血(結膜下出血)

結膜出血(結膜下出血,conjunctival hemorrhage)では,白眼にべっとりと赤い部分ができ

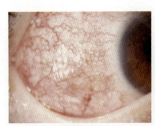
結膜充血

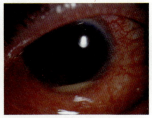
毛様充血

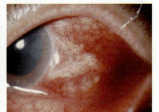
強膜充血

結膜充血では角膜付近では充血は軽いのに対し,毛様充血では角膜付近ほど充血が強い。毛様充血・強膜充血では,深部強膜血管の拡張のために,血管のない部分の強膜もピンク色にみえる。

図2-1 結膜充血,毛様充血,強膜充血

る。これは結膜血管が切れて結膜下に血液が貯留した状態である。結膜血管の怒張はなく，同じ部位に繰り返し出血することがある。高血圧，動脈硬化をもつ中高年者に多い。

3. 流涙

涙が眼瞼縁を越えて眼から溢れ出る状態を**流涙**（tearing）という。流涙は次の2つに分けられる。

1 涙液分泌過多

涙液分泌過多（lacrimation）は，角膜や結膜の異物付着，炎症，精神的状態によって起きる。

2 涙道の通過障害

涙道の通過障害（epiphora）は，涙点，涙小管，涙嚢，鼻涙管の閉塞や狭窄によって起きる。

4. 乾性角結膜炎（角結膜乾燥症，ドライアイ）

乾性角結膜炎（角結膜乾燥症，ドライアイ，dry eye）とは，涙液の分泌減少や涙液の質の悪化のために，眼の異物感，痛み，充血や視力低下などを感じる状態をいう。シェーグレン症候群や関節リウマチなどの膠原病が原因である場合は重症となりやすい（第4章-Ⅵ-10「乾性角結膜炎（角結膜乾燥症，ドライアイ）」参照）。

❶判定

涙液減少を以下の検査により判定する。

（1）フルオレセイン角結膜染色

フルオレセイン試験紙を用いる検査。水でぬらした試験紙を用い角膜・結膜を染色した状態で細隙灯顕微鏡の青色光で観察すると，角膜や結膜表面に黄緑色に染まる点状の傷（図2-2）がみられる。乾性角結膜炎でよくみられる所見である。

（2）涙液層破壊時間

フルオレセイン角膜染色を行った後，患者に瞬きを我慢してもらい，細隙灯顕微鏡の光を青色にして角膜表面に張った涙の層（黄緑色に見える）が破れるまでの時間（涙液層破壊時間，tear film breakup time；BUT）を観察する。10秒以下は涙液の保持が悪く，5秒以下は異常と判定する。

（3）涙液分泌検査（シルマー法）

詳細は図3-50参照。

❷治療

治療としては，人工涙液，ヒアルロン酸ナトリウム（ヒアレイン®）やジクアホソルナトリウム（ジクアス®），レバミピド（ムコスタ®）点眼液の点眼，涙点プラグがある。

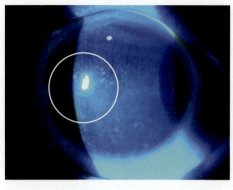

角膜表面をフルオレセイン染色してから細隙灯顕微鏡の青色光を用いて観察した写真。この例は点状表層角膜炎のため、微細な点状の多発性角膜上皮欠損が黄緑色に染色されて観察される（円で囲った部分）。

図 2-2 フルオレセイン角膜染色による細隙灯顕微鏡検査（点状表層角膜炎）

5. 眼脂

涙液・粘液，油脂，脱落上皮細胞，線維素，白血球，細菌，塵埃などからなる眼からの分泌物（いわゆる，めやに）を**眼脂**（discharge）といい，角膜炎，結膜炎においてみられる。構成成分により，漿液性，粘液性，膿性などに分けられる。漿液性眼脂はウイルス性結膜炎で多く，粘液性眼脂はアレルギー性で多く，膿性眼脂は細菌感染で多い。

6. 瘙痒感

かゆいと感じることを**瘙痒感**（itching）という。眼の瘙痒感は，花粉などによるアレルギー性結膜炎や春季カタル，アトピー性皮膚炎などでみられる。

7. 羞明

光を異常にまぶしく感じる状態を**羞明**（photophobia）という。眼内に入る光の乱反射，炎症刺激，眼圧上昇などが原因となる。結膜炎，角膜炎，虹彩毛様体炎，白内障初期，緑内障などで起こる。

8. 異物感

眼に異物が入っているような感じ（ゴロゴロ感）がすることを**異物感**（foreign body sensation；FBS）という。実際に異物がある場合と，異物はないが角膜や結膜に傷（多くは上皮びらん）が残り，異物感がある場合とがある。前者の原因としては，異物，結膜結石，眼瞼内反，睫毛内反や睫毛乱生などがあり，後者の原因としてはウイルス性結膜炎，角膜炎，角膜潰瘍，乾性角結膜炎がある。

9. 眼痛

眼の痛み（**眼痛**，eye pain）は主に，眼瞼，眼の表面，眼の奥のいずれかで感じられる。

1 眼瞼に痛みを感じる疾患

麦粒腫，急性霰粒腫など。

2 眼の表面に痛みを感じる疾患

結膜炎，角膜びらん，角膜潰瘍など。

3 眼の奥に痛みが放散する疾患

急性閉塞隅角緑内障発作，全眼球炎，三叉神経痛，ぶどう膜炎，老視，遠視，調節麻痺など。また，鼻腔，副鼻腔の炎症，髄膜炎，下垂体腫瘍など，頭蓋内の病変で眼の奥が痛むこともある。近年，端末表示装置（コンピューター）作業（visual display terminals；VDT作業）従事者やスマートフォンなどの使用者の増加に伴って，眼精疲労に伴う眼の痛みおよび頭痛やドライアイなどが問題となっている。また，コンタクトレンズ装着などによる痛みも問題になっている。

10. 眼球突出

眼球突出（exophthalmos）とは眼球が異常に前方に突出している状態で，いろいろな全身的疾患（バセドウ病など），または眼の奥の疾患（眼窩腫瘍，眼窩内炎症，眼窩内出血など）によって起こる。両眼の場合と片眼の場合がある。

II 視機能障害を伴う症状

1. 視力障害

視力障害（visual disturbance）には，次のようなものがある。

1 遠見障害

近くはよく見えるが，遠くが見えにくい。近視や近視性乱視で起こる。

2 近見障害

遠くは見えるが，近くが見えにくい。老視，遠視，遠視性乱視，調節麻痺で起こる。

3 そのほかの視力障害

遠くも近くも，屈折の矯正を行っても見えないことがあり，多くの疾患が含まれる。原因としては，透光体（角膜，水晶体，硝子体）の混濁，眼底（網膜，ぶどう膜）の疾患，視神経・視路の疾患，眼圧異常（緑内障），不正乱視，機能異常（弱視），精神的異常（ヒステリー）などがある。

2. 視野異常

視野に見えない，あるいは見えにくい部分が出現したり，視野が正常に比べて狭くなった状態を**視野異常**（abnormal visual field）という。網膜疾患，緑内障，視神経・視路の疾患，頭蓋内病変などで起こる。視野異常には，次の型がある。

1 求心性狭窄

周辺部から視野の欠損が起こり，中心視野は残存する。

2 半盲

視野の半分が，正中線あるいは水平線を境にして欠損する。正中線での半盲は脳や視交叉に，水平線での半盲は視神経や網膜に原因があることが多い。**両耳側半盲，両鼻側半盲，同名半盲，上下半盲**に分けられる。

- ▶ **両耳側半盲** 両眼の耳側半分の視野が欠けた状態。
- ▶ **両鼻側半盲** 両眼の鼻側半分の視野が欠けた状態。
- ▶ **同名半盲** 両眼の同じ側（右側または左側）半分の視野が欠けた状態。
- ▶ **上下半盲** 両眼の上側半分または下側半分の視野が欠けた状態。

3 暗点

- ▶ **孤立暗点** 部分的に見えない視野が孤立して存在する。
- ▶ **中心暗点** 見ようとする視野の中心部分が見えない。

表2-1 視野異常の原因

視野異常の型		原因
求心性狭窄		網膜色素変性症（図2-3），ヒステリー，進行した緑内障
半盲	両耳側半盲	視神経交叉部腫瘍（下垂体腺腫など）
	両鼻側半盲	視神経交叉部腫瘍（まれ）
	同名半盲（図2-4）	視神経交叉より後方の視路障害（視索，外側膝状体，視放線）（図1-4参照）
	上下半盲	緑内障，虚血性視神経症，網膜中心静脈分枝閉塞症など
暗点	孤立暗点	緑内障，網膜剝離，網脈絡膜腫瘍など
	中心暗点	視神経炎，中心性漿液性網脈絡膜症，加齢黄斑変性症など

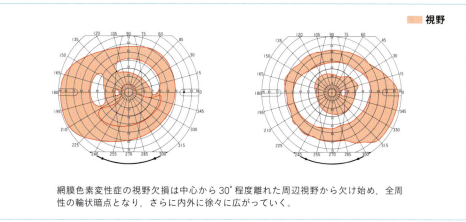

網膜色素変性症の視野欠損は中心から30°程度離れた周辺視野から欠け始め，全周性の輪状暗点となり，さらに内外に徐々に広がっていく。

図2-3 網膜色素変性症の視野

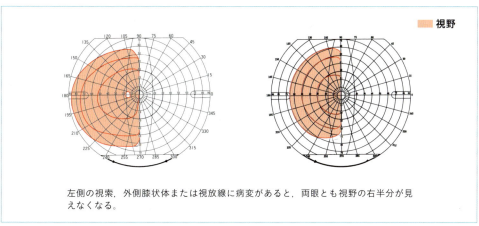

左側の視索，外側膝状体または視放線に病変があると，両眼とも視野の右半分が見えなくなる。

図2-4 右同名半盲の視野

表2-1に，視野異常について考えられる原因をまとめた。

3. 色覚異常

色覚異常（achromatopsia）とは，色を見分ける機能の障害で，先天性と後天性とがある（第4章-IX-11「色覚異常」参照）。

1 先天性（先天色覚異常）

網膜の錐体細胞の機能不全によるもので，1色覚（旧：全色盲），2色覚（旧：色盲），異常3色覚（旧：色弱）に分類される。赤緑色覚異常および異常3色覚が多い。主に伴性劣性遺伝によるもので，わが国の男性の約5％，女性の約0.2％にみられる。網膜の3種類ある錐体細胞のうち，1種類の機能が欠損している状態を2色覚という。

2 後天性（後天色覚異常）

眼底の疾患や視神経疾患，中毒などで起こる。青黄色覚異常や赤緑色覚異常がある。

4. 夜盲

暗順応が障害された状態を**夜盲**（nyctalopia）という。患者は，暗い所ではよく見えない（いわゆる，とりめ）と訴える。ビタミンAの欠乏などで起こる網膜の杆体細胞の機能不全によるもので，進行の有無により下のように分けられる。

一方**昼盲**（day blindness）は，夜盲とは逆に明るい所ではよく見えず，暗い所のほうが視力が良い。錐体細胞の機能不全によることが多く，1色覚はその代表である。

1 進行しないもの

先天性停止性夜盲，小口病など。

2 進行するもの

網膜色素変性症，ビタミンA欠乏症など。

5. 飛蚊症

飛蚊症（myodesopsia）は，眼の前に糸状，円形，点状などの様々な形をしたものが見え，眼の動きにつれて動き，ゆらゆらする。それらは，明るい壁や青空を背景にするとよく見える。

硝子体虚脱，後部硝子体剝離，ぶどう膜炎や硝子体出血などに伴ってみられる。硝子体虚脱に伴う飛蚊症は高度近視，老人性変化，網膜病変などに伴って起こり，正常人でも老化により多くが自覚する。これを生理的飛蚊症という。特に40歳以上で突然飛蚊症を訴えた場合には，網膜剝離の前兆であることがあるので，注意しなければならない。

6. 変視症

物がゆがんで見える状態を**変視症**（metamorphopsia）という。

ぶどう膜炎，特発性黄斑上膜，加齢黄斑変性症，中心性漿液性網脈絡膜症，網膜剝離，糖尿病網膜症などで，網膜黄斑部の障害が原因となって起こる。

7. 小視症

患眼（病気のあるほうの眼）で健眼（病気のないほうの眼）より物が小さく見える状態を**小視症**（micropsia）という。

中心性漿液性網脈絡膜症，ぶどう膜炎などで起こる。

8. 巨視症

患眼で健眼よりも物が大きく見える状態を**巨視症**（macropsia）という。黄斑上膜などで起こる。

9. 虹視症

灯火のまわりに虹色の輪（**虹暈**と称する）が見えることを**虹視症**（iridopsia）という。
緑内障で高眼圧のときにみられることが多い。角膜に浮腫（むくみ）が生じ，角膜を構成する膠原線維の層状構造が乱れることで起こると考えられている。角膜炎や水泳の後にも起こる。

10. 複視

1つの物体が2つに見える症状を**複視**（diplopia）といい，次の2つに分けられる。

1 単眼複視

片眼だけで見ても複視がみられる状態。乱視，白内障，水晶体偏位*，多瞳孔*などで起こる。

2 両眼複視

眼筋麻痺や眼窩底骨折の場合などで起こる（片眼を覆えば複視はなくなる）。

11. 斜視

物を注視したときに，両眼の視線が1点に集中せず，一眼の視線がはずれている状態を**斜視**（squint）という。内斜視，外斜視，上下斜視などがある。生まれつき（先天性）のほか，眼筋麻痺，脳神経の病気，遠視，両眼視の異常，片眼の視力不良などが原因で起こる。

12. 眼精疲労

物を見ようとすると，眼が疲れて痛くなり，頭痛，肩凝り，悪心などを起こし，仕事などが続けられなくなる状態を**眼精疲労**（asthenopia）という。コンピューター作業従事者に多くみられ，テクノストレス*の一種として問題となっている。そのほか，次のような原因による眼精疲労がある。

---

* **水晶体偏位**：水晶体が本来の位置からずれ，ある方向に偏位した状態のこと。先天異常のほか，外傷などが原因で起こる。
* **多瞳孔**：虹彩に2つ以上の瞳孔の開口ができている状態。先天異常のほか，外傷や眼内手術などが原因で起こる。
* **テクノストレス**：パソコンやスマートフォンなどの長時間使用が原因で生じる精神的な失調症状の総称。

1 | 調節性眼精疲労

遠視，乱視，老視，調節衰弱，調節麻痺など，近方視力低下により起こる。眼鏡が合っていない場合にも生じる。

2 | 筋性眼精疲労

斜視，斜位，眼筋麻痺，重症筋無力症などで起こる。

3 | 症候性眼精疲労

緑内障，結膜炎，角膜炎，乾性角結膜炎などの眼疾患のときに起こる。

4 | 不等像性眼精疲労

両眼の屈折度に大きな差があり，両眼の網膜に映る像の大きさや形が異なる場合（不等像視）に起こる。両眼の屈折度の差が **2D**（dioptor，レンズの強さの単位。第3章-Ⅱ-B-3「矯正視力検査」参照）以上で起こりやすい。

5 | 神経性眼精疲労

眼には異常がなく，肉体的または精神的な疲労などで起こる。テクノストレスによる眼精疲労も含まれる。

国家試験問題

1 網膜剝離を起こした患者の訴えはどれか。 （99回 AM57）

1. 「目が乾く」
2. 「物が二重に見える」
3. 「明るいところがすごくまぶしい」
4. 「眼の中にカーテンが引かれた感じ」

2 加齢による視覚の変化とその原因の組合せで正しいのはどれか。 （103回 PM55）

1. 老視―毛様体筋の萎縮
2. 色覚異常―眼圧の亢進
3. 視野狭窄―散瞳反応時間の延長
4. 明暗順応の低下―水晶体の硬化

▶答えは巻末

眼

第3章

眼疾患にかかわる診察・検査・治療

この章では

- 診察の方法を学習する。
- 視力検査・屈折検査の実施法と注意点を理解する。
- 細隙灯顕微鏡検査および眼底検査の種類と特徴を理解する。
- 視野検査の種類と特徴を理解する。
- 色覚検査の種類と特徴を理解する。
- 眼位および眼球運動検査の種類と特徴を理解する。
- 保存療法の主な点眼薬と使用目的を理解する。
- 保存療法の種類と適応疾患,障害について理解する。
- 主な眼疾患に対する手術療法の種類と目的を理解する。

I 診察法

A 問診

患者の訴えによって診断がほぼついてしまう場合もあるほど，問診は眼科診断上重要である。問診では，患者の主訴，現病歴，既往歴，家族歴，遺伝関係，眼科以外の全身的疾患，その治療内容，薬物を含むアレルギーの有無などについて聞く。

❶主訴

患者が来院した理由であり，病気の原因や患者の希望を考えるうえで最も重要な情報である。眼科に来院するきっかけとして多い主訴には，充血，眼脂，眼痛，視力低下，霧視（かすみ目），ゆがみ（歪視），物が二重に見える（複視），視野が欠ける，瞼の腫れ，などがある。

❷現病歴

どちらの目が，いつからどうなりはじめたのか，徐々に悪くなっているのか良くなっているのかなどを，時間経過に沿っていねいに問診する。またこれまでにどのような病院にかかってどのような治療（薬剤名や手術名）を受けたのか（治療歴）も聴取する。全身的な症状（発熱の後に両眼が充血してきた，など）がなかったかどうかも問診する。

❸既往歴

これまでにどのような病気に罹ってきたかを問診する。眼疾患のみならず，他科疾患についても聴取する。今回の目の主訴が，他科の疾患や，他科からの処方がきっかけとなることもある。その病気が現在も治療中（投薬中）なのか，もう通院していないのかを注意して聞き，現在の投薬内容を把握する。薬物を含むアレルギーの有無についても問診する。

❹家族歴

血縁のある家族，つまり両親や祖父，祖母，兄弟にどのような病気の人がいるかを聞く。特に親と本人は遺伝子の半分を共有しているため，親子で特定の病気に罹るリスクは似ていると考えられる。眼科疾患のみならず，全身疾患についても問診する。

❺社会歴，職歴，生活像

患者の仕事や地位，職歴，海外渡航歴，日常生活の様子（仕事の忙しさなど），配偶者や子どもの有無などの社会的情報も，手術を要する疾患や長期間治療を継続する必要がある疾患では必要な情報となる。初診時に可能な限りそれらの情報を聞き出す。

B 視診

話を聞きながら表情や顔面の状態，発赤，腫脹の有無などの眼瞼の状態，眼球の位置が

外斜あるいは内斜していないか，眼球運動制限の有無，眼球結膜の発赤，腫脹などを観察する。

Ⅱ 検査

眼科診療では，患者の主訴や病歴，視診での情報を元に，視力検査や細隙灯顕微鏡検査，眼圧測定，眼底検査などを行って，主訴の原因特定を目指すことが基本になる。

A 視力検査

▶ **概要**　視力は，2つの点が2つに分離して見える最小の距離（**最小視角**）の逆数（1／最小視力）で示される。実際に測定するときは，視力表を一定距離（5mまたは3m）に置いて認識できる最小の視標により測定する。視標は国際会議で選定された**ランドルト**（Landolt）**環**を基礎とする。図3-1に示した大きさのランドルト環を5mの距離から見た視角は1分であり，これを読むことができるとき視力はこの逆数で1.0となる。それと同じ比率で，カタカナ，ひらがな，円，図形などを並べて作ったものを視力表という（図3-2）。

▶ **種類**　視力表（図3-2）は，視標を連続して並べた**字づまり視力表**（成人用）と，視標を1つずつ切り離して被検者に提示する**字ひとつ視力表**（小児用）に分けられる。小児では，字づまり視力表を使用すると視力が実際より低く出ることがあるので注意する。なお，およそ8歳頃までに視力の発達は完了する。

▶ **目的**　眼科診療においてはいかなる場合でも視力が最も基本となり，正常でない場合は視力障害の原因を調べ，診断し，治療して視力回復を図ることが目的である。

▶ **適応疾患**　屈折異常，白内障，網膜疾患などあらゆる眼疾患で行われる。

▶ **必要物品**　字づまり視力表，字ひとつ視力表。

▶ **方法**　まず，眼鏡やコンタクトレンズ（contact lens：CL）をはずした裸眼視力を測る。裸眼視力が正常でない場合には，屈折検査を行い，屈折異常をレンズで矯正して矯正視力を測定，記入する。

　　視力検査の結果は，Vd=1.0，Vs=0.2などと記載する。

　　右眼の視力を**Vd**（ラテン語でvisus dextra）または**RV**（right vision）と表記する。左眼の視力は**Vs**（ラテン語でvisus sinistra）または**LV**（left vision）と表記する。詳細は次項B-3-4「矯正視力検査の結果の記載法」で述べる。

1 遠方視力検査と近方視力検査

視力検査には，通常5mの距離に置いた視力表を用いて行う**遠方視力検査**と，近く（多くは眼前25〜30cm）に置いた近距離視力表を用いて測定する**近方視力検査**がある。前者は

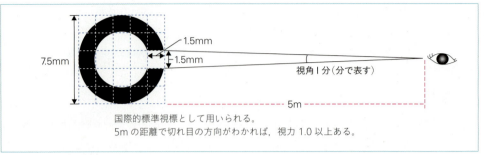

図3-1 ランドルト環

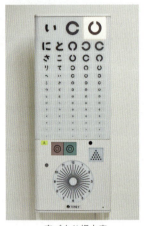
字づまり視力表

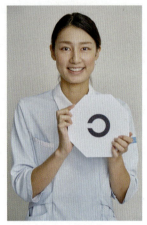
字ひとつ視力表

通常5mの距離から見て視力測定する。小児（6歳以下）ではランドルト環1つだけの検査表（字ひとつ視力表）を用いたほうがよい。

図3-2 視力表

遠用眼鏡，後者は近用眼鏡を処方するときに用いる。

2 裸眼視力と矯正視力

屈折矯正レンズをまったく用いないときの視力を**裸眼視力**（uncorrected visual acuity），屈折矯正レンズを用いて矯正したときの最高の視力を**矯正視力**（corrected visual acuity）という。

3 視力測定上の注意点

「矯正視力検査」の詳細は次項B-3参照。

- **照度** 視力表を置いている部屋は50ルクス（lx）程度の照度とし，視力表は400〜800ルクスの照度のもとに置く。
- **視標の高さ** 1.0の視標を患者の眼の高さとする。
- **眼遮閉時の注意点** 片眼ずつ測定するが，遮閉眼に圧迫が加わらないようにする。

- ▶ **測定時の注意点①** 検査時に目を細めないようにする。
- ▶ **測定時の注意点②** 視力が0.1以下であれば，0.1の視標の見えるところまで視力表に近づかせる。5m視力表を用いた場合，視力表からα mのところで見ることができたときの視力Vは，V = 0.1 × α /5の式で計算できる。
- ▶ **測定時の注意点③** さらに視力の悪いときには，以下のように記載する。
  - **指数弁**（n.d. = numerus digitorum またはCF = counting fingers）：眼前で検者の立てた指の数を判別できる距離で表す。20cmで判別できたとき20cm/n.d.，または20cm/CF（20cm指数弁）と記載する。
  - **手動弁**（m.m. = motus manus またはh.m. = hand movement）：眼前の手の動きが判別できる。
  - **光覚弁**（s.l. = sensus luminis またはp.l. = perception of light）：光の存在のみが判別できる。
  - **0**：光の存在すら判別できない（光覚なし）。

正常人の矯正視力は1.0以上である。1.0を下回る視力の場合，その原因を追求することから眼科診療は始まる。

B 屈折検査

- ▶ **概要** 眼の屈折異常の程度を測定する検査。
- ▶ **種類** 他覚的検査および自覚的検査に分けられる。
- ▶ **目的** 屈折異常の程度を定量し，矯正視力を測定するためのレンズの度数を決定する。
- ▶ **適応疾患** 屈折異常，白内障，網膜疾患などあらゆる疾患で行われる。
- ▶ **必要物品** オート・レフラクトメーター，線条検影器。
- ▶ **方法** 他覚的検査と自覚的検査は，それぞれ下記のような手順で行う。

1. 他覚的屈折検査

1 検影法

患者の瞳孔に平面鏡または線条検影器で光を当て，瞳孔領の赤色反射の中に出てくる影の動き具合をみる検査が，**検影法**（skiascopy）である（図3-3）。光源を動かしても影が動かない強さの板付レンズの屈折度から，患者の眼の屈折を求める。主にオート・レフラクトメーターを使えない幼児の屈折検査に用いられる。

2 オート・レフラクトメーター

オート・レフラクトメーター（auto refractometer，図3-4）とは，赤外線を眼底に投影し，自動的に屈折度を測る機器であり，他覚的屈折検査に現在よく使われている。前述のとお

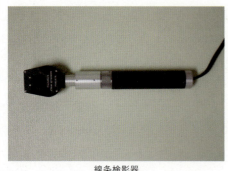 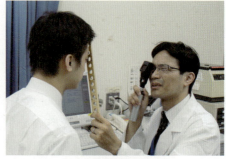

|線条検影器|検査の様子|

50cmの距離から患者の瞳孔に線条の光を入れて動かし，瞳孔領の影の動きを観察する。患者の眼の前に様々な度数のレンズを入れて，影の動きがなくなった度数から患者の屈折度を知る。

図3-3 検影法

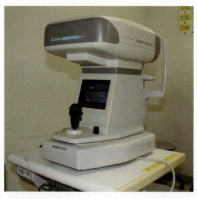

屈折度を自動的に測定する機器。

図3-4 オート・レフラクトメーター

り幼児では測定しにくいため，幼児用の手持ちオート・レフラクトメーターもある。

3 オート・ケラトメーター

　オート・ケラトメーター（auto keratometer，またはオフサルモメーター）は，角膜中心部を球面の反射面として，角膜上に反射する光点の間の距離を測ることにより，角膜の曲率（角膜曲率半径ともいう）を測定する。コンタクトレンズ処方や白内障手術のときに，眼内に挿入する眼内レンズ（人工水晶体，intraocular lens；IOL）の屈折度を決めるためには必須の検査である。現在ではほとんどの機種がオート・レフラクトメーターと一体型になっている。

　小児は調節力が強いため，正確な屈折状態を知るには調節麻痺薬（0.5％硫酸アトロピン，サイプレジン®など）を点眼して行う。

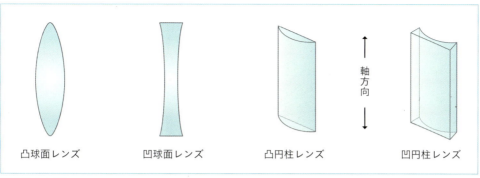

図3-5 レンズ

2. 自覚的屈折検査

自覚的屈折検査では，他覚的屈折検査の結果を参考に，矯正レンズ（球面レンズおよび円柱レンズ，図3-5)を用いた最良の視力を出す。瞳孔が散大しているときや乱視の強いときは，円孔板（ピンホール）を眼前に置きのぞかせると良い視力が得られることが多い。

3. 矯正視力検査

正式な矯正視力検査は以下の順に行う。

1 凸球面レンズによる検査

凸球面レンズは遠視を矯正するためのプラスの度数のレンズである。まず＋0.5D*の凸球面レンズをかけて視力が良くなるかをみる。見え方が不変，あるいは少し良くなるようであれば，凸球面レンズを＋0.5Dずつ強めていき，最も見えやすい度数を探す。簡単には板付レンズで行う。

2 凹球面レンズによる検査

凹球面レンズは近視を矯正するためのマイナスの度数のレンズである。上記の＋0.5D凸球面レンズで見え方が悪くなる場合は，－0.5Dの凹球面レンズをかけ，視力が良くなるかどうかをみる。見え方が少しでも良くなるようであれば，凹球面レンズを－0.5Dずつ強めていき，最も見えやすい度数を探す。

3 円柱レンズによる検査

次に視力表の下にある乱視表（図3-6）を見てもらい，放射状の線に濃淡を感じるようであれば，乱視があると考える。直乱視（横方向にカーブが強い乱視）では縦線がはっきりと

---

* **D**：diopter：ジオプター（ジオプトリー）の略。レンズの強さを表す単位である。1Dは1mの焦点距離を有するレンズの曲光力である。αmの焦点距離のレンズの曲光力は1/αDである。すなわち，焦点距離（m）に逆比例する。凸レンズはプラスの度数，凹レンズはマイナスの度数で表す。

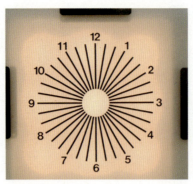

乱視の方向を検査するのに用いる。

図3-6 乱視表

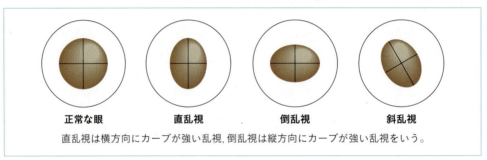

直乱視は横方向にカーブが強い乱視，倒乱視は縦方向にカーブが強い乱視をいう。

図3-7 乱視の種類

見え，倒乱視（縦方向のカーブが強い乱視）では横線がはっきり見える（図3-7）。はっきり見える軸方向と垂直の方向に凹円柱レンズの軸を一致させて（凹円柱レンズには軸方向の印がある）凹円柱レンズを度数の弱いものから順に強くしていく。濃淡がちょうどなくなったときの度が乱視の度である。その状態で再び視力表を見せ，矯正視力が良くない場合は，凹または凸球面レンズ，凹円柱レンズの度数を少し前後させ，さらに良い視力が出ないか確認する。

　もっと簡単に視力検査を行う場合は，まずオート・レフラクトメーターで得られた屈折度で矯正視力を測定する。視力が良くない場合は，凹または凸球面レンズ，凹円柱レンズの度数，乱視軸を少し前後させて，さらに良い視力が出ないか確認する。

4 矯正視力検査の結果の記載法

　「A 視力検査」で述べたように，視力検査の結果は，Vd=1.0，Vs=0.2 などと記載する。
　レンズの度数については，無印で度数を書いた場合は球面レンズの度数を表し，**cyl**（cylinder，円柱）の後に度数を書いた場合は円柱レンズの度数を表す。円柱レンズの度数の後には，円柱レンズの軸の度数を **Ax**（axis，軸）の後に記載する。
　たとえば，右眼に－1.5D の凹球面レンズと－1.0D の凹円柱レンズを軸180°に入れた

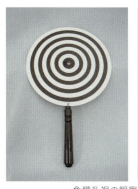
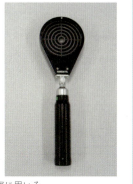

角膜乱視の観察に用いる。

写真提供／株式会社はんだや

図 3-8 プラチド角膜計（左）と電光式角膜計（右）

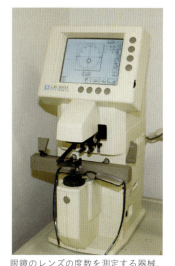

眼鏡のレンズの度数を測定する器械。

図 3-9 レンズメーター

ときに，最大の矯正視力 1.5 が得られた場合には，

　Vd ＝ 1.5 × － 1.5D ＝ cyl － 1.0D Ax 180°

と記載する。また，裸眼視力と矯正視力の両方を同時に記載するときは，矯正視力とそのときの眼鏡レンズの度数を括弧の中に，裸眼視力は括弧よりも前に記載する。

　たとえば，右側の裸眼視力が 0.3 で，－ 1.5D の凹球面レンズと－ 1.0D の凹円柱レンズを軸 180°に入れたときに，最大の矯正視力 1.5 が得られた場合には，以下のように記載する。

　Vd ＝ 0.3（1.5 × － 1.5D ＝ cyl － 1.0D Ax 180°）

様々な矯正レンズを入れても裸眼視力よりも良い視力が得られない場合を矯正不能といい，**n.c.**（ラテン語で non corrigunt）と表す。たとえば左眼の裸眼視力が 1.5 でそれ以上の矯正視力を得られない場合は，下記のように記載する。

　Vs ＝ 1.5（n.c.）

5 矯正視力検査で用いられるレンズ以外の器械

　プラチド（Placido）角膜計（図 3-8）は不正乱視の検査に用いられる。レンズメーター（図 3-9）は眼鏡レンズの度を測るのに用いる。

C 調節力検査

▶ 概要　毛様体筋の収縮，弛緩によりチン小帯が水晶体を引っ張り，水晶体の厚みを変えて遠近の焦点を合わせる働きの強さ（調節力）を測る。

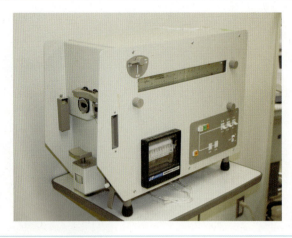

近点距離を測定する機器。視標をゆっくりと近づけ，はっきり見える最も近い距離が近点である。

図 3-10 アコモドメーター

- ▶ 目的　加齢（老視）や眼精疲労により低下する調節力を測り，視力障害の原因を探る。
- ▶ 適応疾患　老視，眼精疲労など。
- ▶ 必要物品　石原式近点計，アコモドメーター*（図 3-10）。
- ▶ 方法　明視できる最も近い距離を近点とよぶ。この近点を測定することで，調節力を算出できる。また近点を測定するのに石原式近点計またはアコモドメーターを用いる。数式は調節力（D：ジオプター）＝ 1/ 近点距離（m）− 1/ 遠点距離（m）である。

D 開瞼による検査（開瞼法）

- ▶ 概要　瞼が開きにくいときに，医療機器を用いて瞼を開いた状態で固定する。
- ▶ 目的　小児や眼瞼の腫脹が強い患者など，患者が瞼を開きにくい場合に行う。
- ▶ 適応疾患　老小児の眼疾患，眼瞼腫脹など。
- ▶ 必要物品　河本式開瞼器（図 3-11），デマル（Desmarres）開瞼鉤（図 3-12）。
- ▶ 方法　眼瞼をスライドさせて眼窩骨縁に押しつけて固定し，なるべく眼球を圧迫しないように注意する。小児の場合，眼瞼の腫脹がひどいときや羞明などのため強く閉瞼するときなどには，河本式開瞼器，デマル開瞼鉤などの開瞼器で開瞼する。

E 眼瞼反転による検査（眼瞼反転法）

- ▶ 概要　上下眼瞼の裏面の検査。
- ▶ 種類　上眼瞼反転法，下眼瞼反転法。
- ▶ 目的　角膜びらんの主原因である結膜異物*を発見，除去するため。そのほか，結膜炎

---

* アコモドメーター：調節の遠近両限界，調節の安静点，調節の時間的変動経過やその速度，反復変動能力，反復強制による機能低下の消長などが測定可能な数種の機種がある。

や結膜結石が疑われる場合も行われる。

- ▶ **適応疾患** 結膜異物，結膜炎，結膜結石など。
- ▶ **必要物品** 河本式開瞼器（図3-11），デマル開瞼鉤（図3-12）。
- ▶ **方法** 上眼瞼を反転するとき（上眼瞼反転法）は，患者に軽く下方視させ，示指と母指で眼瞼中央の皮膚を軽くつまみ，上方へ持ち上げ示指で瞼板の上端を中心にして押し込むようにひねるとよい（図3-13）。瞼板の大きくしっかりした黄色人種では比較的容易であるが，瞼板の小さな白色人種ではやや困難であり，硝子棒にからめるようにして反転する。

下眼瞼の反転（下眼瞼反転法）のためには，患者に上方を向かせ，下眼瞼皮膚を下方に引く（俗にいうアカンベエをさせる）と容易に可能である。

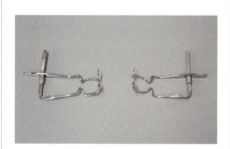

開瞼させるための機器。左眼用（左）と右眼用（右）がある。

図3-11 河本式開瞼器

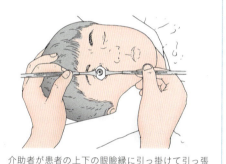

介助者が患者の上下の眼瞼縁に引っ掛けて引っ張り，開瞼させる。

図3-12 デマル開瞼鉤による開瞼

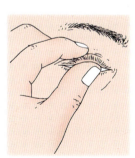

指頭で上眼瞼を反転し，

※流行性角結膜炎を疑うときは手袋をして行う。

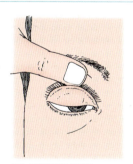

これを眼窩縁に固定し，

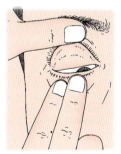

さらに他手で下眼瞼を圧迫して円蓋部を露出する。

図3-13 上眼瞼の反転検査

---

* **結膜異物**：主に目に入ったごみ。しばしば眼瞼裏面の結膜に付着し，角膜表面をこすって傷つける。

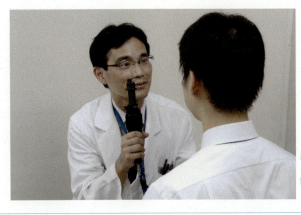

患者の眼に光を当てて観察する。患者の瞳孔からの反射を観察することで，眼内に光を遮るものがあるかどうかがわかる。

図3-14 徹照法

F 徹照法

▶ **概要** 徹照法（transillumination）は，光源を検者の眼の近くに保持して，患者の瞳孔を照らして観察する（図3-14）。正常者の場合，瞳孔が赤色に反射して見える（瞳孔反射）が，角膜，水晶体，硝子体や網膜に混濁や異常があると黒い影として見える。

G 斜照法

▶ **概要** 斜照法（oblique illumination）では，患者の左前方または右前方に光源を置き，凸レンズで集光し，斜めに眼を照らし，角膜，前房，瞳孔，水晶体を観察する。徹照法よりも角膜や水晶体の混濁の性状や色を直接観察しやすい。

H 細隙灯顕微鏡検査

▶ **概要** 細隙灯顕微鏡検査（slit-lamp biomicroscopy）では，光源からの光を細隙（スリット）に通すことで細い光の切片（optical section）をつくり，眼の各部を照らし，双眼顕微鏡で立体的に観察する（図3-15）。眼科診療でほとんどの患者に対して行う基本的な診察検査。

▶ **目的** 前眼部・透光体検査に用いる。前眼部（結膜，角膜）や中間透光体（前房，虹彩，隅角，瞳孔，水晶体，前部硝子体）を拡大して観察する。倍率は6〜40倍で，精密に検査できる。

▶ **適応疾患** 白内障，角膜びらん，角膜混濁，結膜炎，ぶどう膜炎など。

▶ **必要物品** 細隙灯顕微鏡（図3-15）。小児では手持ち細隙灯顕微鏡を用いる。

▶ **方法** 光を細隙（スリット）状にして患者の前眼部に当て，双眼顕微鏡で拡大して観察す

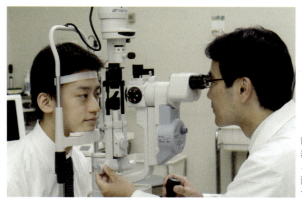

眼科で最もよく用いられる検査機器。主に前眼部を拡大して観察するのに用いるが、ゴールドマン三面鏡やSuperfield®レンズを用いて眼底の観察もできる。

図3-15 細隙灯顕微鏡検査

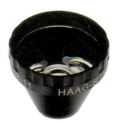

細隙灯顕微鏡での診察の際に、患者の角膜上に載せて用いる。眼底や隅角を拡大して詳しく観察できる。

写真提供／ジャパンフォーカス株式会社

図3-16 三面鏡

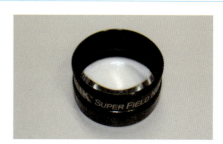

細隙灯顕微鏡を使って眼底を診察する際に用いる。ゴールドマン三面鏡と比較すると、患者の角膜に接する必要がない点で簡便である。

図3-17 Superfield®レンズ

る。前房隅角は隅角鏡（K「前房隅角検査」を参照）またはゴールドマン（Goldmann）三面鏡（図3-16）を患者の角膜上に載せて、鏡に映った像を細隙灯顕微鏡で観察する。また、ゴールドマン三面鏡または＋90Dレンズ、Superfield®レンズ（図3-17）の使用により、後部硝子体や眼底を拡大して立体的に観察することや、撮影装置を付けて前眼部写真の撮影もできる。

I 眼底検査

- ▶ **概要** 検眼鏡によって眼底（網膜、脈絡膜、視神経乳頭、網膜血管）を診察する方法（funduscopy）。眼科診察ではほとんどの患者に対して行う基本的かつ重要な診察検査である。また眼底動脈は、検査で直視できる唯一の血管であるため、糖尿病や高血圧症など、血管の状態の評価が必要な場合も行われる。
- ▶ **種類** 直像検査、倒像検査、眼底画像診断など。
- ▶ **目的** 視力障害の多くの原因となる網膜剝離、眼底出血、脈絡膜や視神経の異常など、

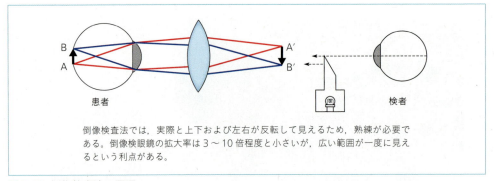

図3-18 倒像検査法の原理

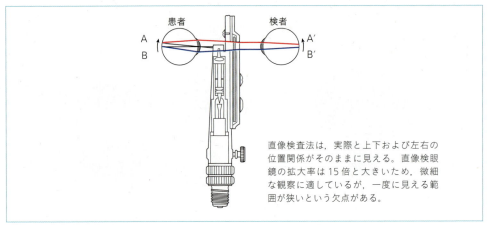

図3-19 直像検査法の原理

眼底の異常を調べる。
- **適応疾患** 眼底出血,網膜剝離,黄斑前膜,加齢黄斑変性症,ぶどう膜炎など。糖尿病や高血圧症に対しても行う。
- **必要物品** 倒像検眼鏡（図3-21 参照），立体双眼倒像検眼鏡（図3-22 参照），凸レンズ（＋14D,＋20D など），直像検眼鏡（図3-24 参照）。
- **方法** 眼底検査は暗室で行う。その原理を図3-18，19 に示す。経瞳孔的に眼底に光を照射し，眼底を見る。眼底周辺部を精査するときには一時的に散瞳する必要があり，散瞳薬ネオシネジン，ミドリン®Pなどを 1〜3 回点眼する。散瞳は 30 分〜1 時間で極大となり，4〜5 時間続く。
- **注意点** 隅角が狭い眼（図3-20 右）では，散瞳することで隅角が閉塞，閉塞隅角緑内障の発作を誘発し急激な眼圧上昇が起こることがある。
- **合併症** 閉塞隅角緑内障。

1. 倒像検査

倒像検査（indirect ophthalmoscopy）は，検眼鏡からの光を瞳孔より眼内に送り，眼底

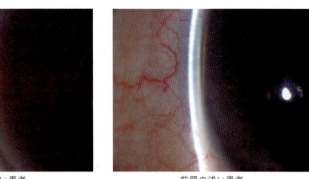

| 前房の深い患者 | 前房の浅い患者 |

細隙灯顕微鏡の光を角膜周辺部に当てると，前房の深い患者の眼（左）では角膜と虹彩の間の隙間が広いのに対し，前房の浅い患者の眼（右）では角膜と虹彩の間の距離が短く，隙間が狭い。

図3-20 隅角が広い眼と狭い眼（細隙灯顕微鏡写真）

からの反射光を凸レンズ（＋14D，＋20D，＋90D，Superfield® レンズなど）で集光して観察する方法である。＋14D，＋20Dでは倍率は3〜4倍である。＋90DやSuperfield®レンズは細隙灯顕微鏡と共に用いるレンズであり，10倍以上の倍率が得られる（図3-21〜

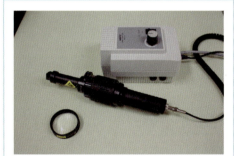

倒像検査法には，光源（倒像検眼鏡）と患者の眼の前にかざすレンズが必要である。

両眼で眼底を見ることができるため，立体的に観察できる。

写真提供／株式会社ナイツ

図3-21 倒像検眼鏡と＋20Dレンズ　　**図3-22** 立体双眼倒像検眼鏡

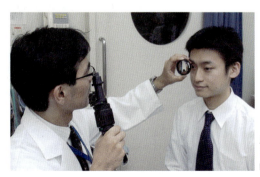

患者の眼の前（10cm弱の距離）にレンズをかざし，患者の瞳孔内に光を当てて眼底を観察する。

図3-23 倒像検査

23）．倒像検査法で見る眼底は，左右および上下が実際とは逆に見える．両眼で見られる倒像検査もあり（立体双眼倒像検眼鏡，図3-22），立体的に眼底を観察できる．

2. 直像検査

　直像検査（direct ophthalmoscopy）は，直像検眼鏡を患者の眼のすぐ前まで近づけて眼底を観察する方法である．見える範囲は狭いが約15倍に拡大して見えるので，視神経乳頭などの観察に適している．見える像の位置関係は倒像検査とは異なり，実際と同様である（図3-24，25）．

3. 眼底画像診断

　眼底画像診断は，それにより病変の部位・大きさの記録が可能である．

1　眼底写真撮影（眼底撮影法）

　眼底写真撮影（眼底撮影法，fundus photography）に用いる眼底カメラには，固定式（図3-26），手持ち式（図3-27）がある．最近はデジタル画像としてコンピューターに取り込んで，すぐに撮影画像を見られる画像ファイリングシステムが普及している．また，人間ドックでは無散瞳で眼底写真を撮影できる**無散瞳眼底カメラ**が多用され，生活習慣病や緑内障の発見に役立っている．通常，眼底の後極部（真後ろの部分）を黄斑部，視神経乳頭が写るように撮影する（図3-28）．

2　フルオレセイン蛍光眼底撮影

　フルオレセイン蛍光眼底撮影（fluorescein angiography）とは，造影剤としてフルオレセイン液を肘静脈などから注入し，眼内循環系に到達したときに眼底を緑色光で照明して，血液中のフルオレセイン液から発する蛍光を撮影する方法である．
　この方法により，通常の眼底検査では知り得ない網脈絡膜循環の状態，血管性病変の微

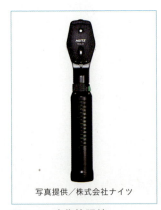

図3-24　直像検眼鏡

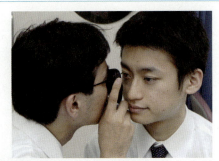

直像検眼鏡を患者の眼のすぐ前（2cmぐらいの距離）まで近づけ，患者の瞳孔内に光を入れて眼底を観察する．

図3-25　直像検査

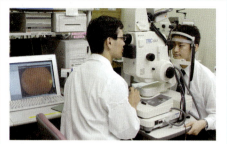

図3-26 固定式眼底カメラと画像ファイリングシステム

画像ファイリングシステムでは，撮ったばかりの眼底写真をすぐにコンピューター画面で見て確認し，録画することができる。

図3-27 手持ち式眼底カメラ

小児や寝たきりの患者の眼底撮影に用いる。

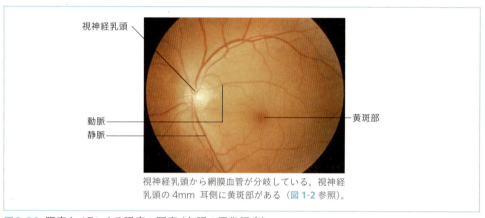

視神経乳頭から網膜血管が分岐している。視神経乳頭の4mm 耳側に黄斑部がある（図1-2参照）。

図3-28 眼底カメラによる眼底の写真（左眼の正常眼底）

細変化を観察できる（図3-29）。動脈→毛細血管→静脈への蛍光色素の移動が連続的にとらえられ，種々の眼底疾患の診断や分析に役立つ。たとえば，中心性漿液性網脈絡膜症や原田病では，脈絡膜側から蛍光色素の網膜下への漏出がみられ診断に役立つ。中心性漿液性網脈絡膜症では，同時に漏出箇所の確定を行い，漏出点に光凝固治療が可能になる。ま

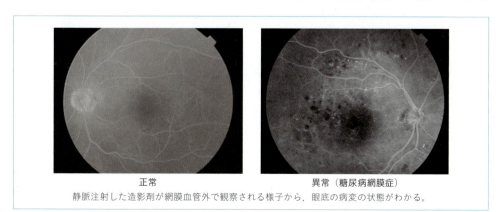

正常　　　　　　　　　異常（糖尿病網膜症）

静脈注射した造影剤が網膜血管外で観察される様子から，眼底の病変の状態がわかる。

図3-29 蛍光眼底写真

た，糖尿病網膜症では新生血管，血管閉塞領域の状態などを確認，光凝固などの治療に役立てられる。

このほかに，色素インドシアニングリーン（indocyanine green；ICG）を使うICG造影検査がある（インドシアニングリーン蛍光眼底造影検査）。これは網膜の深い層の病変や脈絡膜循環を検査する方法で，加齢黄斑変性症などの脈絡膜由来の新生血管を診断する際に行われる。

3 | 光干渉断層計

光干渉断層計（optical coherence tomography；OCT）は，近赤外光を眼底に照射し，その反射光の干渉現象を検出して，短時間（1～2秒）で詳細な解像度の網膜の組織断層像を得る検査機器である（図3-30）。造影剤を使わず生体網膜の病変を断層像としてとらえられるため，加齢黄斑変性症，黄斑浮腫，黄斑円孔，黄斑前膜をはじめ様々な眼底疾患の病態把握に有用である。複数の網膜の断層像を撮影し，面状に三次元画像化もできる。

4 | オプトス

オプトス（Optos）は，一枚の写真で広範囲（画角200°）の網膜を撮影することができる広角眼底カメラである。通常の眼底カメラの画角は45～50°程度であるが，オプトスは無散瞳でも一度に網膜の約80％を撮影できる（図3-31）。

5 | 眼底自発蛍光

眼底自発蛍光（fundus autofluorescence，図3-32）は眼底写真の撮影法の一種で，眼底カメラに特殊なフィルターを組み込んで撮影する。網膜色素上皮に蓄積する加齢性物質（リポフスチン）が自発蛍光する性質を利用し，網膜色素上皮内のリポフスチンの蓄積部位を撮影することで網膜色素上皮細胞層の代謝機能を非侵襲的に評価できる。網膜色素上皮に異常があると，リポフスチンが多くなるため，眼底自発蛍光撮影では明るく写る。しかし，

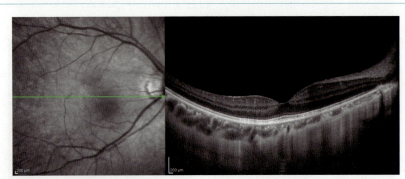

| 眼底像 | OCT断面像 |

黄斑を中心に網膜の層構造を鮮明に描出でき，網膜疾患の診断や治療効果の判定に有用な検査である。

図3-30　光干渉断層計（OCT）の画像

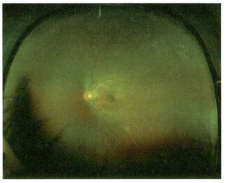

無散瞳でも一度に網膜の約80％を撮影できる。

図3-31 オプトスの画像

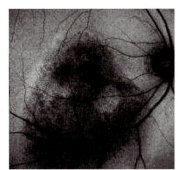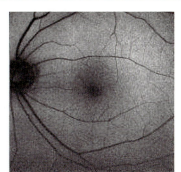

加齢黄斑変性症　　　　　　　健常眼

網膜色素上皮の障害部位が低輝度となり，網膜色素の障害を非侵襲的に評価できる。

図3-32 眼底自発蛍光の画像

異常が進んで網膜色素上皮が強く傷んでしまうと，リポフスチンもなくなるので暗く写るようになる。

J 眼圧検査

- ▶ 概要　眼圧検査（tonometry）では，眼球を軽度に圧迫することで眼球内圧を測定する。眼圧が持続的に上昇すると，視神経が障害を受け，視野障害（緑内障）を起こす。緑内障は頻度の高い重要な疾患であるため，眼圧測定はほとんどの患者に対して行う基本的な検査である。
- ▶ 種類　触診法（指圧法），圧入眼圧測定法（indentation tonometry），圧平眼圧測定法（applanation tonometry）がある。
- ▶ 目的　緑内障（視野障害）の可能性を判断するスクリーニング検査として行う。

- ▶ 適応疾患　緑内障(りょくないしょう)など。
- ▶ 必要物品　シェッツ（Schiötz）眼圧計（図3-33），ゴールドマン（Goldmann）のアプラネーション眼圧計（図3-34），非接触型眼圧計（noncontact tonometer，図3-35）。

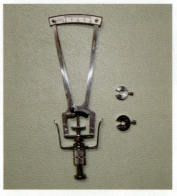

眼の上に様々な重さの重りを載せて，角膜の凹みを測定することで眼圧を測定する。

図3-33　圧入眼圧測定（シェッツ [Schiötz] 眼圧計）

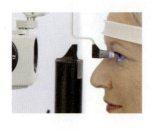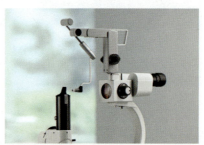

患者の角膜表面に眼圧計を接触させ，細隙灯顕微鏡から観察されるフルオレセイン色素の上下の輪を観察する。側面のダイアルを回すとフルオレセイン色素の輪の大きさが変化するので，上下の輪が接するときのダイアルの目盛りで眼圧を測定する。
写真提供／カールツァイスメディテック

図3-34　圧平眼圧測定（ゴールドマンのアプラネーション眼圧計）

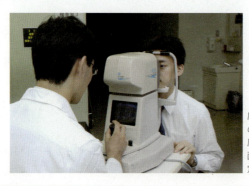

圧縮空気を角膜に吹き付けたときの角膜の凹みを観察することで眼圧を測定する器械。患者の角膜表面に接触することなく，眼圧を測定できる。

図3-35　非接触型眼圧計

▶ **方法** 眼圧検査には，以下の方法がある。通常，圧平眼圧計で行うのが基本であるが，近年はより簡便な非接触型眼圧計（空気眼圧計ともいう）も広く使われるようになっている。

1 触診法（指圧法）

触診法では患者を閉瞼させ，上眼瞼の上から左右の示指で軽く交互に眼球を圧迫して眼の"硬さ"を調べる。経験により，かなり実際に近い値を予測できる。誤差は大きいが簡便であるため，精密な眼圧検査のできないとき（小児の患者など）に行われる。

2 圧入眼圧測定法

圧入眼圧測定法（indentation tonometry）の原理は，ある重さのものを角膜表面に載せて，角膜の凹み具合によって眼圧を知るというものである。シェッツ眼圧計が用いられる（図3-33）。主に乳幼児の眼圧測定に用いられる。

測定方法は，まず仰臥位でオキシブプロカイン塩酸塩（ベノキシール®），リドカイン（キシロカイン®）などの点眼麻酔薬を点眼する（乳幼児の場合はトリクロリール®などで眠らせる）。眼圧計を角膜面模型（金属性）の上に載せて，指針が0を指すことを確かめた後に，眼球を圧迫しないように注意しつつ眼瞼を十分に開いて正面を見させておき，静かに角膜の中央に載せる。角膜は眼圧計の重みによって凹み，それにつれて指針が動く。指針の指す目盛りにより換算表で眼圧値がわかる。

眼球壁の硬さや角膜の曲率半径の個人差により，測定値がばらつくことに留意する。

3 圧平眼圧測定法

圧平眼圧測定法（applanation tonometry）は，円形チップの先が角膜部分を扁平にするのに必要な力（圧力）を測定するものである。眼球壁硬性の影響が少なく，誤差±0.5mmHgの正確な眼圧を測ることができる。一般的にはゴールドマンの圧平眼圧計（図3-34）が用いられる。

点眼麻酔をしてからフルオレセイン液の付いた濾紙で眼瞼縁に軽く触れ，細隙灯顕微鏡に取り付けた眼圧計を角膜に軽く接触させ，顕微鏡をとおして，角膜と眼圧計のチップの接触面にできる輪を見ながら眼圧を測定する。このほか，角膜に空気を吹き付け，角膜を圧平して眼圧を測定する方法もある（非接触型眼圧計，図3-35）。この場合は麻酔は不要で，器具は眼に直接触れないで済む。トノペンXLは手持ち式の圧平眼圧計で，点眼麻酔の後，チップの先端を角膜に軽く接触させて眼圧を測定する。小児の眼圧測定に用いられる。

K 前房隅角検査

▶ **概要** 緑内障では前房隅角（第1章-I-A-5-3「眼房」参照）が広いか狭いかによって発症の機序および治療方法なども異なるため，前房隅角の状態を確認する前房隅角検査

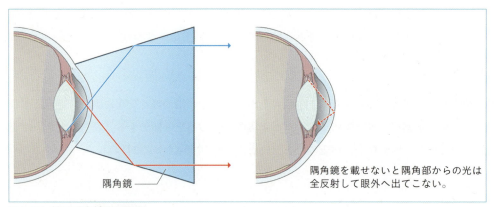

図 3-36 前房隅角検査の原理

隅角鏡を載せないと隅角部からの光は全反射して眼外へ出てこない。

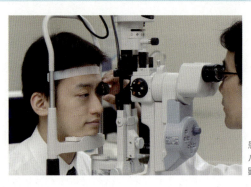

患者の角膜上に隅角鏡(またはゴールドマン三面鏡)を載せて,細隙灯顕微鏡で観察する。

図 3-37 前房隅角検査

(gonioscopy,図 3-36,37)を行う。
- ▶ **目的** 緑内障の発生機序や治療法を判断する。
- ▶ **適応疾患** 緑内障(特に閉塞隅角緑内障)など。
- ▶ **必要物品** 隅角鏡,粘稠液(スコピゾル®眼科用液),細隙灯顕微鏡。
- ▶ **方法** 前房隅角を観察するためプリズムまたは反射鏡面を有するコンタクトレンズ(隅角鏡)を角膜に接触させ,正面から細隙灯顕微鏡で観察する(図 3-36,37)。そのとき,点眼麻酔をしてから隅角鏡の角膜接触面に粘稠液を付けて角膜の上に載せ,座位で細隙灯顕微鏡を用いて観察する。幼児の場合はトリクロリール®などで眠らせておいて,ケッペ(Koeppe)の隅角鏡を角膜上に載せ,仰臥位で観察する。

L 視野検査

- ▶ **概要** **視野**とは,正確には一点を固視したときの光を感じる範囲,すなわち網膜の光に対する感度分布をいう。視野は中心視線を基準とし,そこからの角度で表し,外方(耳側方)が最も広く,下・上・内方(鼻側方)の順に狭くなる。色の付いた視標によって測

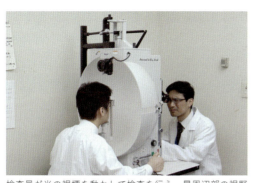 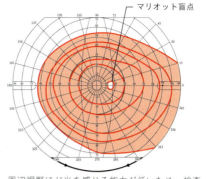

検査員が光の視標を動かして検査を行う。最周辺部の視野まで測定できる利点があるが，検査員の熟練が必要とされる検査である。

周辺視野ほど光を感じる能力が低いため，検査に暗い光源を用いるほど感度曲線は狭くなる。中心視野の15°耳側にマリオット盲点がある。

図3-38 ゴールドマン（Goldmann）視野計

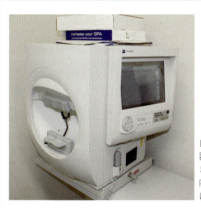 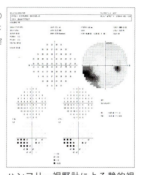

静的視野検査では，定点の光感度の閾値が数値で表され，緑内障などの視野狭窄の進行を確認しやすい。

自動的に視野を測定する機器。周辺部の視野検査はできないが，中心から30°以内の中心視野の詳細な測定に優れる検査法である。

ハンフリー視野計による静的視野検査の結果例。

図3-39 ハンフリー（Humphrey）視野計

ると，視野の広さは同一人同一眼でも変化する。白視標で測った白色視野が最も広く，青，赤，緑の順に狭くなる。

- ▶ **種類** 動的視野検査，静的視野検査，対座法など。
- ▶ **目的** 視野障害を定量的に評価する。
- ▶ **適応疾患** 緑内障，視神経炎，下垂体腫瘍など。
- ▶ **必要物品** ゴールドマン（Goldmann）視野計（図3-38），ハンフリー（Humphrey）視野計（図3-39），オクトパス（Octopus）視野計など。
- ▶ **方法** 検査ごとに以下の手順で行う。

1. 動的視野検査

動的視野検査はゴールドマン視野計（図3-38）を用いて行う。視標の大きさと明るさを変え，周辺から中心に向かって移動させ，見えてきた位置を患者に手持ちスイッチで知ら

Ⅱ 検査

せてもらう。大きく明るい視標から始め，小さく明るい視標，小さく暗い視標，と変えていき，それぞれの視標のときに見えた範囲を線で結び，等高線のように等感度曲線を描く。見える全体の範囲を知ることができる。

2. 静的視野検査

静的視野検査はハンフリー視野計（図3-39）やオクトパス視野計などの自動視野計を用いて行う。視野計のドーム内に配置された数十か所の定点の明るさを変化させ，点灯したのがわかったら，患者に手持ちスイッチを押してもらう。したがって，こちらの検査では視標は動かない。定点の閾値が数値で表され，緑内障などで経過を比較するのにも利用しやすい。中心視野の測定にも適している。また最近では，早期緑内障の視野欠損を鋭敏に検出するスクリーニング検査として，FDT（frequency doubling technology）＊が利用されるようになってきた。

3. そのほかの視野検査

1 対座法

対座法は動的視野検査の一つである。患者と検者が約1mの距離で向かい合い，右眼を検査するときは患者は左眼，検者は右眼を隠し，互いの眼を注視する。検者は，指を周辺から中心に向かって動かし，見えたら答えてもらう。検者の視野と比較して大まかに視野の広さが推定できる。

2 河本式中心暗点計

河本式中心暗点計は，大小の斑を同心円状に配列した図表で，黒，赤，緑，黄，青の各色よりなる。中心暗点があると中心が見えにくい。黄斑疾患では，黄色が見えにくいことが多い。

3 アムスラーチャート

アムスラー（Amsler）チャートは，碁盤様の目盛りで中心暗点およびゆがみを調べるのに用いる。

Ⓜ 色覚検査

▶ 概要　色を感じる感覚（色覚）の検査（color vision test）。

＊ **FDT（frequency doubling technology）**：白と黒が交互に反転する縞模様の視標を見せて，緑内障初期の視野障害を調べる視野検査。緑内障初期の視野障害を検出でき，検査時間が短く緑内障のスクリーニングに用いられる。

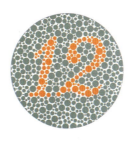

図 3-40　石原式色覚異常検査表

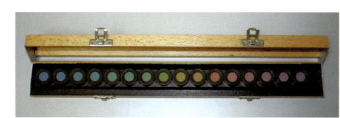

色覚の検査法。色が徐々に変化するように順番に並べてもらう。

図 3-41　パネル D-15（色相配列検査）

- ▶ **種類**　仮性同色表検査，色相配列検査，アノマロスコープなど。
- ▶ **目的**　色覚異常の有無を検査する。高度の色覚異常者ではパイロット，大型船舶の運転手，警察官などの就職に制限がある。
- ▶ **適応疾患**　先天色覚異常，後天色覚異常など。
- ▶ **必要物品**　石原式色覚異常検査表（図 3-40），パネル D-15（図 3-41），アノマロスコープ。
- ▶ **方法**　色覚検査には，以下のような方法がある。

1　仮性同色表検査（色覚異常検査）

　色覚異常の型により間違えやすい色があることを利用して，小さな着色斑を並べて図を作り，間違え方から色覚異常を検出する。石原式色覚異常検査表（図 3-40），東京医大表などがある。

2　色相配列検査

　色キャップを基準色に近いものから並べていく方法で，色覚異常者はそれぞれ特定の色を間違えて並べる。これによって色覚異常の型および程度を分類できるようにしたのが色相配列検査である。パネル D-15（図 3-41），100Hue（ヒュー）テストなどがある。

3　アノマロスコープ

　アノマロスコープ（anomaloscope）による検査は，色覚異常を確定診断する際に用いる。

次のような手順で行う。視野の下半分に黄色の単色光（波長589nm），上半分に赤色光（670nm）と緑色光（546nm）の混色光を入れる。混色の比率を変えて上下視野の色のずれをなくすように患者に指示するが，混色の割合が色覚異常者では正常者と異なることを利用して，色覚異常の検出，その型・程度を診断する。

N 暗順応検査

▶ **概要** 暗順応検査（adaptometry）は，夜盲を訴える網膜疾患の暗順応障害を検出するために行う検査であり，錐体細胞および杆体細胞の障害の程度が推定できる。検査に用いる物品には，ナーゲル（Nagel）暗順応計などがある。

O 眼位および眼球運動検査

▶ **概要** 視線の位置あるいは眼球の動きを検査する方法。
▶ **種類** ヒルシュベルグ（Hirschberg）法，プリズムカバーテスト（prism cover test；PCT，図3-42），シノプチスコープ（大型弱視鏡，synoptiscope，図3-43）など。
▶ **目的** 斜視や外眼筋麻痺の診断のため。
▶ **適応疾患** 斜視，外眼筋麻痺など。
▶ **必要物品** プリズムバーとプリズム（プリズムカバーテスト，図3-42），シノプチスコープ。
▶ **方法** 検査ごとに以下に示す。

1. 他覚的眼位検査

両眼に同時に光を当て，角膜に映る反射の位置により眼位異常（斜位，斜視）を検出する。

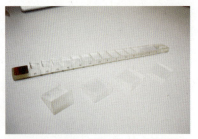

眼位のずれ（斜位，斜視の角度）を定量するのに用いる。患者の眼を片眼ずつ交互に覆いながら様々な度数のプリズムを患者の片眼の前にかざし，覆いをはずしても眼が動かなくなる度数を探す。

図3-42 プリズムバーとプリズム（プリズムカバーテスト）

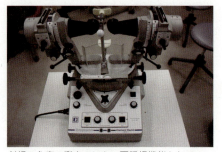

斜視の角度の測定のほか，両眼視機能として同時視，融像，立体視と網膜対応などの検査ができる。

図3-43 シノプチスコープ（大型弱視鏡）

1 | ヒルシュベルグ（Hirschberg）法

角膜反射の瞳孔中心からの1mmのずれが，斜視角7°のずれになるとして推測する。

2 | プリズムカバーテスト

患者に前方を固視させた状態で片眼ずつ交互に眼を覆い，覆われた眼を開放した瞬間に眼が正位に戻る動きがみられれば，眼位異常があると考えられる（交代遮閉試験）。この際，プリズム（図3-42）を眼前に置き，眼の動きが止まる度数を測定することにより，眼位のずれを定量する。これがプリズムカバーテストである。

3 | シノプチスコープ（大型弱視鏡）

シノプチスコープ（図3-43）では，光源の反射が瞳孔中央に来るようにして角度を測ることができる。そのほかに，同時視，融像，立体視など，総合的に両眼視の検査ができる。斜視の角度（斜視角）の測定にも用いられる。

4 | 正切尺

正切尺は十字架型に目盛りがふられた指示棒を使って，他覚的斜視角を測定する方法である。まず，1mの距離で正切尺の中央の光源を被検者に固視させる。次に両眼の角膜に光を当て，角膜反射で斜視がみられる場合には，斜視眼が瞳孔中央に来るまで指示棒で示した数字を固視眼で固視させ，順番に移動させる。斜視眼が瞳孔中央になったときの指示棒の位置の数字が他覚的斜視角である。

2. 自覚的眼位検査

自覚的に眼位異常（眼筋麻痺による複視，眼球運動障害）を定量する方法である。

1 | 複像検査

麻痺が疑われる眼の眼前に赤ガラスを置き，両眼で遠くの光源を注視させ，赤色光源と普通光源とのずれを測定する。光源を9方向（真中，上下左右，斜め方向）に動かしてずれを複像表に記録する。図3-44は右外直筋麻痺の例である。

2 | ヘス（Hess）赤緑テスト

赤色の格子をスクリーンに投影し，緑色の矢印を被検者が操作して動かす。両眼前に赤および緑のフィルターを別々に装用し，赤の格子の各線の交点を緑の矢印で指すように指示する（赤フィルター装用眼で赤格子が見え，緑フィルター装用眼で緑矢印が見える）。このときの赤格子と緑矢印の示す部位のずれをヘスチャートに記録する（図3-45）。緑フィルター装用眼の眼位の偏位，眼球運動が記録される。赤フィルター，緑フィルターを左右眼で入れ替

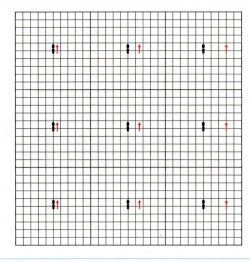

麻痺眼と思われるほうの眼に赤色ガラスを装用し，光源を9方向（真中，上下左右，斜め方向）に動かして，左右で見える像のずれの大きさが変化するかを記録する。右方向の光源ほど右眼で見た像（赤色）が右側にずれていることから，右眼の外直筋麻痺とわかる。

図3-44 複像表（右外直筋麻痺の例）

えて両眼の検査を行う。眼位異常，眼球運動障害の程度を定量できる。

3 マドックス桿

両眼視のある場合に，正切尺と赤ガラスを用いて自覚的斜視角を測定する方法。あらかじめ眼位をチェックしておき，赤ガラスでできたマドックス桿（Maddox rod，図3-46）を斜視眼のほうの眼鏡枠に入れ，被検者に装用させる。そして正切尺の中央の光を固視させ，赤い光の線が見えるかを確認する。これが見える場合，マドックス桿を装用していない眼で正切尺の中央の光を固視させたまま，赤い光の線の位置（目盛り）を確認させる。その数字が自覚的斜視角となる。

3. 眼球運動検査

眼球運動検査は肉眼的な検査であり，眼球運動電図（electrooculogram；EOG），筋電図（electromyogram；EMG），眼球牽引試験などにより眼球運動障害の型・程度・病因を診断する。肉眼的な観察による眼球運動をより正確に記録できるのがEOGである。EMGを併用すると，各外眼筋の働きを解析できる。眼窩底ふきぬけ骨折，バセドウ病などに伴う眼球運動障害では，眼球運動に対して抵抗がみられる。この抵抗を調べるために牽引試験*を行う。眼球運動障害が高度な場合，眼球偏位がみられることがある。また，近くや遠くを固視させて，輻湊や開散が可能かを確認する。

P 両眼視機能検査

▶ 概要　両眼を同時に用いる能力（両眼視機能）を検査する。

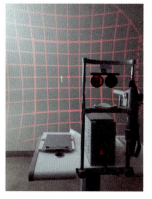

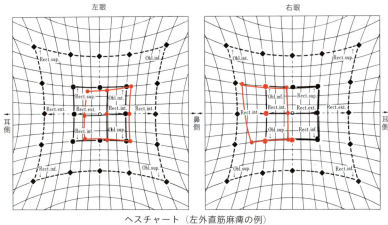

ヘスチャート（左外直筋麻痺の例）

チャートに描かれる軌跡が小さいほうが麻痺眼である。さらに，チャートに描かれる軌跡が小さい方向が麻痺している外眼筋を示す。この例は左外直筋麻痺の例なので，右側の図の4つの小さな四角のうち鼻側の2つが横につぶれて表れている。

図3-45 ヘス赤緑テスト

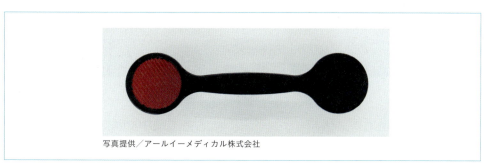

写真提供／アールイーメディカル株式会社

図3-46 マドックス桿

- ▶ **目的** 両眼視機能異常の診断のため。両眼視機能に異常があると，複視を訴えたり，片方の眼だけで見て，もう片方の眼からの情報は抑制されたりする。
- ▶ **適応疾患** 斜視，弱視など。

Ⅱ 検査 177

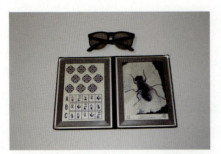
図3-47 ステレオテスト（フライテスト）
立体視を簡便に検査する方法。偏光眼鏡をかけてハエの絵を見ると、立体視機能があればハエの羽が浮き上がって見える。

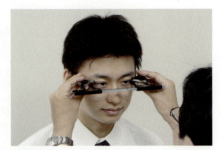
図3-48 ヘルテル（Hertel）眼球突出計
眼瞼外縁から角膜頂点までの前方への突出度を測定する。

▶ **必要物品** シノプチスコープ（大型弱視鏡，図3-43），ステレオテスト（フライテスト，図3-47）。

▶ **方法** 両眼視機能はシノプチスコープで詳しく検査できる。このほか，立体視ができるかどうかを簡便に検査する方法としてステレオテストがある。

Q 眼球突出検査

▶ **概要** 眼球が前方に飛び出ている度合いを測る検査（exophthalmometry）。
▶ **目的** バセドウ病など眼球突出の誘因となる疾患の存在を確認するため。
▶ **適応疾患** バセドウ病，眼窩内腫瘍などで異常が出る。
▶ **必要物品** ヘルテル（Hertel）眼球突出計（図3-48）。
▶ **方法** 一般に眼球突出検査では，ヘルテル眼球突出計を用いて角膜の頂点から眼窩外縁までの距離を測定する。日本人の正常値は11〜16mm，平均13mmである。
　通常，左右差が2mmあれば異常と考える。

R 瞳孔検査

▶ **概要** 瞳孔の形や大きさ，光を当てたときの変化を調べる。
▶ **目的** 瞳孔径の左右差（瞳孔不同）や対光反応の左右差は，脳内の病気や視神経の疾患を疑う。
▶ **適応疾患** 視神経炎，頭蓋内病変など。
▶ **必要物品** ペンライト，ハーブ（Haab's）瞳孔計（図3-49）。

＊**牽引試験**：点眼麻酔をした後，眼球の結膜を鑷子でつまみ，上下・左右に動かして抵抗を調べる検査。眼窩底ふきぬけ骨折の際，外眼筋が骨折部にはまり込んでいないかを確認できる。外眼筋のヘルニアがある場合は，手術治療（眼窩底骨折整復術）が必要となる。

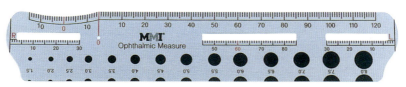

患者の瞳孔の大きさと黒丸の大きさを比較して，瞳孔径を測定する。
写真提供／村中医療器株式会社

図3-49 ハーブ（Haab's）瞳孔計

▶ **方法** 瞳孔の変化の測定にはハーブ瞳孔計が用いられる。ペンライトで瞳孔を照らして対光反応（直接，間接）をみる。また近くを注視させて輻湊時に瞳孔が縮小するか（近見反射）を調べる。

S 涙液分泌検査

▶ **概要** 涙液分泌検査（tese for lacrimal seretion）では，涙液の分泌の程度を調べる。
▶ **目的** 乾性角結膜炎の診断のために行われる。
▶ **適応疾患** 乾性角結膜炎，角膜びらんなど。
▶ **必要物品** シルマー（Schirmer）試験紙。
▶ **方法** シルマー（Schirmer）法（図3-50）を主に用い，涙液が5分間で染み込む濾紙の長さを測る。10～20mmが正常，5mm以下は乾性角結膜炎を疑う。

T 網膜電図検査

▶ **概要** 光を網膜に照射したときの電位変化を記録増幅して，網膜全体としての機能を調べる検査（ERG検査，electroretinography，図3-51）。
▶ **目的** 網膜の変性疾患（網膜色素変性症など）の診断のために行われる。角膜や混濁白内障で眼底が透見できないとき，網膜の機能を測定する際にも用いられる。

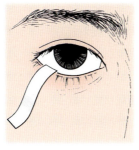

試験紙を眼瞼縁にはさみ，涙液が5分間で染み込む長さを測定する。10～20mmは正常，6～9mmはボーダーライン，5mm以下は異常（ドライアイ）と判定する。

図3-50 シルマー（Schirmer）法

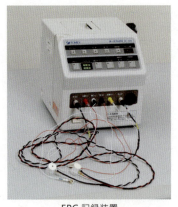
ERG 記録装置
角膜上に電極の付いたコンタクトレンズを載せ，暗順応してから検査する。光刺激に対する網膜の電位変化を記録する。

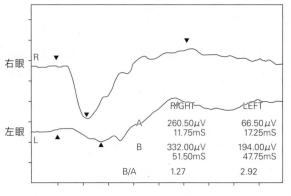
ERG 記録（正常［右眼，R］と異常［左眼，L］）
左眼では電位変化が減弱している。

図 3-51 網膜電図（ERG）検査

- **適応疾患** 網膜色素変性症など。
- **必要物品** ERG 記録装置。
- **方法** 暗室で散瞳した状態で角膜上に電極の付いたコンタクトレンズを載せて光刺激に対する電位変化を記録する。最近は，網膜局所の機能を測定する検査法もある（局所 ERG）。

U 超音波検査

- **概要** 発振された超音波が，性質の異なる境界面（たとえば硝子体腔と網膜）で，反射して帰ってくるまでの時間が距離に比例することを利用し，眼球内や眼球後部の画像を作る方法（ultrasonography）。
- **種類** 眼軸長（眼球の前後径）など直線的な長さの測定をする A モードスキャンと，断層面の画像を描出する B モードスキャン（図 3-52）がある。
- **目的** 角膜混濁，白内障，硝子体出血などで眼内が透視できないときの眼球内の診断や，前眼部の隅角の広さや眼球後部組織の病変検索に有用である。また眼内レンズの度数を決定するための眼軸長測定など，生体計測にも使われる。
- **適応疾患** 硝子体出血，網膜剥離，角膜混濁など。
- **必要物品** 超音波検査装置。
- **方法** A モードスキャンではプローブを眼球正面に置き，患者を正面視させて，角膜頂点から黄斑部までの長さ（眼軸長）を測定する。B モードスキャンではプローブの先端にゼリーを付けて目を閉じた状態で瞼の上からプローブを当て，眼球の断層像を描出する（図 3-52）。

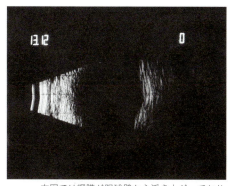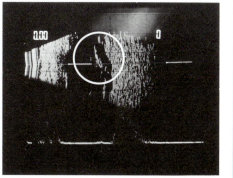

右図では網膜が眼球壁から浮き上がっており,網膜剥離を起こしている(円で囲った部分)。

図3-52 超音波(Bモードスキャン)画像(正常[左]と異常[右,網膜剥離])

V 放射線による検査

- ▶ **概要** 放射線を頭部に照射し,骨や組織,器官等の構造を画像化する検査。
- ▶ **種類** 主に放射線(X線)を当てて通り抜けた放射線の影をみるX線撮影と,輪切りの断層面を描出するCT(computed tomography)スキャン(コンピューター断層撮影,図3-53)に分けられる。
- ▶ **目的** 眼を取り囲む眼窩の骨折や眼窩内の腫瘍や炎症を調べる。
- ▶ **適応疾患** 眼窩ふきぬけ骨折,視神経管骨折,眼窩内腫瘍など。
- ▶ **必要物品** X線撮影装置,CTスキャン。
- ▶ **方法** 検査方法ごとに以下に記す。

1 X線検査

放射線科で頭部のX線写真を撮影する。眼科的には,眼窩骨壁の骨折(眼窩ふきぬけ骨折,視神経管骨折など),眼窩内(眼球内も含めて)異物の検索,副鼻腔やトルコ鞍付近の腫瘍性・炎症性疾患の診断が目的となる。

2 CTスキャン,MRI(磁気共鳴画像)

眼窩内,視神経,頭蓋内病変の検索目的で,放射線科で頭部のCTスキャン画像を撮影する(図3-53)。頭部画像検査には,X線撮影,CTスキャンのほか,頭部MRI(magnetic resonance imaging:磁気共鳴画像),血管造影(内頸動脈—海綿静脈洞瘻などに有用),シンチグラフィー*(眼窩内腫瘍などの診断),涙道造影(涙道閉鎖の部位診断)などの検査もある。MRI検査は強力な磁石でできた筒の中に入り,磁力を利用して体の臓器や血管の断層像を撮影する検査である。

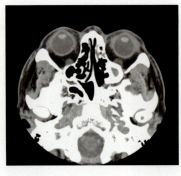

眼球，眼窩脂肪組織，外眼筋，視神経，鼻腔，副鼻腔，眼窩周囲の骨などを断層像で観察できる。

図3-53 眼窩のCTスキャン画像

III 診断の流れ

　患者の主訴によって診断の流れはそれぞれに異なってくるが，主訴として最も多いのは視力に関するものである。まず裸眼視力を測定し，次に矯正視力で1.0以上の正常視力があるかどうかを検査して，近視，遠視，乱視などの屈折異常の有無を調べる。矯正しても十分な視力が得られない場合は，視力障害があると考えられ，その原因を調べていくのが診断の流れである。

　視力低下の原因は次の手順で探っていく。細隙灯顕微鏡検査によって角膜混濁の有無，前房の深さ，前房中の炎症細胞の有無，前房水の混濁の程度でぶどう膜炎を判定する。さらに虹彩の前癒着および後癒着の有無，水晶体の混濁（白内障）の有無，混濁部位の判定，前部硝子体混濁の有無の観察も行う。さらに眼球奥の検査は検眼鏡によって行う。

　眼底の病変の位置によって，視力への影響の度合いは異なる。網膜黄斑部近くの病変は視力を著しく障害するが，周辺部では視力への影響は少ない。白内障や硝子体混濁が強くて眼底の観察が困難な場合には，網膜電図によって網膜全体の機能を確認する。また，視神経乳頭の観察によって緑内障や視神経炎などの疾患の診断を行う。視神経よりも後部の病変に関しては，検眼鏡で直接観察できないため，頭部CT，MRIなどの画像検査や脳電図の検査を行う。前眼部から順次眼球内部へ，さらに眼球後部，眼窩内，頭蓋内へと秩序立てて検査を進めていき，視力障害の原因を同定して診断とする。通常，診断がついてから治療を始めることになる。

＊**シンチグラフィー**：ラジオアイソトープ（RI）またはRI標識化合物を経静脈的または経口的に投与して，シンチスキャナー，シンチカメラを用いて，目的臓器を画像として描出し，臓器の形状や臓器内のRI分布状態，欠損像（defect）の有無などにより，腫瘍や炎症，血流障害などを画像診断する検査である。

IV 治療法

A 保存療法

1. 点眼

▶ **概要** 点眼（instillation）とは，点眼液または眼軟膏を眼局所に投与することである（眼軟膏の場合「**点入**」という言葉も使われる）。主な点眼薬は表 3-1 を参照。

▶ **種類** 点眼，点入。

▶ **目的** 消毒，殺菌，消炎のため。また検査のため。手術の際の麻酔のため。そのほか，涙の代用（人工涙液）として，などがある。

▶ **適応疾患** 角膜炎，結膜炎，緑内障，ぶどう膜炎など多くの眼疾患の治療に様々な点眼薬が用いられる。

▶ **手順** 以下の手順で行う。

①**点眼の手順**

- **点眼前の準備**：まず，どの点眼薬をどちらの目に点眼するのかを確認する。左右眼を間違えないように気をつける。片目ずつ，点眼する薬剤と点眼時間を記載した表を作成するとよい。処方されてから時間が経っている点眼薬については，有効期限を確認する。有効期限は通常点眼容器に記載されているが，これは開封前の場合の有効期限であり，開封後の使用期限は 1 か月を目安と考える。もし点眼薬中に濁りなどが見られたら，1 か月以内でも使用を控える（ただし，懸濁型点眼薬のように最初から懸濁している点眼薬もある）。懸濁型の点眼薬はよく振ってから点眼する。

- **実施**：上を向いた状態で利き手に点眼薬を持ち，反対の手でまぶたを軽く引いて，点眼薬を眼表面の数 cm 上から 1 〜 2 滴点眼する。量は目に 1 滴入れば十分である。容器の先が眼瞼や睫毛に触れると細菌などの汚染につながるので，接触しないように注意する。うまく点眼できない場合は，片手でげんこつを作って頬の上に乗せ，その上に点眼容器を持った手を乗せて点眼薬を目に近づけると点眼しやすい（図 3-54：げんこつ法）。溢れた点眼液は清潔なガーゼやティッシュで拭き取る。2 種類以上を点眼する場合には，5 分程度時間を空けて点眼する。

- **点眼後のケア**：点眼後はしっかりふたをして，容器が不潔にならないように注意する。保管は点眼薬に添付されている説明書，あるいは点眼容器に記載された場所に保管する。直射日光を避けて，なるべく涼しい所に保管する。幼児が誤って飲むと危険なので，幼児の手の届かない所に保管する。点眼薬に対するアレルギーなどの理由で，点眼後に目がかゆくなったり，腫れたり，充血したりすることがある。そ

表3-1 主な点眼薬と使用目的

薬剤	薬品名（商品名）	使用目的
散瞳薬	アトロピン硫酸塩水和物（リュウアト®，日点アトロピン®） トロピカミド・フェニレフリン（ミドリン®P） フェニレフリン塩酸塩（ネオシネジン®）	虹彩毛様体炎の治療 ｝ 内眼手術の前後 眼底検査
調節麻痺薬	シクロペントラート塩酸塩（サイプレジン®） アトロピン硫酸塩水和物（リュウアト®，日点アトロピン®）	屈折検査
縮瞳薬	ピロカルピン塩酸塩（サンピロ®） コリンエステラーゼ阻害薬（ウブレチド®）	緑内障の治療，縮瞳 重症筋無力症
麻酔薬	オキシブプロカイン塩酸塩（ベノキシール®，ラクリミン®） リドカイン（キシロカイン）	手術・検査のための麻酔
血管収縮薬	アドレナリン（ボスミン®） ナファゾリン硝酸塩（プリビナ®）	充血の治療， 手術の際の出血減少
抗菌薬	マクロライド系（エコリシン®） テトラサイクリン系（アクロマイシン®） ペニシリン系（ベストロン®） アミノグリコシド系（トブラシン®） セフェム系（ベストロン®） セファロスポリン系 ニューキノロン系（クラビット®）	感染症の治療
副腎皮質 ステロイド薬	デキサメタゾン（デカドロン®） ベタメタゾンリン酸エステルナトリウム（リンデロン®） フルオロメトロン（フルメトロン®）	非化膿性炎症疾患， アレルギー疾患の治療
色素製剤	フルオレセインナトリウム ローズベンガル	結膜染色，角膜染色，眼圧検査， 眼底検査（蛍光眼底撮影）， コンタクトレンズ検査
ビタミン製剤	活性ビタミン B_2（フラビタン®） ビタミン B_{12}（サンコバ®）	点状表層角膜炎の治療 眼精疲労
そのほか	ピレノキシン（カタリン［K］®，カリーユニ®） グルタチオン（タチオン®） 交感神経遮断薬 　$\alpha\beta$遮断薬（ハイパジール®） 　β遮断薬（チモプトール®など） 　α遮断薬（デタントール®） プロスタグランジン関連薬（キサラタン®など） 炭酸脱水酵素阻害薬（トルソプト®など） プロスタグランジン関連薬＋β遮断薬（ザラカム®など） β遮断薬＋炭酸脱水酵素阻害薬（コソプト®など） Rhoキナーゼ阻害薬（グラナテック®） アシクロビル（ゾビラックス®眼軟膏） クロモグリク酸ナトリウム（インタール®） レボカバスチン塩酸塩（リボスチン®） ジクロフェナクナトリウム（ジクロード®） ブロムフェナクナトリウム（ブロナック®） ヒアルロン酸ナトリウム（ヒアレイン®，ヒアレイン®ミニ） ジクアホソルナトリウム（ジクアス®） レバミピド（ムコスタ®）	白内障の進行抑制 緑内障の治療 角膜ヘルペスの治療 アレルギー性結膜炎， 術後炎症 代用涙液

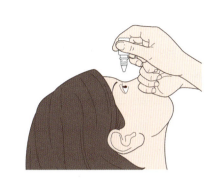

図3-54 げんこつ法

顔を上に向け，片手でげんこつを作って頬の上に乗せ，その上に点眼容器を持った手を乗せて点眼薬を目に近づけると点眼しやすい。

の際には使用を中止し，医師または薬剤師に相談する。

②点入の手順
- **点入前の準備**：まず，どの眼軟膏をどちらの目に点入するのかをよく確認する。眼軟膏を点入すると軟膏の油性成分が水をはじいてしまうため，点眼薬が眼内に染み込みにくくなる。点眼薬と眼軟膏を同時にさす場合は，点眼薬をすべて点眼した後で眼軟膏を点入する。眼軟膏も開封後の使用期限は1か月を目安と考える。
- **実施**：鏡を見ながら下眼瞼を軽く引き，眼軟膏のチューブの先端が眼瞼や睫毛，眼球表面に触れないように注意しながら，チューブを少し押して下眼瞼結膜に薬をつける。目を閉じて軟膏が溶けて眼表面全体に広がるまで少し待つ。眼の外に溢れた軟膏は清潔なガーゼやティッシュで拭き取る。もし直接眼内に軟膏を点入するのが難しければ，清潔な綿棒にチューブから軟膏を少し取り，鏡を見ながら下眼瞼を軽く引いて，下眼瞼結膜に薬をつけるようにする。
- **点入後のケア**：眼軟膏の点入後はしっかりふたをして，不潔にならないように注意する。保管場所は添付されている説明書の指示に従う。特に注意がなくても直射日光を避けて，なるべく涼しい所に保管する。眼軟膏点入後にアレルギーなどの理由で，目がかゆくなったり，腫れたり，充血したりすることがある。その際には使用を中止し，医師または薬剤師に相談する。

▶ 注意点　油性，水性の薬剤を両方用いる場合は，水性のものを先に点眼する（油性を先に用いると，水性の薬剤をはじいてしまうため）。

2. 洗眼

▶ 概要　治療や消毒のため洗眼液で眼球表面を洗浄することを指す。
▶ 目的　分泌物，異物，酸・アルカリなどの薬液を洗い流すため，手術前の消毒のため，など。

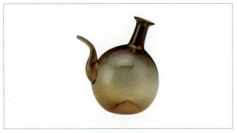

図3-55 洗眼びん

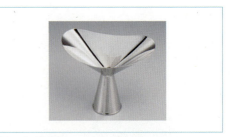

図3-56 受水器

- ▶ **適応疾患** 角膜化学外傷，結膜炎，結膜異物など。
- ▶ **必要物品** 洗眼液および洗眼びん（図3-55），受水器（図3-56），拭き綿，ガーゼ，ビニール布，汚物入れなど。洗眼液には0.9％食塩水，2％ホウ酸水（ボール水），0.05％ヒビテン®水，16倍または32倍希釈イソジン液®などが用いられる。
- ▶ **方法** 患者をベッドに寝かせた状態で点眼麻酔をした後，開瞼器を装着する。受水器を下眼瞼に押し当てた状態で洗眼びんに入った洗眼液を角膜に滴下する。患者に眼球を上下，左右に動かしてもらい，眼球表面を洗浄する。

3. 眼帯

- ▶ **概要** 片方の眼球を保護，または涙や血液を受けるために目に布などを当てること。
- ▶ **目的**
- 眼を外力や塵埃から保護するため。ガーゼで患眼を覆い，その保持のために耳にかける形で用いる眼帯（図3-57）や，金属やプラスチックでできた眼帯（あてがね，図3-58）がある。
- 眼から分泌される眼脂，涙，血液などを受けるため。
- 術後の出血や緑内障手術（本節-B-3-2「濾過手術」参照）後の濾過過多を抑えて前房消失

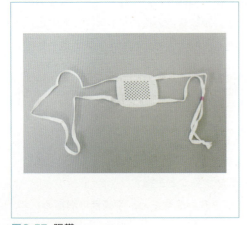

図3-57 眼帯

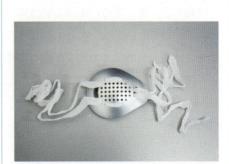

手術後に寝返りを打っても眼球が圧迫されないようにするために用いる。

図3-58 あてがね（金属製）

を防ぐ必要性から用いる。通常，重ねたガーゼを，外科用テープで強くとめ，眼部を圧迫する。幼児の場合，眼を長時間覆うと，眼を使わないために視力が低下することがあるので注意する。

- ▶ **適応疾患**　眼の手術の後，結膜炎など。
- ▶ **必要物品**　ガーゼ，外科用テープ（または紙絆創膏），眼帯。
- ▶ **方法**　ガーゼを眼の上に載せ，外科用テープで固定し，眼帯が眼の前に来るように眼帯のひもを両耳にかける。

4. 罨法

- ▶ **概要**　罨法とは，眼を温めたり冷やしたりして痛みや炎症を取ることである。
- ▶ **種類**　冷罨法と温罨法がある。
- ▶ **目的**　炎症初期の消炎や浮腫の吸収を促すため，鎮痛のため，など。
- ▶ **適応疾患**　麦粒腫（ものもらい）など。
- ▶ **必要物品**　2％ホウ酸水，氷，ガーゼ，脱脂綿。
- ▶ **方法**　ガーゼや脱脂綿を冷やした薬液につけて絞ったものや，氷嚢を眼瞼上に当てる冷罨法と，ガーゼや脱脂綿を45℃以上に温めた薬液につけて絞り，眼瞼上に当てて温める温罨法がある。温罨法には，赤外線を使うものもある。

5. 涙嚢洗浄，涙管ブジー挿入

1　涙嚢洗浄

- ▶ **概要**　上下の涙点から鼻涙管に水を注入し，涙道の洗浄や通過障害の有無の確認を行う。
- ▶ **目的**　涙嚢の清浄および鼻涙管の通過障害の有無を検査するため。
- ▶ **適応疾患**　流涙症，鼻涙管閉塞症，鼻涙管狭窄症，涙嚢炎など。
- ▶ **必要物品**　涙嚢洗浄針（図3-59），注射器，ガーゼ，受水器，洗浄液（生理食塩水）。
- ▶ **方法**　受水器を当て，上または下眼瞼を耳側方向に引っ張って涙点に直角に洗浄針を挿入し，洗浄液を注入する。涙道の閉塞のないときは下鼻道へ洗浄液が流出する。閉塞しているときは逆流して，注入している涙点やもう1つの涙点から出る。

2　涙管ブジー挿入

- ▶ **概要**　涙点から涙道内にブジーを挿入して，涙道の閉塞部位の診断や閉塞の解除を試みる手技。
- ▶ **目的**　鼻涙管閉塞部を診断する。涙管を拡張して涙液の通過を良くするために使うこともあるが，涙道壁を傷つけ，さらに涙道狭窄が進むこともあるため多用してはならない。乳児の先天性鼻涙管閉塞の治療にも行われる。
- ▶ **適応疾患**　鼻涙管閉塞症。

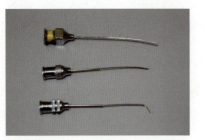

図 3-59 涙囊洗浄針
生理食塩水を入れた注射器（シリンジ）の先に付けて，涙道内に生理食塩水を注入し，涙道閉塞の有無を確認する。涙囊炎の際には，涙囊内を洗浄する目的で涙道内に生理食塩水を注入する。

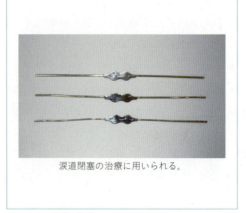

図 3-60 涙管ブジー
涙道閉塞の治療に用いられる。

▶ **必要物品**
- **涙管拡張針**：涙点を拡張し，涙管ブジーを挿入しやすくするために使う。
- **涙管ブジー**：金属性のゾンデ*。種々の太さのものがある（図 3-60）。

▶ **方法** 患者は仰臥位で点眼麻酔する。このとき内眼角部を拭き綿で押さえない。涙管ブジーを涙点より挿入し，涙囊，鼻涙管を経て鼻腔に達する。

6. 注射

注射には全身的な注射のほかに，眼科独特のものとして，結膜下注射，テノン囊下注射，および球後注射がある。またまれに眼球内注射（前房内，硝子体内）も行われる。

1 結膜下注射，テノン囊下注射

▶ **概要** 結膜またはテノン囊の下に薬剤を注射する。

▶ **目的** 薬物の眼内移行を良くし，眼局所のみ薬物濃度を高くしたいときに行う。結膜下注射では薬物濃度は主に前眼部が高くなり，テノン囊下注射では，薬物濃度は眼球後極部のほうが高くなる。

▶ **適応疾患** ぶどう膜炎，角膜移植後の拒絶反応など。

▶ **必要物品** 注射器，注射針（27G または 30G 鋭針，テノン囊下注射では結膜切開を結膜剪刀で行い，27G 鈍針で注射する方法もある），注射液としては，副腎皮質ステロイド薬（眼内非化膿性炎症），ウロキナーゼ（眼内出血），抗菌薬（感染症），ボスミン®（0.1～0.2mL 結膜下注射すると極大に散瞳する。散瞳しにくい場合に用いる）がそれぞれ目的に応じて使われる。

▶ **方法** 結膜下注射は，点眼麻酔および洗眼後，なるべく細い注射針（27G または 30G）を血管を避けながら結膜下に刺入し，0.1～0.4mL 注射する。注射後疼痛の強いときは静

＊ゾンデ：体腔や管状器官の診療に幅広く用いられる細い器具。消息子ともよばれる。

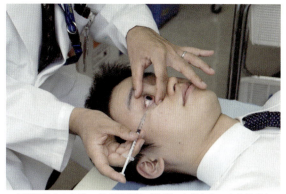

点眼麻酔をした後，針が眼球壁（強膜）を貫かないよう注意しながら，結膜下に薬剤を注射する。

図 3-61 結膜下注射

かに休ませる。座位でも可能だが，一般には仰臥位で行うことが多い（図 3-61）。一方テノン嚢下注射は，点眼麻酔および洗眼後，鼻下側の結膜およびテノン膜を小さく切開して強膜を露出させ，27G の鈍針を強膜壁に沿わせて球後に刺入し，0.3 〜 1.0mL 注入する。

▶ **注意点**　合併症として，注射後に時として結膜下出血を起こすことがある。事前に患者によく説明して，安心して治療に臨めるようにする。

2 ｜ 球後注射

▶ **概要**　長い針を使って眼球の後ろ側に薬剤を注射する手技。主に手術時の麻酔薬の注射法として行われる。

▶ **目的**　眼瞼の皮膚または結膜から注射針を眼窩内に刺入して，網膜，眼窩内や視神経の疾患部位に薬物を集中させるために使う。内眼手術のときに麻酔薬を注入して，眼球後部にある毛様神経節（眼球の知覚神経が通過する）および外眼筋を麻痺させ，疼痛や眼球運動を抑える。

▶ **適応疾患**　網膜剝離の手術や硝子体手術などのときの麻酔など。

▶ **必要物品**

- **注射器**
- **球後注射針**：直と曲とがある（図 3-62）。
- **注射液**：プロカイン（ロカイン®），キシロカイン®，ブピバカイン塩酸塩水和物（マーカイン®）（以上，麻酔薬として），ステロイド（リンデロン®，デカドロン®），アルコール（無水エタノール，疼痛の永久的除去のための神経ブロックに使う）などを用いる。

▶ **方法**　患者を仰臥位にし，点眼麻酔および洗眼後，眼球を正面または注射側の反対のほうに向かせる。注射針を眼瞼皮膚より刺入し，眼筋を避けて眼球壁を貫かないように眼

Ⅳ　治療法　189

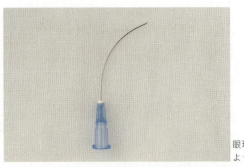

図3-62 球後注射針（曲）

眼球壁を穿孔しにくいように曲がっている。

球後部に針先を回り込ませて注射する。

3 硝子体内注射（硝子体内穿刺）

- ▶ 概要　眼内に薬剤を直接注射すること。
- ▶ 目的　眼内感染症の際の抗生物質，抗ウイルス薬，眼内炎症の際の副腎皮質ステロイド薬などの硝子体内注入時に行われる。近年，加齢黄斑変性症や病的近視に伴う脈絡膜新生血管，および糖尿病網膜症や網膜静脈閉塞症に伴う黄斑浮腫に対して抗VEGF抗体製剤の硝子体内注射が行われている（本節-B-11「抗VEGF抗体製剤の硝子体内注射」参照）。
- ▶ 適応疾患　ぶどう膜炎，細菌性眼内炎，加齢黄斑変性症，黄斑浮腫など。
- ▶ 必要物品　注射器（1mLシリンジ），注射針（30G鋭針），薬液。
- ▶ 方法　点眼麻酔の後，眼球表面を消毒液で消毒し，開瞼器をかけ，再度点眼麻酔を行う。角膜輪部から3.5〜4.0mm離れた結膜の部位に注射針を刺し，薬液を眼内に注入する。

4 前房穿刺

- ▶ 概要　前房内にある眼内液を採取すること。
- ▶ 目的　眼感染症のとき，病原体をつきとめるために硝子体内や前房内に細い針を穿刺し，前房水や硝子体を吸引して標本を採取し，細菌，真菌，ウイルス培養，細胞診を行う。
- ▶ 適応疾患　ウイルス性のぶどう膜炎，細菌性眼内炎など。
- ▶ 必要物品　注射器（1mLシリンジ），注射針（30G鋭針），薬液。
- ▶ 方法　点眼麻酔の後，眼球表面を消毒液で消毒する。開瞼器をかけて，再度点眼麻酔を行う。角膜輪部の部位から前房内に向かって注射針を刺し，眼内液を0.1mL程度採取する。

7. 視力矯正

- ▶ 概要　その患者に最も適切な度数のレンズの装着，または角膜のカーブの強さ（曲率）を変える手術などによって，より良い視力を得ること。

- ▶ **種類** 眼鏡，コンタクトレンズ，屈折矯正手術，眼内コンタクトレンズなど。
- ▶ **目的** 近視，遠視，乱視などによる視力低下を矯正するため。
- ▶ **適応疾患** 近視，遠視，乱視。
- ▶ **必要物品** 眼鏡，コンタクトレンズ（ソフトコンタクトレンズとハードコンタクトレンズがある）。
- ▶ **方法** 矯正レンズには球面レンズ（凸，凹レンズ）と，円柱レンズ（凸，凹レンズ）があり，処方するときは，レンズの度と瞳孔間距離を測る。また小児の場合には，調節麻痺薬の点眼による屈折検査が必要である（本章-Ⅱ-B-3「矯正視力検査」参照）。

1 眼鏡

❶矯正用眼鏡

近視，遠視，乱視，老視，白内障術後などの矯正のために使う。近用のみ，遠用のみの眼鏡（焦点は1つのみ），二重焦点，累進焦点などの多焦点の眼鏡がある。

❷治療用眼鏡

治療用眼鏡として，調節性斜視の矯正用，不同視弱視の治療用，眼位異常矯正のためのプリズム眼鏡などがある。

❸保護眼鏡

眼の手術後などに，眼球を保護する目的でかける眼鏡のことを指す。

2 コンタクトレンズ

❶ハードコンタクトレンズ（hard contact lens：HCL）

- ▶ **特徴** 種々の樹脂で作られた直径8〜10mmの小さいレンズである。
- ▶ **主な適応疾患** 適応となる主なものは，①屈折異常，②角膜疾患，円錐角膜，角膜乱視，特に不正乱視など，③強度近視，④不同視（左右眼の屈折度が2D以上異なるときで，眼鏡矯正では左右眼で物の大きさが違って見えてしまうのを防ぐため，コンタクトレンズで矯正を行う），⑤白子症，虹彩欠損（着色虹彩付きレンズを用いて羞明を防ぐ）である。
- ▶ **装用時の留意点** 装用時は，屈折検査を正確に行う。オフサルモメーターで角膜の曲率半径を測定し，患者角膜に最も合う試験レンズ（トライアルレンズ）を角膜の上に載せて，適合したカーブのものを決める。

装用に際しては初日は4時間ぐらいから始めて，徐々に時間を延ばす。酸素透過性のハードコンタクトレンズの平均装用時間は12時間ぐらいである。夜中も連続して装用可能なものも市販されているが，できれば毎日はずして寝たほうが角膜のためには良い。視力はソフトコンタクトレンズに比べて出やすいが，使用当初は異物感に悩まされることが多い。感染症の危険性はソフトコンタクトレンズに比べて少なく，手入れが簡単である。

❷ソフトコンタクトレンズ（soft contact lens：SCL）

- ▶ **特徴** 親水性軟性樹脂で作られた直径12〜14mmのレンズで，ハードコンタクトレン

ズに比べて大きい。

▶ **装用時の留意点**　軟らかく親水性であるため，装用当初より違和感，異物感は少ない。しかしハードコンタクトレンズに比べ乱視矯正効果は少なく，乱視が強い患者では視力の出方が悪い場合がある。また，破損しやすいことや，細菌，真菌などに汚染されやすいなどの欠点がある。そのため感染症の危険性は高く，毎日の薬液による消毒が必要である。また吸水性があるため，乾性角結膜炎の原因になる。

▶ **最近の変化**　近年は使い捨てできるディスポーザブルレンズが主流となってきており，特に1日使い捨てタイプのものは消毒なしで使用できるので便利である。

　乱視矯正用の度が入った使い捨てソフトコンタクトレンズも市販されている。また，含水率の高いレンズや，極めて酸素透過性が良く，連続装用（夜間就眠中も装用したまま）ができるレンズがあり，片眼無水晶体眼の高齢者などが良い適応となる。医療用（角膜への包帯の効果および点眼薬の涙液内濃度の保持）として用いることもある。虹彩の色が変わって見える色付きレンズも使われるようになった。また遠近両用のコンタクトレンズも発売されている。

3　屈折矯正手術

　屈折矯正手術（refractive surgery）は，眼鏡やコンタクトレンズを用いずに裸眼視力を向上させるために行われる手術である。

❶ レーザー屈折矯正手術

　レーザー屈折矯正手術（laser refractive surgery）とは，エキシマレーザーを使って角膜の組織を蒸発させ，角膜の厚さや形状を変えることで近視，遠視，乱視を治療するものである。代表的なものにレーシック（laser in situ keratomileusis；LASIK）がある。レーシックでは，まずマイクロケラトームとよばれる眼球用カンナで角膜の表面を薄くスライスし，角膜表面のフラップを作り，めくり上げる。表出した角膜実質層にエキシマレーザーを照射して削る。その後，角膜フラップを元の状態に戻す。角膜中央部が薄くなるため，角膜の曲率が下がり，近視が矯正される。視力は手術直後から数日程度で矯正され，裸眼視力1.0以上になる。

❷ 眼内コンタクトレンズ

　虹彩と水晶体の間や前房に特殊なコンタクトレンズを移植する手術で，強度の近視でも矯正できる。

8. 斜視・弱視の治療（非観血的治療）

▶ **概要**　小児の斜視を放置すると弱視（4章-Ⅱ-「弱視」参照）となるため，眼鏡や視能訓練により斜視や弱視の治療を行う。
▶ **種類**　眼鏡による矯正，遮閉法，視能訓練がある。
▶ **目的**　屈折矯正眼鏡・プリズム眼鏡の装用，遮閉法，狭義の視能訓練（例：シノプチスコー

プを用いての融像訓練，抗抑制訓練）などにより眼位の正常化および視力向上を目指す。
- ▶ **適応疾患** 斜視，弱視。
- ▶ **必要物品** 屈折矯正眼鏡，プリズム眼鏡，シノプチスコープ。
- ▶ **方法** 以下のような治療法がある。

1 | 弱視視能矯正

プレオプティクス（pleoptics）ともいい，小児の弱視の視力向上のための訓練法である。1日1～3時間程度，視力の良いほうの目を眼帯で遮閉して，視力の出ない目だけで生活してもらう（遮閉法）。

2 | 斜視視能矯正

オルソプティクス（orthoptics）ともいい，手術でも矯正できないときに適応となる訓練法である。片目ずつ1日1～4時間程度，目を眼帯で遮閉して生活してもらうことで斜視角の減少を促す（交代遮閉法）。さらにプリズム眼鏡を装用する。

3 | 弱視眼鏡（弱視レンズ）

屈折矯正だけでは十分な視力が得られないときに，小さいものを大きく拡大して見せるために装用する眼鏡（レンズ）のことを指す。視覚障害者の補装具である。

4 | ボツリヌス菌毒素筋肉内注射

ボツリヌス菌毒素を過動筋に筋肉内注射して調整する。手術ができない麻痺性斜視や眼瞼痙攣の治療に使用する。

5 | 治療用眼鏡

調節性斜視の矯正用，不同視弱視の治療用，眼位異常矯正のためのプリズム眼鏡など。

B 手術療法

1. 麻酔

1 | 局所麻酔

- ▶ **種類** 点眼麻酔，結膜下注射，皮下注射，瞬目麻酔，球後注射がある。
- ▶ **目的** 手術による疼痛を管理するため。
- ▶ **必要物品** 注射器，注射針，麻酔薬（点眼薬，注射薬）。
- ▶ **手順** 眼科の手術の大部分は局所麻酔下に行う。全身麻酔に比べ簡便であり，全身麻酔

が全身的リスクでかけられないときにも行えるなど利点はあるが，患者の理解が得られなければ行えないなどの制限もある。実際の手術は，以下のものをいくつか組み合わせて行う。

①**点眼麻酔**：眼内手術および外眼部手術に用いられる。オキシブプロカイン塩酸塩（ベノキシール®）または4％キシロカイン®を点眼して用いる。血管収縮薬（アドレナリン［ボスミン®］）を併用することがある。

②**結膜下注射・テノン嚢下注射による麻酔**：結膜，角膜の手術，眼内手術などに用いられる。2％塩酸プロカイン®，または2％キシロカイン®0.2〜1.0mLを注入する。

③**皮下注射による浸潤麻酔**：眼瞼の手術，涙嚢の手術などに用いる。

④**瞬目麻酔**：眼内手術のときに，閉瞼により眼球に圧迫が加わらないよう，耳前で顔面神経（第7脳神経）の出てくる所または眼瞼周囲深部に行う。

⑤**球後注射による麻酔**：2％キシロカイン®，マーカイン®などを2〜4mL注入する。知覚を麻痺させ，眼圧低下，散瞳および眼球運動を抑えるために行う。

2 全身麻酔

認知症などのため了解が悪く，局所麻酔では手術の行えない患者，小児や長時間かかる手術などに用いる（例：網膜剝離，硝子体手術）。

3 前投薬

感染予防，精神安定，催眠，鎮痛，分泌の抑制，迷走神経反射の抑制，術中・術後の悪心・嘔吐の抑制，眼圧下降などのために使用する。

2. 白内障手術

- ▶ **概念** 白内障手術は，混濁した水晶体を摘出し，代わりに眼内レンズを入れる手術（水晶体再建術）である。手術用顕微鏡を用いて細かな操作が可能になっている（図3-63）。
- ▶ **種類** 超音波乳化吸引術，水晶体囊外摘出術（extracapsular cataract extraction；ECCE），囊内摘出術（intracapsular cataract extraction；ICCE）。通常，眼内レンズ挿入術を同時に行う。
- ▶ **目的** 白内障による視力低下の改善のため。
- ▶ **適応疾患** 白内障。
- ▶ **必要物品** 超音波水晶体乳化吸引術用の装置，手術用顕微鏡，麻酔薬，消毒薬，開瞼器，鑷子，剪刀，手術用メス，縫合糸，眼内レンズなど。
- ▶ **方法** 手術法ごとに以下に記す。
- ▶ **注意点** 術後眼内炎を起こさないように，手術器具や術野の清潔に気をつけ感染を防ぐ。また術後は眼を保護し，洗顔・洗髪の禁止を指導する。
- ▶ **合併症** 後囊破損（水晶体の袋の後面が術中に破れること），眼内レンズ偏位，術後眼内炎，

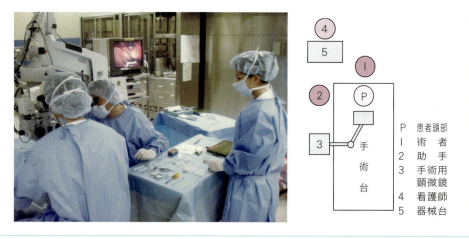

図3-63 手術用顕微鏡を使った眼科手術

術後乱視，黄斑浮腫（炎症性に黄斑部がむくんで視野の中心が見えにくくなること）など。これらを防ぐため，術後の視力変化に注意する。

1 超音波水晶体乳化吸引術

超音波水晶体乳化吸引術（phacoemulcification and aspiration；PEA）には専用の器械が必要である。水晶体前囊を輪状に切開し，水晶体の核および皮質を吸引・除去する方法である。後囊は眼内に残して眼内レンズを挿入する。3mm弱の小さな角強膜切開から水晶体核を超音波で粉砕，吸引する超音波乳化吸引術（図3-64）が，現在主に行われている。

2 囊外摘出術

水晶体前囊を輪状に切開し，後囊を眼内に残す点は超音波乳化吸引術と同様であるが，11mm前後の大きな角強膜切開から水晶体核を一体として核出する（図3-64）。白内障の核が非常に硬いときに行われる術式である。

3 囊内摘出術

水晶体全摘術ともいい，水晶体は囊に入ったまま摘出される。強角膜輪部を大きく切開し，冷凍手術装置を用いて水晶体を接着させ，摘出する。チン小帯断裂の症例などで行われる。

4 眼内レンズ（人工水晶体）挿入術

眼内レンズ（図3-65）を後囊と前囊の間に挿入し固定（囊内固定，図3-66）する後房レンズ法が主に行われる。囊内固定ができないときは，毛様体溝固定（囊外固定）を行う。眼内レンズはいろいろな材質やデザインのものが市販されており，焦点が1つの単焦点レン

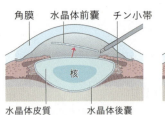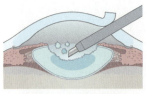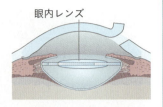

①眼球を切開し，水晶体前嚢を切り取る。
②水晶体の核と皮質を超音波で砕き，吸引する。前嚢の一部と後嚢とチン小帯は残す。
③残った前嚢の一部と後嚢の中に，眼内レンズを挿入する。

※超音波乳化吸引術は小さな切開創から水晶体を吸引するが，嚢外摘出術では大きな切開創が必要である。

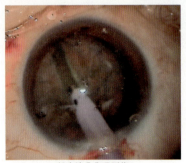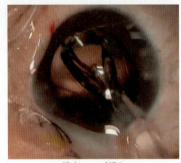

超音波乳化吸引術　　　　眼内レンズ挿入

超音波乳化吸引術では前嚢切開の後，水晶体の内容物を吸引・除去し，最後に眼内レンズを水晶体嚢の中に挿入する。

図3-64 超音波水晶体乳化吸引術＋眼内レンズ挿入術

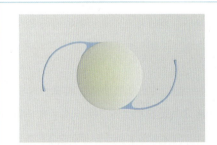

中央の光学部（レンズの部分）から2本のループが出ており，眼内でレンズがずれないようにしている。

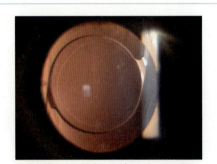

水晶体嚢の中に眼内レンズが収まっている。

図3-65 眼内レンズ　　　　**図3-66** 眼内レンズ挿入眼（嚢内固定）

ズと多数の多焦点レンズがある。レンズを折りたたんで3mm弱の角膜切開部から挿入し，角膜切開部無縫合で終わることが可能である。以前に水晶体摘出手術のみを行い，眼内レンズを入れなかった眼には，眼内レンズを2次的に眼球壁に縫合固定する場合もある。

5　後発白内障手術

白内障手術後，残した後嚢に水晶体上皮や皮質が残存し，混濁が発生して視力障害の原

因になることがあり，混濁した後嚢は切裂するか除去する手術が必要となる。現在は，非観血的にNd-YAGレーザー*を用いて切開することが多い。レーザー後の網膜剝離発症に注意を要する。

6 | 手術後の視力回復

白内障手術をしてさらに良好な視力を得るために，眼鏡やコンタクトレンズ装用，レーシック手術が必要なことがある。術後，屈折度が安定するまで，1〜3か月待ってから眼鏡，コンタクトレンズ処方やレーシック手術を行う。

3. 緑内障手術

- ▶ 概要　緑内障は眼圧が高いほど視野の悪化速度が速いので，手術によって眼圧を下げる。
- ▶ 種類　周辺虹彩切除術，線維柱帯切除術，線維柱帯切開術，チューブシャント手術，毛様体光凝固術など。
- ▶ 目的　眼圧の下降を目的とする。
- ▶ 適応疾患　緑内障。
- ▶ 必要物品　手術用顕微鏡，麻酔薬，消毒薬，開瞼器，鑷子，剪刀，手術用メス，縫合糸など。
- ▶ 方法　緑内障の病型によって適切な手術方法を選択する。手術用顕微鏡下に行う。
- ▶ 注意点　術後眼内炎を起こさないように，手術器具や術野の清潔に気をつける。濾過手術では術後長期間経過してからでも結膜濾過胞からの房水の漏れが生じ，術後眼内炎を起こし得る。
- ▶ 合併症　結膜出血，術後眼内炎，術後乱視など。

1 | 虹彩切除術（イリデクトミー）

周辺部虹彩を切除して，後房から前房への房水の流れを良くする（周辺虹彩切除術）。閉塞隅角緑内障に行われる。現在は，非観血的にレーザーにより虹彩切開を行うことが多い（レーザー虹彩切開術，図3-67）。

2 | 濾過手術

眼球壁に穴を開け，前房水を結膜下へ導く手術である線維柱帯切除術（トラベクレクトミー）がある。術後に結膜下に前房水がたまった隆起（結膜濾過胞，ブレブ）ができるのが特徴である（図3-68）。

---

* **Nd-YAGレーザー**：ネオジウム-ヤグレーザー。波長1.064μmの近赤外線で，水に吸収されにくく組織への深達度が大きいため，組織凝固能力が強い。切開，凝固，止血，蒸散，破砕などレーザー手術装置に広く用いられている。

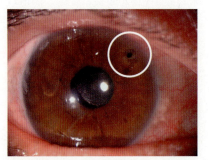

右上方向の虹彩に穴が開けられている（円で囲った部分）。この穴から後房側の水がスムーズに前房へと流れ、閉塞隅角緑内障発作は起こりにくくなる。

図3-67 閉塞隅角緑内障におけるレーザー虹彩切開術後

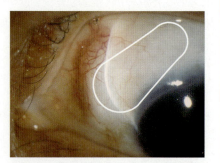

手術した部位の結膜は盛り上がり、眼内の房水が結膜下まで流出してきている（円で囲った部分が結膜濾過胞）。

図3-68 線維柱帯切除術後の結膜濾過胞（ブレブ）

3 房水流出路手術

前房隅角の房水流出路に対し操作を加え、房水を流出しやすくする手術である。隅角切開術（ゴニオトミー），線維柱帯切開術（トラベクロトミー）などがある。

4 緑内障チューブシャント手術

インプラント（バルベルト緑内障インプラント，図3-69）などを眼内に挿入し，チューブで眼内液（房水）を眼内から眼外に導く新たな排出路を作って眼圧を下げる手術法である。すでに緑内障の濾過手術を複数回行って結膜癒着を起こした症例にも手術することができ，術後の回復も早いなどの利点がある。

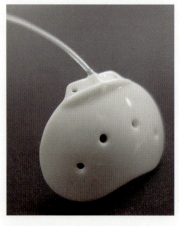

チューブの先端を眼内に挿入することで眼内液を眼外に導いて眼圧を下げる。

図3-69 バルベルト緑内障インプラント

5 毛様体冷凍凝固術，毛様体光凝固術

ほかの緑内障手術が無効のときに用いる。毛様体の冷凍あるいは光凝固により機能を低下させ，房水の産生を少なくする手術である。

4. 網膜剝離手術

- ▶ **概要** 剝離した網膜を復位させるために行われる手術。網膜剝離には裂孔原性網膜剝離（網膜に穴が開いたために起きたもの）と牽引性網膜剝離があり，前者では網膜裂孔の閉鎖，後者では牽引の原因となる増殖膜の除去が必要である。
- ▶ **種類** 裂孔閉鎖術，強膜陥入術，硝子体手術。
- ▶ **目的** 網膜剝離の治療。
- ▶ **適応疾患** 網膜剝離。
- ▶ **必要物品** 手術用顕微鏡，麻酔薬，消毒薬，開瞼器，鑷子，剪刀，手術用メス，縫合糸，ジアテルミー凝固*・冷凍凝固・光凝固の機器，シリコンバンド（強膜内陥術）など。
- ▶ **方法** 裂孔原性網膜剝離は，網膜の裂孔形成および硝子体の網膜牽引が原因であり，この2つに対して以下の1～3の処置を行う。通常は1，2または1，3を施行し，難治症例では1～3すべてを施行することがある。裂孔のみの場合は1のみを施す。
- ▶ **注意点** 術後眼内炎を起こさないように，手術器具や術野の清潔に気をつける。
- ▶ **合併症** 結膜出血，術後眼内炎，網膜剝離の再発など。

1 裂孔閉鎖術

網膜裂孔を閉鎖するため，ジアテルミー凝固，冷凍凝固（図3-70），レーザー光凝固などを行う。

2 強膜陥入術

強膜を陥入させて網膜の硝子体による牽引を軽減する目的で行う。強膜内陥術（図3-70），輪状締結術などを行う。

3 硝子体手術

顕微鏡下に網膜を牽引している硝子体を切除して網膜を復位させる（次項5「硝子体手術」参照）。

---

* **ジアテルミー凝固**：強膜面に細い電極（針状，円錐状など）を当てて高周波電流を通電し，その際発生する熱によって脈絡膜，網膜を凝固し，瘢痕癒着形成を図る方法。

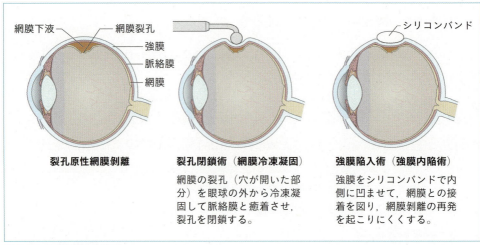

図 3-70 網膜剥離手術

5. 硝子体手術

- ▶ **概要** 炎症や出血によって混濁した硝子体を除去したり，眼内にできた膜組織を除去したり，網膜剥離の治療のために硝子体を吸引・除去する手術（図 3-71）。
- ▶ **種類** 黄斑前膜の剥離手術，内境界膜の剥離手術，網膜復位術など。
- ▶ **目的** 硝子体および硝子体内増殖組織が網膜を牽引し，網膜の牽引性剥離，黄斑部網膜上膜，黄斑円孔を形成している場合（増殖性硝子体網膜症，増殖性糖尿病網膜症），この牽引を除いて網膜を復位させるために行う。また，硝子体混濁，出血などのとき，視力を回復させるために濁った硝子体を切除する。
- ▶ **適応疾患** 牽引性網膜剥離，裂孔原性網膜剥離，網膜上膜，黄斑円孔，増殖性硝子体網膜症。
- ▶ **必要物品** 手術用顕微鏡，硝子体手術装置，吸引切除器（硝子体カッター），眼内照明装置（ライトガイド），麻酔薬，消毒薬，開瞼器，鑷子，剪刀，手術用メス，縫合糸，光凝固の機器，ガス（SF_6, C_3F_8 など），シリコンオイルなど。
- ▶ **方法** 硝子体手術には専用の器械が必要である。毛様体扁平部に 1mm 程度の穴を 3 か所開けて，硝子体切除用の吸引切除器，眼内照明装置，眼内灌流液を注入する針を眼内へ挿入する。難治性症例では，網膜復位のために眼内に空気，ガス（SF_6, C_3F_8 など），シリコンオイルなどを注入して手術を終えることがあり，眼内タンポナーデという。硝子体手術には以下のようなバリエーションがある。

1 黄斑前膜の剥離手術

黄斑部に生じた黄斑前膜を剥離・除去する手術（第 4 章 - IX -15「黄斑部網膜上膜（黄斑前膜）」参照）。

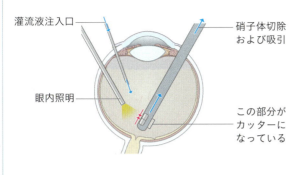
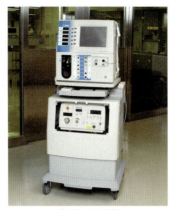

眼球に1mm程度の穴を3か所開けて，眼内を照明しながらカッターで硝子体を吸引・除去する。吸引した分だけ灌流液が流れ込んで，眼圧が保たれる。

硝子体手術装置

図3-71 硝子体手術

2 黄斑円孔に生じた内境界膜の剥離手術

　黄斑円孔の自然閉鎖を促すために，硝子体手術により硝子体を除去し，黄斑円孔周囲の網膜表面の透明な薄い膜（内境界膜）を剥離・除去してから，眼内に空気を注入して手術を終了する（第4章-Ⅸ-14「黄斑円孔」参照）。円孔周囲の網膜が伸展して黄斑円孔の閉鎖が得られる。

3 硝子体手術による網膜復位術

　網膜剝離を眼球の内側から治す手術法である。網膜裂孔・剥離の原因となった硝子体を切除し，眼球内の液体を空気に置き換え，剥離した網膜を外側の網膜色素上皮に接着させる。そのうえで網膜剝離の原因となった網膜裂孔の周囲をレーザーなどで焼き固める。眼球内を空気（ガス）で充満させて手術を終了する。患者はガスが自然に抜けるまでの術後数日間，絶対安静か，ガスが網膜剥離のあった部分に当たる姿勢（通常はうつ伏せ）をできるだけ保つ（体位規制）必要がある。剝離していた網膜は，ガスにより眼底に押さえつけられた状態で網膜色素上皮と癒着し，網膜が剝がれなくなる。手術器械の進歩により，近年はこの方法で網膜剝離を治す症例が増えている。

4 増殖性硝子体網膜症手術

　網膜剝離が起きた状態で時間が経過すると，網膜の表面に膜組織（増殖膜）を生じ，その膜が収縮して網膜を牽引し，さらに網膜剥離を悪化させるという悪循環が生じる。このような状態を増殖性硝子体網膜症とよぶ。増殖性硝子体網膜症に陥った眼に対して増殖膜を除去して網膜剝離を治す硝子体手術のことを，増殖性硝子体網膜症手術とよぶ。手術には高度な技術が要求され，手術時間が長くなることが多い。

6. 斜視手術

- ▶ **概要** 斜視において，眼位を矯正するため外眼筋の眼球への付着部を変える手術。
- ▶ **種類** 外眼筋付着部の位置を後方に移動させる術式（後転法）と，前方に移動させる術式（前転法）がある。
- ▶ **目的** 斜視の治療。
- ▶ **適応疾患** 内斜視，外斜視，上下斜視など。
- ▶ **必要物品** 手術用顕微鏡，麻酔薬，消毒薬，開瞼器，鑷子，剪刀，手術用メス，縫合糸など。
- ▶ **方法** 手術定量（どの外眼筋の眼球付着部をどの程度移動させるか）は斜視の角度などから決める。以下のような術式がある。
  - ①**後転法**：外眼筋の眼球への付着部を後方にずらして筋肉の張力を減じる。
  - ②**前転法**：外眼筋を短縮して，付着部を前方にずらし，筋肉の張力を強める。
  　内斜視に対しては内直筋の後転および外直筋の前転を行い，外斜視に対しては外直筋の後転または内直筋の前転，あるいは両者を同時に行う。
- ▶ **注意点** 手術の適応は慎重に考えるべきである。手術をしても斜視が消失せず，複視が残ることがある。また術後，徐々に手術効果が減弱して，斜視が再発することがある。感染症予防などのため，手術の前後には抗菌薬の点眼をする。
- ▶ **合併症** 結膜出血，複視，斜視の再発など。

7. 角膜移植手術

- ▶ **概要** 変形したり，混濁したりした角膜を他人の透明な角膜で置き替える手術。
- ▶ **種類** 全層角膜移植術（図3-72），表層角膜移植術や角膜内皮移植術など。
- ▶ **目的** 変形したり，混濁したりした角膜を治療するため。

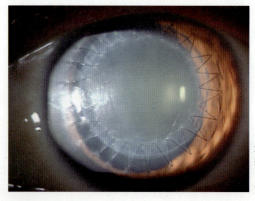

混濁した角膜を円形に切除し，提供眼の角膜を移植する。細いナイロン糸でギザギザに連続縫合する。

図3-72 全層角膜移植術（手術後）

- **適応疾患** 角膜混濁，円錐角膜，水疱性角膜症など。
- **必要物品** 手術用顕微鏡，麻酔薬，消毒薬，開瞼器，鑷子，剪刀，手術用メス，縫合糸，移植するための角膜（ドナー角膜）など。
- **方法** アイバンクに登録された眼球提供希望者が死亡した場合に，なるべく早く眼球を摘出して，角膜移植に用いる。アイバンクはこの登録事務を行う機関であり，大学病院などの施設に設置されている。手術では混濁した角膜を円形に切り抜き，同様に円形に切り抜いたドナー角膜をはめ込んで縫合する。
- **注意点** 急激な視力低下が起こる場合がある。半日以上かすんだり，充血して視力低下が悪化するような場合は，拒絶反応などの重要な合併症の徴候である可能性が高い。
- **合併症** 拒絶反応（充血，霧視，視力低下を起こす），眼圧上昇・緑内障，角膜上皮欠損，角膜潰瘍・角膜感染症など。

8. 眼球内容除去術，眼球摘出術

1 眼球内容除去術

強膜だけを残して角膜および眼球内容（水晶体，硝子体，網膜，脈絡膜）を除去，義眼台を挿入する。

2 眼球摘出術

眼球全体を摘出する手術である。眼球の代わりにレジン球またはシリコン球を入れる。

3 義眼

義眼（prosthesis）は眼球内容除去術または眼球摘出術後，外見を整える目的で装用する。
- **装用方法** 義眼をよく洗い，上縁を上眼瞼の下へ挿入し，次に下縁を下眼瞼の下へ挿入する。1日1回取り出して洗う。機械的刺激により分泌物が多いときは，適宜点眼液も併用する。小児の眼球摘出後には結膜嚢を保持するため，術後早期より仮の義眼を装用する必要がある。
- **種類** コンタクト義眼，可動性義眼，外装義眼などがある。

9. 光凝固

- **概要** レーザー光線（アルゴン*レーザー，色素レーザー，半導体レーザーなど）を網膜，虹彩・前房隅角などの小さな部分に集中させて，局所的な熱凝固斑をつくる（図3-73）。また，局所に高いエネルギーを集中させてプラズマ状態をつくり，小さな爆発を起こさせ，組織を切断破壊する（Nd-YAGレーザー）。

＊ **アルゴン**：原子番号18。原子量39.948。希ガス元素に属し，大気中に体積で0.933％存在する。

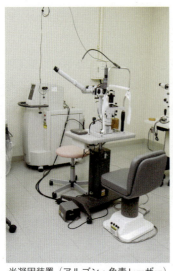

光凝固装置（アルゴン・色素レーザー）

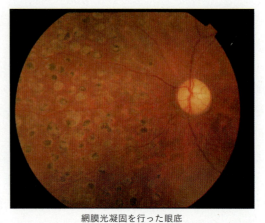

網膜光凝固を行った眼底

点状にレーザーで焼いた部分の網膜は，瘢痕化して黒〜白色に変色している。

光凝固装置は，細隙灯顕微鏡（左写真手前）とレーザー発生装置（左写真後方）からなる。患者の角膜上にレーザー治療用のコンタクトレンズを載せた状態で，細隙灯顕微鏡で眼底を観察しながら網膜にレーザーを打つ。

図3-73 光凝固

- ▶ **種類** 網膜光凝固，線維柱帯形成術，虹彩切開術，後発白内障切開など。
- ▶ **目的** アルゴンレーザーや色素レーザーは，網膜裂孔の閉鎖，中心性漿液性網脈絡膜症において漏出点を凝固し，漏出を止めるほか，糖尿病網膜症，網膜静脈閉塞症，未熟児網膜症における無血管帯の凝固，加齢黄斑変性症の新生血管凝固，網脈絡膜腫瘍の治療，緑内障治療（線維柱帯形成術）などに用いる。Nd-YAGレーザーは，閉塞隅角緑内障における虹彩切開術，後発白内障切開などに用いる。
- ▶ **適応疾患** 網膜裂孔，中心性漿液性網脈絡膜症，糖尿病網膜症，網膜静脈閉塞症，未熟児網膜症，加齢黄斑変性症，網脈絡膜腫瘍，緑内障，閉塞隅角緑内障，後発白内障など。
- ▶ **必要物品** 光凝固装置，Nd-YAGレーザー装置，眼底レーザー用のコンタクトレンズ，粘稠液（スコピゾル®眼科用液）。
- ▶ **方法** 網膜を光凝固する際は，散瞳下で点眼麻酔の後，眼底レーザー用のコンタクトレンズを患者の角膜上に載せる。網膜にピントを合わせて眼底を観察しながらレーザー照射する。
- ▶ **注意点** 網膜を光凝固する際には，黄斑部を誤って凝固しないように注意する。
- ▶ **合併症** 眼底出血，黄斑部の誤照射など。

10. 冷凍凝固

- ▶ **概要** 治療したい部分を冷凍して凝固させる方法。
- ▶ **目的** 網膜剝離での網膜裂孔の閉鎖，緑内障での毛様体からの房水産生の抑制，腫瘍の

凝固壊死のために行う。

- **適応疾患** 網膜剝離，緑内障，脈絡膜腫瘍，結膜腫瘍，眼瞼腫瘍，春季カタルなど。
- **必要物品** 冷凍凝固装置，冷凍凝固用プロンベ，液体窒素ボンベ。
- **方法** 点眼麻酔（時に球後麻酔），眼球表面の消毒の後，冷凍凝固用プロンベを凝固したい部位に当ててフットスイッチを踏むと，プロンベの先端が冷えて冷凍凝固ができる。

11. 抗VEGF抗体製剤の硝子体内注射

- **概要** 血管内皮増殖因子（vascular endothelial growth factor；VEGF）は，網膜血管からの漏出や網膜・脈絡膜の新生血管の発生を促進するサイトカインで，これをブロックする治療（抗VEGF抗体療法）が様々な網膜疾患に使われている。眼内に直接注射（硝子体内注射）することにより，加齢黄斑変性症の脈絡膜新生血管を退縮させたり，糖尿病網膜症に伴う黄斑浮腫を消退させて，視力障害の進行抑制や視力改善が期待できる。

2018（平成30）年現在，加齢黄斑変性症に対してペガプタニブナトリウム（マクジェン®），ラニビズマブ（ルセンティス®），アフリベルセプト（アイリーア®）が認可されており，加齢黄斑変性症に対する治療の主流となっている。また，病的近視に伴う脈絡膜新生血管による視力障害，網膜静脈閉塞症や糖尿病網膜症に伴う黄斑浮腫といった網膜疾患にも適応が拡大している。

投与間隔は薬剤により様々である。ラニビズマブ（ルセンティス®）を加齢黄斑変性症に対して使用する場合では，まず1か月ごとに連続3か月間硝子体内投与し，その後は症状により投与間隔を調節する。

12. そのほかの手術

眼瞼下垂手術（上眼瞼挙筋短縮術，眼瞼吊り上げ手術など），眼瞼内反症手術（眼輪筋短縮術，ホッツ［Hotz］法など），屈折矯正手術，翼状片手術，涙囊摘出術，涙囊鼻腔吻合術，眼窩内容除去術などがある。

> **Column オルソケラトロジー**
>
> 専用のコンタクトレンズを夜間装用することで角膜表面のカーブを和らげ，近視を矯正する。朝になってコンタクトレンズをはずしても一定時間は角膜表面のカーブの変化が残るため，昼間は近視が減って裸眼視力が良くなる。毎日夜寝るときにコンタクトレンズを装用し，朝起きてはずすことを繰り返す必要があるが，日中は眼鏡が不要となることが多い。ただし，保険適用はないため自費診療となる。

国家試験問題

1 Aさん（48歳, 男性）は，右眼の視野に見えにくい部位があることに気付き眼科を受診した。暗い部屋で見えにくいことはない。頭痛や悪心はない。
Aさんの疾患を診断するのに必要な検査はどれか。**2つ選べ**。　（106回 AM85）

1. 脳波検査
2. 色覚検査
3. 眼圧測定
4. 眼底検査
5. 眼球運動検査

2 動脈硬化を直視して評価できる血管はどれか。　（105回 AM69）

1. 冠動脈
2. 眼底動脈
3. 大腿動脈
4. 腹部大動脈
5. 中大脳動脈

▶答えは巻末

眼

第4章

眼の疾患と診療

この章では
- 主な眼疾患について,原因,症状および治療法を理解する。

国家試験出題基準掲載疾患

網膜症 | 網膜剥離 | 白内障 | 緑内障

I 屈折および調節の異常

A 屈折の異常

1. 近視

- ▶ **概念・定義** 近視（myopia）とは，毛様体筋の弛緩した状態で，平行光線が網膜の前方に像を結ぶ状態をいう。眼球の眼軸長＊が屈折力に比べて長いために起こるものを**軸性近視**，眼軸長は正常だが，角膜および水晶体の屈折力が強いために起こるものを**屈折性近視**という（図4-1）。2017（平成29）年度学校保健統計によると，小学生の約8.7％，中学生の約26.5％は近視である（裸眼視力0.3未満の者の割合）。
- ▶ **原因** 遺伝の関与，過度の近業持続の影響などが考えられる。
- ▶ **分類** 近視はその程度によって軽度（−3Dまで），中等度（−6D未満），強度（−6D以上）に区別する。遺伝的要因による強度近視のほとんどは眼軸の長さによる近視である。
- ▶ **症状** 患者は遠くが見えないと訴えるが，多くの場合，凹レンズの矯正眼鏡で良好な遠方視力が得られる（良性近視）。中等度以上の近視では，眼底に近視特有の変化がみられることが多く（豹紋状眼底およびコーヌス＊など，図4-2），強度近視で黄斑部が障害されると，矯正眼鏡を着けても視力は回復しない（悪性近視）。

　また近業を過度に長時間続けたため毛様体の緊張が持続し（調節痙攣），屈折性近視と

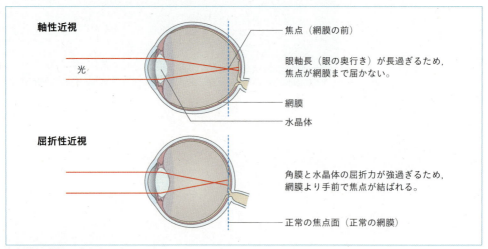

図4-1 近視

＊**眼軸長**：視軸の一部で，角膜頂点と中心窩の間にはさまれた部分をいい，眼球の光学的前後径である。
＊**コーヌス**：乳頭の一側（大部分は耳側）あるいは全周が半月状あるいは輪状に灰白色となり，網膜色素上皮，脈絡膜が萎縮，断裂している部分をいう。

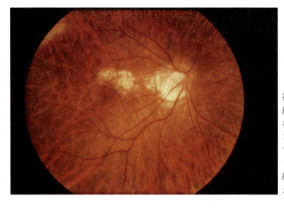

図4-2 強度近視眼底

視神経乳頭の辺縁は網膜が欠損して白くなっている(近視性コーヌス)。強度近視では,網膜は薄くなり,網膜下にある脈絡膜血管が透けて見える(豹紋状眼底)。

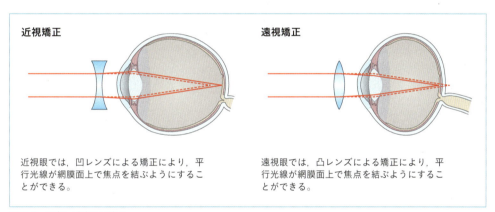

近視眼では,凹レンズによる矯正により,平行光線が網膜面上で焦点を結ぶようにすることができる。

遠視眼では,凸レンズによる矯正により,平行光線が網膜面上で焦点を結ぶようにすることができる。

図4-3 近視・遠視の矯正

同様の機序で遠くが見えない状態を偽近視(仮性近視)という。

▶ **検査** 屈折検査,矯正視力。

▶ **治療** 良好な視力が得られ,装用しても疲れない凹レンズによる矯正眼鏡を装用する(図4-3)。コンタクトレンズでも矯正できる。また近視手術としてエキシマレーザーを使った手術が開発されているが,眼科専門医に相談してから受けるべきである。

偽近視の初期では,調節麻痺薬であるトロピカミド(ミドリン®M)点眼が用いられ,一時的に効果がある。

2. 遠視

▶ **概念・定義** **遠視**(hyperopia)とは,毛様体筋の弛緩した状態で,平行光線が網膜の後方に像を結ぶ状態をいう。眼球の眼軸長が屈折力に比べて短いために起こるものを**軸性遠視**,眼軸長は正常だが角膜および水晶体の屈折力が弱いために起こるものを**屈折性遠視**という(図4-4)。小児では調節力が大きいため遠視が目立たず,視力に支障のないも

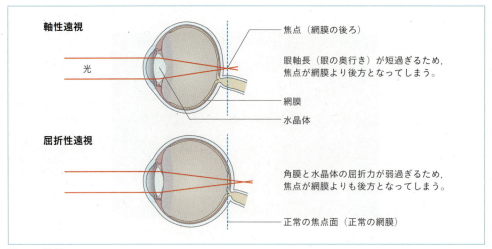

図4-4 遠視

のを潜伏遠視と称し，調節性内斜視，眼精疲労の原因となる。また，両眼の遠視の強さに差があると，遠視の強いほうの側が不同視弱視となることがあり，注意が必要である。遠視があると，正視の人に比べて早く老眼鏡が必要となる。

- ▶ **原因** 先天性のことが多い。また加齢とともに近視の度数は減少し，遠視化する傾向がある。
- ▶ **症状** 近くも遠くもはっきりと見えない。また遠視のある人の眼は正常の人に比べて小さいことが多く，閉塞隅角緑内障を発症しやすい。眼底には偽うっ血乳頭*の所見がみられることがある。
- ▶ **検査** 屈折検査，矯正視力。
- ▶ **治療** 凸レンズによる矯正眼鏡やコンタクトレンズを装用する（図4-3）（老視については次項B「調節とその異常」参照）。

3. 乱視

- ▶ **概念・定義** 平行光線を眼に照射しても，どこにも焦点を結ばない状態を**乱視**（astigmatism）という（図4-5）。多くの人にあり，視力に影響しない程度のことが多い。
- ▶ **原因** 先天性のことが多い。また眼の手術後は乱視が生じることが多い。
- ▶ **分類** 正乱視と不正乱視の2つに大別される。**正乱視**では，角膜表面が回転楕円体（ラグビーボール様）の一部のようになっており，図4-5に示したように1つの焦点はつくらず，2本の直交する焦線ができる。この2本の焦線の間は**スツルムのコノイド**といわれる立体面をつくり，中央に最小錯乱円ができる。この前・後の2本の焦線に対応して，それぞれ最も屈折力の強い強主径線と最も屈折力の弱い弱主径線があり，互いに直交する。

不正乱視は，主として角膜の表面が不規則な凹凸不整の状態のために起こり，網膜に

---

* **偽うっ血乳頭**：先天的に乳頭が腫脹しているように見える状態を指す。遠視の人に多く，病的な意義はない。

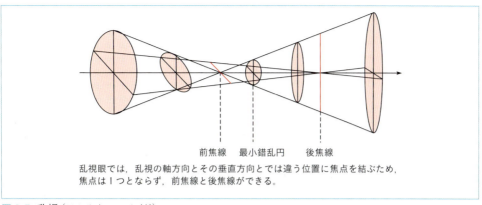

図4-5 乱視（スツルムのコノイド）

乱視眼では，乱視の軸方向とその垂直方向とでは違う位置に焦点を結ぶため，焦点は1つとならず，前焦線と後焦線ができる。

鮮明な像を結ばせることができない。角膜炎，円錐角膜などが原因となる。
- ▶ 症状　ぼやけて見えたり，二重に見えたり（単眼複視）する。またこれらの症状が眼精疲労の原因にもなる。
- ▶ 検査　屈折検査，矯正視力。
- ▶ 治療　正乱視の矯正には眼鏡（円柱レンズ）が使われる。不正乱視は眼鏡では矯正できないが，ハードコンタクトレンズにより矯正できることがある。

B 調節とその異常

水晶体の厚さが変化することにより屈折力が変化し，遠方から近方までの一定範囲のものに焦点を合わせられる機能を**調節**という。調節力は年齢が高くなるに従って弱くなる（図4-6）。

1. 老視

- ▶ 概念・定義　加齢に伴う水晶体の弾力低下や，毛様体筋・チン小帯の衰えにより，調節力が減退した状態を**老視**（presbyopia）という。
- ▶ 原因　加齢。
- ▶ 症状　正視の人では，一般に40歳台頃から30cm以内の近方の物が鮮明には見えなくなり，老眼鏡が必要となる。図4-6からわかるように45歳頃から調節力が約3Dとなり，近点は1/3m，すなわち眼前約30cmとなり，近くの細かい字を読むのに不便を感じるようになる。遠視の人では正視の人より早くから近くが見えにくい症状が起こり，近視の人では遅く起こる。
- ▶ 検査　屈折検査，矯正視力検査，近方視力検査。
- ▶ 治療　調節力不足を補う凸レンズやコンタクトレンズの使用で，近方視力は出るようになる。

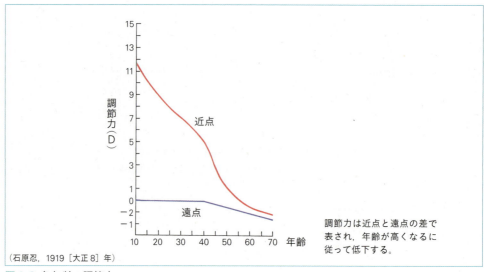

図4-6 各年齢の調節力

2. 調節痙攣

調節痙攣（accommodative spasm）は，調節機能の過度な働きが持続する状態を指す。ピロカルピン塩酸塩（サンピロ®）点眼後や，鞭うち症後などに出現し，患者はピントの合いづらさ（眼精疲労）を訴える。仮性近視の初期も，調節痙攣の状態にあると考えられている。

治療では散瞳薬トロピカミド（ミドリン®M）の点眼を行い，調節緊張を解除する。ただし，散瞳薬投与後は瞳孔の拡大で羞明が強くなることに注意する。

3. 調節麻痺

調節麻痺（accommodative palsy）とは，調節機能が麻痺または機能低下した状態を指す。調節は主に内眼筋（毛様体筋）で行われるため，内眼筋麻痺ともよばれる。アトロピン硫酸塩水和物（日点アトロピン®，リュウアト®。以下アトロピン）点眼後，各種原因による動眼神経麻痺などによって起こり，近見障害や散瞳を伴う場合は羞明がみられる。

治療はまずアトロピン点眼の中止，動眼神経麻痺による場合は原因となった疾患の治療を行う。

II 弱視

▶ 概念・定義　**弱視**（amblyopia）とは，小児の視覚の発達時期に起きた障害のため視力が低下した状態を指す。医学弱視ともいう。小児期に眼に十分な視覚刺激が入らないと視力の発達が障害され，低視力となる。

- ▶ **原因** 斜視，高度の屈折異常（特に遠視），不同視，先天白内障や先天性眼瞼下垂など。
- ▶ **分類**
  - **斜視弱視**：斜視では非固視眼が弱視となる。交代固視が可能な患者は弱視になりにくい。
  - **屈折異常弱視**：両眼に高度の遠視や乱視がある場合，両眼の弱視となる。
  - **不同視弱視**：片眼に強い屈折異常がある場合，そちらの眼が弱視となる。
  - **形態覚遮断弱視**：角膜の混濁や先天白内障，先天性眼瞼下垂などにより十分な視覚刺激が眼に入らないために弱視となる。
  - **低視力（low vision）**：視機能が弱く，矯正もできない状態を指す。それにより日常生活や就労などの場で不自由を強いられる。社会的弱視，教育的弱視ともよばれる。
- ▶ **症状** 片眼，時に両眼に視力障害がみられる。網膜，視神経自体は正常所見で，器質的な異常はみられない。しかし，斜視や遠視，先天白内障など弱視となった原因が特定できる場合が多い。
- ▶ **検査** 屈折検査，矯正視力，眼位検査など。
- ▶ **治療** 治療の大原則は両眼の中心窩に鮮明な結像を得るようにすることである。ヒトの視覚の発達は8歳くらいまでとされており，それまでに治療する必要がある。
  - **斜視弱視**：健眼遮閉（アイパッチ）による中心固視の獲得を目指す。斜視手術も行う。
  - **屈折異常弱視，不同視弱視**：まず屈折矯正を行い，視力が改善しないときは健眼遮閉を行う。
  - **形態覚遮断弱視**：視覚遮断の原因となる疾患（先天白内障など）の治療を行う。

III 眼瞼の疾患

1. 麦粒腫

- ▶ **概念・定義** 麦粒腫（hordeolum）とは，睫毛皮脂腺，またはマイボーム腺（瞼板腺）の急性化膿性炎症である。前者は**外麦粒腫**，後者は**内麦粒腫**とよばれる（図4-7）。
- ▶ **原因** 黄色ブドウ球菌，レンサ球菌などの感染が多くみられる。
- ▶ **症状** 眼瞼の一部（外麦粒腫）または全体（内麦粒腫）に，発赤，腫脹，疼痛がみられ，数日中に自然排膿して治癒する。所属リンパ節の腫脹をみることもある。
- ▶ **治療** 急性期に全身および局所に抗生物質を投与して，膿点の形成を待ち，膿点が皮膚面に達したら切開排膿する。初期であれば，膿点を形成しないで吸収されることが多い。

2. 霰粒腫

- ▶ **概念・定義** 霰粒腫（chalazion）とは，マイボーム腺における無菌性の慢性肉芽腫性炎

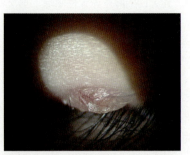

眼瞼の分泌腺の急性化膿性炎症で、発赤、腫脹がみられ、圧痛がある。

図4-7 麦粒腫

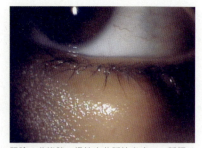

眼瞼の分泌腺の慢性肉芽腫性炎症で、腫脹はみられるが、発赤は少なく、圧痛もない。

図4-8 霰粒腫

症である。
- ▶ 原因　マイボーム腺に脂（皮脂）が詰まることが原因となる。
- ▶ 症状　瞼板に接して腫瘍状の硬いものが形成される。通常は疼痛も発赤もないが、徐々に大きくなる。細菌感染を起こし麦粒腫様症状を呈する場合を、急性霰粒腫という（図4-8）。
- ▶ 治療　患者の希望により手術を行う。結膜面または皮膚面から切開して、内容物を掻破または全摘出をする。50歳代以上で繰り返す霰粒腫様の眼瞼腫瘍をみたら、悪性腫瘍（マイボーム腺がんなど）との鑑別を考えなければならない。

3. 眼瞼ヘルペス

眼瞼ヘルペス（herpes blepharitis）には、単純ヘルペス、帯状ヘルペスがある。

1　単純ヘルペス

単純ヘルペスウイルス（herpes simplex virus；HSV）により起こる。眼瞼皮膚に小水疱ができ、そのまま乾燥し、または痂皮をつくり、瘢痕を残さずに治癒する（角膜の病変については、本章-Ⅵ「角膜の疾患」参照）。必要によってアシクロビル軟膏（ゾビラックス®軟膏）を塗布する。

2　帯状ヘルペス（眼部帯状ヘルペス）

帯状ヘルペスウイルス（varicella zoster virus；VZV）により起こる。三叉神経の第1、2枝、特に第1枝の支配領域が好発部位である。正中線を境として片側の頭痛および局所の疼痛、眼瞼、鼻根部、前額、頭部の皮膚に紅斑、小水疱が生じ、さらに瘢痕が形成される。角膜炎、虹彩毛様体炎、網膜炎（壊死性網膜炎）、眼筋麻痺、続発緑内障などを伴うことがある（図4-9）。治療には抗ウイルス薬であるアシクロビル軟膏（ゾビラックス®軟膏）、またはバラシクロビル塩酸塩錠（バルトレックス®）内服の投与を行う。副腎皮質ステロイド薬を併用す

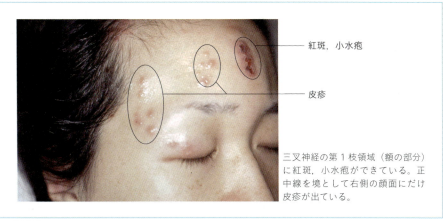

三叉神経の第1枝領域（額の部分）に紅斑，小水疱ができている。正中線を境として右側の顔面にだけ皮疹が出ている。

図4-9 眼部帯状ヘルペス

ることもある。混合感染*を予防するために抗生物質投与も行う。網膜炎を起こしている場合には，前記薬物を点滴静注や硝子体内注射，硝子体手術時の灌流液中に入れる。

4. 眼瞼内反（内反症）

- ▶ 概念・定義　**眼瞼内反**（内反症，entropion of lids）とは，眼瞼縁が眼球のほうに向いて睫毛が角膜に触れる状態を指す。さかさまつげともよばれる。
- ▶ 原因　生まれつき，あるいは他疾患による瘢痕の収縮，加齢による眼瞼皮膚のゆるみで起きる。
- ▶ 分類　睫毛内反症（皮膚性内反症），瘢痕性内反症，老人性内反症など。
- ▶ 症状　眼瞼縁が内側を向いて睫毛が角膜に触れ，異物感がある。
- ▶ 治療　眼瞼皮膚，皮下組織，瞼板の一部を切除し，眼瞼縁を外側へ向けるホッツ（Hotz）手術などを行う。

1　睫毛内反症（皮膚性内反症）

　眼瞼縁が眼球のほうに向くために睫毛が角膜に触れる状態を指す。乳幼児の下眼瞼，特に鼻側では眼瞼皮下脂肪が多く，眼瞼が内側に押され，睫毛が眼のほうに向かうことがあり，充血や眼脂，時に眼痛の原因となる。ただし乳幼児では睫毛が軟らかいため角膜を傷つけることは少ない。

　通常は，成長につれて10歳ぐらいまでに自然治癒する。角膜びらんのひどい場合や潰瘍の発生時は手術を行う。

＊**混合感染**：感染症において，2種以上の病原体が同一個体に感染する場合をいう。

2 瘢痕性内反症

眼瞼結膜の瘢痕性収縮によるもので，トラコーマ，外傷，熱傷，化学傷で起こる。角膜びらんがひどい場合は手術を行う。

3 老人性内反症

眼瞼が弛緩して起こる。異物感，流涙，羞明，視力障害などを起こす。角膜びらんがひどい場合は手術を行う。

5. 睫毛乱生

睫毛乱生（trichiasis）とは，睫毛の生え際の皮膚の炎症や瘢痕のために，睫毛が角膜のほうに向いて角膜に当たる状態を指す。トラコーマ，眼瞼縁炎，熱傷，化学傷，外傷などにより起こる。

睫毛の配列が不規則な状態（図4-10）で，角・結膜に向いた睫毛により角・結膜にびらんなどが発症すると，異物感などの症状が出現する。乱生した睫毛が少数なら電気分解，多数ならホッツ手術などの眼瞼縁を外へ向ける手術を行う。

6. 眼瞼外反（外反症）

眼瞼外反（外反症，ectropion of lids）とは，眼瞼縁が外向きになり，まぶたがゆるんだ状態を指す。

外傷，熱傷などによる瘢痕性収縮，眼輪筋の麻痺，または眼輪筋眼窩部の収縮（老人性皮膚弛緩など）によって角膜が乾燥するため，充血，異物感，流涙などを起こす。眼輪筋の麻痺または収縮によるものの場合は，原因療法を行う。瘢痕性または老人性のものは手術を行う。

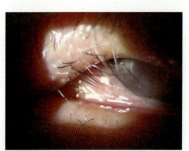

上眼瞼の睫毛が不規則に生えており，角膜，結膜に当たっている。

図4-10 睫毛乱生

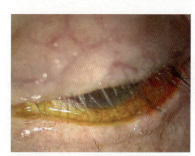

顔面神経麻痺のため眼瞼の閉鎖ができず，結膜充血，角膜びらんが起こっている。

図4-11 兎眼

7. 兎眼

兎眼（lagophthalmos）とは，眼瞼が閉鎖できない状態をいう（図 4-11）。顔面神経麻痺による眼輪筋麻痺によるものが最も多く，ほかに高度の眼球突出，眼瞼の瘢痕収縮などにもよる。閉瞼時も角・結膜の一部が外に露出しているため，充血，眼痛，流涙を起こし，さらに角膜びらん，潰瘍などをつくることがある。

治療は対症的に行いつつ原因を検索する。強い兎眼の場合には，上下眼瞼を縫合する必要がある。

8. 眼瞼下垂

眼瞼下垂（blepharoptosis）とは，上眼瞼が垂れ下がり，瞳孔にかかるために見え方に影響する状態を指す。先天性と後天性があり，後天性は動眼神経麻痺，筋無力症，外傷，梅毒，脳炎，脳腫瘍で起こる。両眼性のこともある。

物を見るときに顎を上げ，前頭筋を使うため額に皺を寄せ，眉を上げ，独特の頭位をとることが特徴であり，治療には原因療法，上眼瞼挙筋短縮術，挙筋吊り上げ手術，ミューラー筋短縮術を行う。

9. そのほかの眼瞼の疾患

眼瞼縁炎，眼角部眼瞼炎，眼瞼浮腫，眼瞼痙攣，腫瘍などがある。特に眼瞼の悪性腫瘍は中高年以上に多く，霰粒腫との鑑別が難しいこともあり，注意が必要である。

IV 結膜の疾患

結膜炎（conjunctivitis）では主に結膜の充血，眼瞼の腫脹，流涙，眼脂，違和感が生じる。多くの原因が考えられるが，大きくは細菌，ウイルス，クラミジア，真菌，寄生虫などの外因性のもの，アレルギー，皮膚疾患などに合併する内因性のもの，外傷，熱傷，化学傷などによるものの3種類に分けられる。

1. 細菌性結膜炎

▶ 概念・定義　細菌性結膜炎（bacterial conjunctivitis）とは，細菌感染が原因で起きる結膜炎である。カタル性結膜炎ともよばれる。
▶ 原因　細菌（肺炎球菌，ブドウ球菌，インフルエンザ菌など）が結膜に感染して起きる。
▶ 種類　病像による分類としては，急性および慢性カタル性結膜炎，化膿性結膜炎（新生児膿漏眼がその典型例で，新生児には予防として抗生物質の点眼が行われる），偽膜性結膜炎に分けられる。

- ▶ **症状** 急性ないし亜急性に発症し，結膜充血，眼脂，眼瞼結膜に濾胞あるいは乳頭増殖をみる。自覚症状としては，異物感，熱感，瘙痒感，流涙などがみられる。眼脂は黄色で粘性膿性となる。
- ▶ **治療** 自然治癒することが多いが，慢性のものには抗菌薬，副腎皮質ステロイド薬の点眼を用いる。

2. 流行性角結膜炎

- ▶ **概念・定義** 流行性角結膜炎（epidemic keratoconjunctivitis；EKC）は，急性に起きるウイルス性結膜炎である。感染力が非常に強く，プールなどを介して流行する。はやり目，流角ともいう。学校保健安全法施行規則では第3種学校感染症に指定されている。
- ▶ **原因** 主としてアデノウイルス8型感染により，潜伏期は5～7日である。
- ▶ **症状** 成人では急性濾胞性結膜炎の症状を呈する。角膜上皮の混濁，眼瞼発赤・腫脹，流涙，漿液性の眼脂，異物感を訴える。結膜は充血，腫脹が強く，濾胞がみられ，耳前リンパ節の圧痛・腫脹，発熱のみられることもある（図4-12）。乳幼児では偽膜性結膜炎を示す。ウイルス性結膜炎では，充血が強く，流涙を認めることが多い。

    発症後次第に悪化し，3～7日で頂点に達した後，徐々に軽快に向かい，2～3週間で全治する。発症後1週間を過ぎた頃より点状表層角膜炎（点状の混濁を生じ，異物感が強い）がみられるようになる。び漫性表層角膜炎や角膜上皮剝離がみられることもある。

    乳幼児の場合，混合感染を起こし，角膜炎，角膜潰瘍，全眼球炎と進行することもあり注意を要する。
- ▶ **検査** 結膜擦過標本からモノクローナル抗体を用いてウイルス抗原を検出する。最近は涙液中のアデノウイルス抗原を迅速に検出できるキット（アデノチェック®など）が市販されている。
- ▶ **治療・予防** 特効薬はない。3週間ほどで自然に治癒するが，抗菌薬，副腎皮質ステロ

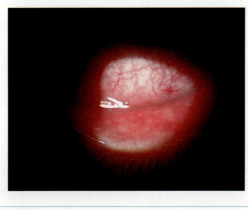

「はやり目」ともいわれる感染力の強い急性ウイルス性結膜炎。強い結膜充血，流涙があり，眼瞼結膜には濾胞形成（白い盛り上がり）がみられる。

図4-12 流行性角結膜炎

イド薬点眼を用い，消炎に努めるとともに混合感染を防ぐ。また，周囲の人へ感染しやすいので，注意しなければならない。接触感染であるから，洗面道具やタオルを別にしたり，食器などの煮沸消毒，患者が眼に触ったら十分に手を洗って乾かしてから周囲の物に触れるようにするなど指導する。

3. 咽頭結膜熱

- ▶ 概念・定義　咽頭結膜熱（pharyngoconjunctival fever：PCF）はウイルス感染による結膜炎の一種で，発熱を伴う。プールで感染することが多いことから「プール熱」ともいわれる。学校保健安全法施行規則では第2種学校感染症に指定されている。
- ▶ 原因　アデノウイルス3型感染による結膜炎である。潜伏期は約5～7日間である。
- ▶ 症状　急性濾胞性結膜炎，咽頭炎，発熱（およそ39～40℃）を伴う。流行性角結膜炎と同様の症状であるが，眼症状は軽く，全身症状が強い。小児に多い。
- ▶ 治療・予防　流行性角結膜炎と同じ。

4. 急性出血性結膜炎

- ▶ 概念・定義　急性出血性結膜炎（acute hemorrhagic conjunctivitis：AHC）とはウイルス感染による結膜炎の一種で，1972～1973（昭和47～48）年の大流行の後も散発的に流行している。アポロ熱ともいう。学校保健安全法施行規則では第3種学校感染症に指定されている。
- ▶ 原因　エンテロウイルス70型と考えられていたが，最近はコクサッキーA24型によるものも増えている。潜伏期間は数時間～1日で，流行性角結膜炎に比べて短く，両者の鑑別点になる。
- ▶ 症状　極めて突然に発病し，強い結膜充血，結膜下出血，眼瞼腫脹，異物感，流涙，漿液性眼脂，耳前リンパ節腫脹など，流行性角結膜炎に似た症状がみられる。ほぼ1～2週間で治り，視力障害は残さない。角膜合併症として初期の多発性びらんがあるが，流行性角結膜炎に比べて軽症である。まれにポリオに似た四肢麻痺が報告されている。
- ▶ 治療　流行性角結膜炎と同じ治療をする。周囲への感染に注意する。

5. クラミジア結膜炎，トラコーマ

　クラミジア結膜炎（chlamiydial conjunctivitis）およびトラコーマ（trachoma）は，いずれもクラミジア・トラコマチスの感染による細菌性の伝染性結膜炎である。性病を起こすクラミジアによる結膜炎も最近多く報告されている。潜伏感染は5～10日と長い。結膜擦過物の結膜上皮細胞内に封入体が観察され（プロワチェック［Prowazek］小体），病原体の集団と考えられている。

　急性期には急性濾胞性結膜炎の症状を示し，結膜に強い充血，混濁，濾胞，膿性の眼脂を生じる。慢性期には眼瞼肥厚，混濁，充血がみられ，瘢痕化には長期を要する。合併症

としては，眼瞼内反，睫毛乱生，パンヌス*，角膜潰瘍，鼻涙管閉塞症，慢性涙囊炎がみられる。テトラサイクリン系抗菌薬の点眼液や眼軟膏が有効である。

6. 春季カタル

春季カタル（vernal keratoconjunctivitis）は，春から夏にかけて増悪する重症のアレルギー性結膜炎である。青少年男性に多い。原因はダニ，花粉，粉塵などと考えられている。

瘙痒感が強く，眼瞼結膜が白色混濁・石垣状になる眼瞼型（図4-13）と，角膜輪部に隆起が起こる眼球型があり，眼瞼型が多い。治療には副腎皮質ステロイド薬が点眼されるが，長期点眼によりステロイド緑内障を起こすことがあるため，注意を要する。シクロスポリン（パピロック®ミニ）点眼も行われている。

7. フリクテン

フリクテン（phlyctena）は結膜・角膜にできる白色・円形の隆起であり，発生する部位によって結膜フリクテン，角膜フリクテンという。俗に，ほしめといわれる。結核菌，ブドウ球菌によるアレルギーと考えられているが，幼児あるいは青少年女性，特に虚弱体質で偏食をする者に多い。

結膜フリクテンでは結膜の白色・円形の隆起の周囲に充血がみられる。**角膜フリクテン**は結膜付近の角膜に白色の小隆起が生じ，羞明・異物感がある。副腎皮質ステロイド薬と抗菌薬の点眼を行う。

8. アレルギー性結膜炎

- ▶ **概念・定義** アレルギー性結膜炎（allergic conjunctivitis）は何らかの抗原に対するアレルギー反応により起きる結膜炎を指す。
- ▶ **原因** 花粉，塵埃，薬品，化粧品，動物（例：ダニ）などが原因となる。
- ▶ **症状** かゆみ（瘙痒感）が強いことが最も重要な症状である。ほかに結膜の症状として，眼脂，流涙，羞明，異物感，結膜の充血・浮腫を呈する（図4-14）。前述の春季カタルはアレルギー性結膜炎の劇症型である。眼の分泌物には好酸球が含まれる。

例年2～5月にかけて発生するスギ花粉症は最近増加しており，くしゃみ，鼻水（アレルギー性鼻炎）とともに眼のかゆみを強く訴える。

- ▶ **治療** 原因となる抗原（アレルゲン）を除去し，抗アレルギー薬（抗ヒスタミン薬，メディエーター遊離抑制薬），副腎皮質ステロイド薬，非ステロイド性抗炎症薬（NSAIDs）の点眼を用いる。

＊**パンヌス**：結膜血管が角膜周辺部に侵入した状態。角膜は無血管組織であり血管はないのが正常である。

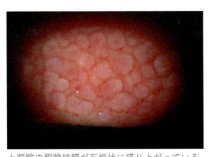
上眼瞼の眼瞼結膜が石垣状に盛り上がっている。

図4-13　春季カタル（眼瞼型）

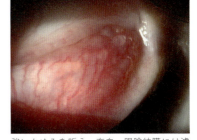
強いかゆみを訴え，充血，眼瞼結膜には濾胞形成がみられる。

図4-14　アレルギー性結膜炎

9. 結膜下出血

　結膜下出血（hyposphagma）とは，結膜の血管が切れて結膜下に出血し，血液が貯留した状態を指す。原因不明の場合が多いが，外傷，結膜炎，出血性素因，抗血液凝固治療，フリクテン，高血圧などにより，結膜小血管が破綻して生じることもある。

　結膜下の出血部分は鮮やかな赤色となる。同じ部位に数回繰り返し起こることもある（図4-15）。出血は約1〜2週間で吸収されるので治療は不要であるが，目をこすると再出血しやすいので，目をこすらないように指導する。

10. 翼状片

　翼状片（pterygium）は，結膜下組織の異常増殖が角膜上へ侵入した状態である。原因は不明だが，日光の下で働く人に多い。

　多くは鼻側の結膜が角膜中央に向かって侵入する（図4-16）。角膜中心部にかかると視力低下をきたすので，そうなる前に手術的に切除する。術後再発しやすいので，マイトマイシンC（マイトマイシン®）点眼，β線照射などの後療法を行う。また再発予防のため表層角膜移植を同時に行うこともある。

11. そのほかの結膜の疾患

　結膜結石，瞼板腺梗塞，腫瘍，結膜乾燥症，ビトー斑，角膜軟化症などがある。

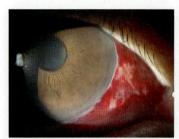
結膜の血管が切れて,結膜下に出血した状態。
図4-15 結膜下出血

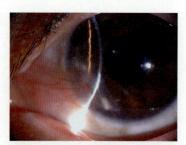
肥厚した結膜が角膜表面に侵入している。
図4-16 翼状片

V 涙器の疾患

1. 先天性鼻涙管閉塞症

　先天性鼻涙管閉塞症(congenital nasolacrimal duct obstruction)とは,先天性に鼻涙管の下鼻道への開口部が閉塞しているものである。多くは膜性閉塞である。出生直後より常時涙がたまり,流涙(lacrimation)を認める。2次的に感染を起こすと眼脂が出る。涙嚢洗浄で鼻へ洗浄液が流出せず,逆流することから診断できる。新生児涙嚢炎のときは涙嚢部を指圧すると涙点から膿汁が逆流する。

　治療には涙管ブジー挿入を行う。眼脂には抗菌薬点眼を行う。

2. 鼻涙管閉塞症

　鼻涙管閉塞症(nasolacrimal duct obstruction)は,鼻涙管が感染や炎症によって癒着,閉塞した状態を指す。鼻疾患や鼻の手術,トラコーマ,結膜炎,外傷,腫瘍などが原因と考えられる。

　流涙,起床時に内眼角部の眼脂がみられる。涙嚢に化膿性炎症を起こすと慢性涙嚢炎といわれる。

　治療では涙管ブジー後に,涙小丘,涙小管,涙嚢,鼻涙管をとおしてチューブを留置したり,涙嚢と鼻腔とを直接つなぐ**涙嚢鼻腔吻合術**を行う。やむを得ないときは涙嚢摘出術を行う。後者の手術後は膿汁,眼脂は出なくなるが,流涙は治らない。

3. 急性涙嚢炎

　急性涙嚢炎(acute dacryocystitis)は涙嚢の炎症が急性に増悪し,涙嚢外に炎症が波及した状態を指す。多くは鼻涙管閉塞に伴う慢性涙嚢炎があり,細菌感染が涙嚢の周囲にまで広がり,涙嚢部の発赤,腫脹,疼痛が現れる。放置すると膿点をつくり自然排膿して治癒

する。ただし眼窩蜂窩織炎（眼窩蜂巣炎）へと進展する可能性があり，注意が必要である。皮膚に瘻孔をつくることもある。

治療には抗生物質の投与。化膿すれば切開排膿を行う。

4. 慢性涙嚢炎

涙嚢の慢性化膿性の炎症。鼻涙管が閉塞した結果，涙液が涙嚢内に貯留し，そこに細菌感染が伴った状態を慢性涙嚢炎（chronic dacryocystitis）とよぶ。流涙で涙嚢部が圧迫される涙点から，膿や粘液が逆流する。

細菌感染に対しては，涙嚢洗浄をして抗菌薬を注入する。鼻涙管閉塞に対しては涙管ブジー挿入を行うが，治りにくい。治らないときには涙嚢鼻腔吻合術を行う。

VI 角膜の疾患

1. 点状表層角膜症

▶ **概念・定義** 角膜上皮に微細な点状の混濁（上皮損傷）が多数生じた状態を点状表層角膜症（superficial punctate keratopathy；SPK）とよぶ（図4-17 ①）。び漫性表層角膜炎（diffuse superficial keratitis）ともいう。

▶ **原因** 機械的刺激（異物，睫毛内反など），結膜炎，角膜炎，涙液分泌低下，薬物，点眼薬，輻射線照射（紫外線など），角膜知覚麻痺などの多くが原因として考えられる。

▶ **症状** 患者は異物感，流涙，羞明，視力障害を訴える。また，傷がひどくなって角膜上皮全層が欠損した状態を角膜びらん（corneal erosion）といい，疼痛を伴う（図4-17 ②）。

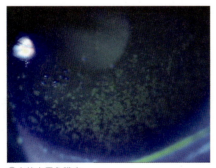
①点状表層角膜症
角膜上皮に微細な点状の混濁が多数みられ，フルオレセイン染色液で黄色く点状に染まる。

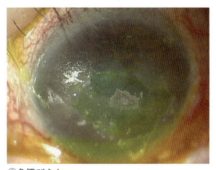
②角膜びらん
角膜上皮全層が欠損している状態で，患者は強い痛みを訴える。フルオレセイン染色液で上皮欠損の範囲が黄色に染まる。

図4-17 点状表層角膜症と角膜びらん

▶ **治療** 角膜保護薬（ヒアルロン酸点眼，ジクアス®，ムコスタ®点眼やコンドロイチン硫酸点眼など），抗菌薬点眼，ビタミンB_2点眼，人工涙液点眼などを適宜使用する。

2. 点状角膜炎

　点状角膜炎（punctate keratitis）とは，流行性角結膜炎（EKC）発症10日頃よりみられる，小円形の角膜上皮下の混濁が多数出現した状態を指す。成人ではEKCの患者の50〜90％にみられる。

　混濁は発生後2〜3か月で濃くなるが，次第に薄くなり1年後には消失する。副腎皮質ステロイド薬点眼が有効である。

3. 細菌性角膜潰瘍

▶ **概念・定義** 細菌性角膜潰瘍（bacterial corneal ulcer）とは，細菌感染により角膜に形成される潰瘍をいう。匍行性角膜潰瘍（serpiginous corneal ulcer）ともいう。

▶ **原因** 原因菌としては肺炎双球菌，緑膿菌，ブドウ球菌などがある。また稲の葉などで目を突いた後に発症することが多かったので，**つきめ**という俗称がある。

▶ **症状** 初期には角膜表層の灰白色の浸潤が生じる。進行すると潰瘍を生じ，前房蓄膿を伴うことが多い。劇症の場合，2〜3日で角膜全部が侵され，角膜穿孔が起こることもあり，激しい眼痛，羞明，流涙を伴う（図4-18）。穿孔して眼内に細菌が達すると，失明する危険がある。治療後に角膜の混濁（角膜白斑，図4-19）を残すことも多い。

▶ **治療** 原因菌を培養により同定し，強力な抗菌薬投与を全身・局所同時に行う。原因菌を同定する前に（広域）抗菌薬を使い始める。局所投与法としては，抗菌薬の点眼，結膜下注射を用いる。

4. 単純ヘルペス性角膜炎

▶ **概念・定義** 単純ヘルペスウイルスによる角膜炎（herpes simplex keratitis）で，30歳代をピークとする青壮年層に多い。角膜ヘルペス（corneal herpes）ともいう。

▶ **原因** 冬季にやや多く，これは感冒が誘因となるためと考えられる。このほか過労，心労，異物による外傷などが誘因となる。大部分（約90％）が片眼性である。

▶ **症状** 角膜表層に樹枝状潰瘍（樹枝性角膜炎）ができ（図4-20），さらに潰瘍が広がると地図状潰瘍となる。この時期に抗ウイルス薬で治癒すると，軽度の瘢痕を残すのみである。重症例では角膜実質に達する深部潰瘍（円盤状角膜炎）をつくり，強い白色混濁を残す。再発しやすいので注意深い経過観察が必要である。

▶ **検査** 角膜擦過標本からモノクローナル抗体*を用いてウイルス抗原を検出するか，PCR法*でウイルス遺伝子（DNA）を検出することで，正確な診断ができるようになった。

▶ **治療** 抗ウイルス薬であるアシクロビル軟膏（ゾビラックス®軟膏）5回/日の点入から始める。表層のみの潰瘍では，これに速やかに反応して治癒する。病変が深部へ進行した

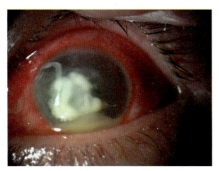

角膜への細菌感染のため，角膜が強く白色に混濁している。炎症は眼内にまで波及し，炎症細胞の眼内での沈殿（前房蓄膿）を起こしている。

図4-18 細菌性角膜潰瘍

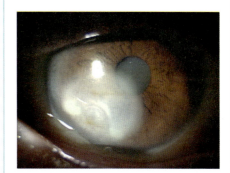

細菌性角膜潰瘍の後，角膜に白色の混濁を残した。

図4-19 角膜白斑

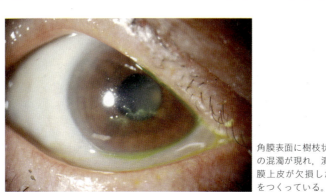

角膜表面に樹枝状の白色の混濁が現れ，潰瘍（角膜上皮が欠損した部分）をつくっている。

図4-20 角膜ヘルペス（樹枝状角膜潰瘍）

例で，表層の病変がない場合（角膜実質炎）は，副腎皮質ステロイド薬の局所投与が有効なこともある。表層に病変のある場合は副腎皮質ステロイド薬の局所投与は禁忌であり，抗ウイルス薬，抗菌薬を併用しつつ副腎皮質ステロイド薬内服を用いることもある。角膜白斑（図4-19）などの強い混濁を残した場合は，角膜移植の適応となる。

5. 帯状ヘルペス角膜炎

▶ **概念・定義** 帯状ヘルペス角膜炎（herpes zoster keratitis）は，帯状疱疹ウイルスによる角膜炎である。

---

* **モノクローナル抗体**：単一クローンの抗体産生細胞から産生される抗体（免疫グロブリン）のこと。抗原特異性がまったく同一である。

* **PCR（polymerase chain reaction，ポリメラーゼ連鎖反応）法**：目標とする特定の遺伝子配列を選択的に化学反応で10万倍以上に増幅し，微量のサンプル中に特定の遺伝子（DNA）配列が存在するかを判定する方法。遺伝子疾患の診断や病原体遺伝子の証明に利用されている。

- ▶ 原因　眼瞼の帯状疱疹に伴って起こることが多い。
- ▶ 症状　皮疹の出現後に角膜上皮の点状びらんの形で出現し，その後，角膜内部に病変が及ぶ実質性角膜炎が続発する。角膜上皮病変が樹枝状となり，単純ヘルペスの病変に似た病変となることもある。さらに虹彩毛様体炎や網膜炎を合併することもある。
- ▶ 検査・治療　単純ヘルペス性角膜炎と同様に行う。

6. 角膜真菌症

真菌の感染によって起こる角膜炎を角膜真菌症（keratomycosis）という。副腎皮質ステロイド薬点眼の長期使用者に起こりやすい。

細菌性角膜潰瘍と同様に，角膜に浸潤病変，潰瘍ができるが，細菌性のものより進行が遅い（図4-21）。治療が遅れると穿孔することがある。

ピマリシン（ピマリシン®），フルコナゾール（ジフルカン®）などの抗真菌性抗菌薬の点眼を用いる。

7. カタル性角膜潰瘍

カタル性角膜潰瘍（catarrhal corneal ulcer）とは，角膜周辺部に生じる小型，楕円形の角膜潰瘍を指す。眼瞼縁やマイボーム腺に生息するブドウ球菌の毒素によって発症し，結膜炎，眼瞼炎に合併する。

角膜の周辺部に小さな潰瘍を生じ，結膜充血を伴う。羞明，流涙，異物感などがある。治療には抗菌薬，副腎皮質ステロイド薬が点眼される。

8. 蚕蝕性角膜潰瘍

蚕蝕性角膜潰瘍（rodent ulcer）とは，非感染性で角膜輪部に沿った形で生じる角膜周辺部潰瘍であり，モーレン（Mooren）潰瘍ともよばれる。膠原病（関節リウマチなど）でも類似の角膜潰瘍を生じるが，この病名は膠原病を伴わない場合に使われる。

免疫の異常によって生じると考えられており，角膜輪部に沿った，両眼性に強い痛みを伴う角膜潰瘍が円周方向に拡大し，さらには中央に向かっても拡大する。潰瘍の進んだ後は薄くなり，混濁した角膜が残る。

治療として副腎皮質ステロイド薬点眼，角膜移植，角膜上皮移植を行う。

9. 円錐角膜

円錐角膜（keratoconus）とは，角膜中央部の角膜実質が非炎症性に薄くなり，円錐状に前方へ突出する疾患である。原因不明であるが，アレルギー疾患の合併が多いことが知られている。

10歳台に発症して数十年かけて進行し，次第に不正乱視が起こり，視力が低下する（図4-22）。角膜が薄くなった部分にデスメ膜*破裂を起こし，角膜白斑を形成することもある。

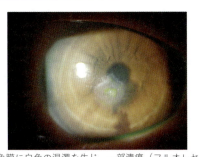
角膜に白色の混濁を生じ，一部潰瘍（フルオレセイン色素で染まった黄色の部分）になっている。

図4-21 角膜真菌症

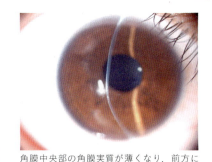
角膜中央部の角膜実質が薄くなり，前方に突出しているため，不正乱視になる。

図4-22 円錐角膜

治療では角膜の変形の進行予防のためにハードコンタクトレンズによる矯正を行い，これが不可能になったら全層角膜移植を行う。

10. 乾性角結膜炎（角結膜乾燥症，ドライアイ）

▶ **概念・定義** 乾性角結膜炎（角結膜乾燥症，ドライアイ [dry eye]）とは，涙液量の不足や涙液の質の低下によって，角膜表面に涙液が十分に行き渡らなくなり，目の表面に傷を生じる状態を指す。わが国で2000万人以上の患者がいると推定されている。

▶ **原因** 多くは原発性（原因不明）であるが，全身疾患（シェーグレン症候群，スティーブンス-ジョンソン症候群，膠原病やリウマチなど）に続発することもある。長時間のパソコン使用や車の運転，エアコンやコンタクトレンズの使用，ストレス，睡眠不足などの生活習慣も病状の増悪に関与していると考えられる。

▶ **症状** 目の乾き，かすみ感，不快感，眼精疲労，充血，異物感，眼痛などを生じる。

▶ **治療** 上記の生活習慣の問題点の改善に加え，人工涙液，ヒアルロン酸ナトリウムなどの角結膜上皮障害治療薬，涙液分泌を促進する作用をもつジクアホソルナトリウム（ジクアス®）などの点眼治療を行う。重症の患者では，涙液の排出口である涙点にプラグを挿入して涙液の流出を抑える治療（涙点プラグ挿入）を行う。

11. そのほかの角膜の疾患

角膜にはほかに**角膜変性**が多く知られ，視力低下の原因となる。先天性遺伝性角膜変性には，顆粒状角膜ジストロフィー（図4-23），斑状角膜ジストロフィー，格子状角膜変性症，フックス角膜内皮変性症などがあり，それぞれ，顆粒状，斑状および線状の角膜混濁，角膜浮腫（水疱性角膜症）がみられる。後天性のものとしては，高齢者において灰白色の輪状の混濁が強角膜輪部に沿って形成される老人環が多くみられる（図4-24）。

---

* **デスメ膜**：角膜の内側にある0.01mmの薄くて硬い膜組織。円錐角膜ではデスメ膜が徐々に薄くなって破れ，角膜混濁を起こす。

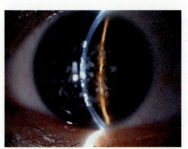
角膜浅層に白色の斑状の混濁が徐々に増加してくる疾患。

図4-23 顆粒状角膜ジストロフィー

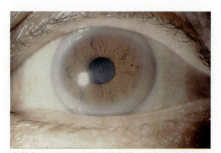
高齢者にみられる周辺部角膜の輪状の白色の混濁。加齢性変化である。

図4-24 老人環

　そのほかには，種々の形の異常（扁平角膜，巨大角膜，小角膜，球角膜），角膜への色素沈着（角膜血液染，ウィルソン病におけるカイザー-フライシャー輪など）などがある。アカントアメーバ角膜炎は，原虫であるアカントアメーバによる角膜炎で，強い角膜混濁（輪状潰瘍）を特徴とする。コンタクトレンズを水道水で洗うなどの行為を続けると，コンタクトレンズに感染し，角膜感染を起こす。また，種々の原因により角膜瘢痕（角膜片雲，角膜白斑）が残った場合には，角膜移植術が治療法となる。

Ⅶ 強膜の疾患

1. 上強膜炎，強膜炎

　強膜の表層の炎症を上強膜炎（episcleritis），より深部の強膜固有層の炎症を強膜炎（scleritis）とよぶ。関節リウマチなどの膠原病によることが多く，ほかに結核，梅毒，ヘルペスウイルス，手術の影響などが考えられる。

　上強膜炎は，球結膜下の強膜表層の血管が怒張する。強膜炎は上強膜炎より深部の炎症で，強膜面がピンク色となり（図4-25），急性期には強膜の肥厚がみられることがある。いずれも充血が限局性のものと，び漫性にみられるものがある。異物感，流涙，羞明などを生じるが，強膜炎では通常，眼痛を伴う。後部強膜炎は眼球の後ろ側の強膜の炎症で，視力障害を伴う場合もある。

　上強膜炎に対しては副腎皮質ステロイド薬の点眼，強膜炎に対しては副腎皮質ステロイド薬の点眼，非ステロイド性抗炎症薬や副腎皮質ステロイド薬の内服を行う。難治例では免疫抑制剤内服も行われる。

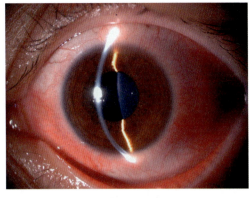

結膜充血だけではなく，結膜下の強膜表面の毛細血管も拡張しているため，強膜全体がピンク色に充血している。

図4-25 強膜炎

VIII ぶどう膜の疾患

　ぶどう膜は炎症を起こしやすく，ぶどう膜を中心に眼内に炎症を起こす病気を，ぶどう膜炎と総称する。炎症が前部に限局しているときは**虹彩炎**（**虹彩毛様体炎**，前部ぶどう膜炎）といい，後部に限局しているときは**網脈絡膜炎**（後部ぶどう膜炎）という。また，全体に炎症があるときは**汎ぶどう膜炎**という。

1. 虹彩炎, 虹彩毛様体炎

- ▶ **概念・定義**　虹彩炎（iritis），虹彩毛様体炎（iridocyclitis）は，眼内の炎症が前部（虹彩・毛様体）に限局し，眼底には炎症所見がみられない状態を指す。

- ▶ **原因**　梅毒，結核などの細菌感染，ヘルペスをはじめとするウイルス感染，糖尿病やリウマチ，ベーチェット病，サルコイドーシス，フォークト（Vogt）‐小柳‐原田病など，全身炎症疾患の一部分症として起こる。また，角膜炎，角膜ヘルペス強膜炎などに続発するものもある。再発しやすく，原因不明のことも多い。

- ▶ **病態生理**　虹彩，毛様体は血管が豊富で，免疫反応が起こりやすい。このため眼内のウイルス感染，全身の感染症（梅毒，結核），全身的な炎症性疾患が原因となり，虹彩，毛様体に炎症が起きる。

- ▶ **分類**　細菌性，ウイルス性，ベーチェット病など全身疾患によるもの，原因不明などに分けられる。

- ▶ **症状**　自覚的には視力障害，羞明，流涙，眼痛，頭痛が，他覚的には毛様充血，角膜後面沈着物，前房内細胞，前房水中のたんぱく濃度の上昇，瞳孔の縮小などがみられる。重症かまたは治療が遅れると，虹彩後癒着（虹彩と水晶体の癒着），瞳孔閉鎖，続発緑内障，併発白内障などを起こして視力障害を残すことがある（図4-26）。

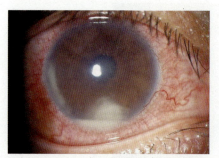

眼内の強い炎症のため，前房蓄膿（炎症細胞が眼内に沈殿する状態）が起きている。角膜のすぐ外側の結膜を中心とした強い充血（毛様充血）がみられる。

図4-26　虹彩炎

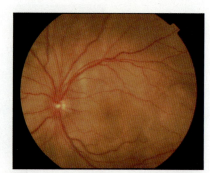

網脈絡膜炎により炎症性の漿液性網膜剝離が起こっており，網膜表面は白色に混濁し，網膜血管は波打って見える。

図4-27　フォークト-小柳-原田病（原田病）

▶ **検査**　ヘルペス性など感染症によるものでは，診断の確定のために前房水を採取して，PCR法などを行う。

▶ **治療**　局所的にはアトロピンによる散瞳と副腎皮質ステロイド薬点眼，結膜あるいはテノン囊下注射による消炎を行う。全身的には副腎皮質ステロイド薬の内服，静注を行うこともある。原疾患に対する療法が行える場合は，それを行う。ウイルス性など感染によるものでは，病原体に対する薬剤を併用する。

2. フォークト-小柳-原田病（原田病）

　両眼性の急性汎ぶどう膜炎と白髪，難聴，髄膜炎様症状（頭痛など）といった症状を呈する全身性疾患である。眼や毛髪，内耳，髄膜などメラニン色素のある部位に炎症を起こすので，原因はメラニン色素に対する自己免疫説が有力とされている。

　軽度の発熱，頭痛などの感冒様の症状に引き続いて，両眼の急激な高度の視力障害が起こる。虹彩毛様体炎，網脈絡膜炎（図4-27）のほか全身症状として毛髪の白変，脱毛，皮膚の白斑，耳鳴り，難聴などが起こる。治療には副腎皮質ステロイド薬点眼とともに，強力に全身治療（副腎皮質ステロイド薬の大量点滴療法）を行う。

3. ベーチェット病

　ベーチェット病（Behçet's disease）とは，急性に再発を繰り返すぶどう膜炎と口内炎，陰部潰瘍，皮膚症状などの症状を呈する原因不明の全身性疾患である。

　①アフタ性口内炎，②陰部潰瘍，③結節性紅斑などの皮膚症状，④再発性前房蓄膿性虹彩毛様体炎や網脈絡膜炎（図4-28）などのぶどう膜炎，の4つを主症状とする。ぶどう膜炎は急性再発性で，再発時には充血，霧視，眼痛，視力低下を生じ，再発を繰り返しているうちに視力が悪化する。そのほか関節炎，消化器症状，精神神経症状，血管炎，精巣上

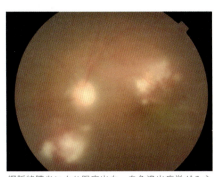

図4-28 ベーチェット病
網脈絡膜炎により眼底出血，白色滲出病巣がみられる。硝子体も混濁しており，眼底が透見しにくい。

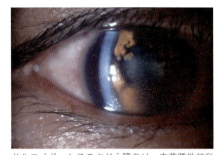

図4-29 サルコイドーシス
サルコイドーシスのぶどう膜炎は，肉芽腫性虹彩毛様体炎を特徴とし，角膜裏面に白色の滲出の沈着や虹彩結節が多数みられる。

体炎などを起こす。20〜50歳台に発症し，通常両眼性で，十分な治療を行わないと視力が徐々に低下することが多い。

眼症状に対しては散瞳薬，副腎皮質ステロイド薬点眼，結膜下注射を行い，全身的には免疫抑制剤（シクロスポリン［ネオーラル®］，副腎皮質ステロイド薬，TNF阻害薬など）やコルヒチン（コルヒチン®）の内服を用いる。

4. サルコイドーシス

サルコイドーシス（sarcoidosis）とは，通常両眼性の汎ぶどう膜炎に両側肺門リンパ節腫脹や肺病変，皮膚病変などの症状を生じる原因不明の全身性炎症性疾患である。

眼のほか，リンパ節（肺門，頸部，腋窩，鼠径部），皮膚，肝臓，腎臓を侵し，時に神経麻痺を起こす。本疾患の60〜70％に眼症状を認める。虹彩毛様体炎，虹彩結節（図4-29），網膜静脈周囲炎，硝子体混濁，続発緑内障を起こし，患者はかすみ目や充血，視力低下を訴える。

診断は臨床症状のほかに胸部X線撮影，リンパ節の生検，血清中アンジオテンシン変換酵素値の上昇の確認などで行う。また治療は対症的に副腎皮質ステロイド薬の点眼・内服のほか，散瞳薬（トロピカミド［サンドール®，ミドリン®M］，トロピカミド・フェニレフリン塩酸塩［ミドリン®P，オフミック®］）の点眼も行う。続発緑内障に対しては眼圧降下治療を行う。

5. そのほかのぶどう膜の疾患

そのほかのぶどう膜炎の原因となる疾患として，交感性眼炎，急性網膜壊死（桐沢型ぶどう膜炎），細菌性眼内炎，眼トキソプラズマ症などがある。交感性眼炎は眼球破裂や眼の手術の後に起きるぶどう膜炎で，フォークト-小柳-原田病と同じ病態と考えられている。

IX 眼底(網膜)の疾患

ここでは，主に網膜（神経上皮，色素上皮）の疾患について述べる。網膜が病変の首座であっても，それに隣接する脈絡膜，毛様体，視神経などにも病変が及ぶことは多くある。

❶ 自覚症状

網膜疾患での自覚症状として，視力障害，視野欠損，飛蚊症，光視症，歪視症，小視症，色視症（実際ではない色が付いて見える），夜盲，昼盲などがある。

❷ 網膜疾患にみられる眼底所見

網膜疾患にみられる眼底所見としては，以下のようなものがある。

- 網膜出血
- 硬性白斑：黄白色で境界鮮明な硬い感じの白斑。血管から漏出した血漿成分が沈着した状態。
- 軟性白斑（綿花様白斑）：網膜小血管の閉塞により網膜神経線維が局所的に虚血状態に陥り白濁した状態。境界不鮮明な軟らかい感じの白斑。
- 色素斑
- 網膜剝離，網膜浮腫
- 血管の拡張，怒張，蛇行，白線化（本来赤い血管が閉塞し白くなる），交叉現象（図 4-32 参照）。

Digest

網膜症		
概要	概念	● 何らかの理由による網膜の障害で視力や視野が障害される病態を指す。実際には「糖尿病網膜症」「高血圧性網膜症」など理由を合わせて用いる言葉で，「網膜症」単独では疾患名とならない。
	原因・分類	● 糖尿病網膜症：糖尿病によって起こる網膜症。 ● 高血圧性網膜症：高血圧によって起こる網膜症。 ● 網膜動脈硬化症：高血糖や高血圧による動脈硬化が原因の網膜症。
	病態生理	● 糖尿病網膜症：高血糖状態が網膜血管内皮細胞を障害し，血管閉塞を起こす。これにより虚血となった網膜はサイトカインを産生して網膜新生血管をつくろうとするが，この新生血管は破れやすく，網膜出血や硝子体出血の原因となる。 ● 高血圧性網膜症：高血圧に伴い，網膜の細動脈に，血管の狭細化，口径不同，出血，白斑が現れる。 ● 網膜動脈硬化症：出血や白斑のほか，動脈硬化によって動脈血柱反射の増強や動静脈交叉現象がみられる。
症状		● 糖尿病網膜症：飛蚊症，視力低下のほか，網膜剝離によって失明するおそれがある。進行の程度によって，単純糖尿病網膜症，前増殖糖尿病網膜症，増殖糖尿病網膜症に区別される。 ● 高血圧性網膜症・網膜動脈硬化症：初期の自覚症状は少ない。進行すると飛蚊症や視力低下が自覚される。

検査・診断	・眼底検査：網膜の状態を確認する。 ・眼底撮影：病変の部位・大きさを記録する。 ・光干渉断層計：造影剤を使わず病変を確認したい場合に用いる。 ・キース‐ワーグナー（Keith-Wagener）分類・シェイエ（Scheie）分類：高血圧性網膜症・網膜動脈硬化症の程度の分類に用いる。
主な治療	・全身療法：糖尿病，高血圧など原因となった疾患を治療する。眼底撮影で光凝固を行い，進行を食い止める。進行した牽引性網膜剥離や，自然に吸収されない硝子体出血には，硝子体手術を行う。 ・光凝固術：網膜無血管野や新生血管があった場合，進行を食い止める。 ・硝子体手術：牽引性網膜剥離や硝子体出血がみられた場合に行う。
注意点	・眼底周辺部の精査時は，散瞳によって眼圧上昇が起きるため，現病歴・既往歴を確認する。

1. 糖尿病網膜症

▶ **概念・定義** 糖尿病網膜症（diabetic retinopathy）とは，眼底出血など種々の眼底変化を示す網膜病変である（図4-30）。わが国の中途失明原因の第2位を占める。

▶ **原因** 糖尿病による高血糖状態の持続が原因である。

▶ **病態生理** 高血糖状態の持続により網膜血管内皮細胞が障害され，微小血管閉塞を起こす。血管閉塞により虚血（酸素不足）となった網膜から血管内皮増殖因子（vascular endothelial growth factor：VEGF）などのサイトカインが産生され，網膜新生血管を生じる。新生血管は破れやすく，網膜出血や硝子体出血を起こす（図4-31）。

▶ **種類** 進行度によって，単純糖尿病網膜症，前増殖糖尿病網膜症，増殖糖尿病網膜症の3つに大きく分けられる。

▶ **症状** **単純糖尿病網膜症**とは網膜に細小血管瘤ができ，小出血，小白斑が散在する状態であり，自覚症状はない。**前増殖糖尿病網膜症**になると，眼底に軟性白斑（網膜血管の小閉塞巣），網膜内細小血管異常，静脈の変形がみられ，蛍光眼底検査では網膜無血管野の拡大がみられる。この時期までは黄斑部に病変がなければ自覚的には症状がない。さらに**増殖糖尿病網膜症**ではもろくて出血しやすい新生血管がみられ，網膜および硝子体に出血しやすくなり，自覚的にも飛蚊症，視力低下を訴えるようになる。
　網膜剥離を起こして失明する場合もある。

▶ **検査** 眼底検査，眼底撮影，蛍光眼底造影，光干渉断層計など。

▶ **治療** まず糖尿病の全身療法を行い，血糖のコントロールを図ることが何よりも大切である。蛍光眼底撮影を行って網膜無血管野や新生血管があれば網膜光凝固を行う。新生血管の増悪によって続発緑内障が生じることもある。進行した牽引性網膜剥離や，自然に吸収しない硝子体出血に対しては，硝子体手術が必要となる。2014（平成26）年には糖尿病網膜症による黄斑浮腫に対して抗VEGF抗体製剤（ルセンティス®，マクジェン®，アイリーア®）の硝子体注射が保険適用となった。

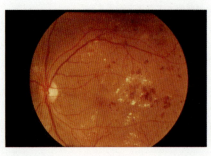

網膜出血，硬性白斑が多数みられる。

図 4-30 糖尿病網膜症

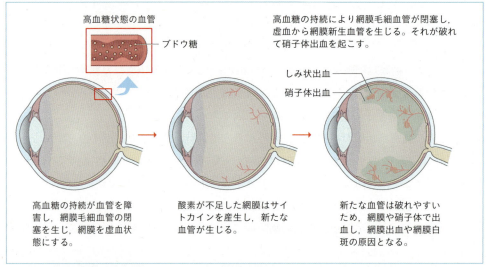

図 4-31 糖尿病網膜症の病態

　自覚症状に乏しいため，糖尿病と診断されたら必ず眼科検査（眼底検査）を定期的に行うことが大切である。

2. 高血圧性網膜症，網膜動脈硬化症

▶ **概念・定義**　高血圧および動脈硬化によって起きる網膜血管の変化や眼底出血などの眼所見を指す。網膜は眼底検査により直接，血管（眼底動脈）を観察できるため，高血圧および動脈硬化の診断，および治療上有用な情報が得られる。

▶ **原因・病態生理**　高血圧，高血糖，脂質異常症（高脂血症）は動脈硬化の原因となる。高血圧に伴う網膜の血管，特に細動脈の変化としては，表 4-1，2 に示すように，血管の狭細化，口径不同，出血，白斑がみられる。動脈硬化（病理学的には細動脈硬化）性変化としては，動脈血柱反射（赤い血管の中が白くみえる）の増強，動静脈交叉現象*（図 4-32）などがある。

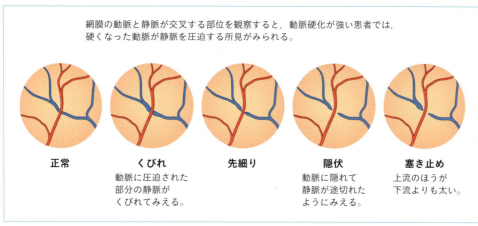

図4-32 動静脈交叉現象

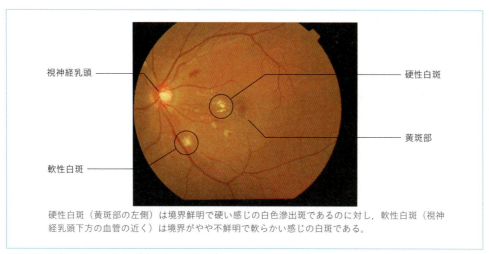

図4-33 硬性白斑と軟性白斑（高血圧性眼底）

さらに血管内腔が狭細化して網膜血流が悪化すると，網膜出血や網膜白斑を生じる（図4-33）。

▶ **分類**　高血圧性網膜症（hypertensive retinopathy）は網膜の細動脈の変化，網膜動脈硬化症（retinal arteriosclerosis）は，動脈硬化性の変化が原因となって生じる。この重症度の分類にはキース・ワーグナー分類（表4-1），シェイエ分類（表4-2）があり，いずれも広く用いられている。

▶ **症状**　初期には眼科的には無症状であるが，進行して出血，白斑が出現し，網膜浮腫などがみられるようになると，視力低下，飛蚊症などを自覚する。

▶ **検査**　眼底検査，眼底撮影，蛍光眼底造影など。

＊ **動静脈交叉現象**：網膜の細動脈・細静脈の交叉部で，外膜を共有するために生じる細静脈にみられる病的現象。

IX　眼底（網膜）の疾患

表4-1 キース‐ワーグナー(Keith-Wagener)分類

分類	変化
1群	眼底所見が軽微で，細動脈に軽度の狭細化と硬化を認める。
2群	細動脈の変化が著明になり，白斑，出血をみることがある。
3群	細動脈に著明な緊張亢進と攣縮を認める。白斑，出血および網膜の浮腫をみる。
4群	以上のほかに乳頭浮腫が現れる。

表4-2 シェイエ(Scheie)分類

分類	高血圧性変化	動脈硬化性変化
1度	軽度のび漫性狭細化をみる。	動脈血柱反射が増強している。軽度の動静脈交叉現象がみられる。
2度	び漫性狭細化が中程度，口径不同となる。	動脈血柱反射の高度増強があり，動静脈交叉現象は中程度となる。
3度	狭細化と口径不同高度，出血，白斑が出てくる。	銅線動脈，血柱反射高度。動静脈交叉現象は高度となる。
4度	第3度の変化のほかに乳頭浮腫がみられる。	血柱の外観は銀線状，時には白線状になる。

▶ **治療** 表4-1，2に示した分類は，内科医が高血圧，動脈硬化を全身的に治療するときに大切な情報となる。全身管理は内科で行ってもらう。

3. 網膜静脈閉塞症

▶ **概念・定義** 網膜中心静脈の本管や網膜内の分枝が閉塞して網膜に出血した状態を，網膜静脈閉塞症(retinal vein occlusion)とよぶ。網膜静脈血栓症ともよばれる(図4-34)。

▶ **原因** 網膜静脈が動脈との交叉部で圧迫され，その部位に形成された血栓のために閉塞し，その支配領域に網膜出血，白斑が出現する。高血圧や動脈硬化が基礎にある場合に多くみられる。

▶ **症状** 閉塞が網膜中心静脈に起こる場合と，分枝部分に起こる場合がある。中心静脈閉

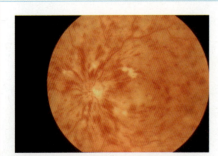

網膜中心静脈が閉塞すると，網膜全体の静脈圧が上昇し，網膜全体に出血が起こる。

図4-34 網膜中心静脈閉塞症

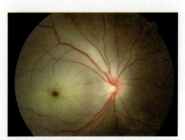

網膜中心動脈が閉塞すると，網膜全体の血流が途絶え，網膜全体が白色浮腫状となる。黄斑部の赤黄色が浮き立って見えるようになる。

図4-35 網膜中心動脈閉塞症

塞症では，網膜全体が出血し，循環障害の強い場合には，視力低下，続発緑内障（虹彩および前房隅角新生血管による）を起こす。

▶ **治療** 発病初期であれば血栓溶解薬（ウロキナーゼ［ウロナーゼ®］など）の大量投与や血流改善薬内服（カリジノゲナーゼ［カリクレイン®］など）を行う。また蛍光眼底検査を行い，網膜循環障害の強い場合には光凝固を行う。

4. 網膜動脈閉塞症

▶ **概念・定義** 網膜動脈閉塞症（retinal artery occlusion）では，網膜中心動脈の本管や網膜内の分枝が閉塞し，網膜が白色の虚血状態となる。

▶ **原因** 網膜動脈が何らかの原因（多くは塞栓）で閉塞し，網膜への血流が突然に止まって視力が低下する。発症後なるべく早期に治療が必要だが，回復しない場合も多い。

▶ **症状** 閉塞が網膜中心動脈に起こる場合（中心動脈閉塞症）と分枝部分に起こる場合がある。中心動脈閉塞症では，網膜全体が浮腫状に白っぽく見え，黄斑部は赤く見える（cherry red spot，図4-35）。網膜動脈の一部が閉塞することもあり，その部分に一致した視野欠損を示す。

▶ **治療** 血栓溶解薬あるいは血管拡張薬の点滴，前房穿刺術，眼球マッサージを直ちに行う。

5. 中心性漿液性網脈絡膜症

▶ **概念・定義** 中心性漿液性網脈絡膜症（central serous chorioretinopathy）では，網膜の中心である黄斑部に限局した滲出性の（脈絡膜より網膜下へ滲出液が漏出する）網膜剥離が起こる（図4-36）。

▶ **原因** 原因は不明であるが，ストレス，過労が誘因と考えられる。中年男性に好発するが，近年女性患者も増えてきている。

▶ **症状** 自覚的には，視力は比較的良好であるが，軽度の遠視化，中心比較暗点，変視症，

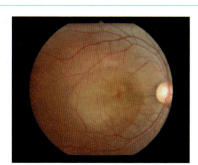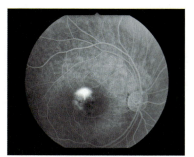

黄斑部を含んで円形の限局性の網膜剥離を起こしている。蛍光眼底造影では，黄斑部付近から造影剤が漏れている（白色）のがわかる。

図4-36 中心性漿液性網脈絡膜症（左）とその蛍光眼底造影写真（右）

小視症などを訴える。予後は比較的良いが，再発しやすく，再発を繰り返すと視力が低下する例もみられる。
- ▶ 治療　循環改善薬，ビタミン製剤内服をしながら自然治癒を待つ。過労を避けることも大切である。蛍光眼底撮影を行い漏出箇所を確かめ，もし黄斑中心から漏出部が離れていれば，光凝固で漏出を止める療法を行う。

6. 網膜出血

- ▶ 概念・定義　網膜出血（retinal hemorrhage）とは，種々の原因により網膜，硝子体内に出血した状態を指す。
- ▶ 原因　若い人では外傷が多く，高齢者では高血圧，動脈硬化，糖尿病網膜症，加齢黄斑変性症によって起こることが多い。
- ▶ 症状　飛蚊症，視力低下がみられる。特に黄斑部に出血すると，強い視力低下がみられる（図4-37）。
- ▶ 治療　初期には安静，止血薬（酵素製剤，循環改善薬）を用いる。また，原疾患に対する治療を早期に強力に行う。裂孔を発見したら光凝固を行う。硝子体出血が多くて眼底が透視困難な場合は，超音波（Bモードスキャン）で網膜剥離がないか確認する。

7. 網膜色素変性症

- ▶ 概念・定義　網膜色素変性症（retinitis pigmentosa）とは，遺伝性の網膜変性疾患で，病理学的には網膜色素上皮細胞や視細胞の変性，消失がみられる。
- ▶ 原因　先天性で，家族性に発症する例と散発性の例がある。家族性の場合，血族結婚に多い。種々の遺伝形式が知られ，常染色体劣性遺伝のものは小児期から始まり予後不良だが，常染色体優性遺伝のものは発症も遅く，進行も遅い。遺伝子分析の結果，遺伝子の一部欠損，障害がみられる例もある。
- ▶ 症状　夜盲，視野狭窄，視力低下などがみられる。特に夜盲は大切な初発症状である。

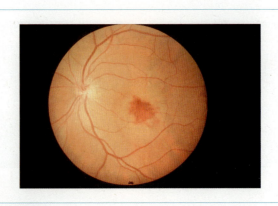

図4-37　眼底出血（黄斑出血）

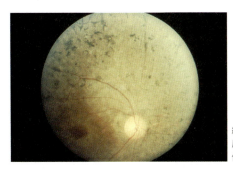
網膜の変性疾患で，網膜は灰白色を呈し，所々に骨小体様の黒い色素が散在する。

図4-38 網膜色素変性症

眼底は網膜全体が特有な灰白色を呈し，骨小体様の色素が散在し，動脈は細く，乳頭も萎縮に陥る（図4-38）。若年発症者で進行の速いときは失明に近い状態になる。

▶ **検査** 網膜電図は，初期から振幅の減少，消失をみる（第3章-Ⅱ-T「網膜電図検査」参照）。
▶ **治療** 現在，治療法はないが，遮光眼鏡を用いて強い光線を避け，進行をなるべく抑えるように努める。循環改善薬，暗順応改善薬（ヘレニエン［アダプチノール®］），ビタミン製剤内服なども併用する。

8. 網膜剥離

Digest

網膜剥離		
概要	定義	・網膜（感覚網膜）が網膜色素上皮層から剥がれた状態。
	原因	・網膜裂孔から網膜下への硝子体液の流入や，他疾患によって生じた増殖膜による網膜牽引や炎症など。
	病態生理	・網膜が網膜色素上皮層から剥がれることで脈絡膜からの酸素や栄養分が届かなくなり，視機能が徐々に低下していく。
	分類	・裂孔原性網膜剥離：網膜に裂孔や円孔が生じ，剥離が起こる。 ・非裂孔原性網膜剥離：他疾患に伴う網膜剥離。
症状		・(裂孔原性網膜剥離の場合) 前駆症状として光視症，飛蚊症。 ・視野欠損，視力低下。 ・放置すると失明に至る。
検査・診断		・眼底検査：網膜の状態を確認する。 ・眼底撮影：病変の部位・大きさを記録する。 ・光干渉断層計：(造影剤などを使わない場合) 生体網膜の病変を確認する。
主な治療		・網膜復位：裂孔を塞ぎ，網膜下液を抜く。 ・硝子体手術：網膜に皺が生じ，伸展しなくなった場合に行う。 ・非裂孔原性網膜剥離には原病に対する治療を行い，手術はしない。
注意点		・眼底周辺部の精査時に行われる散瞳（点眼など）について，閉塞隅角緑内障の発作を誘発するおそれがあるため，現病歴・既往歴の確認が必要である。

Ⅸ 眼底（網膜）の疾患

- ▶ **概念・定義** 網膜剥離(retinal detachment;RD)とは,網膜(感覚網膜)の視細胞層が網膜色素上皮層から剥がれた状態を指す。
- ▶ **原因・分類** 裂孔原性網膜剥離と非裂孔原性網膜剥離に大分類され,多くは前者である。裂孔原性網膜剥離(図4-39,40)は,網膜に裂孔や円孔が形成され,その部位から硝子体内の液体(硝子体液)が網膜色素上皮層と視細胞層の間に流れ込み網膜剥離を引き起こす。一方,非裂孔原性網膜剥離は,網膜前の増殖膜による網膜の牽引や,炎症などによって網膜裂孔の形成なしに網膜剥離が起こるもので,まれである。
- ▶ **病態生理** 剥離した網膜は脈絡膜からの栄養が届かなくなり,徐々に機能を失い,視野欠損(「眼にカーテンが引かれたようだ」などと表現される)や視力低下が進行し,長期間放置すると失明する。なるべく早く網膜を復位させるように手術などを行う必要がある。
- ▶ **症状** 裂孔原性網膜剥離は,中等度近視,老人性変化(加齢),外傷などで発症する網膜裂孔をとおして,硝子体液が網膜下に入って剥離を生じる。前駆症状で光視症,飛蚊症がみられることもある。非裂孔原性網膜剥離はぶどう膜炎,中心性漿液性網脈絡膜症,

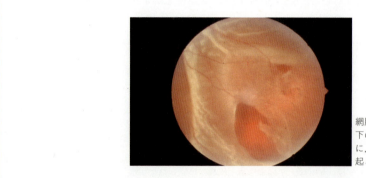

網膜の裂孔(中央より右下の部分)が生じたために,そこから網膜剥離が起こっている。

図4-39 網膜剥離

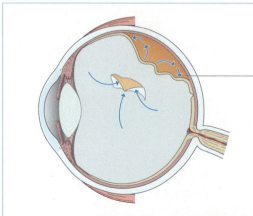

流れ込んだ硝子体液の圧力に耐えられず,網膜が網膜色素上皮層から剥がれていく。

網膜に穴が開いて硝子体液が網膜の下に回り込んで網膜が剥がれる。

図4-40 裂孔原性網膜剥離

糖尿病網膜症，眼底の腫瘍などのための網膜下への滲出液の貯留（滲出性網膜剥離），硝子体からの牽引（牽引性網膜剥離）などで起こる。
- **検査** 眼底検査，眼底撮影，光干渉断層計など。
- **治療** 裂孔原性網膜剥離では裂孔を塞ぎ，網膜下液を抜く手術をすることにより網膜を復位させることができる（第3章-Ⅳ-B-4「網膜剥離手術」参照）。一部の例で，剥離した網膜の上または下に病的な膜が形成されて，網膜に皺が寄り，伸展しなくなった状態になることがあり（増殖性硝子体網膜症），この場合は硝子体手術が必要である。術前には安静にする。非裂孔原性網膜剥離に対しては原病に対する治療を行い，手術はしない。

9. 未熟児網膜症

- **概念・定義** 低出生体重児への過剰な酸素投与で発症する網膜症を未熟児網膜症（retinopathy of prematurity；ROP）とよぶ。
- **原因** 網膜血管自体の未熟性に原因があるとされる。出生時に，まだ網膜血管が網膜周辺まで伸びていない状態で高濃度の酸素を与えられると，網膜血管の成長が阻害され，血管の灌流していない網膜部分が形成され（無灌流領域），網膜症が生じる。極小低出生体重児の救命率の向上に伴い，以前では救命できなかった例での網膜症発生が多くみられるようになっている。網膜症発症率については，報告者によってかなり差があるが，生下時体重が1000g未満の例ではかなり高率（24〜100％）となっている。酸素投与法および血中酸素濃度のモニター法の進歩により，生下時体重が1000gを超えている例の発症率はかなり低くなってきた。
- **症状** 無灌流領域に，新生血管，線維性の増殖，出血，牽引性網膜剥離が発症し，失明に至ることもある。自然治癒傾向があり，自然に進行が止まることも多い。
- **治療** 網膜症の進行程度をよく観察して，網膜症の進行が明らかな例には光凝固，冷凍凝固で無灌流領域の凝固を行う。網膜剥離が生じた場合には硝子体手術が行われる。

10. 網膜芽細胞腫（網膜膠腫）

- **概念・定義** 網膜芽細胞腫（網膜膠腫，retinoblastoma）とは，小児の網膜の悪性腫瘍の一種で，出生児1万5000〜2万人に1人の率で発生する。
- **原因** がん抑制遺伝子（RB1遺伝子）の異常によって起こる。
- **症状** 1〜5歳頃に瞳孔が黄色または白色に見えたり（猫眼または白色瞳孔），斜視のため来院し，眼底精査により発見されることもある。網膜に白色の腫瘍を認め，水晶体後面にまで達するものや，硝子体腔内に白色の混濁としてみられるものもある。放置すると眼球壁を破ったり，視神経に沿って眼球外に進展し，肝臓，腎臓，肺，骨に転移して死亡することもある。
- **治療** 片眼性では，腫瘍の大きさが一定以上大きければ眼球を摘出する。両眼性の場合は，より進行している眼球を摘出し，他眼には光凝固，冷凍凝固，放射線療法，化学療

法などを強力に行い，眼球保存に努める。
- ▶ **注意点** 本症のほかに白色瞳孔を示す良性疾患が多くあり，鑑別診断に注意を要する。白色瞳孔を示す良性疾患には未熟児網膜症，1次硝子体過形成遺残，網膜形成不全，全眼球炎などがある。

11. 色覚異常

色覚異常（dyschromatopsia）とは，色の違いを感じる能力（色覚）が低下した状態を指し，先天色覚異常と後天色覚異常に分けられる。先天性は遺伝，後天性は網膜疾患，視神経疾患が原因で起こる。色の識別がつきにくいが，社会生活では支障がないことがほとんどである。先天性の場合は色覚異常を自覚しないこともある。

先天性では治療法はない。後天性では原因疾患に対する治療を行う。

1 先天色覚異常

- ▶ **分類** 先天色覚異常は，1色覚（旧：全色盲），2色覚（旧：色盲），異常3色覚（旧：色弱）に分類される。男性の約5％，女性の約0.2％にみられる。
  - **1色覚**：網膜の視細胞が先天的に杆体細胞（明暗のみを感じる細胞）のみか，あるいは赤，緑，青の3種類あるべき錐体細胞（色を感じる細胞）のうち1種類のみしか働かない状態であるため，色の識別がまったくできない。非常にまれな病気で，常染色体劣性遺伝である。視力は0.1程度しか出ないことが多く，羞明，眼振があることが多い。
  - **2色覚**：網膜の3種類ある錐体細胞のうち，1種類の機能が欠損している状態。1型2色覚は赤錐体，2型2色覚は緑錐体，3型2色覚は青錐体の機能が欠損している。頻度としては1型2色覚（男性の約0.5％），2型2色覚（男性の約0.5％）が多く，3型2色覚はまれである。1型2色覚，2型2色覚，共に赤と緑の識別ができないため，合わせて赤緑2色覚とよばれる。赤錐体，緑錐体の機能にかかわる遺伝子はX染色体上にあるため，2色覚はX染色体劣性遺伝をとる。男性の性染色体はXY，女性はXXであるので，正常なX染色体をX，赤緑2色覚の異常遺伝子をもつ染色体をX'で表すと，親から子どもへ赤緑2色覚が遺伝する形式は図4-41のように表される。
  - **異常3色覚**：2色覚とは異なり，1種類の錐体細胞の機能が欠損はしていないものの低下しているため，色の区別がしにくい状態。2色覚の場合と同様に，1型3色覚は赤，2型3色覚は緑，3型3色覚は青がわかりにくい。頻度としては2型3色覚（男性の約3.5％），1型3色覚（男性の約0.5％）が多く，3型3色覚はまれである。
- ▶ **治療** 色覚異常には根本的な治療法はない。しかし，社会生活上は支障がない場合がほとんどであり，一部の仕事（パイロット，航海士，鉄道の運転手，自衛官，警察官など）を除いて就職上も問題はない。1色覚で患者が羞明を訴える場合は，遮光眼鏡を処方する。

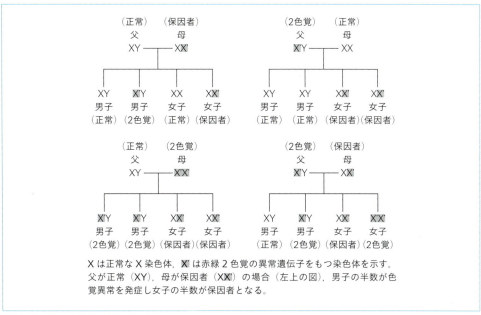

図4-41 赤緑2色覚の遺伝形式

2 後天色覚異常

視神経炎などの視神経疾患では赤・緑色覚異常が，網膜色素変性症などの網膜疾患では青色覚異常がみられることがある。原因疾患に対する治療を行う。

12. 夜盲を伴う疾患

▶ **概念・定義** 夜盲を伴う疾患（night blindness）は，暗所における光覚の低下している状態を示す症候名である。

▶ **原因** 様々な原因で起こる。先天性の疾患としては非進行性の先天性停止性夜盲症，小口病，眼底白点症の3疾患，および進行性の網膜色素変性症などがある。後天性としては網脈絡膜萎縮，ビタミンA欠乏症などがある。

▶ **症状** 暗所で視力が低下する。

▶ **治療** 治療法がない場合が多い。ビタミンA欠乏症の場合はビタミンA摂取が治療となるが，近年ではビタミンA欠乏症による夜盲はまれである。

1 先天性停止性夜盲症

夜盲だけで，視力，視野に異常がない。特有の網膜電図（ERG）所見で診断できる。効果のある治療法はない。

2 小口病

停止性の夜盲があり，視力，色覚は正常である。眼底の色は剝げかかった金箔様で網膜

血管が浮き上がったように見える。長時間暗順応を行うと，眼底の色が正常になり，暗所での視力もかなり良くなるが，再び明所に出るとすぐ夜盲に戻る（水尾 - 中村現象という）。常染色体劣性遺伝疾患である。効果のある治療法はない。

3 眼底白点症

小白斑が眼底周辺部に多数みられる。幼児期に夜盲のあることでわかる。常染色体劣性遺伝疾患である。効果のある治療法はない。

13. 加齢黄斑変性症

- ▶ **概念・定義** 加齢黄斑変性症（age-related macular degeneration：AMD）は，加齢が原因で黄斑部の網膜色素上皮層が障害され，脈絡膜側から網膜下に新生血管が侵入し，黄斑部に出血，滲出を起こす。近年わが国で増加しており，最近の疫学調査では 50 歳以上の 0.9％に起こるとされ，問題となっている。
- ▶ **症状** 突然の視力低下，中心暗点，歪視，眼底黄斑部に出血，浮腫，白斑をみる（図 4-42）。
- ▶ **治療** 急性期には止血薬を投与する。光感受性物質（ベルテポルフィン［ビズダイン®］）を静注した後，正常網膜視細胞には障害を与えない弱いエネルギー量のレーザーを黄斑部に照射して新生血管のみを選択的につぶしてしまう治療や，新生血管や黄斑部の浮腫を抑える薬剤［抗 VEGF 抗体製剤（ラニビズマブ［ルセンティス®］，ペガプタニブナトリウム［マクジェン®］，アフリベルセプト［アイリーア®］）］を硝子体内に注射する治療を行う。新生血管は蛍光眼底造影検査やインドシアニングリーン造影検査で同定できる。新生血管が黄斑中心をはずれている場合には，新生血管の光凝固を行うことがある。

14. 黄斑円孔

黄斑円孔（macular hole；MH）とは，黄斑部の網膜に丸い穴（円孔）を生じた状態を指す（図 4-43）。特発性（原因不明）が多いが，外傷，強度近視によっても起こる。

患者は急激な視力低下を訴える。強度近視による黄斑円孔では，円孔部から網膜剝離を

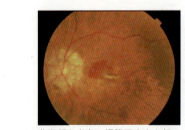

黄斑部を中心に網膜下出血を起こしている。

図4-42 加齢黄斑変性症

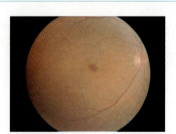

黄斑部の網膜に丸い穴（赤色に見える）が開いている。

図4-43 黄斑円孔

起こすこともある。

治療は主に手術を行う。硝子体手術により硝子体を除去し，黄斑円孔周囲の網膜表面の透明な薄い膜（内境界膜［inner limiting membrane：ILM］）を剝離・除去してから，眼内に空気を注入して手術を終了する。円孔周囲の網膜が伸展して黄斑円孔の閉鎖が得られる。

15. 黄斑部網膜上膜（黄斑前膜）

黄斑部の上に膜ができた状態を指す（図4-44）。特発性のほか，ぶどう膜炎，網膜剝離，外傷などの後に起こりやすく，視力低下を生じる。また，膜が収縮することで網膜を引っ張り，網膜に皺をつくることがあり，物がゆがんで見える場合もある。

硝子体手術により硝子体を除去し，黄斑上にできた膜を剝離・除去することで視力の改善やゆがみの軽減が得られる。

16. 黄斑浮腫

網膜の炎症や血流障害によって黄斑部の毛細血管が拡張し，網膜内に水疱が形成されて黄斑部に浮腫（macular edema）を生じる（図4-45）。

ぶどう膜炎，糖尿病網膜症，網膜中心静脈閉塞症などに伴って起こりやすく，視力低下やゆがみ感を自覚する。

抗VEGF抗体硝子体内注射や，硝子体手術により硝子体を除去し黄斑上にできた膜を剝離・除去することで視力の改善やゆがみの軽減が得られる。

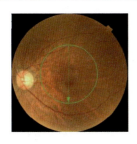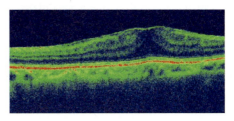

図4-44　黄斑前膜の眼底写真とOCT像

> **Column** インドシアニングリーンによる内境界膜の染色
>
> 　黄斑円孔の手術治療では，黄斑円孔周囲の内境界膜を剝離・除去すると黄斑円孔の自然閉鎖が起きやすくなるため，内境界膜剝離を行う。この際，通常は眼底の造影検査に用いられるインドシアニングリーン（ICG）を希釈して術中に網膜表面に滴下し，内境界膜を染色して視認性を高めることがしばしば行われる。しかし，この使用法は保険適用外使用である。

IX　眼底（網膜）の疾患

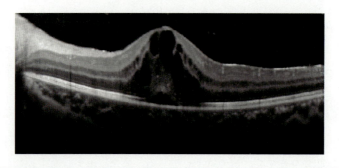

図4-45 黄斑浮腫のOCT像

17. そのほかの眼底（網膜）の疾患

妊娠中毒性網膜症，腎性網膜症，黄斑変性症，脈絡膜悪性腫瘍などがある。

X 視神経・視路の疾患

A 視神経疾患

1. 視神経炎，視神経症

▶ **概念・定義**　視神経炎（optic neuritis）では視神経に炎症を生じ，視力低下を起こす。非炎症性（虚血など）が原因の場合には視神経症（optic neuropathy）とよばれる。

▶ **原因**　鼻・副鼻腔疾患，多発性硬化症などの脱髄疾患＊，ウイルスや細菌などの感染症，サルコイドーシス，ビタミン欠乏症などがある。

▶ **症状**　視神経炎，視神経症のいずれも急激な中心視力低下がみられる疾患である。眼底所見で視神経乳頭部の腫脹の著しいものを乳頭炎，視神経乳頭浮腫がみられないものを

マキュエイド硝子体染色

トリアムシノロンアセトニド（マキュエイド®）は懸濁したステロイド粉末の製剤で，硝子体手術中に硝子体ゲルを見やすくするための可視化剤として商品化されている。硝子体手術の際に眼内に注入することで，硝子体ゲルが白く染色されて明瞭に確認できるようになる。また，硝子体手術で黄斑前膜を除去する際に，膜表面に吹きかけることで視認性を高め，膜の除去を容易にするのにも用いられる。

＊**脱髄疾患**：中枢神経において，神経線維の髄鞘が一次的に脱落し，軸索は原則として保存される疾患の総称。

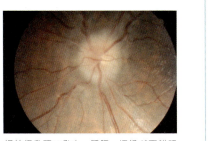

視神経乳頭の発赤，腫脹，辺縁が不鮮明となり，視神経乳頭の生理的陥凹が消失している。急激な視力低下を起こす。

図4-46 視神経炎

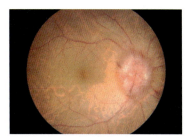

視神経乳頭の辺縁が境界不鮮明となり，周囲の網膜が浮腫を起こして白くなっている。

図4-47 うっ血乳頭

球後視神経炎という。

乳頭炎では，視神経乳頭の発赤，腫脹，境界不鮮明となり，視神経乳頭の生理的陥凹が消失する（図4-46）。視神経乳頭周囲の網膜小血管の拡張，出血，浮腫もみられる。

球後視神経炎は，発病初期は眼底所見ではほとんど正常であるが，時間が経過すると視神経が白色となる（視神経萎縮）。

▶**治療** 副腎皮質ステロイド薬の全身大量投与が有効なことがある。循環改善薬，ビタミン製剤（B_{12}）の内服を行う。

2. うっ血乳頭（乳頭浮腫）

頭蓋内圧の上昇により視神経乳頭が発赤，腫脹した状態を，うっ血乳頭（乳頭浮腫，choked disc）とよぶ。脳腫瘍や脳出血などによる頭蓋内圧の上昇が原因とされ，視神経乳頭の境界不鮮明，周囲小血管の拡張，蛇行，小出血，周囲網膜の浮腫がみられる（図4-47）。視神経乳頭の生理的陥凹が保たれること，視力障害が軽いことで乳頭炎と鑑別できる。発症初期には自覚症状があまりなく，視野検査でマリオット盲点の拡大がみられるのみである。長期に持続すると視神経萎縮に陥ることもある。

このため，頭蓋内圧上昇の原因となっている疾患に対する治療を行う。

3. 視神経萎縮

視神経萎縮（optic atrophy）は，視神経乳頭が退色し，青白い色調になっている状態を指す。原因には，視神経炎，うっ血乳頭，網膜ぶどう膜疾患，視神経の圧迫，外傷，緑内障，代謝性疾患，遺伝性疾患（レーベル病*など）などがある。

症状として視力低下，視野欠損がみられるが，良い治療法はない。進行予防のために原因疾患に対する治療を行う。

＊**レーベル病**：細胞の中でエネルギーの産生を行うミトコンドリアに関係する遺伝子の異常により，視神経が障害される疾患。

B 視路疾患

　視路は，視神経から視交叉，視索，外側膝状体，視放線，後頭葉に至る経路である（第1章-Ⅰ-B「視神経，視路」参照）が，これが障害される疾患を視路疾患とよぶ。

　原因は脳腫瘍，脳梗塞，脳出血，髄膜炎，外傷，動脈瘤などとされ，視野欠損，視力低下がみられる。このうち視交叉部に病変がみられるものには下垂体腫瘍が多く，両耳側半盲が特徴的である。また，視交叉部より後方の病変には，視野変化として同名半盲（右同名半盲，左同名半盲）がみられる。

　原因疾患に対する治療を行うが，視野欠損が残ることが多い。

XI 水晶体の疾患

A 位置または形の異常

1. 水晶体脱臼

　水晶体を吊り下げているチン小帯が切れて，水晶体が脱臼している状態（lens luxation）である（図4-48）。水晶体偏位ともよばれる。また完全に脱臼せず位置がずれた状態を，水晶体亜脱臼（lens subluxation）という。遺伝性に水晶体脱臼を起こす疾患としては，マルファン症候群，ホモシスチン尿症，マルケサニ症候群などがある。また，後天的には外傷によって起こることがある。

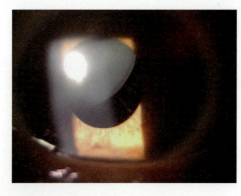

チン小帯の断裂が原因で，水晶体が左上方向にずれている。

図4-48　水晶体脱臼

症状は見え方の動揺，複視，視力の低下などで，視力低下，複視，白内障，眼圧上昇などを起こした場合は，白内障手術を行い，脱臼した水晶体を摘出する（第3章-Ⅳ-B-2-3「囊内摘出術」参照）。

2. 形の異常

水晶体の形の異常としては，小水晶体や球状水晶体（マルケサニ症候群），円錐水晶体などがある。球状水晶体，円錐水晶体では強度近視となる。治療法はなく，白内障が進行すれば白内障手術を行う。

 白内障

白内障

概要	概念	・水晶体が濁った状態。
	原因	・多くは加齢による。そのほか先天性の場合や，他疾患との合併，薬剤・外傷などの外的要因がある。
	病態生理	・水晶体内のたんぱく質（クリスタリン）が様々なストレスで巨大化することで，水晶体の透明性が低下する。
	分類	・老人性白内障：加齢による水晶体の混濁による。 ・先天白内障：生まれつきの白内障。 ・併発白内障：ぶどう膜炎，水晶体脱臼などほかの眼疾患に続発する白内障。 ・後発白内障：術後に残された水晶体後囊の混濁による。
症状		・初期には羞明や単眼複視が訴えられる。 ・病状の進行に従い，視力が低下していく。 ※ただし先天性の場合は停止性であるため，進行はしない。
検査・診断		・細隙灯顕微鏡検査：水晶体の状態を立体的に拡大して観察する。 ・屈折検査：屈折異常の程度を検査する。眼内レンズの屈折度を決めるオート・ケラトメーターを用いた検査が重要である。 ・矯正視力：視力を検査することで，進行の程度をみる。
主な治療		・超音波水晶体乳化吸引術：水晶体前囊を輪状に切開し，水晶体の核および皮質を吸引・除去する。 ・眼内レンズ挿入術：水晶体のあった場所に人工の眼内レンズを入れる。主に後囊と前囊の間に入れて固定する後房レンズ法が用いられる。 ・後囊切開：後発白内障の場合，混濁した後囊にNd-YAGレーザーで穴を開けて視力を回復させる。

▶ **概念・定義** 白内障（cataract；CAT）とは，水晶体が濁った状態をいう。俗にしろそこひ，うみそこひという。視力障害を起こす重要な疾患の一つであり，非常に頻度の高い病気である。

Ⅺ 水晶体の疾患　249

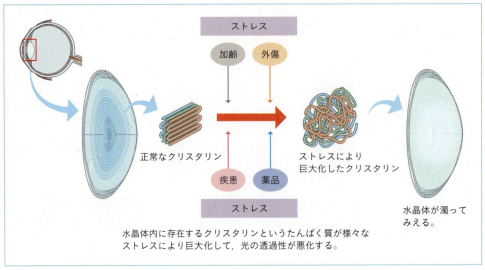

図4-49 白内障の病態生理

- ▶ **原因・分類** 加齢によるもの（老人性）が多いが，先天性，糖尿病などの全身疾患，ぶどう膜炎などの炎症，ステロイドなどの薬剤，外傷などが原因となる。
- ▶ **病態生理** 水晶体内に存在するクリスタリンというたんぱく質の変質による。様々な要因のストレスにより，クリスタリンが大きな塊となり，光の透過性が悪化する（図4-49）。多くが周辺部から瞳孔部に向かって混濁が進む。
- ▶ **症状** 初期には視力低下はなく，水晶体混濁による光の乱反射で羞明を訴える。進行するに従い，霧視が起きたり，視力が低下する。眼精疲労の原因となるほか，複視を訴えることもある。
- ▶ **検査** 細隙灯顕微鏡，屈折検査，矯正視力など。
- ▶ **治療** 薬物療法では有効なものはあまりないが，進行予防にピレノキシン（カリーユニ®）を点眼する。日常生活で不自由を感じたら，我慢することなく手術を行う。白内障手術では水晶体を除去し，代わりに眼内レンズを眼内に挿入する。眼内レンズに置き換わった眼を眼内レンズ挿入眼（または偽水晶体眼）とよぶ。

1. 老人性白内障

- ▶ **概念・原因** 老人性白内障（senile cataract）または加齢性白内障とは，明らかな原因がなく加齢とともに水晶体が濁ってくる状態（一種の老化現象）をいう。50〜60歳代からみられはじめ，80歳以上ではほぼ100％の割合で罹患しているとされる。
- ▶ **分類** 初期で部分的にしか混濁していないものを**初発白内障**，混濁が全体に及んだものを**成熟白内障**（図4-50），さらに進行して核が硬く褐色または黒色になり皮質が液化したものを**過熟白内障**という。
- ▶ **症状** 視力障害は徐々に進行する。初期には視力低下はないが，物が二重，三重に見え

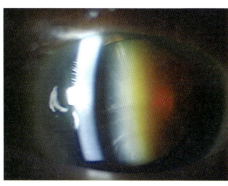
水晶体の混濁が全体に及び、核の混濁が進んできている。

図4-50 成熟白内障

たり、羞明がある。進行すると物がぼんやりとしか見えなくなる。多くは両眼性である。
▶ **治療** 手術により混濁した水晶体を超音波により乳化吸引、除去する。現在、除去した後には水晶体の存在した場所に眼内レンズを挿入する手術方法が最も広く行われている。最近は日帰りで白内障手術を行う施設が増えてきている。

2. 先天白内障

▶ **原因** 先天白内障（congenital cataract）とは、混濁が先天性にある場合をいう（図4-51）。通常は停止性であるが、ほかにも先天異常を伴うことが多い。遺伝や妊娠中（妊娠3か月まで）の風疹*感染が原因となる（先天性風疹症候群）ほか、心疾患、知的障害な

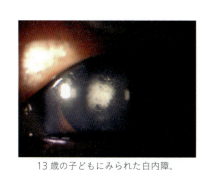
13歳の子どもにみられた白内障。

図4-51 先天白内障

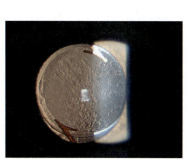
眼内レンズの後ろにある水晶体後囊が混濁している。

図4-52 後発白内障

＊風疹：妊娠3か月までに本症に罹患すると、ウイルスは胎盤を介して胎児に感染し、先天性白内障、心疾患、血小板減少性紫斑病など、種々の先天異常の出現がみられる（15〜50％）。

XI 水晶体の疾患

どを合併する。また，ダウン症などでもみられる。

▶ **症状** 先天白内障の混濁の多くは停止性であるため，生後形成された部分は透明となることが多く，そのため視力に影響しないことも多い。多くは両眼性である。

▶ **治療** 視力障害の強くないときは手術をしない。視力低下があり，片眼性の場合には特に弱視になることが多く，手術を行う。最近は眼内レンズを入れる場合が多いが，術後の眼球の成長に留意する必要がある。また，合併症としての網膜剝離などに留意しなければならない。

3. 全身疾患に合併する白内障

糖尿病，副甲状腺機能低下（テタニー白内障），筋緊張性ジストロフィー，ガラクトース血症などの代謝異常，各種皮膚疾患（アトピー性皮膚炎，強皮症など）に合併して白内障がみられる。

4. 併発白内障

併発白内障（complicated cataract）とは，眼の疾患に続発する白内障のことをいう。原因疾患としては，ぶどう膜炎，網膜剝離，水晶体脱臼，網膜色素変性症，眼腫瘍，緑内障などがある。視力が低下すれば，白内障手術を行う。

5. 後発白内障

▶ **原因** 白内障手術の後，残った水晶体後囊が混濁し（図4-52），再度視力低下の原因となる状態を後発白内障（after cataract）という。

▶ **症状** 白内障手術の際，後囊を残すため，のちにそこが混濁して視力低下を起こす。

▶ **治療** 後発白内障により視力低下が起これば，主にNd-YAGレーザーによる後囊切開で，混濁した後囊に穴を開けて視力回復を試みる。

6. そのほかの水晶体の疾患

外傷性白内障，ステロイド白内障*や向精神薬による白内障，ガラス工白内障，放射線白内障などがある。

＊**ステロイド白内障**：水晶体後囊下皮質に主として発生する白内障で，副腎皮質ステロイド薬の局所点眼，結膜下注射，長期内服などによる。

XII 硝子体の疾患

1. 硝子体混濁

- **概念・定義** 硝子体内に種々の原因による混濁が出現した状態（図4-53）を硝子体混濁（vitreous opacity：VO）といい，視力低下の原因となる。
- **原因** 硝子体出血，ぶどう膜炎，代謝異常，眼内の悪性リンパ腫などが原因となる。特に硝子体出血は糖尿病網膜症，網膜静脈閉塞症，加齢黄斑変性症，外傷，イールズ病などにより起こる。
- **症状** 視力低下はないが，白い壁や青い空を見ると，いろいろな形のごみのようなものが浮遊するのが自覚されることがあり，**生理的飛蚊症**と称する。

  生理的飛蚊症は，加齢による硝子体の液化が原因とされる。この現象自体の病的意味は小さいが，硝子体の液化が進行して硝子体が網膜から剥がれる現象（後部硝子体剥離）が起こると，時に網膜を引きちぎって網膜裂孔を形成する。網膜裂孔形成に伴い，光視症，硝子体出血がみられ，網膜剥離へと進行することもあるので注意が必要である。40歳代以降に突然飛蚊症を自覚したら，眼底周辺部までの精査が必要である。未剥離の網膜裂孔が見つかったら，網膜光凝固で網膜剥離を予防できる。
- **治療** 視力低下の原因となる硝子体混濁，遷延する硝子体出血に対しては，硝子体手術を考慮する。ぶどう膜炎による硝子体混濁にはステロイド剤の結膜下注射を行う。

2. 硝子体出血

硝子体出血（vitreous hemorrhage：VH）とは，種々の原因により硝子体内に出血した状態を指す。若い人では外傷が多く，高齢者では糖尿病網膜症や後部硝子体剥離によって起

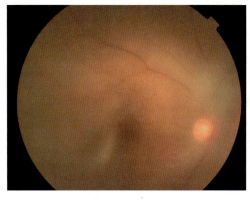

硝子体の混濁のため，眼底が見えにくい。この患者は硝子体生検の結果，眼内悪性リンパ腫であることが判明した。

図4-53 硝子体混濁

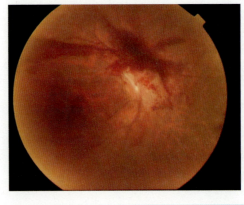

視神経乳頭付近の硝子体出血。硝子体中に出血しているので，その部位の網膜血管は遮られて観察できない。

図 4-54 硝子体出血

こることが多い。後部硝子体剝離に伴う硝子体出血の場合，出血に隠された部分の網膜に裂孔をつくり，網膜剝離となることがある。症状には飛蚊症，視力低下がみられる（図4-54）。

　治療の初期には安静，止血薬（酵素製剤，循環改善薬）を用いる。また，原疾患に対する治療を早期に強力に行う。眼底検査で裂孔を発見したら光凝固を行うが，硝子体出血が多くて眼底が透視困難な場合は，超音波（Bモードスキャン）で網膜剝離がないか確認する。

XIII 緑内障

A 眼房水循環と眼圧

　眼内では，毛様体で産生された房水が後房から瞳孔を経て前房内に至り，隅角で線維柱帯を経てシュレム管を通り，眼外の房水静脈へ還るように灌流している（房水循環）。この房水により水晶体，角膜などの無血管組織の代謝が維持されている。房水循環により眼の内圧はほぼ一定に保たれており，この圧を眼圧と称する。眼圧は 10～20mmHg が正常値（平均 14.5mmHg）である。眼圧の上昇をきたす病態として，房水産生過剰，房水の後房から前房への通過障害や房水流出障害などが考えられる。

B 緑内障

緑内障

概要	概念	・視神経乳頭・網膜神経線維層が障害され，視機能が低下した状態。
	特徴	・日本における中途失明原因の第1位。
	原因	・眼圧上昇による視神経線維の減少および視神経乳頭の陥凹と考えられている。
	病態生理	・眼内液を眼外へ排泄する経路（線維柱帯や隅角）の癒着や目詰まりによって眼圧が上昇し，視神経線維や視神経乳頭が障害される。
	分類	・原発閉塞隅角緑内障：房水の流れが障害され眼圧が上昇することで起こる。 ・原発開放隅角緑内障：線維柱帯の目詰まりで房水の排泄が障害され起こる。 ・正常眼圧緑内障：眼圧は正常だが，視神経乳頭が眼圧に耐えられず発生する。 ・続発緑内障：ほかの眼疾患や全身疾患，薬物が原因で眼圧上昇が生じる。
症状		・眼の充血，眼痛，羞明，視力低下，頭痛。進行に従い，視力が低下していく。 ・末期には視神経萎縮となり，視野および視力が著しく障害され，失明に至る。 ・急性的に発症した場合は，角膜の混濁や結膜の強い充血，瞳孔散大がみられる。視力の急激な低下や激しい眼痛と頭痛に加え，悪心・嘔吐などの全身症状も現れる。
検査・診断		・眼圧検査：眼圧上昇は緑内障診断の最大の手掛かりとなる。状況によって眼圧の日内変動も調べる。 ・前房隅角検査：房水循環は眼圧維持に非常に重要な役割を果たすため，前房隅角の状態を検査する。 ・眼底検査：視神経乳頭の障害の有無を確認する。 ・FDT：早期緑内障が疑われる場合，視野欠損の検出に用いられる。 ・光干渉断層計（OCT）：網膜の神経の厚みを計測する。
主な治療		・緑内障の分類によって異なるが，眼圧を下げることが視機能の維持に重要となる。 ・薬物療法：縮瞳薬，炭酸脱水酵素阻害薬，D-マンニトールやグリセオール®を用いる。 ・手術療法：虹彩切除術，濾過手術，房水流水路手術，緑内障チューブシャント手術。 ・レーザー療法：毛様体光凝固術。
注意点		・眼底検査時の散瞳による急激な眼圧上昇に注意する。 ・両眼視の状態では視野異常に気づきにくい。

▶ **概念・定義**　視神経乳頭および網膜神経線維層が障害され視機能が低下した状態を緑内

障（しょう）（glaucoma）という。俗にいう"あおそこひ"がこれに当たる。国内の中途失明原因の第1位である。

▶ **原因** 原因不明な点もあるが，眼圧が高いと緑内障性の視野狭窄が急速に進行することから，視神経が眼圧に耐えられないために視神経線維が減少し，視神経乳頭の陥凹，視神経萎縮が起こり，視野が狭窄すると考えられている。

▶ **病態生理** 眼内液を眼外へ排泄する経路（線維柱帯や隅角）の癒着や目詰まりが眼圧上昇の原因である場合が多い（図4-55）。その一方で，眼圧が正常にもかかわらず緑内障になる例（正常眼圧緑内障）もわが国では多い。視神経乳頭の圧力への弱さが関係していると推測されている。

▶ **分類** 緑内障は原因のはっきりわからない**原発緑内障**と他疾患に続発して起こる**続発緑内障**に分けられる。さらに原発性のものは隅角の広さにより**閉塞隅角緑内障**，**開放隅角緑内障**と大きく2つに分けられる。

▶ **症状** 眼圧が非常に高いときには，充血，眼痛，羞明を訴える。一方，眼圧が正常もしくは軽度の上昇の場合には，緑内障性の視野障害の進行は緩やかで，明らかな視力・視野の異常が現れるまで気がつかず，手遅れになることもある。視野障害は鼻側から生じることが多い。

▶ **検査** 眼圧測定，視野検査（確定診断），隅角検査，眼底検査（視神経乳頭の形状），矯正視力など。

▶ **治療** 緑内障のタイプによって異なる。緑内障全体にいえるのは，眼圧を下げることが視機能障害を食い止めるために重要である，ということである。急性に発作が生じた場

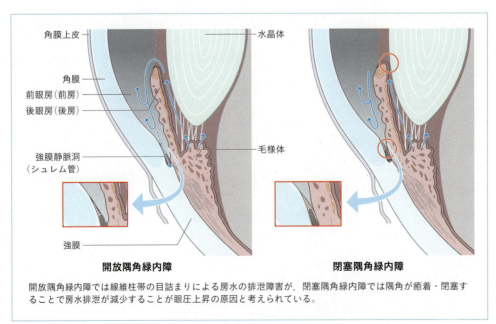

図4-55 緑内障の病態生理

開放隅角緑内障では線維柱帯の目詰まりによる房水の排泄障害が，閉塞隅角緑内障では隅角が癒着・閉塞することで房水排泄が減少することが眼圧上昇の原因と考えられている。

合は，安静にし，冷罨法で痛みを抑える。

1. 原発閉塞隅角緑内障

　原発閉塞隅角緑内障（primary angle closure glaucoma：PACG）とは，後房から前房への房水の流れが障害されて後房側の圧力が上昇することにより，虹彩根部が前に押し出され，隅角が狭くなって房水の流出が悪くなり，眼圧上昇をきたし視神経に障害を起こすものである。後房から前房への房水流の抵抗となるのは，水晶体と虹彩の接する部分と考えられる（図4-55）。急性と慢性とがある。

1　急性閉塞隅角緑内障

▶ **原因**　急性閉塞隅角緑内障（acute angle closure glaucoma：AACG）は，発作性に後房から前房への房水の流れが障害されることにより発症する。高齢者，特に小柄で遠視の女性に多い。隅角の狭い人に，長時間の読書，興奮，睡眠不足，心身両面の過労などが誘因になって起こることもある。寒くなり始めた頃に多いとの統計もある。散瞳薬点眼によって起こることもある。

▶ **症状**　発作性に急に異常な眼圧上昇がみられるため，視力が急激に低下し，激しい眼痛とともに頭痛，悪心・嘔吐などの全身症状を伴う（急性緑内障発作）。
　角膜の曇ったような混濁，結膜の強い充血，瞳孔散大がみられ（図4-56），眼圧は非常に高い（時として50mmHg以上になる）。虹視症を訴える場合もある。

▶ **治療**　このような発作は強力な降圧治療で鎮静するが，高眼圧が長時間続くと，視神経が障害され視力や視野機能が低下し，時にそのまま失明することもある。
　急性発作時の治療は次の薬物療法と手術である。
①縮瞳薬の点眼。1〜2％ピロカルピン塩酸塩（サンピロ®）を頻回点眼する（縮瞳すると前房隅角が広くなり，房水の流出が促進される）。
②眼圧降下作用のある点眼薬（チモロールマレイン酸塩［チモプトール®］など）の使用。

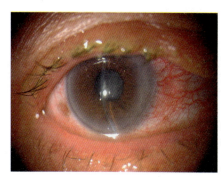

視力低下とともに，眼痛，頭痛，目の圧迫感がある。結膜は充血し，前房は浅い。眼圧が非常に高くなっている。

図4-56　急性緑内障発作

③炭酸脱水酵素阻害薬（ダイアモックス®など）の内服または注射（炭酸脱水酵素阻害薬により毛様体の房水の産生を抑制する）。

④D-マンニトール（マンニットール®など）や濃グリセリン・果糖（グリセオール®）の点滴静注（血清浸透圧を高め，眼内液を血清へ移行させて，眼圧を下げる）。

⑤上記の①〜④により発作状態を解除する。その後，虹彩根部付近に穴を開け，前・後房の房水の通路をつくる（手術的な周辺虹彩切除術またはレーザー虹彩切開術）ことで，急性緑内障発作の再発を予防できる。

他眼にも同様の発作が起こることが多いので，予防的にレーザー虹彩切開術を行うこともある。

精密眼底検査のため散瞳するときは，必ず事前に隅角の広さを検査しなければならない。全身麻酔の場合も前投与薬であるアトロピンによって散瞳が生じ，急性発作を起こすことがある。またコリンエステラーゼ阻害薬は副作用に眼圧上昇が含まれるため，慎重に使用する。副腎皮質ステロイド薬も同様である。

2 慢性閉塞隅角緑内障

▶ **原因** 慢性閉塞隅角緑内障（chronic angle closure glaucoma；CACG）は徐々に眼圧が上昇することにより視機能障害の進行する疾患で，時として頭重感，眼の重圧感，霧視，虹視を自覚する。

▶ **症状** 眼圧は中等度に上昇する（30〜40mmHg）。高眼圧の割に結膜充血，角膜浮腫などはない。前房隅角が狭いことから，原発開放隅角緑内障との鑑別が可能である。最終的には急性緑内障発作を生じる。

▶ **治療** 急性閉塞隅角緑内障と同様に，薬物療法と手術を中心とした治療を行う。

2. 原発開放隅角緑内障

▶ **概念・定義** 原発開放隅角緑内障（primary open-angle glaucoma；POAG）では隅角は開放している（閉塞していない）が，眼圧が正常より高い状態（高眼圧）が続き，視野の欠損や狭窄，視力低下がみられる。

▶ **原因** 線維柱帯やシュレム管の目詰まりによる房水の排泄障害が眼圧上昇の原因と考えられる（図4-55）。

▶ **症状** 進行が緩やかで，発作性眼圧上昇もないため，視力・視野の異常が現れるまで気がつかず，進行して手遅れになることもある。眼痛や眼精疲労が訴えられることもある。診察時，眼圧が正常でも夜間に眼圧が上昇していることもあるので，眼圧日内変動*の検査を行う。

▶ **治療** 治療は薬物療法を基本とする。炭酸脱水酵素阻害薬（トルソプト®など），副交感神

＊**眼圧日内変動**：眼圧の値は常に一定不変のものではなく，ある範囲内で動揺している。その24時間における変動をいう。正常眼ではこの動揺範囲はおよそ5mmHg以内である。入院して2〜3時間おきに眼圧を測定する。

経刺激薬（サンピロ®），交感神経刺激薬（ピバレフリン®，アイファガン®），交感神経のαβ遮断薬（ハイパジール®など），交感神経β遮断薬（チモプトール®など），プロスタグランジン関連薬（キサラタン®，トラバタンズ®，タプロス®など），Rhoキナーゼ阻害薬（グラナテック®）が使用される。まず点眼薬を投与し，これで眼圧をコントロールできない場合に，ダイアモックス®の内服を開始する。それでも眼圧をコントロールできなくなった場合には，線維柱帯切開術，線維柱帯切除術などの手術を行う。線維柱帯に対するレーザー治療もある程度有効性があり，手術の前に行うことが多い。

3. 正常眼圧緑内障

- ▶ **概念・定義** 正常眼圧緑内障（normal tension glaucoma：NTG）では隅角は開放しており，眼圧も正常範囲内であるが，開放隅角緑内障と同様に視野欠損や視力低下がみられる。
- ▶ **原因** 視神経乳頭の圧力への弱さが関係していると推測されている。
- ▶ **症状** 早期例では自覚症状はほとんどないため，成人検診の眼底写真撮影で，視神経乳頭陥凹の拡大（図4-57）から見つかることが多い。眼圧日内変動を測り，夜間に眼圧が上昇していないことを確認する。頭蓋内疾患，副鼻腔疾患のために視神経障害，視野欠損が起こることがあり，これらの疾患がないことが正常眼圧緑内障の診断に必要である。わが国では緑内障のなかで最も多い（約70％）。
- ▶ **治療** できるだけ眼圧を下げる目的で薬物（原発性開放隅角緑内障と同様）を使うが，手術が必要な場合が多い。

4. 発達緑内障

生まれつきの隅角の形成異常によって小児期に発症する緑内障を指す（developmental glaucoma）。特に1歳以内に発症するものを早期発達緑内障（先天緑内障）とよぶ。前房隅角の発育異常が原因であり，乳幼児において角膜径が12mm以上にも達する場合や，羞

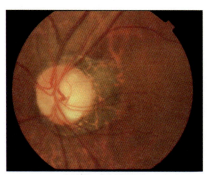 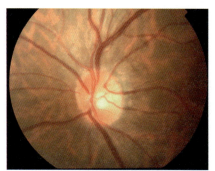

緑内障の視神経乳頭　　　　　　　正常な視神経乳頭

緑内障患者（左）では，視神経乳頭の陥凹（白く見える中央の凹み）が上下，右側方向へと拡大している。右は正常な視神経乳頭。

図4-57 緑内障の視神経乳頭陥凹拡大

明，流涙などが強い場合，角膜の混濁がみられる場合には本症を考える。特に乳幼児期に眼圧が上昇し，眼球（特に角膜径）が大きくなった状態を**牛眼**と称する。

治療には眼圧下降薬の点眼をまず行い，眼圧がコントロールできない場合には，隅角切開術などの手術を行う。

5. 続発緑内障

続発緑内障（secondary glaucoma）とは，ほかの眼疾患，全身疾患あるいは薬物使用が原因で眼圧上昇が生じる緑内障を指す。原因としてぶどう膜炎，副腎皮質ステロイド薬投与，外傷，手術後の眼圧上昇などが考えられる。

症状は原発開放隅角緑内障と同様であるが，眼圧上昇が高度なことが多い。眼圧上昇が高度な場合には視力低下，眼痛，頭痛などの症状を起こすことがある。このため眼圧上昇の原因となった疾患の治療に加え，原発開放隅角緑内障と同様の治療を行う。

XIV 眼球・眼窩の疾患

1. 全眼球炎

- ▶ **概念・定義** 眼球についた傷口や，眼球に流れ込む血液から細菌や真菌が眼内に入り込むことで，眼内に強い炎症が起きた状態を全眼球炎（panophthalmitis）という。
- ▶ **原因** 全眼球炎の原因には，①外傷，手術創，角膜潰瘍の穿孔からの化膿菌の感染，②からだの他部の化膿巣から血行性に細菌が眼内に転移して起こった場合（転移性眼内炎），の2つが考えられる。
- ▶ **症状** 強い疼痛，結膜浮腫・充血，眼瞼発赤・腫脹などがみられる（図4-58）。
- ▶ **治療** 早期に抗菌薬を全身的・局所的に積極的に使用する。最近では，発症早期に硝子体切除を行い，原因菌を除去して良好な視力予後を得ることもある。

2. 眼窩蜂窩織炎（眼窩蜂巣炎）

眼窩（眼球の後ろ側のスペース）の脂肪組織に化膿菌が感染して強い炎症が起きた状態を眼窩蜂窩織炎（眼窩蜂巣炎；orbital cellulitis）という。

外傷から，または血液を介して転移性に化膿菌が眼窩内で急性炎症を起こす。発熱，頭痛，嘔吐などとともに，眼瞼の腫脹，発赤，疼痛がみられ，敗血症を併発することもある。放置すると強膜，視神経に炎症が及び，失明する可能性がある。

このため治療には早期に抗菌薬を全身的・局所的に積極的に使用する。**膿瘍***を穿刺して

---

* **膿瘍**：皮膚の下に化膿を起こし膿がたまった状態。

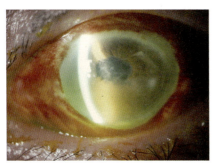

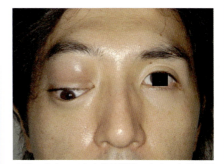

図4-58 全眼球炎　白内障術後の感染性眼内炎。前房蓄膿，眼内レンズ表面に白色のフィブリンの析出がみられる。

図4-59 眼窩腫瘍による眼球突出　右眼の上方にできた眼窩腫瘍のため，右眼は眼球突出，上下斜視が起こっている。

排膿するほうがよいことがある。

3. 眼窩腫瘍

　眼窩に存在する組織から発生する腫瘍を眼窩腫瘍（orbital tumor）という。眼球突出（図4-59），眼球運動障害，眼球偏位，複視などが現れる。小児では皮様嚢腫，血管腫，横紋筋肉腫など，成人では悪性リンパ腫などが多い。

　治療には腫瘍の全摘出，放射線療法，化学療法などの治療を行う。放射線照射（irradiation）では，X線，β線などを用いる。線源としてコバルト，ストロンチウム90を局所に用いることがある。腫瘍の摘出手術には，眼窩の骨壁をはずして施術するクレーンライン法が行われるが，腫瘍が眼球を巻き込んで眼球を摘出する必要がある場合は，眼窩内容除去術が行われる。

4. そのほかの眼球・眼窩の疾患

　バセドウ病による眼球突出，眼窩偽腫瘍，眼窩底骨折などがある。

XV 眼位・眼球運動の異常

1. 斜視，斜位

▶ **概念・定義**　斜視，斜位のいずれも片方の目は視線が正しく目標とする方向に向いているが，もう片方の目が内側や外側，あるいは上や下に向いている状態のことをいう。**斜視**（strabismus）は，眼球の向き（眼位）が光の入ってくる軸に対してずれている状態を指す。斜視のうち，目に力を入れて注目すると眼位がそろうものを間欠性斜視，そろわ

ないものを恒常性斜視という。一方，**斜位**（heterophoria）は潜伏斜視ともよばれ，ふだんの視線はそろっているが，片眼遮閉などをして両眼視できないようにすると眼位の異常が起こる状態をいう。

▶ **原因** 眼位異常の原因として，機械的原因（眼筋，靱帯などの発育異常），調節および屈折の異常（遠視による調節性内斜視など），神経支配異常（外眼筋の先天性または生後早期の麻痺が起源となるもの），眼筋麻痺（麻痺性斜視）などが考えられる。

▶ **種類** 斜視は，大きく内斜視，外斜視，上斜視，下斜視に分けられる（図4-60）。これらのうち，あらゆる向きの眼位で眼位のずれが同方向，同量であるものを**共同斜視**，眼位の向きにより眼位のずれの方向と量が変わるものを**非共同斜視**という。共同斜視は，その恒常性・間欠性（いつもあるか，時々出現するか），調節性（調節・屈折との関係の程度），眼球運動の状態，固視眼（片眼性か交代性か）などにより分類される。

▶ **治療** 小児における斜視は，早期発見・早期治療が大原則である。屈折，視力，眼位，眼底の検査のうえ，屈折矯正や眼位矯正などの斜視視能矯正を行い，弱視を予防し，両眼視機能の発達を目指す。

　非観血的治療としては，調節性斜視（多くは遠視に伴う内斜視）に対して屈折矯正眼鏡，プリズムによる矯正，調節痙攣薬やボツリヌス菌毒素，アトロピン点眼（調節性内斜視の診断・治療）などがある。

　観血的に眼位のずれを矯正する方法としては，外眼筋の眼球への付着部をずらす手術が一般に多用されており，前転法，後転法などがある（第3章-IV-B-6「斜視手術」参照）。手術は，成人で両眼視機能の回復が望めないときでも，美容上の目的から行うことがある。

　斜位に対しては通常無治療であるが，眼精疲労の強いもの，間欠性外斜視に移行し，斜視の状態の頻度の高くなったものに対しては，観血的手術をすることもある。

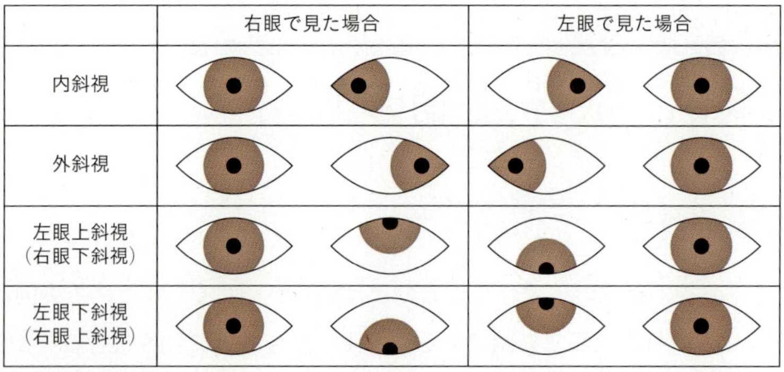

図4-60 斜視の種類と眼球の向き

2. 眼筋麻痺

眼筋麻痺（ophthalmoplegia）とは眼球を動かす筋肉（外眼筋）が何らかの理由で動かなくなった状態を指す。末梢神経の麻痺，運動核および脳幹部の障害による麻痺など，障害部位の違いにより出現する症状（随伴症状も含めて）が異なる点が特徴である。

眼筋麻痺が起こると麻痺性斜視となり，複視を自覚する。このため患者は複視を最も少なくするような，代償性頭位をとる。

治療は原因を追求したうえで原因を除くよう努力する。原因不明例に対し，副腎皮質ステロイド薬，ビタミン製剤投与で効果がみられることもある。

3. 眼球振盪（眼振）

眼球振盪（nystagmus）は眼振ともいう。眼球が持続的・律動的な往復運動をしている状態を指す。先天性のもの，後天性に腫瘍，脳梗塞によるものなどがある。

眼球が本人の意図に反して勝手に振り子様あるいは律動様の往復運動をする。先天性眼振では，患者は眼振の消失または最も減弱する中和点で見ようとして，代償性頭位をとる。後天性眼振では自覚症状がない場合が多いが，視力低下を訴えることもある。

治療として，中和点が第1眼位（正面を見たときの眼位）になるように，斜視の手術をすることもある。

4. 重症筋無力症

重症筋無力症（myasthenia gravis；MG）は全身または眼科領域のみの横紋筋の易疲労性をみる疾患で，眼科的には眼瞼下垂，眼球運動障害による複視がみられる。

原因は自己免疫的機序による，運動神経終板にあるシナプス後膜のアセチルコリンレセプターの異常と考えられている。

眼瞼下垂や眼球運動障害による複視が現れる。症状は朝は軽く，夕方に増悪するという日内変動を示す。治療にはコリンエステラーゼ阻害薬を用いる。

XVI 眼の外傷

1. 酸，アルカリ外傷

強い酸性または強いアルカリ性のものが眼に入ることで起きる角膜や結膜の障害（化学的損傷）で，酸性またはアルカリ性の洗剤，石灰，農薬などにより起こる。これらの化学物質は組織を凝固し，のちに眼球，眼瞼に瘢痕癒着を残す。また角膜混濁，ぶどう膜炎などが引き起こされ，失明することがある。

これらの化学物質が眼に入ったら直ちに大量の水で洗眼する。水道水を使ってもよいが，できれば生理食塩水などの等張液を使うほうが，刺激が少ない。洗浄は時間を十分にかけて（10分間以上）行う。2次感染予防のため，抗菌薬の点眼薬や眼軟膏を投与する。

2. 熱傷

火や熱によって起きる角膜や結膜の障害を熱傷（burn）とよぶ。具体的な原因は火炎，花火，熱湯，蒸気などであり，眼瞼皮膚，睫毛，結膜，角膜などが破壊されて視力低下が起こる。

治療は洗眼後，抗菌薬と副腎皮質ステロイド薬を点眼，または眼軟膏を点入する。

3. 異物

▶ **概念・定義**　結膜，角膜，眼球内などへの異物（foreign body）飛入がある状態をいう。

▶ **原因**　飛んできたごみ，植物片，昆虫，砂，小石，ハードコンタクトレンズなど様々なものが原因となる。特に鉄工所などで鉄を削る作業中に飛び散った小さな鉄片が角膜に刺さったものを角膜鉄片異物とよぶ。

1 結膜異物

眼にごみが入るとごろごろした感じがある。多くの場合，流涙とともにごみは流出し，のちに結膜や角膜のびらんが残ることが多い。この際，異物はなくても異物感があるので，患者はまだ異物が入っていると訴えることもある（図 4-61）。

摘出に際しては，洗眼または鑷子や綿棒でていねいに取り出す。この後，抗菌薬，角膜保護薬の点眼または眼軟膏の点入を行う。

2 角膜異物

結膜異物と同様の症状を示す。また，眼痛，羞明，充血，流涙，視力低下を訴えることもある（図 4-62）。

治療は細隙灯顕微鏡で見ながら鑷子や異物針で異物を除去する。鉄片異物の場合，時間が経つと異物のまわりに錆が沈着することもあり（錆輪，rust ring），一部角膜実質表層を削り取って錆を除去する。異物除去後，抗菌薬，角膜保護薬の点眼または眼軟膏の点入を行う。

3 眼球内異物

角膜異物同様，鉄片異物が眼球内に穿孔飛入したときは，時間が経つと鉄錆症を起こし，失明することもあるので，早期に摘出する。鉄片，銅片など，X線で映る異物はX線で2方向から撮影して位置を確認し，硝子体手術で摘出する。鉄片の場合は手術時に磁石を使って摘出する。X線像に映らない異物はCTなどで位置を確かめ，手術により異物摘出を行

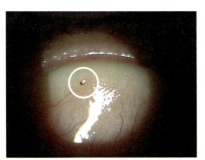

眼瞼の辺縁から2～3mmの部位に，眼瞼縁に沿って浅いくぼみ（異物溝）があり，結膜異物はこの部位にたまりやすい。

図4-61 結膜異物

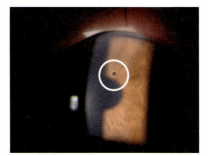

角膜に鉄錆が付着している。溶接などの作業時にゴーグルを使用せずに行うと起こる。

図4-62 角膜異物

う。MRI検査は強力な磁場があるため，鉄片が疑われる場合は禁忌である。抗菌薬投与は必ず行う。

4. 眼球打撲

喧嘩やボールが当たるなど，眼球の強打によって起きる目の傷や障害を指す。眼のまわりの骨（下側の骨が骨折することが多い）が骨折すると，眼窩底骨折となり，眼球運動障害，複視を起こす。

また角膜・結膜のびらん，裂傷，出血，眼球運動障害，複視などの外眼部症状のみでなく，眼球内に病変が起こることがある。硝子体や前房の出血，網膜振盪，網膜裂孔形成，網膜剥離などにも注意する。

治療は安静にし，止血薬，消炎薬，鎮痛薬を投与する。

5. 刺創，裂創

▶ **概念・定義** 眼球に鋭利な物，先が尖った物が強く当たって針で刺したような穴が開いた状態を刺創，眼球壁（角膜，強膜）が連続的に裂けた状態を裂創とよぶ（図4-63）。

▶ **症状** 眼球に穿孔を起こすと（眼球穿孔性外傷），眼内への細菌感染や水晶体の損傷（外傷性白内障），眼内への出血，また創口からは虹彩やぶどう膜・網膜などの眼内組織の脱出などを起こすことがあり，迅速な対応が必要になる。

▶ **治療** ゴールデンタイム（受傷後8時間）以内であれば，脱出部を整復して創口を縫合する。それ以降ならば，脱出した部分を切除し，縫合する。眼球内の感染（眼内炎）を防ぐため，抗菌薬を全身および局所に用いる。水晶体摘出や硝子体手術が必要となる場合も多い。3～4週以後に他眼に強い炎症が起こる場合もある（交感性眼炎）。

眼瞼の裂創（眼瞼裂傷）はできるだけ細い糸（6-0ナイロン糸など）で細かに1次縫合する。泥などが付いて不潔な外傷の場合には感染に対する注意が必要であるが，組織の切除は

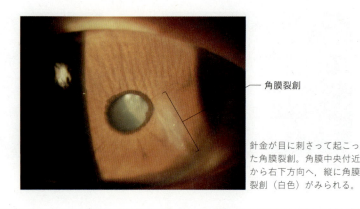

図 4-63 角膜裂創

針金が目に刺さって起こった角膜裂創。角膜中央付近から右下方向へ，縦に角膜裂創（白色）がみられる。

極力避ける。眼瞼裂傷が涙点付近に起きると涙小管断裂を起こすことがあり，涙小管縫合術が必要になる。

6. 輻射線による外傷

　強い光（紫外線など），電気，放射線などのエネルギーが周囲に照射されることで受ける外傷。紫外線による雪眼炎，電気性眼炎，赤外線によるガラス工白内障，電撃性白内障*，放射線照射などによる網膜炎，可視光による日蝕性網膜炎などがある。雪眼炎，電気性眼炎は角膜上皮びらんを起こし，非常に強い疼痛，羞明，流涙を伴い，眼を開けられなくなる。

　角膜保護薬点眼，鎮痛薬を投与して上皮びらんの治癒を待つ。眼痛の緩和と感染予防のために抗菌薬の眼軟膏の点入も行う。

　予防法として保護眼鏡がある。保護眼鏡は，紫外線，赤外線など，有害な輻射線を遮る作用があり，雪中やスキーなどの活動，高山に登るとき，海辺（特に夏）での活動，金属工場・ガラス工場などでの仕事のときに着用することが推奨される。また，外傷予防として鉄工所での作業，高速度運転，潜水などのときに眼球保護眼鏡を用いる。

XVII　全身疾患と眼病変

　眼は全身疾患の一部分症として障害されることが多くある。眼病変により全身疾患の診断・治療に有用な情報が得られることも多い。
　循環器疾患，代謝内分泌疾患，血液疾患，神経・筋疾患，感染症，膠原病，皮膚粘膜眼

---

* **電撃性白内障**：落雷や高圧電流に感電して起こる白内障。電流により水晶体たんぱくが凝固し，不可逆性の水晶体皮質の混濁を残す。

症候群，ビタミン欠乏症，耳鼻咽喉疾患などが眼症状と関連する。

以下に，その症状を中心に述べる。

1. 循環器疾患

高血圧，動脈硬化症などは，眼底検査で網膜血管を観察してその程度を知ることができる。網膜静脈または動脈の狭小化，硬化性変化，閉塞，網膜・硝子体出血などがみられる。

2. 代謝内分泌疾患

糖尿病では白内障，網膜症，虹彩炎，眼筋麻痺などを伴う。バセドウ病では眼球突出，眼筋麻痺，眼瞼異常などが生じる。

3. 血液疾患

白血病，貧血，紫斑病などでは網膜・硝子体出血がみられる。白血病では網膜出血の中央に白血病細胞の浸潤による白斑がみられることがあり，ロート斑とよばれる（図4-64）。さらに白血病では緑色腫による眼球突出を生じたり，虹彩毛様体炎がみられることもある。

4. 神経・筋疾患

脳腫瘍，脳血管瘤など脳血管障害などの際には，うっ血乳頭，視神経萎縮，視野異常，眼筋麻痺などの症状を現すことがある。特に多発性硬化症などの脱髄疾患は，視神経炎で始まることが多い。

5. 感染症

トキソプラズマでは網脈絡膜炎，ヘルペスでは角膜炎，ぶどう膜炎，網膜炎，続発緑内障がみられる。結核に伴う疾患には，結膜・角膜フリクテン，ぶどう膜炎，網脈絡膜炎などがあげられる。また梅毒性として，先天性梅毒の角膜実質炎，後天性梅毒の網脈絡膜炎，視神経萎縮などがみられる。妊娠1～3か月に母親が風疹に罹患すると，子どもに白内障（先天性風疹症候群）が生じることがある。

6. 膠原病

全身性エリテマトーデスおよび結節性動脈周囲炎では，出血や軟性白斑を伴う網膜症が，関節リウマチではぶどう膜炎，強膜炎がみられることがある。シェーグレン症候群（乾性角結膜炎と口内の乾燥の合併）では乾性角結膜炎が主症状としてみられる。強皮症，皮膚筋炎には特徴的な白内障が合併する。

7. 皮膚粘膜眼症候群

ベーチェット病では重篤なぶどう膜炎がみられる。スティーブンス‐ジョンソン症候群

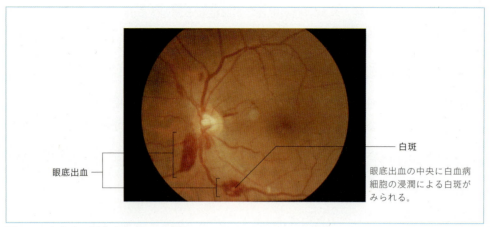

図4-64 白血病の眼底出血(ロート斑)

眼底出血／白斑
眼底出血の中央に白血病細胞の浸潤による白斑がみられる。

では偽膜性結膜炎を生じ，角結膜乾燥症，眼球癒着を残すこともある。ライター症候群*では結膜炎や前部ぶどう膜炎がみられる。

8. ビタミン欠乏症

ビタミンA欠乏のときは，夜盲，角結膜乾燥症，角膜軟化症を起こす。ビタミンB_1欠乏では球後視神経炎，結膜乾燥症などを生じ，ビタミンB_2欠乏では角膜周囲の充血，角膜血管新生，角膜混濁がみられる。

9. 耳鼻咽喉疾患

副鼻腔の囊腫では眼球偏位，眼球突出，複視などがみられる。副鼻腔疾患によって視神経炎を起こすことがある。

---

* **ライター症候群**：尿道炎（尿道感染症）に引き続いて関節炎，結膜炎（または前部ぶどう膜炎）を起こす疾患。

国家試験問題

1 網膜剝離について正しいのはどれか。**2つ選べ**。 (107回 AM85)
retinal detachment

1. 確定診断のために眼底検査を行う。
2. 前駆症状として光視症がみられる。
3. 初期症状として夜盲がみられる。
4. 失明には至らない。
5. 若年者に好発する。

2 原発緑内障について正しいのはどれか。**2つ選べ**。 (102回 AM88)
primary glaucoma

1. 眼球が突出する。
2. 眼圧が上昇する。
3. 瞳孔が縮小する。
4. 視神経が萎縮する。
5. 眼底に出血がみられる。

▶答えは巻末

耳鼻咽喉

耳鼻咽喉

第1章
耳鼻咽喉の構造と機能

この章では

- 耳の構造と機能を理解する。
- 鼻の構造と機能を理解する。
- 咽頭の構造と機能を理解する。
- 喉頭の構造と機能を理解する。
- 口腔・唾液腺の構造と機能を理解する。
- 気管・食道の構造と機能を理解する。
- 頸部の構造と機能を理解する。

I 耳の構造と機能

耳の構造

1. 外耳

耳介と外耳道を外耳（external ear）という（図1-1）。

外耳道（external auditory canal, meatus）は外耳孔の入口（耳珠）より鼓膜までの細い管で、その長さは約3.5cm、外側1/3は軟骨部といい、**毛嚢**、**皮脂腺**、**耳垢腺**がある。内側2/3は骨部で、毛嚢、皮脂腺、耳垢腺はない。

2. 中耳

1 中耳の構造

中耳（middle ear）は鼓膜と鼓室からなる。

鼓膜（tympanic membrane, ear drum）は外耳道の奥にあり、中耳との境を成している。鼓膜の色は真珠のような灰白色である。厚さ約0.1mm、**楕円形**で長径9mm、短径8.5mm、成人では約40〜50度に傾斜している。正常な鼓膜には外部から光を入れると、特別に反射する部分がある（光錐：light cone）。

鼓膜の各部分の名称は図1-2のとおりである。**緊張部**（pars tensa）は皮膚層、固有層、粘膜層の3層から成っている。**弛緩部**（pars flaccide）には固有層がほとんどない。

鼓膜の内側の小さな腔は**鼓室**（tympanic cavity）といい、**上鼓室**（epitympanum, attic）、**中鼓室**（mesotympanum）、**下鼓室**（hypotympanum）に分けられる（図1-2）。

鼓膜の内側は中鼓室にあたり、**ツチ骨**（malleus）、**キヌタ骨**（incus）、**アブミ骨**（stapes）の3つの**耳小骨**が連鎖を成している。下鼓室の前方は耳管となり、鼻咽腔と交通している。上鼓室は乳突洞を通り、乳突蜂巣に連なっている。

アブミ骨の底板がはまりこんでいる部分は**前庭窓**（卵円窓：oval window）といい、その下前方の窓は**蝸牛窓**（正円窓：round window）とよばれ、いずれも内耳に通じている。

鼓室には2つの筋肉がある（耳小骨筋）。

鼓膜張筋は三叉神経*に支配され、鼓膜を内陥させる働きがある。

アブミ骨筋は顔面神経支配でアブミ骨を後方へ牽引し、アブミ骨の可動性を少なくすることで、強大音から内耳を守る働きがある。

---

* **三叉神経**（trigeminal nerve）：第Ⅴ脳神経。その名の示すように、3本の神経（眼神経、上顎神経、下顎神経）に分かれる。

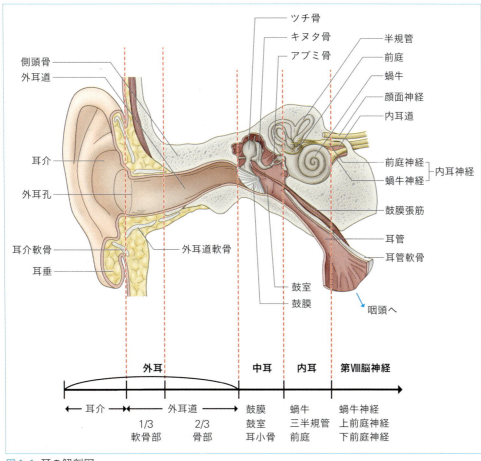

図1-1 耳の解剖図

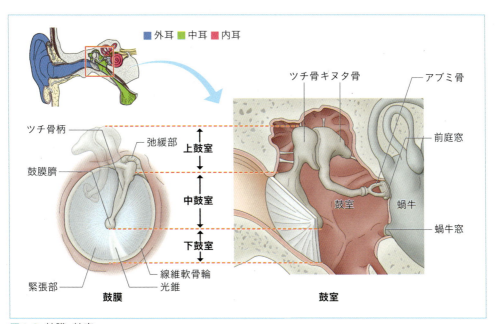

図1-2 鼓膜・鼓室

I 耳の構造と機能

2 耳管の役割

耳管（eustachian tube）は中耳と鼻咽腔を連絡し，中耳と外界の圧調節を行っている。普通は閉鎖しているが，あくびをしたときや嚥下時に開き，中耳腔を換気し，外気圧と平衡状態になる。耳管は長さ約3.5cmで鼓室側1/3は骨部，鼻咽腔側2/3は軟骨部でここに口蓋帆張筋が付着しており，この収縮により耳管が開く。中耳圧と外気圧が等しいとき，鼓膜は最もよく振動する。

3 乳様突起，乳突蜂巣

乳様突起は耳介の後方の乳突部にある。上鼓室から乳突洞（antrum）を経由して**乳突蜂巣**（mastoid cells）につながる。この蜂巣状の腔には空気が入っているが，この発育の状態は中耳炎と関係があり，乳幼児期に中耳炎に罹ると蜂巣の発育は抑制される。

3. 内耳

内耳（inner ear, labyrinth）は**蝸牛**（cochlea），**前庭**（vestibule），**三半規管**（semicircular canals）から成り，互いに交通していて，**骨迷路**とよばれる（図1-3）。骨迷路の中には膜迷路が入っており，その内側には内リンパが，外側には外リンパが入っている。膜迷路は内リンパ管により内リンパ嚢で終わっている。骨迷路は蝸牛導水管によりクモ膜下腔と交通している。内リンパは細胞内液と類似した高カリウム，低ナトリウムのイオン組成で，外リンパは低カリウムイオン，高ナトリウムイオンが特徴である。

蝸牛は，中に**蝸牛管**（中央階）が入っており，外リンパ腔を**前庭階**と**鼓室階**とに分けている（図1-4）。蝸牛管は中央階ともよばれる。蝸牛管は**ライスネル**（Reissner）**膜**により前庭階と境され，**基底板**（basilar membrane）により鼓室階と境されている。蝸牛管には**コルチ器**＊（図1-4）がある。3列の外有毛細胞と1列の内有毛細胞とが配列している。

前庭内の内リンパを入れる嚢に**球形嚢**（sacculus）と**卵形嚢**（utriculus）がある（図1-3）。半規管は3つあり（このため一括して三半規管という），互いに直角に交わる。

B 耳の機能

外耳から入った音は，外耳道の共鳴による効果と中耳の増幅作用により，効率的に内耳に伝えられる。

耳介は約5000Hzの音を共鳴により約10～12dB増幅する。耳に手を当てて聞くとよく聞こえるのは，この効果による。外耳道は共鳴により2～5000Hzの音を増幅する。2500Hzで最大約17dBである。

＊**コルチ器**（organ of Corti）：基底板上にある特殊な形をした細胞群で，聴覚のセンサーとして機能している。ラセン器ともよばれる。

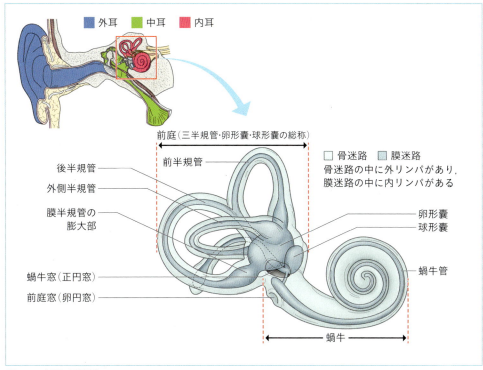

図1-3 内耳, 骨迷路

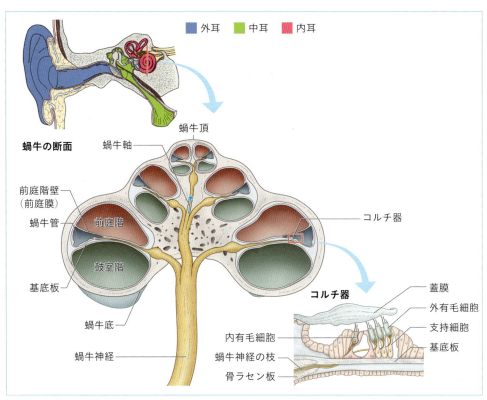

図1-4 蝸牛, 蝸牛管, コルチ器

I 耳の構造と機能

1. 聴覚

　音は外耳道から鼓膜を振動させ，耳小骨連鎖のテコ作用によりアブミ骨に伝えられる。鼓膜と前庭窓の面積比（17：1）と耳小骨のテコ作用により，27.5dB増幅されるようになっている。アブミ骨によって内耳（蝸牛）の外リンパに振動が伝えられると，その圧力は基底板を振動させる。それをコルチ器の**有毛細胞**（hair cell）が感受して神経に伝える。蝸牛は蝸牛管により前庭階と鼓室階に分かれており（図1-4），外リンパに満たされている。蝸牛管は内リンパに満たされている（図1-4）。

　基底板の振動は，ピアノの鍵盤のように限局した部位に鋭い山をもっている。つまり，基底板は周波数選択性をもっている。蝸牛頂部が低い周波数，蝸牛基底部が高い周波数を担当している。

　基底板が振動し有毛細胞の感覚毛がわずかに曲がることで微量の電流が流れる。感覚毛は**聴毛**（stereocilium）とよばれ，その先端部分には連結（tip link）があり，連結している線維が引っ張られると有毛細胞の先端のチャネルが開き，緩むと閉まる。これにより内リンパ中のカリウムイオンが有毛細胞内に流入する（図1-5）。外有毛細胞のまわりの液体（リンパ）の抵抗により内有毛細胞の聴毛が動かされ内有毛細胞にもカリウムイオンが流入し電流が流れる。その結果，グルタミン酸などのシナプス伝達物質が放出され，蝸牛神経（cochlear nerve）の求心性線維の興奮が生じる。有毛細胞に流入したカリウムイオンは細胞の側壁にあるチャネルから排出され，再び支持細胞や線維細胞を経て蝸牛管の外側にある血管条にリサイクルされる。

2. 平衡覚

　三半規管の一端には膨らんだ**膨大部**（ampulla）があり，ここの膨大部稜の毛細胞の線毛は長く伸びて**クプラ**とよばれる。頭部が回転すると半規管内に生じた内リンパの流れはクプラを刺激するので回転運動を感じる（図1-6）。

　運動位置の変化の際に，①眼を一定の位置に保ち平衡を保つ，②体幹筋の緊張を適当に変化させる，③自律神経支配の平滑筋臓器と連絡があり，そのため血圧，呼吸，消化管運動を変化させるなどの影響力をもっている。

　球形嚢と**卵形嚢**は**耳石器官**とよばれ，頭の位置と直線運動を感じる。からだのバランスは内耳の三半規管，耳石器官，視覚，深部知覚の働きで保たれている（図1-7）。内耳への刺激は，前庭神経（vestibular nerve）から前庭神経核を経て眼運動核（外転神経核，動眼神経核）から眼筋へ伝わり，一方，前庭神経核から小脳，大脳へ，さらに前庭脊髄路を経て頸筋，四肢筋に刺激が伝えられる。

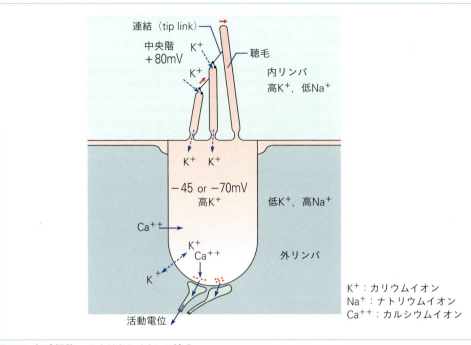

図 1-5 有毛細胞へのカリウムイオンの流入

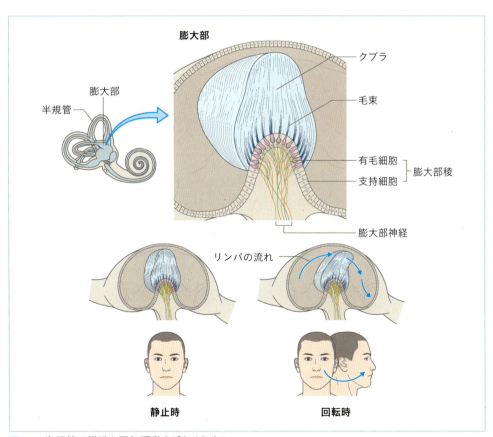

図 1-6 半規管の構造と回転運動を感じるしくみ

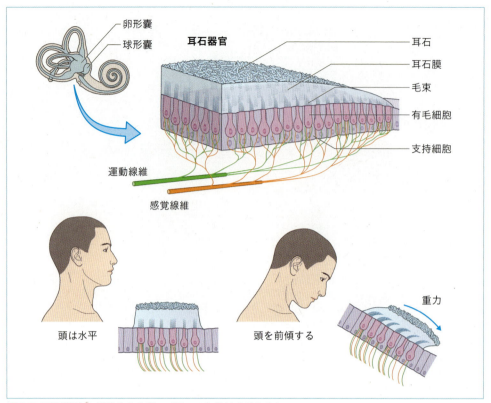

図 1-7 耳石器官の構造とからだのバランスを維持するしくみ

Column 有毛細胞の働き

　音を聴くためのセンサーである蝸牛には 1 列の内有毛細胞と 3 列の外有毛細胞がある。有毛細胞とはその名前のとおり細胞の頭に毛が生えている細胞で，この毛は感覚毛とよばれている。音の振動を感じるために巧妙な構造になっている。蝸牛の内有毛細胞は音の信号を脳に送る働きがあるが，外有毛細胞は内有毛細胞の感度を調節して音や言葉の聞き分けができるように働いている。1 列 4000 個の有毛細胞はあたかもピアノの鍵盤のように並んでいて，このピアノの鍵盤が狭いスペースにうまく収まるように渦を巻くようなカタツムリの形（蝸牛）になった。ヒトは 20Hz から 2 万 Hz までの非常に幅広い周波数の音を聴くことができるが，中耳に近い蝸牛の基底部のほうにある有毛細胞が 2 万 Hz のような高い周波数の音，蝸牛の先端頂部のほうにある有毛細胞が 20Hz のような低い周波数の音に反応するようになっている。一方，内有毛細胞の 3 倍の 1 万 2000 個ある外有毛細胞はその能動的運動能（刺激音と同じ周波数で伸長を繰り返す。プレスチンとよばれる独自の収縮たんぱくの働き）によって周波数選択性に寄与する。

Ⅱ 鼻の構造と機能

A 鼻の構造

鼻（nose）は解剖学的に外鼻，固有鼻腔，副鼻腔に分けられる。

1. 外鼻

顔面中央に隆起した部分を**外鼻**（external nose）とよぶ。上方の鼻根は鼻骨から成り，下方約 2/3 は鼻中隔軟骨，外鼻軟骨のため軟らかい。鼻尖は組織が極めて粗い。

2. 鼻腔

鼻孔から咽頭境界までの空気の通り道を**鼻腔**（nasal cavity，図 1-8）とよぶ。周囲顔面の大きな部分を占める**副鼻腔**（paranasal sinus）に対して，**固有鼻腔**とよぶ場合もある。鼻腔入口は**鼻前庭**（nasal vestibule）で鼻毛がある。鼻腔中央に**鼻中隔**（nasal septum）があり，左右 2 つの腔に分かれる。鼻中隔の後方は薄い骨から，前方は軟骨から成る。成人は多くの場合，軟骨あるいは軟骨移行部で種々の程度の彎曲を示し，鼻閉の原因となる（**鼻中隔**

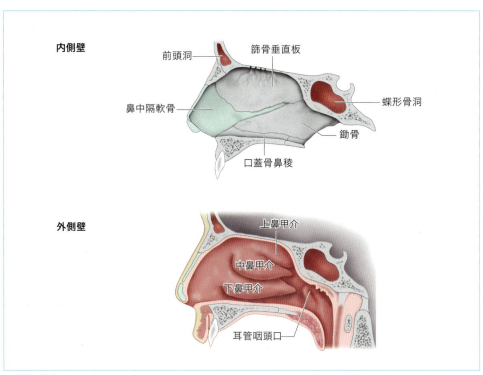

図 1-8 鼻腔

彎曲症）。鼻中隔の前端は毛細血管が集まり鼻出血しやすい部位であり，**キーゼルバッハ部位**（Kiesselbach's area）とよぶ。

鼻腔，副鼻腔は共に気道粘膜で覆われている。分泌細胞から粘液が供給され，吸気を加湿すると同時に粘膜表面を覆う（mucous blanket）。浮遊塵を吸着した粘液は**線毛運動**＊により後鼻孔に運ばれる。

鼻腔外側には3つのヒダ様構造物－**鼻甲介**（nasal turbinate）が前後に平行に走る。上から**上鼻甲介，中鼻甲介，下鼻甲介**とよび，下鼻甲介が最も大きい。これら鼻甲介は海綿構造から成り，血管が豊富に分布する。これら3つの鼻甲介で囲まれる溝をそれぞれ**上鼻道，中鼻道，下鼻道**，鼻中隔と鼻甲介の間の隙間を総鼻道とよぶ。中鼻道には副鼻腔の主要な換気排泄路が，下鼻道前方には鼻涙管が開口する。総鼻道の上方には嗅神経の分布する**嗅裂**（olfactory recess）がある。**固有鼻腔**の後端を**後鼻孔**（choana）とよび，鼻咽腔に連なる。

3. 副鼻腔

副鼻腔（paranasal sinuses，図 1-9）は，固有鼻腔を取り囲み，顔面の大きな部分を占める。4種類から成り，最大の腔は眼窩（眼球の入る凹み）下方，両頬に位置する**上顎洞**（maxillary sinus）である。鼻根の後方，両眼窩の間には蜂巣構造の**篩骨洞**（ethmoid sinus）が，後下方の鼻咽腔上方には**蝶形骨洞**（sphenoid sinus）がある。眼窩上面，額の裏には**前頭洞**（frontal sinus）がある。いずれにも固有鼻腔に通じる換気排泄口がある。上顎洞，篩骨洞前部は中鼻道に，前頭洞も鼻前頭管を通じて中鼻道に開口する。篩骨洞後部は上鼻道に開口する。蝶形骨洞は総鼻道後上方の嗅裂に開口する。

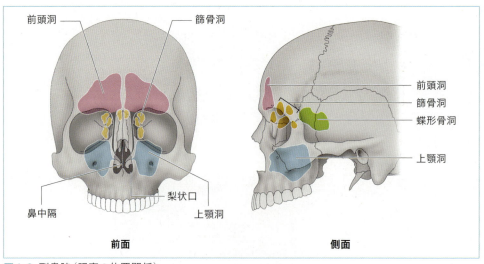

図 1-9 副鼻腔（眼窩の位置関係）

＊ **線毛運動**（ciliary movement）：振子型の有効打と回復打から構成され，毎秒数回ないし数十回の頻度でこれらの運動を繰り返している。気道の清掃に役立っている。

副鼻腔粘膜も固有鼻腔と同様に分泌腺をもち線毛上皮で覆われ，線毛運動は排泄口に向けて起こる。通常時の分泌活動は乏しいが，いったん炎症が起こると著しく亢進する。

B 鼻の機能

鼻の機能は，気道，嗅覚，除塵，加湿，加温，感染防御などである。通常は自覚することはないが，鼻閉で口呼吸すると非常につらいだけでなく，咽頭の感染症を起こしやすくなる。口呼吸は空気抵抗が大きく，咽頭粘膜から水分を奪うためである。固有鼻腔の3つの鼻甲介と周囲構造は，吸気と呼気の気道抵抗を最小にするような適応をしている。

人の嗅覚上皮は嗅裂のみに分布し，野生動物に比べ著しく縮小，退化している。固有鼻腔の粘膜が腫大すると，嗅素が嗅裂に届かず，嗅覚低下が起こる。加湿，加温は固有鼻腔の粘膜ヒダによっている。冷えて乾燥した空気が直接入れば，肺胞粘膜は機能を維持できなくなる。空気中の異物や病原体は粘液で吸着され，病原体の場合は必要な防御反応が誘発される。防御反応が過剰かつ病的に起こるのがアレルギー性鼻炎である。

副鼻腔は，進化的には突出した顔面頭蓋（馬や犬など）がサルや類人猿で後退し，本来固有鼻腔であったものが融合して出現した。このため構造は迷路のように複雑で，固有鼻腔との交通路は狭い。頭部前面の中空構造は，頭部を軽量化するとともに衝撃時に緩衝腔として機能する。炎症で固有鼻腔と副鼻腔の交通路が腫大すると，副鼻腔内の分泌物の排泄障害が起こる。副鼻腔の粘膜は通常は薄く，分泌機能もほとんど停止しているが，感染時には著しく腫大し，分泌機能が亢進し，防御機能を果たす。

III 咽頭の構造と機能

A 咽頭の構造

咽頭（pharynx）は13〜15cmの管腔臓器で，**上咽頭**（epipharynx），**中咽頭**（mesopharynx），**下咽頭**（hypopharynx）の3部よりなる（図1-10）。

1. 上咽頭（鼻咽腔・鼻咽頭）

上咽頭は鼻咽腔ともよばれ，鼻腔より連なり軟口蓋により中咽頭と境される。上咽頭天蓋から後壁には**咽頭扁桃**（pharyngeal tonsil）（**アデノイド**，adenoid）があり，小児期には著しく大きく，免疫機能にかかわる。側壁には耳管咽頭口が開く。その下端は粘膜ヒダである咽頭側索が下咽頭まで達する。耳管咽頭口の周囲には**耳管扁桃**（tubal tonsil）がある。上咽頭は気道の性格をもつ。

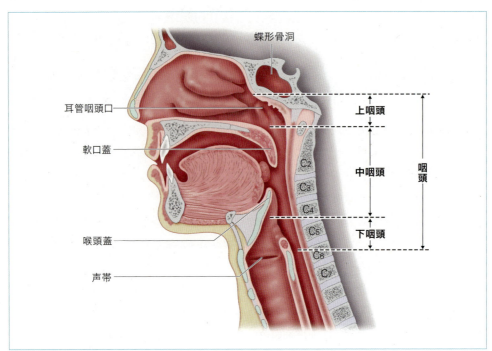

図1-10 咽頭の構造

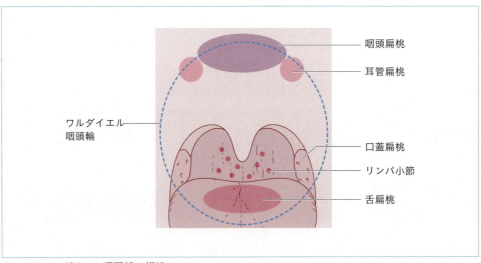

図1-11 ワルダイエル咽頭輪の構造

2. 中咽頭

　中咽頭は，軟口蓋より下方で喉頭蓋谷により下咽頭と境される。前方は前口蓋弓により口腔と区別され，前後の口蓋弓の間には**口蓋扁桃**（palatine tonsil）がある。舌根には**舌扁桃**（lingual tonsil）がある。中咽頭は気道と消化管の機能をもち，免疫にかかわる。

　扁桃組織は**ワルダイエル**（Waldeyer）**咽頭輪**（図1-11）とよばれ，中咽頭を中心に咽頭扁桃，耳管扁桃，口蓋扁桃，舌扁桃が輪状に配列する。

3. 下咽頭

下咽頭は，中咽頭の下方に連なり，頸部食道に連絡する。喉頭の後方に位置し，その左右は梨状陥凹を形成する。下咽頭は消化管の性格をもつ。

B 咽頭の機能

1 咽頭の3つの機能

咽頭には気道，嚥下，免疫防御の3つの機能があり，構音にもかかわる。咽頭は空気と食物の通り道なので，異物や病原体を識別するための免疫臓器やリンパ組織が豊富である。扁桃組織ではリンパ節と同様にリンパ球が産生され，主にBリンパ球がつくられる。Bリンパ球は表面免疫グロブリンを有する免疫担当細胞で，ヒト末梢血リンパ球では約10％を占める。

咽頭の最も重要な機能は，固有鼻腔からの空気と口腔からの食物や唾液を峻別し，それぞれ気管と食道に入るよう交通整理することである。本機能は反射で画一的に実現されており，脳血管障害や加齢による咽頭知覚の低下で障害され誤嚥が生じる。**嚥下**は，食物を胃に送り込む一連の運動を指し，口腔，咽頭，食道がかかわり，3相に分類される。

2 嚥下のしくみ

嚥下（swallowing, deglutition）は第1相から第3相に分かれ，その特徴は以下のとおりである（図1-12）。

口腔に入った食物は咀嚼され，唾液と混じり，嚥下しやすい適度な水分と軟らかさを有する食塊となる。

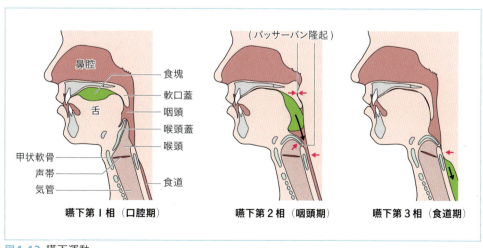

図1-12 嚥下運動

嚥下第1相は飲食物を口腔から咽頭に送り込む相で，口腔期ともよばれる。第1相では，食塊が口腔底挙上によって口蓋に押し付けられながら咽頭に送られる。嚥下の一連の運動のなかで第1相のみが随意運動であり，第2相以降は反射による不随意運動である。

嚥下第2相（咽頭期）は咽頭から食道に至る時期である。第2相では，第1相により喉頭に達した嚥下物に対して喉頭挙上が生じる。この際，喉頭蓋による喉頭入口部の閉鎖と声帯による声門閉鎖が生じて，嚥下物の喉頭・気管への侵入（誤嚥）を防止する。また，喉頭粘膜の知覚により反射性咳嗽が生じるのも誤嚥防止の働きである。第2相は嚥下運動のなかでも最も複雑かつ緻密な制御機構をもち，嚥下障害の多くは第2相の障害といえる。第2相は，口腔と中咽頭は舌の挙上により，上咽頭と中咽頭は軟口蓋の挙上と上咽頭収縮筋の収縮により形成される，パッサーバン隆起（Passarvant's ridge）により遮断される。喉頭の挙上により喉頭入口部は喉頭蓋で閉鎖され，声門も閉じる。これらの運動により飲食物の逆流，誤嚥は防止され，嚥下圧は食道の方向にのみ働く。これらの反射運動は延髄にある嚥下中枢でコントロールされ，三叉神経，舌咽神経，迷走神経，舌下神経がかかわる。

嚥下第3相は食道を通過した食物が胃に達するまでの時期で，食道期ともよばれる。上部食道の一部を除き食道平滑筋の蠕動運動により行われる。

IV 喉頭の構造と機能

A 喉頭の構造

喉頭の構造は，機能と密接に関係しているので，呼吸や発声の際の喉頭の動きを理解したうえで，その動きに関連する軟骨や筋肉などの構造を理解する必要がある。喉頭の構造として重要なものにヒダ状の構造物である声帯と仮声帯がある。

1. 声帯・仮声帯

1 声帯

声帯（vocal fold）は，甲状軟骨後面から左右の披裂軟骨に向かって，V字型に張ったヒダ状構造物で，発声時にそれぞれ内転し声門が閉鎖する。声帯は最外側の粘膜上皮から粘膜固有層，声帯筋の3層構造をしており，発声時の高速振動にも耐えられる重層扁平上皮から成る粘膜上皮と，独特な軟らかいゼリー状の組織（ラインケ腔，Reinke's space）から成る粘膜固有層によって振動しやすい組織となっている。

2 仮声帯

仮声帯（false vocal fold）は，声帯の上を平行に走るヒダ状構造物で，発声機能には直接は関与しない。しかし，仮声帯と声帯との間に喉頭室という溝を形成し，ここで声帯振動を円滑にする粘液を供給している。

2. 喉頭軟骨

喉頭の枠組みを形成する軟骨を喉頭軟骨とよぶ。4種類の大きな軟骨と2種類の小さな軟骨があるが，声帯の動きと最も関連する軟骨は披裂軟骨である（図1-13）。

1 甲状軟骨

甲状軟骨は，喉頭の中心に位置する最も大きな軟骨で，その前端は喉頭突起（アダムの林檎）とよばれ，特に男性では前頸部に突き出している。甲状軟骨内面のほぼ中央に声帯が位置する。

2 輪状軟骨

輪状軟骨は，甲状軟骨の下方に位置し，輪状を成している。輪状軟骨の下方は輪状気管靱帯で気管軟骨と連続している。気管の輪状構造を保つための重要な役割を果たしており，外傷や疾病でこの輪状の構造が壊れると，声門下狭窄による呼吸困難が生じる。

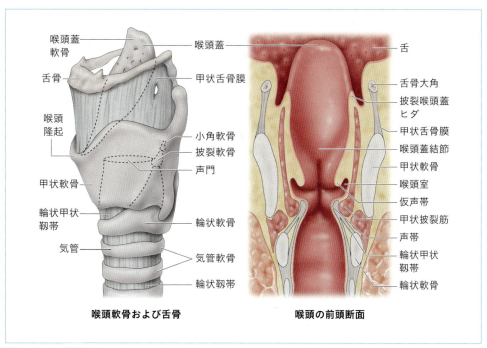

図1-13 喉頭の構造

3 披裂軟骨

披裂軟骨は，左右1対の三角錐状の軟骨で，輪状軟骨の上にのっている。発声機能に関与する最も重要な軟骨であり，甲状披裂筋（内筋）は声帯の本体を形成し，後輪状披裂筋（後筋）は声門を開大し，外側輪状披裂筋（側筋）と披裂筋（横筋）が声門を閉鎖する。

4 喉頭蓋軟骨

喉頭蓋軟骨は，喉頭の最上部にあるさじ状の軟骨で，その下端は甲状軟骨内面に付着し，喉頭蓋を形成する。喉頭蓋は発声には直接関係しないが，嚥下時に喉頭にふたをするように働き，誤嚥を防止する。そのほか，喉頭には小さな軟骨としてそれぞれ左右1対の小角軟骨，楔状軟骨とがある。

3. 喉頭筋

喉頭と他の部位を連結して喉頭の位置を保ち，嚥下などに際して喉頭全体を移動させる外喉頭筋と各喉頭軟骨を連結して主に声帯の運動に関与する内喉頭筋がある。これらの筋肉の名称は筋肉が付着する両端の骨や軟骨の名称を並べたものが多く，覚えやすい。

1 外喉頭筋（嚥下機能に関与する）

外喉頭筋には，胸骨と甲状軟骨を連結する胸骨甲状筋，舌骨と甲状軟骨を連結する舌骨甲状筋がある。このほか，舌骨に付着する胸骨舌骨筋，オトガイ舌骨筋，顎二腹筋，茎突舌骨筋も外喉頭筋に分類されることがある。外喉頭筋には周囲組織と喉頭を結ぶことで喉頭を支える役割と，嚥下に際して喉頭を挙上する役割がある。嚥下時に喉頭が挙上することで喉頭蓋軟骨が後傾して，喉頭にふたをするように動き，誤嚥が防止される。

2 内喉頭筋（呼吸，発声機能に関与する）

内喉頭筋は声帯運動を司っており，大きく声門閉鎖筋，声門開大筋，声帯緊張筋に分類される。声門閉鎖筋には左右の披裂軟骨を結ぶ披裂筋（横筋），輪状軟骨と披裂軟骨を結ぶ外側輪状披裂筋（側筋），甲状軟骨と披裂軟骨を結ぶ甲状披裂筋（内筋）の3種類の筋肉があり，発声時に声帯を内側に移動させ，声門を閉鎖する役割を果たす（図1-14）。一方，声門開大筋は，輪状軟骨と披裂軟骨を結ぶ後輪状披裂筋（後筋）のみである。呼吸の際に声門を開く役割を担う。輪状甲状筋（前筋）は甲状軟骨と輪状軟骨を結ぶ膜様の筋肉で，声帯の緊張，弛緩に関与する。声帯の緊張，弛緩によって声の高さ（ピッチ）が調節される。

4. 喉頭の神経支配

喉頭筋，特に内喉頭筋は，発声時の声の微妙な調節を行うほかにも呼吸や嚥下の際に無意識に運動している。こうした繊細な喉頭筋の運動を司る神経が反回神経である。

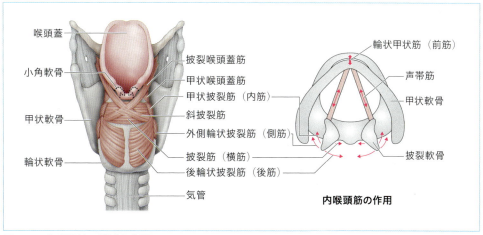

図 1-14 内喉頭筋の構造と作用

1 | 反回神経

反回神経(recurrent nerve)は迷走神経(第X脳神経)の枝であり,迷走神経が頸部から縦隔内まで下降した後に,左側は大動脈弓,右側は腕頭動脈を取り巻くように頸部に向かって反転し喉頭に達するため,反回神経とよばれる。喉頭内に達した反回神経は下喉頭神経となり,輪状甲状筋を除くすべての内喉頭筋を支配する。大動脈弓まで下降する左反回神経は走行距離が長いため,右側に比べて障害されやすい。

2 | 上喉頭神経

上喉頭神経(superior laryngeal nerve)は迷走神経より分枝して輪状甲状筋を支配する。上・下喉頭神経の一部は知覚神経として喉頭の知覚を司っており,咳嗽反射を介して誤嚥を防いでいる。

5. 喉頭の血管系・リンパ系

喉頭の栄養動脈は,上甲状腺動脈から分枝する上喉頭動脈と下甲状腺動脈から分枝する下喉頭動脈である。これらの動脈は喉頭内で密に連絡している。喉頭のリンパ系は,声門上部と声門下部ではよく発達しているが,声門部では乏しい。このため喉頭がんでも,声門がんではリンパ節転移は少なく,声門上がんと声門下がんはそれぞれ声門上部のリンパ流が上・中深頸リンパ節に,声門下部のリンパ流が喉頭前リンパ節から気管・傍気管リンパ節を介して下深頸リンパ節に注ぐことから,リンパ節への転移をきたしやすい。

B 喉頭の機能

喉頭には,発声機能のほかに呼吸機能,嚥下機能がある。

1. 発声機能

1 喉頭原音発生のプロセス

　声帯は，甲状披裂筋とそれを覆う粘膜層（粘膜上皮および粘膜固有層）から成り，粘膜層の振動によって喉頭原音，または声帯原音が生じる（図1-15）。筋肉層は振動しない。閉鎖した声帯の粘膜層は，呼気により押し上げられ，声門下圧が40mmH₂O以上になると声門が開く。その際に生じる左右声帯の間隙を，呼気の気流が通過する（声門開大期）。押し上げられた粘膜層は再び元に戻り，声門は閉鎖する（声門閉鎖期）。この繰り返しによって呼気の気流に粗密波が生じ，喉頭原音となる。

2 声の高さの決定

　このような声門開閉の1周期が，1秒間に何回あるかで声の高さ（ピッチまたは周波数）が決定する。会話時の周波数は，男性で100～150Hz（1秒間に声門開閉が100～150回生じる），女性で200～300Hz（1秒間に声門開閉が200～300回生じる）である。このような声門開閉の周波数は，弦楽器で弦の張り具合によって音程が変化するように，声帯の緊張度によって決まり，輪状甲状筋（前筋）により調節される。なお，声の強さは肺からの呼気圧が強いほど大きくなる。

3 地声と裏声の高さの違い

　会話における声（地声）の高さと，高い声で歌うときの声（裏声）の高さの違いは，声帯の振動様式の違いで生じ，地声では声帯全体が振動するのに対して，裏声では声帯が前後に引き伸ばされた状態で，声帯縁のみが振動する。発声音域は男性が60～500Hz，女性が120～800Hzといわれている。ささやき声では声帯は振動せず，声門間隙を通過する呼気の雑音が音源となる。

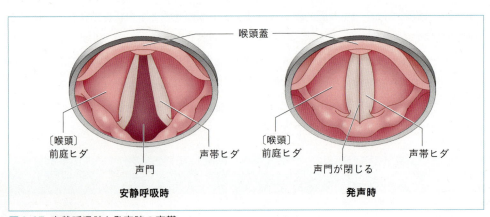

図1-15　安静呼吸時と発声時の声帯

2. 呼吸機能

喉頭は気管の入口部であり，下気道の上端である。鼻腔から喉頭までが上気道である。喉頭は声門の開大の度合いにより呼吸機能を調節するほかに，声門を閉鎖することによって息こらえができるようにして，胸郭の固定，腹圧上昇の一役を担い，体幹，四肢の力強い運動を可能にしている。

3. 嚥下機能

嚥下は第1相（口腔期），第2相（咽頭期），第3相（食道期）とよばれる連続した運動から成るが，喉頭は嚥下の第2相に関与する。嚥下のしくみについては，本章-Ⅲ-B-2「嚥下のしくみ」参照。

第2相は主に喉頭の反射機能によって不随意的に一連の運動が進行する。嚥下にかかわる求心路は三叉神経，舌咽神経，迷走神経で，延髄にある嚥下中枢に情報が集まり，遠心路としての舌咽神経，迷走神経，舌下神経へと情報が送られる。

声の特徴

声は人によって様々である。声は喉頭で発生する喉頭原音が口腔，鼻腔などの構音器官で加工されたもので，つまりは，発声と共鳴，構音によって加工された結果，個性のある声になる。

声の特徴を決める要素に，大きさ，高さ，音色がある。声の大きさは喉頭原音を発生するエネルギー，つまり呼気の空気力学的エネルギーによって決まる。大きな声を出すには大きく息を吸って呼気量を大きくすることと，閉鎖した声門に加わる効率的な声門下圧が必要である。したがって，大きな声が出ない理由としては，呼吸器系の疾患がある場合や声門閉鎖が不十分なために声門下圧が保てない場合がある。

声の高さ（ピッチまたは周波数）は声帯の緊張度によって決まり，輪状甲状筋（前筋）を緊張させると高い声になり，また，声帯の長さも声の高さに影響するため，大人より子ども，男性より女性のほうが声の周波数は高くなる。一般に声帯に異常がある場合は，声の周波数は低くなり，音域も狭くなる。

音色は声帯の振動の状態に関係し，声帯の異常の種類により，かすれ声やしわがれ声，がらがら声など様々な音色となる。経験によって，声の大きさ，高さ，音色の特徴から，喉頭がんや喉頭ポリープなどをおおまかに鑑別することが可能である。

一方，喉頭で発声された喉頭原音が通過する咽頭，口腔，鼻・副鼻腔は声道とよばれ，喉頭原音の共鳴腔となり，声道での共鳴によって，喉頭原音の特定の周波数が増強，または減弱して各自の特徴ある声になる。この共鳴腔を適宜変化させて，単純な喉頭原音から意味のある言語音にする過程を構音とよぶ。言語音は母音と子音から成り，母音は口の形や舌の位置を変え，声道の形を変えることで生じる音で，子音は呼気の流れを唇や舌で妨げて，気道雑音を発生させることで生じる音である。

Ⅳ　喉頭の構造と機能

口腔と唾液腺の構造と機能

A 口腔の構造と機能

1. 口腔の構造

口唇より口蓋弓に至る腔が**口腔**（oral cavity）である（図 1-16）。その枠組みは上顎骨，口蓋骨，下顎骨から成り，口腔前庭，歯肉・歯牙，口蓋，口腔底，口頬および口腔に開口する**唾液腺***（salivary gland）（耳下腺，顎下腺，舌下腺，図 1-17）を含む。口蓋は口蓋骨より成る**硬口蓋**と，筋組織よりなる**軟口蓋**によって構成される。

口腔は消化管の入口であり，食物を咀嚼し，咽頭へ送り込む（嚥下第Ⅰ相）機能をもつ。

咀嚼運動の主体は下顎骨とそれに付着する咀嚼筋である。そのほか，咀嚼が効果的に行われるための食塊の形成には，口腔粘膜，舌などの運動がかかわる。

顎下腺（submandibular gland）から**顎下腺管**（ワルトン〔Warton〕管）が開口し，また，その周囲には**舌下腺**（sublingual gland）が開口する。**耳下腺**（parotid gland）は最大の**唾液腺**で，耳介前下部に位置する。浅葉と深葉からなり，その間には顔面神経が走行する。耳下腺からは**耳下腺管**（ステノン〔Stenon〕管）が上顎第二大臼歯に対面する口腔粘膜に開口している。

2. 舌の構造

舌（tongue）は多くの横紋筋から成り，咀嚼，嚥下，構音運動にかかわる。舌粘膜には糸状，茸状，葉状および有郭の 4 種類の乳頭（**舌乳頭**）があり，各乳頭にある**味蕾**（taste buds）は味覚を司る。

3. 口腔の機能

口腔には咀嚼，味覚，嚥下，構音などの機能がある。口腔は消化管の入口であり，歯で粉砕した食物を，咀嚼し，咽頭に送り込む（嚥下第 1 相）。咀嚼時に重要なのが唾液分泌である。咀嚼を円滑にし，食物から化学成分を溶解させて味覚を確実にし，さらに消化を助けている。

---

* **唾液腺**：耳下腺，顎下腺，舌下腺の大唾液腺と，口唇腺，頬腺，臼歯腺，口蓋腺，舌腺の小唾液腺とがある。

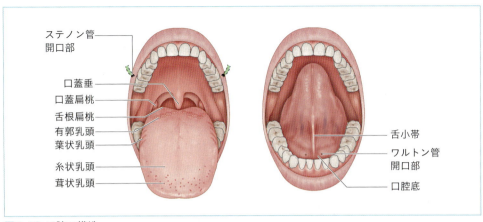

図1-16 口腔の構造

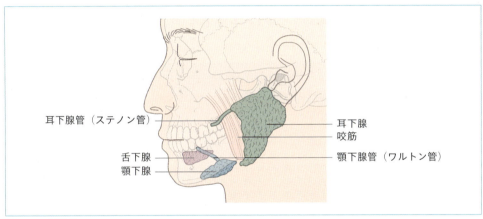

図1-17 唾液腺

4. 舌の機能

1 味覚の認知

味覚は主に舌に分布する味蕾の反応によって認知されるが，味蕾は舌のほかに軟口蓋や咽頭粘膜にも散在する．味には甘，塩，辛，苦の4つの基本味がある．それぞれの味蕾は2つ以上の基本味に反応し，これら味蕾からの情報が中枢で統合され，様々な味覚として認知される．認知された味覚により，唾液や胃液の分泌が亢進し消化が促進される．

2 構音への関与

喉頭で生じた呼気の**喉頭原音（疎密波）**は，共鳴腔としての咽頭，口腔，鼻腔により様々な音色に加工され発声される．口腔では主に口唇，舌，軟口蓋が構音に関与し，特に子音の構音に重要な働きをもつ．

B 唾液腺の構造と機能

唾液（saliva）は耳下腺，顎下腺，舌下腺の大唾液腺と口腔・咽頭粘膜に散在する小唾液腺により分泌され，1日の分泌量は1〜1.5Lといわれている。耳下腺は耳介下部に位置する最大の唾液腺で，でんぷんの消化作用をもつ唾液アミラーゼ*を含む漿液性唾液を生成し，ステノン管を経て口腔前庭に分泌する。顎下腺は顎下三角にあり，ワルトン管を経て舌下小丘に開口する。漿液性唾液と粘液性唾液を分泌する混合腺である。舌下腺はワルトン管周囲に粘液性唾液を分泌する。

VI 気管・食道の構造と機能

A 気管の構造と機能

1. 気管の構造

気管（trachea）は，喉頭に連なり，縦隔内をほぼ垂直に下降し，左右の気管支に分岐する。気管は直径が約2cmで，その周囲の前2/3は気管軟骨で構成されるが，食道と接する後1/3の後壁には軟骨はなく，膜様部とよばれている。気管は成人で全長約12cm，上半分が頸部，下半分が胸郭内に位置する。16〜20個の気管軟骨は輪状靱帯で連結しており，最も上の気管軟骨は喉頭の輪状軟骨と連結している（図1-18）。

2. 気管の機能

気管は，呼吸の通過路として働くだけではなく，気管および気管支粘膜から分泌された分泌物を排除し，気管・気管支を清掃する。このため気管内腔は，線毛細胞と杯細胞からなる多列円柱上皮に覆われている。また，気管粘膜の刺激により咳嗽が生じるが，この咳嗽は下気道への異物の侵入を防ぎ，下気道を保護する。

＊**唾液アミラーゼ**：でんぷんを加水分解して麦芽糖やデキストリンにする酵素（プチアリン）。

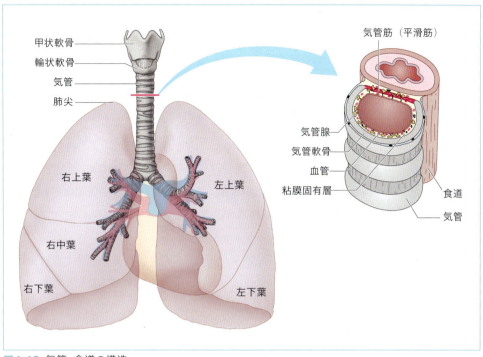

図1-18 気管・食道の構造

B 食道の構造と機能

1. 食道の構造

食道（esophagus）は，咽頭に連なる約25cmの管状臓器であり，その下方は噴門を介して胃につながっている。食道はその位置により，頸部食道，胸部食道，腹部食道に分類され，胸部食道はさらに上中下の3つの部位に分けられる。

また，食道には生理的に狭い部位（生理的狭窄部）があり，咽頭から食道に移行する食道入口部を第1狭窄部，大動脈弓と交差する部位を第2狭窄部，横隔膜を通過する部位を第3狭窄部という。これらの狭窄部は食道異物の好発部位としても重要である。

2. 食道の機能

食道は，咽頭を通過した嚥下物を胃に送り込む働きを有するが，この機能は食道の平滑筋の蠕動運動による。嚥下における食道の働きを嚥下の第3相（食道期）とよぶ。噴門は通常は閉鎖して胃酸の食道への逆流を防いでいるが，蠕動運動により食塊が近づくと開き，食塊を胃へと送る。

VII 頸部の構造と機能

A 頸部の構造

 頸部には，前述した咽喉頭，気管，食道のほか，内・外頸動静脈，迷走神経，反回神経，横隔神経，舌下神経（以上，前頸部），副神経，腕神経叢（以上，側頸部）などが走行している。また，前頸部で気管を覆うように甲状腺，副甲状腺がある。甲状腺は甲状腺ホルモン（T_3，T_4）を分泌し細胞の新陳代謝を高め，副甲状腺は副甲状腺ホルモン（PTH）を分泌し血液中のカルシウム濃度の調節を行っている。

 これらの部位は頸部腫瘤の診断に重要であり，特に各部位における頸部リンパ流を理解することにより，頭頸部悪性腫瘍の原発部位とリンパ節転移部位の関係を知ることができる（図1-19，20）。

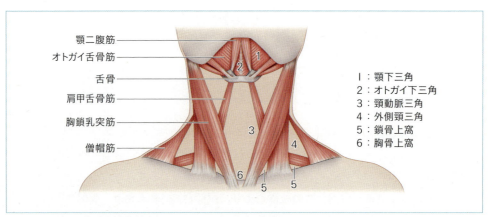

図1-19 頸部の解剖学的領域

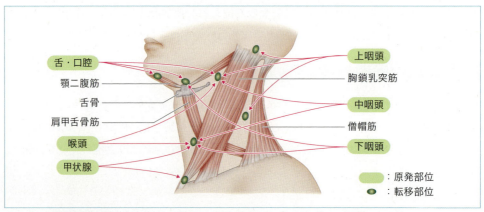

図1-20 頭頸部悪性腫瘍（舌がん・口腔がん・副鼻腔がんなど）が転移する頸部リンパ節

B 頸部の機能

1. 甲状腺

　甲状腺（thyroid）は，左右両葉と峡部からなる蝶型の腺組織で，気管を覆うようにして気管と接している。甲状腺と気管との間を反回神経が喉頭に向かって走行しているため，甲状腺がんや甲状腺手術により反回神経麻痺が生じることがある。甲状腺の裏面には上下2対の副甲状腺が付着している。甲状腺は血中のヨードを有機化して甲状腺ホルモン（T_3, T_4）を生成，分泌しているが，この甲状腺ホルモンの生成，分泌は下垂体から分泌される甲状腺刺激ホルモン（TSH）によりコントロールされる。さらに甲状腺は血中のカルシウム値を低下させるカルシトニンを分泌して，副甲状腺とともに血中カルシウム値を調節する。

2. 副甲状腺

　副甲状腺（parathyroid）は，血中カルシウム値を上昇させるパラソルモン（PTH）を分泌する。

国家試験問題

1 中耳にあるのはどれか。　　　　　　　　　　　　　　　　　　　　（102回 AM26）

1. 前庭
2. 蝸牛
3. 半規管
4. 耳小骨

2 耳の感覚器と刺激との組み合わせで正しいのはどれか。　　　　　　（105回 PM26）

1. 蝸牛管―頭部の回転
2. 球形嚢―頭部の傾き
3. 半規管―鼓膜の振動
4. 卵形嚢―骨の振動

▶答えは巻末

耳鼻咽喉

第 2 章

耳鼻咽喉の症状と病態生理

この章では

- 耳疾患で生じる症状について理解する。
- 鼻疾患で生じる症状について理解する。
- 口腔疾患で生じる症状について理解する。
- 咽頭・食道疾患で生じる症状について理解する。
- 喉頭・気管疾患で生じる症状について理解する。
- 頸部疾患で生じる症状について理解する。

I 耳症状

A 耳痛

耳痛(じつう)(otalgia, ear pain)は，主に耳介，外耳道，中耳，耳管，咽頭に炎症があるときに訴えられる。外耳炎では，耳珠(じじゅ)を外から押したり耳介を引っ張ったりすると痛みが増強する。これに対して急性中耳炎の場合には，外耳道を圧迫したり，耳介を引っ張ったりしても痛みには変化がない。耳閉感(じへいかん)，難聴(なんちょう)，耳鳴(じめい)を伴うことが多い。小児では，発熱，下痢を伴い不機嫌(ふきげん)となる。

外耳炎，中耳炎の痛みは，いずれも排膿(はいのう)すれば消失する。

耳痛は飛行機の上昇，下降時に経験されるように，耳管機能が不良で，中耳圧の調節が不十分な際にも生じるし，外耳や中耳の急性炎症の際にも生じる。

外耳道には三叉神経(さんさしんけい)の枝があり，ここが刺激されると痛みとなる。また，中耳圧の変化で鼓膜が膨隆(ぼうりゅう)する場合（急性中耳炎）や鼓膜が内側に引っ張られる場合（鼓膜陥凹(かんおう)とよぶ），たとえば飛行機の下降する際に中耳が陰圧になるような場合，耳の痛みを感じる。頸部(けいぶ)（下顎角(かがく)）リンパ節の炎症が原因で訴えられる耳痛は**放散痛**(ほうさん)とよばれる。

B 耳漏

外耳道から分泌物(ぶんぴつぶつ)が流出する場合を**耳漏**(じろう)(otorrhea, ear discharge)といい，漿液性(しょうえきせい)，血性(けっせい)，膿性(のうせい)，粘液性(ねんえきせい)などに区別される。外耳炎，外耳道湿疹(しっしん)，中耳炎などが原因で生じる。鼓膜に穿孔(せんこう)があると，かぜのたびに耳漏が中耳から起こりやすい。原因は細菌，ウイルスなどによる感染である。

血性耳漏の場合は真珠腫(しんじゅしゅ)性中耳炎や外耳がん，中耳がんを疑って検査を行う。

C 難聴

難聴(hearing loss；HL)を診断する場合には，両側性か一側性か，その程度（難聴の程度と障害される周波数）と障害部位が重要となる。難聴の程度は基準音に対する音の大きさ（デシベル，dB）で表現され，表2-1のように分類される。

身体障害者福祉法では聴覚障害者に関して表2-2のような等級に区分している。

障害される周波数も様々である。ヒトの耳は20Hzの低周波音から2万Hzの高周波音まで聞き取る能力をもつ。障害部位では，外耳・中耳の障害による**伝音難聴**(でんおん)(conductive hearing loss)と，内耳から中枢の大脳皮質に至る聴覚路の障害による**感音難聴**(かんおん)(sensorineural

表 2-1 難聴の程度

難聴の程度	基準音に対する音の大きさ
正常	～20dB HL
軽度難聴	21～40dB HL
中等度難聴	41～70dB HL
高度難聴	71～90dB HL
重度難聴（聾，聾型）	91dB HL～

表 2-2 身体障害者障害程度等級（聴覚障害）

等級	障害の程度
2級	両耳の聴力レベルがそれぞれ 100dB HL 以上のもの（まったく聞こえない）
3級	両耳の聴力レベルがそれぞれ 90dB HL 以上のもの（耳介に接しなければ大声語を理解できない））
4級	1. 両耳の聴力レベルが 80dB HL 以上（耳介に接しなければ話声語を理解できない） 2. 両耳による普通話声の最良の語音明瞭度が 50％以下
6級	1. 両耳の聴力レベルが 70dB HL 以上（40cm 以上の距離で発生された会話語を理解できない） 2. 一側耳の聴力レベルが 90dB HL 以上，他側耳の聴力レベルが 50dB HL 以上

hearing loss) に大別される．また，両者が混在する場合は**混合性難聴**（mixed hearing loss）とよばれる．

1 伝音難聴

　耳垢栓塞や外耳道閉鎖症などの外耳疾患，中耳炎や耳硬化症，鼓膜穿孔，中耳奇形などの中耳疾患で音が内耳に伝わらないために生じる難聴で，聴力検査では気導聴力（音波が鼓膜を振動させ，その振動が耳小骨を経て内耳に伝達される場合の聴力）が不良で，骨導聴力（音波が側頭骨を振動させ，鼓膜や耳小骨を介さないで直接，内耳の基底板を振動させた場合の聴力）は正常である．多くの伝音難聴は手術（鼓室形成術やアブミ骨手術など）によって聴力改善が期待できる．内耳機能は正常であり，語音弁別能*も良好であるため補聴器の効果も大きい．

2 感音難聴

　突発性難聴，メニエール病，内耳炎などの急性感音難聴，音響外傷，ストレプトマイシン・カナマイシン難聴，加齢性難聴（老人性難聴），騒音性難聴，遺伝性難聴などの慢性感音難聴があるが，いずれも内耳障害によって生じる．また，聴神経腫瘍や Auditory neuropathy，脳幹の血管障害や腫瘍によって生じる難聴も感音難聴で，内耳性難聴に対して後迷路性難聴とよばれる．聴力検査では気導聴力と骨導聴力が同程度に低下する．人工内耳植え込み術を除いて，一般に感音難聴では手術による聴力改善は期待できない．感音難聴では語音弁別能が悪く，補聴器の効果も限定的である．

＊ 語音弁別能：日本語単音節語表（57-S または 67-S 語表）を用いてどれだけ単音の聴取ができたかを示す値で，一般に％で示す．感音難聴で低下する．補聴器の効果の判定にも用いられる．

3 混合性難聴

前記のとおり，伝音難聴と感音難聴が混在したものを混合性難聴とよぶ。中耳炎が内耳に波及して内耳炎を併発した場合や耳硬化症の病巣が内耳に波及した場合のように原因が同一のことや，加齢性難聴に中耳炎が合併した場合のように原因が異なることもある。

D 耳鳴

耳鳴（tinnitus）は外部に音がないのに音を感じる現象である。耳鳴の音の種類，高さ，大きさ，持続時間，気になり方，音色はいろいろである。擬声語表現ではキーン，ジーンとされるものが多い。耳鳴は，脳動静脈瘻，耳管周辺の筋肉の痙攣などの他覚的に聴取できる耳鳴と，自覚的な耳鳴に便宜的に区別される。大部分の耳鳴は自覚的で感音難聴に伴うことが多い。

発生部位としては蝸牛と中枢（脳）の両者がある。中枢の聴覚路では，入ってくる音に対して脳からの抑制により入力の感度を調節してコントラストを上げている。蝸牛からの信号が減少すると脳に届く信号が減少し難聴となる。そのため脳での音の調整機能に変化が起こり，自発活動（耳鳴）が生じやすくなる。

原因疾患の治療が可能な急性難聴（突発性難聴，メニエール病，急性低音障害型感音難聴など）では，難聴が改善すれば耳鳴も改善あるいは解消するが，聴神経腫瘍では腫瘍摘出術後に改善する例としない例がみられる。

近年，耳鳴の病態と治療を神経生理学的モデルに基づいて体系化したものがTRT（tinnitus retraining therapy；耳鳴再訓練法）である。この方法は，①指示的（教育的）カウンセリング*と，②音響療法*からなり，指示的（教育的）カウンセリングで，耳鳴にとらわれることから患者を解放し，音響療法によって耳鳴を減弱させ，日常生活に支障がないように導く。耳鳴の背景にあるストレスが関与して心身症，抑うつ状態になっている例では，患者の生活，性格を考慮しながら指示的カウンセリングに加えて心理療法も行う。耳鳴に対する歪んだ認知を意識させ修正させる行動認知療法を専門家に依頼する。耳鳴を消失させる特効薬はないが，音響療法，心理療法に入るまでの間，不安，不眠，うつ状態の人に抗不安薬，睡眠導入薬，抗うつ薬を短期間投与するといった薬物療法も有効である。

---

* **指示的（教育的）カウンセリング**：耳鳴の原因や症状の変動，危険な疾患などについて説明し，安心を得る。
* **音響療法**：ノイズのみを専用の器械で聞かせる，ラジオやテレビをつける，小鳥や動物の声や滝の音を録音して聞かせる，部屋に音楽を流すなど，生活環境音を外部から入れることで耳鳴を減弱させる訓練法。難聴がある場合には補聴器を装用させる。

E 耳閉(塞)感

耳閉感（fullness of the ear）とは，エレベーターの昇降中や新幹線でトンネルを通過するときに経験する耳の詰まった感じである。この症状は外耳道疾患（耳垢，異物など），中耳疾患（滲出性中耳炎，耳管狭窄，耳管開放症など），内耳疾患（メニエール病，突発性難聴，急性低音障害型感音難聴など），聴神経腫瘍，脳腫瘍，脳梗塞など多くの疾患で訴えられるので，原因疾患の診断が重要となる。

F 聴覚過敏

聴覚過敏（hyperacusis）とは，音を聞いた際，普通には感じない過敏性，不快感を表すときに訴えられる症状。顔面神経麻痺に伴ってアブミ骨筋の障害が起こっている場合や，内耳性障害によって引き起こされることもあるが，ストレスによって起こることもある。そのため「音恐怖症」といういい方もある。

G めまい（眩暈）

ぐるぐる回るように感じるめまいを**回転性めまい**（vertigo），ふわふわする感じのめまいを**浮動性めまい**（dizziness）とよぶ。そのほか，立ちくらみ，失神，眼前暗黒感，歩行時によろける平衡障害など，めまいの内容は様々である。

回転性めまいはメニエール病や前庭神経炎などの**末梢前庭性めまい**に多いが，脳幹や小脳梗塞・出血，椎骨脳底動脈循環不全などの**中枢前庭性めまい**でも生じる。悪心・嘔吐，耳鳴，難聴などを伴う場合は内耳前庭障害を，頭痛や手足のしびれ，ものが二重に見える，ろれつが回らない，手足の動きが悪いなどほかの脳神経症状を伴う場合は中枢性障害を疑う。一方，浮動性めまいの原因は多岐にわたり，血圧の異常や自律神経失調症など**非前庭性めまい**でも生じる。

H 顔面神経麻痺

通常一側の顔面の運動が麻痺する症状を**顔面神経麻痺**（facial palsy）とよぶ。口角から水やお茶が漏れる，閉眼ができないなどで気づく。顔面神経が支配する機能は顔面筋の動きだけではなく，涙の分泌，アブミ骨筋の収縮，味覚などがあり，目のかすみや音響過敏，味覚障害などで気づくこともある。顔面神経麻痺の原因は多岐にわたるが，感染症による顔面神経麻痺としてはウイルス感染が原因となるラムゼイ-ハント（Ramsay Hunt）症候群やウイルス感染によると疑われるベル（Bell）麻痺と，真珠腫性中耳炎による麻痺が多い。

II 鼻症状

A 鼻痛

鼻前庭部皮膚の炎症（鼻癤），鼻炎など鼻粘膜の炎症，外鼻打撲・鼻骨骨折などで**鼻痛**（nasal pain）を訴える。副鼻腔炎では篩骨洞炎による鼻根部痛を除き，むしろ頰部痛（上顎洞疾患），前頭部痛（前頭洞疾患），後頭部痛（蝶形洞疾患）として訴えられる。

B 鼻閉

鼻閉（nasal obstruction）は，鼻呼吸に支障をきたした状態をいう。新生児は口呼吸が困難なため，鼻閉は重い呼吸障害や哺乳障害をきたす。幼児・学童の長期にわたる鼻閉は，注意不能症やアデノイド顔貌*，硬口蓋挙上をもたらす。成人においても精神活動に支障をきたすほか，口腔咽頭の乾燥，咽頭炎の合併など害が大きい。

鼻閉は，鼻腔および上咽頭の種々の異常（奇形，炎症，外傷，腫瘍）によって起こる。小児ではアデノイドや扁桃肥大，鼻炎，鼻腔異物などが，新生児ではまれに後鼻孔閉鎖奇形が，思春期以降は鼻中隔彎曲症，肥厚性鼻炎，アレルギー性鼻炎，慢性副鼻腔炎などが原因としてあげられる。また，これらのほか，鼻腔・副鼻腔の良性および悪性腫瘍により一側の鼻閉が起こる。なお，向精神薬の副作用としても，しばしば鼻閉が訴えられる。

時に，慢性鼻閉は注意力散漫や記憶力減退の原因ともなり，小児の場合はアデノイド顔貌とよばれる表情を呈することや，成人でも**鼻性注意不能症**を呈することもある。

C 鼻漏

❶ 鼻漏の実態

健常者においても鼻腔粘膜から絶えず粘液は分泌されているが，性状（水様性，膿性，血性など）や量が病的に変化した場合を**鼻漏**（rhinorrhea, nasal discharge）という。後鼻孔から咽頭に落ちるものを**後鼻漏**（choanal flow, post-nasal drip）という。性状は疾患により異なり，同一疾患においても時間とともに変化する。

❷ 鼻漏の性状

アレルギー性鼻炎や急性鼻炎初期には水様性鼻漏が，急性副鼻腔炎，慢性鼻炎では粘

***アデノイド顔貌**：硬口蓋が鼻腔に突出し，長期間の口呼吸のため口唇の肥厚，鼻唇溝の消失などが現れる特徴ある顔つき。

性，粘膿性，膿性の鼻漏がみられる。血性鼻漏は外傷や急性鼻炎でみられるが，上顎がんの初発症状でもある。

悪臭を伴う鼻漏は小児では鼻腔異物，成人では悪性腫瘍や上顎真菌症，歯性上顎洞炎にみられる。

D くしゃみ

くしゃみ（sneezing）は健常者にもみられる防御機転の一つであるが，頻繁に反復あるいは持続する場合は異常な過敏状態といえる。急性鼻炎の初期（せいぜい数日）やアレルギー性鼻炎，血管運動性鼻炎でみられる。

E 鼻声

鼻声（rhinolalia）は鼻の共鳴障害によって起きる症状で閉塞性鼻声（rhinolalia clausa）と開放性鼻声（rhinolalia aperta）に分類される。

F 鼻出血

鼻は他臓器に比べて出血しやすい。この出血を**鼻出血**（epistaxis, nasal bleeding）という。これは鼻粘膜が刺激を受けやすく血管の分布が豊富なためであるが，重篤な合併症を予防するための機転ということもできる。少量で無害なものもあるが，大量出血の場合，高度の貧血をきたすので，原因の精査とともに適切な処置が大切である。

最も出血しやすい部位は血管が豊富で刺激を受けやすい鼻中隔前端（**キーゼルバッハ部位**, kiesselbach's plexus）である。一方，下鼻甲介後端など後鼻孔付近からの出血は，嚥下しやすく止血も困難なため大量出血になりやすい。

鼻出血の原因は急性鼻炎，鼻中隔彎曲症などの局所症状から，高血圧，血液疾患（白血病，血小板減少症，種々の紫斑病，血友病など），腎透析，抗凝固薬の投与（心臓疾患，梗塞疾患）など，全身疾患の部分症状まで様々である。一般に小児は鼻出血をきたしやすく，女性は月経期には代償性に鼻出血をみることがある。出血原因が明確な鼻出血を症候性鼻出血，不明確な鼻出血を特発性鼻出血という。

G 嗅覚障害

嗅覚障害（disorder of olfaction）には，鼻閉のため嗅素が嗅裂に達しないために起こる場合（呼吸性嗅覚障害）と嗅粘膜上皮が障害されて起こる場合（真性嗅覚障害），嗅神経の障害で起こる場合（中枢性嗅覚障害）がある。また，まれではあるがにおいに対して異常に敏感に

なる嗅覚過敏（hyperosmia）や他のにおいと間違える錯嗅（parosmia）などの訴えもある。

両者の区別は一般には臭物質（アリナミンなど）を静注し，ニンニク臭の自覚の有無で判定している。嗅覚が完全に消失した場合を**嗅覚脱失**（anosmia），機能が残っている場合を**嗅覚低下**（hyposmia）という。

真性嗅覚障害の原因には，感冒（ウイルス感染），外傷（嗅神経断裂），有機溶媒蒸気の長期吸入などがある。

III 口腔症状

A 口腔・舌痛

口腔，舌の粘膜病変により疼痛が生じる。口内炎や舌炎，口腔がんなどにみられ，嚥下時の接触時痛が強く，時に嚥下障害の原因ともなる。通常と異なる潰瘍形成などでは，性感染症（sexually transmitted diseases：STD）も疑う。原因疾患の治療が必要であるが，症状が強い場合には局所麻酔薬の塗布などの対症療法が必要となる。

B 舌苔

舌苔（furred tongue）は主に，舌背の糸状乳頭や茸状乳頭の肥厚，角化，萎縮などにより舌表面が変化した状態をいう。

糸状乳頭の肥厚，角化は口腔粘膜の炎症，口腔内乾燥などのほか，全身の栄養状態の悪化，脱水などによって生じ，舌は白色状に変化する。悪性貧血では逆に糸状乳頭が萎縮し，舌表面は赤色平滑となる。抗菌薬，化学療法薬，副腎皮質ステロイド薬の長期投与により舌表面が黒くなることがあり，このような場合は真菌の関与が疑われる。

糸状乳頭が萎縮し，茸状乳頭が増殖すると舌表面はまばらな外観を呈し，**地図状舌**とよばれる。一般に自覚症状は少ないが，時に疼痛，灼熱感などを訴える。原因疾患の治療が必要であるが，口腔内を清潔に保ち，乾燥を避けるために含嗽を頻回に行うことが望ましい。

C 口内乾燥感

口内乾燥感が生じるのは唾液の分泌が減少する場合に多い。唾液の分泌の減少は円滑な嚥下運動を妨げ，嚥下障害の原因となる。原因としては唾液腺の炎症，萎縮などの唾液腺疾患，糖尿病などの全身疾患，降圧薬などの副作用があげられる。健康な高齢者にもしば

しばみられる。持続性の鼻閉による口呼吸でも口内乾燥感が生じる。唾液腺萎縮などによる唾液分泌の減少が原因の場合には、口内乾燥感の回復は困難であり、含嗽や人工唾液による対症療法が必要となる。

D 口臭

口臭の原因は多様で、ニンニクやアルコールなどの摂取食物によるもののほかに、口腔の不衛生、歯周病、口内炎、口腔がんなど口腔の異常、副鼻腔炎、扁桃炎、咽喉頭がんなど鼻咽喉頭の異常、気管支拡張症、食道炎、食道がんなど気管・食道の異常、糖尿病や脱水などの全身疾患によるものがあげられる。

このうち口腔や咽喉頭のがんによる口臭は、腫瘍の壊死により生じる特徴的な悪臭で、問診時の口臭からがんの存在が疑われることも少なくない。

E 味覚障害

味覚は、舌乳頭内の味蕾にある化学受容器で生じ、鼓索神経（顔面神経）、舌咽神経、迷走神経などにより中枢へ至る。味覚障害は、口腔、舌粘膜の病変のほかに、これら神経の伝導路の障害でも生じる。

味覚障害（taste disorder, dysgeusia）には、味覚が弱くなる味覚減退、味覚が完全に消失する味覚脱失、本来の味とは異なる味に感じる異味、甘味・酸味・苦味・塩味などの味質を錯誤する錯味、何の味でも嫌な味に感じる悪味などがある。

診断では口腔、舌粘膜の局所所見が最も重要である。局所に異常がない場合は、内服薬による低亜鉛血症が原因のこともあり、血中亜鉛の定量が必要である。

治療は原因疾患の治療であり、低亜鉛血症では硫酸亜鉛を投与する。

F 開口障害

下顎の運動は顎関節、咀嚼筋の作用によるが、これらの部位あるいは近傍の炎症性または腫瘍性病変により開口障害（lockjaw, trismus）が生じる。日常最もよく遭遇するのは扁桃周囲炎である。診断には局所所見が重要であるが、X線的に顎関節の形態、可動性を検査することも必要である。

IV 咽頭・食道症状

A 咽頭痛

　咽頭はリンパ組織が豊富なため（ワルダイエル咽頭輪），急性，慢性の炎症により種々の痛みが生じる。これを**咽頭痛**（sore throat）という。咽頭は食物の通過路でもあるため，異物（多くは魚骨）や外傷，口内炎により痛みをきたす。痛みの性質により自発痛，嚥下痛，耳への放散痛などがある。急性扁桃炎，扁桃周囲膿瘍では咽頭痛のほか，高熱，嚥下・発声困難を伴う。

B 嚥下痛

　のどの痛みで特に嚥下をするときに感じる痛みを**嚥下痛**（odynophagia）とよぶ。嚥下痛の原因の多くは急性扁桃炎や急性咽頭炎，咽頭膿瘍などであるが，食道疾患でも生じることがある。食道異物や食道がんで嚥下困難を伴う嚥下痛が生じることもあり，注意が必要である。

C いびき

❶ いびきの原因

　いびき（snoring）は，睡眠中に何らかの原因で上気道が狭くなって起こる。軟口蓋，口蓋弓が吸気，呼気で振動し，振動音が共鳴して大きな響きとなる。原因には局所的なものと全身的なものがある。前者は鼻呼吸が障害され，口呼吸が主となるために起こる症状である。小児ではアデノイド増殖症や扁桃肥大，鼻炎などで，成人では鼻中隔彎曲症，慢性副鼻腔炎，アレルギー性鼻炎，まれに鼻や鼻咽頭の腫瘍などで起こる。

❷ いびきの全身的要因

　全身的要因には，肥満や深酒，疲労などがある。肥満は咽頭腔を狭めるが，睡眠中は筋肉の弛緩と重力により舌根が沈下しやすいため，容易にいびきが起こる。健常者も深酒や疲労時には筋弛緩が促進され，局所的原因がなくともいびきをかきやすくなる。さらに脳血管障害などの後にも，舌根が沈下し，いびきを伴うことがある。

❸ いびきの影響

　口呼吸やいびきは気道抵抗を大きくするので，長期にわたると心肺系に負担をかけることになる。昼間の傾眠を伴ういびきは睡眠時無呼吸症候群であり，種々の害があるので，原因を特定し適切な対応をとる必要がある。

D 咽頭異常感

咽頭異常感（abnormal or foreign body sensation in the throat）は，日常臨床で頻繁に遭遇する症状であり，のどに何か引っ掛かっている感じ，何かできている感じなどと表現される異物感である。咽喉頭や食道の炎症，特に最近では，逆流性食道炎による咽喉頭のpH（酸性度）の変化が原因となることが多いとされている。

また，がんに対する恐怖心（cancerphobia）が咽喉頭の異常感を増強，持続させることも少なくない。咽喉頭異常感では第一に炎症やがんなど異常感の原因となる疾患を鑑別することが重要であり，検査結果から器質的疾患の存在が否定された場合には，心因性の咽喉頭異常感症と診断される。

さらに，がんに対する恐怖心など心因的要因が強い場合は，検査結果を詳しく説明して，がんの心配がないことを説明するだけで，症状が改善することも多いが，これでも症状が改善しない場合は，心理療法や精神安定薬の投与を行う。

E 嚥下困難

❶ 咽頭疾患に伴う嚥下困難

嚥下困難（dysphagia）の原因には，咽頭痛や局所の腫脹，腫瘍進行例，嚥下に携わる筋肉の麻痺などがある。咽頭に関連する嚥下困難の多くは，炎症による痛みや腫れによるが（扁桃炎，扁桃周囲膿瘍，咽後膿瘍など），口蓋裂や頭部外傷，脳血管障害による軟口蓋麻痺など，鼻咽腔閉鎖障害によることもある。

❷ 食道疾患に伴う嚥下困難

嚥下困難は，嚥下運動に関係する口腔，咽喉頭，食道周囲の様々な疾患により生じるが，食道に起因する嚥下困難は，食道異物や食道がんが原因となることが多い。食道造影検査や食道内視鏡検査により診断するが，食道異物は早期の摘出を行う必要がある。また，嚥下に関連する舌咽神経，迷走神経，舌下神経などの脳神経の障害も嚥下困難の原因となる。脳梗塞などの中枢神経障害が嚥下困難の原因の場合は，根気強くリハビリテーションを行う必要がある。

食道がんで嚥下困難を伴う場合は，全身的な栄養状態が悪い場合が多い。経管栄養や中心静脈栄養などを行い，栄養状態の改善を待ってから食道がんの治療を行わなければならない場合も少なくない。

Ⅳ　咽頭・食道症状

V 喉頭・気管症状

A 音声・言語障害（嗄声）

音声・言語障害で最も多い症状が**嗄声**（hoarseness）である。

喉頭を通過する呼気により声帯粘膜層が振動し，喉頭原音がつくられる。声帯の変化，特に声帯粘膜の変化は喉頭原音の変化となり，声のかすれ，嗄声が生じる。嗄声は，臨床的には声のかすれ方によって**粗糙性嗄声，気息性嗄声，無力性嗄声，努力性嗄声**に分類される。このような声のかすれ方の聴覚的印象は，呼吸循環器疾患における聴診所見に相当し，喉頭疾患の診断上極めて重要である。

❶ 粗糙性嗄声

粗糙性嗄声は，雑音成分の多い「がらがら声」であり，声帯粘膜の異常により生じる。喉頭炎，声帯ポリープ，声帯結節，喉頭がんなどを疑う。

❷ 気息性嗄声

気息性嗄声は，不十分な声門閉鎖によって生じる「息が漏れるような声」であり，反回神経麻痺で生じる。

❸ 無力性嗄声

無力性嗄声は，「弱々しい声」で，やはり反回神経麻痺にみられる。

❹ 努力性嗄声

努力性嗄声は，「無理をして発声しているような声」で，声帯粘膜の異常，声門の緊張性閉鎖などが原因であり，声帯ポリープや喉頭がんのほかに機能性発声障害などにおいても認められる。機能性発声障害とは，声帯そのものには異常はないが，発声時の声帯運動，発声のしかたに異常があるものである。

B 喘鳴

喘鳴（stridor）とは，呼吸に伴う狭窄音で，喉頭狭窄では吸気時に，気管・気管支狭窄では呼気時にみられることが多い。喘鳴の原因となる疾患のうち，耳鼻咽喉科領域で取り扱うものとしては，急性喉頭炎，急性喉頭蓋炎，喉頭がん，両側反回神経麻痺などがある。いずれも喘鳴が生じた場合には，気道の狭窄は高度であることが多く，気管挿管や気管切開の準備をする必要がある。

C 呼吸困難

何らかの原因で，気道にある程度以上の狭窄が生じた場合や，肺胞での酸素摂取に障害がある場合に，**呼吸困難**（dyspnea）が生じる。呼吸困難の原因は様々であるが，大きく上気道性呼吸困難と下気道性呼吸困難に分類される。耳鼻咽喉科領域で扱う呼吸困難は，主に気道狭窄による上気道性呼吸困難で，急性喉頭炎，急性喉頭蓋炎，喉頭がん，喉頭外傷のほか，咽喉頭の異物などが原因となる。特に急性喉頭蓋炎は，発熱や咽頭痛といったありふれたかぜ症状に続いて急激な呼吸困難をきたすため，見逃してはならない疾患である。

上気道性呼吸困難では努力性呼吸となり，吸気時に鎖骨上窩，上胸部が陥没し，上腹部は突出する。呼気時はこの逆となる。呼吸困難により酸素摂取量が少なくなり低酸素血症が進行すると，チアノーゼが生じ意識も混濁する。このような場合，酸素吸入を行いながら呼吸困難の原因を検索するが，喉頭疾患など上気道性の呼吸困難が疑われる場合は，直ちに気管挿管，トラヘルパー（輪状甲状膜穿刺針）の挿入，または輪状甲状膜切開や気管切開を行う（気管切開の適応は第3章-IV-F-2-❸「気管切開術」参照）。このような気道確保と同時に，血管路を確保して循環状態の改善などの救急処置を行う。

D 咳嗽

咳嗽（cough）は気道内に貯留した分泌物や，気管内に侵入した異物を排除するための反射運動であり，下気道を保護するための生理的現象と考えることができる。したがって，むやみに咳嗽を止めることは好ましくない。しかし，持続する咳嗽は，安静，睡眠を妨げ，粘膜損傷の原因となるため，治療の対象になる。咳嗽は気道粘膜の炎症や分泌物，または異物が刺激となって生じる。咳嗽は喀痰を伴う湿性咳嗽と，喀痰を伴わない乾性咳嗽に分類される。急性喉頭炎や慢性喉頭炎，喉頭がんなどの喉頭疾患では乾性咳嗽が多く認められ，下気道の疾患である気管支炎や肺炎，気管支拡張症，肺気腫，肺がんなどでは湿性咳嗽が多い。また，慢性副鼻腔炎で咽喉頭に流れ込む鼻汁（後鼻漏）が多い場合も，湿性咳嗽が生じる。咳嗽の治療は，原因疾患の治療が最も重要であるが，原因にかかわらず咳嗽を止める必要がある場合は，鎮咳薬を用いて対症的に治療する。

E 喀痰，血痰

❶ 喀痰の分類

喀痰（sputum）は気道粘膜からの分泌物で，炎症などにより粘膜からの分泌が亢進した場合や，分泌物を運ぶ気道粘膜の線毛運動が障害された場合に，分泌物が貯留することにより生じる。喀痰の性状により，漿液性，粘液性，膿性などに分類される。喉頭炎や気管

支炎では漿液性または粘液性の喀痰が多く，気管支拡張症や肺炎では膿性の喀痰になる。副鼻腔炎でも粘液性の喀痰が生じる。また，心不全では淡血性，水性の喀痰が特徴的である。

 疾患の鑑別

血痰（hemosputum）は気道の様々な疾患によって生じるが，咽喉頭がんや肺がん，肺結核などでみられることも多く，診断上，特に注意を要する症状である。しかし，喀痰に少し鮮血が混ざっているような血痰は，鼻出血や歯肉出血が原因となっていることが多く，これらの疾患を鑑別することは，血痰の原因疾患の診断に際して重要である。

F 誤嚥

嚥下は口腔から咽喉頭，食道までの連続した運動により生じるが，誤嚥（misswallowing, aspiration）はこのうちの喉頭の嚥下運動（第2相）の障害，特に嚥下時の喉頭閉鎖障害が原因になることが多い。嚥下の第2相では嚥下物が咽頭から食道に送り込まれ，この際，嚥下物が気管に入らないように喉頭蓋が喉頭入口部を閉鎖し，さらに声門は閉鎖する。声門閉鎖では両側声帯および仮声帯のそれぞれが密着するが，声門下の気管内気圧（声門下圧）が上昇することも，誤嚥の防止に役立っている。

誤嚥は反回神経麻痺の際に多く認められる。この場合，一般には固形物の嚥下はできるが，水様物または流動物の嚥下が困難となり誤嚥が生じるのが特徴である。お茶や水などの水様物は声門のわずかの隙間からも気管内に入りやすいため，誤嚥が生じやすい。誤嚥に対しては原因疾患を治療することが最優先であるが，対症的には健側に頸を傾けて嚥下するように指導する。誤嚥が高度の場合は肺炎を併発する危険性もあり，禁飲食として経管栄養をする必要がある。

 高齢者の嚥下障害とその対応

嚥下障害には，器質的異常による静的障害と，嚥下機能にかかわる神経などの制御不良に起因する動的障害がある。高齢者では，神経，筋機能の衰えにより，潜在的に嚥下機能が低下しているため，動的な嚥下障害が生じることが多いといえる。嚥下時の喉頭挙上が不十分なため，食道の開放が不十分となる，知覚神経機能の低下により喉頭反射が遅延する，喀痰排出力低下など防御機能が低下する，などのため誤嚥が生じやすくなる。

このような場合は，個々の嚥下能力に応じた食生活指導や嚥下訓練が必要である。誤嚥が著明で誤嚥性肺炎を併発する危険がある場合は，輪状咽頭筋切断術（下咽頭，食道入口部の収縮筋を切断することで嚥下をしやすくする）や，発声機能を犠牲にして誤嚥を確実に防止する喉頭閉鎖術，気管食道分離術，喉頭全摘術などの手術療法が行われる。

VI 頸部症状

A 頸部痛

唾液腺，甲状腺，リンパ節，咽喉頭，気管・食道など，頸部に存在するあらゆる組織，器官の異常により**頸部痛**（neck pain）が生じる。炎症性疾患，腫瘍性疾患，異物などが原因となるが，炎症性の頸部痛が最も多い。

1 耳下部・顎下部痛

耳下部の疼痛は急性耳下腺炎，顎下部の疼痛は急性顎下腺炎によるものが多い。耳下腺炎の原因は流行性耳下腺炎（おたふくかぜ，mumps）のようなウイルス感染が多く，顎下腺炎の原因としては**ワルトン管の唾石症**（sialolithiasis）が多い。

2 前頸部痛

前頸部の疼痛は甲状腺疾患によることが多く，特に亜急性甲状腺炎では激しい疼痛が生じ，時に耳に放散する。副腎皮質ステロイド薬の投与が有効である。

3 側頸部痛

側頸部の疼痛はリンパ節炎によるものが多く，単発性または多発性にリンパ節が腫脹し，圧痛を伴う。頸部リンパ節炎では咽喉頭など，ほかの部位に原因疾患があることが多く，原因疾患の診断および治療が必要になる。

B 頸部腫脹

頸部腫脹（neck swelling）には炎症性と腫瘍性の腫脹がある。頸部痛と同様に，頸部のあらゆる組織，器官より生じる。これら頸部腫脹の原因疾患にはそれぞれ好発部位があり，原因疾患を鑑別するためには頸部各領域の解剖を理解する必要がある。

1 耳下部・顎下部腫脹

耳下部・顎下部の腫脹は，耳下部・顎下部痛と同様に耳下腺炎や顎下腺炎が原因となるが，耳下部・顎下部にはリンパ節も多く，リンパ節腫脹の可能性も考えなければならない。口腔乾燥があり，び漫性の耳下部・顎下部腫脹を認める場合は**シェーグレン症候群**，摂食時に腫脹を認める場合は唾石症を疑う。無痛性の腫瘤を触知する場合は耳下腺・顎下腺腫瘍を疑うが，表面不整で癒着や圧痛がある場合は，悪性腫瘍を考えなければならない。

2 前頸部腫脹

　前頸部はオトガイ下部から胸骨上部に至る頸部の正中部で，咽喉頭，気管，甲状腺がある。咽喉頭疾患は甲状軟骨による枠組みがあるため，前頸部に腫脹をきたすことは少ない。舌骨の高さで柔らかい腫瘤の場合は甲状舌管の遺残により生じる正中頸嚢胞を，気管周囲の腫脹の場合は甲状腺腫瘍を疑う。

3 側頸部腫脹

　側頸部は前頸部より外側で僧帽筋前縁までの領域で，内・外頸動静脈，第Ⅸ～Ⅻ脳神経が走行している。内頸静脈に沿って上～下深頸リンパ節，副神経（第Ⅺ脳神経）に沿ってやや軟らかい副神経リンパ節が連なっている。痛みや圧痛を伴うリンパ節腫脹では炎症性腫脹を疑うが，痛みを伴わない場合は悪性腫瘍の頸部リンパ節転移も念頭に置いて診断する。側頸部のリンパ節腫脹では悪性リンパ腫も考えなければならない。そのほか，神経や血管由来の良性腫瘍や嚢胞性疾患（側頸嚢胞）なども側頸部腫脹の原因となる。

4 頸部腫脹の鑑別診断

　頸部腫脹の診断に際して触診所見は最も重要である。頸部腫脹の病歴に加えて腫瘍の大きさ，硬さ，表面の性状（滑らかかどうか），可動性，圧痛の有無によって，かなりの疾患が鑑別できる。炎症性リンパ節腫脹や良性腫瘍では，中等大までの表面平滑な腫脹で可動性は良好である。悪性腫瘍の頸部リンパ節転移も初めは可動性良好，表面平滑な腫脹であるが，進行とともに硬く大きな腫脹になり，表面も不整で可動性もなくなる。また，悪性リンパ腫では大きなリンパ節腫脹が特徴で，多発性に腫脹することも多い。腫脹は表面平滑で弾性硬からやや軟らかい場合もあり，可動性も良好であることが少なくない。超音波検査やCT検査，MRI検査で鑑別診断を行うが，最終的に組織生検（biopsy）が必要になる。

国家試験問題

1 聴覚検査で気導閾値が上昇し骨導閾値は正常であった。考えられる疾患はどれか。

(94回 PM22)

1. 老人性難聴
2. 音響外傷
3. メニエール病
4. 滲出性中耳炎

2 感音性難聴の特徴はどれか。

(95回 AM95)

1. 高齢者では低音域が障害される。
2. 音叉検査では患耳の方が大きく聞こえる。
3. 気導聴力と骨導聴力の両方が低下する。
4. 聴覚の明瞭度は障害されない。

3 伝音性難聴を起こすのはどれか。

(96回 PM20)

1. 老化
2. 鼓膜穿孔
3. 騒音下での作業
4. ストレプトマイシンの使用

▶答えは巻末

耳鼻咽喉

第 3 章
耳鼻咽喉疾患にかかわる診察・検査・治療

この章では
- 耳鼻咽喉疾患の診察法について理解する。
- 耳鼻咽喉疾患の検査方法について理解する。
- 耳鼻咽喉疾患の主な治療法について理解する。

I 診察法

A 各器官の診察法

1. 耳の診察法

1 問診

 一般の疾患と同様に問診は重要である。耳の症状のうち，何が主訴か（めまい，難聴，耳鳴，耳閉感，音が響く），経過（いつからか，急に起こったのか，徐々に起こったのか），症状発現前の健康状態（過労，感冒），既往歴（慢性中耳炎，難聴，耳鳴，頭部外傷，血圧異常などの内科的疾患），家族歴（難聴者の有無，中耳炎罹患者の有無）などについての詳細な問診が必要である。

2 視診

 視診では，耳介の形，炎症，湿疹，ヘルペスなどの有無，外耳道の大きさ，耳漏の有無などをみる。

3 耳鏡検査

 耳鏡検査では，鼓膜の観察には，耳介を後上方に引き上げて外耳道をまっすぐにして耳鏡を挿入する。耳漏や耳垢があれば洗浄あるいは吸引してから観察する。額帯鏡による方法以外に，ヘッドランプやオトスコープ（拡大耳鏡），顕微鏡を適時用いることが必要である（図 3-1）。鼓膜に穿孔があり中耳腔を観察する必要がある場合には，中耳内視鏡を穿孔部より挿入する。鼓膜に穿孔がなく，外リンパ瘻の疑いがあれば，鼓膜麻酔下に鼓膜切開を加え，切開部より細い硬性内視鏡を挿入し，中耳貯留液を採取し検査する。

2. 鼻の診察法

1 視診

 鼻鏡による診察（図 3-2）は，鼻鏡を鼻前庭に挿入し，額帯鏡で固有鼻腔内を照らす。水平頭位で鼻中隔，下鼻甲介，さらに深部の後鼻孔付近を観察する。患者の頭部を後屈させると，中鼻甲介，中鼻道，嗅裂を観察できる。必要に応じて鼻汁を吸引，血管収縮薬（ボスミン®など）を噴霧して粘膜を収縮させた状態で観察する。

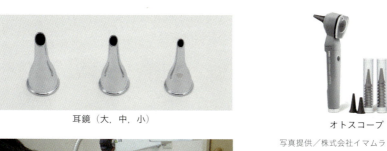
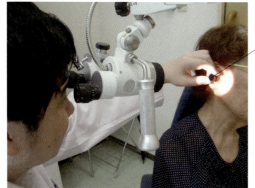
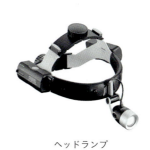
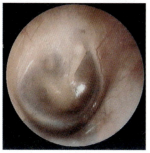
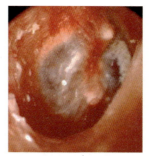

耳鏡（大，中，小）

オトスコープ
写真提供／株式会社イマムラ

耳鏡

顕微鏡を用いた耳の診察

ヘッドランプ
写真提供／カールストルツ・エンドスコピー・ジャパン株式会社

正常鼓膜

急性中耳炎の鼓膜

図3-1 耳鏡検査

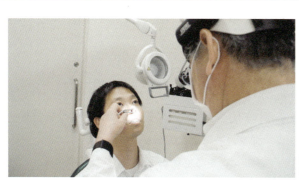

鼻鏡を鼻前庭に挿入し，額帯鏡で固有鼻腔を照らして，診察を行う。

図3-2 鼻鏡検査

I 診察法

2 │ 診察内容

鼻漏の有無，性状，鼻中隔彎曲の有無，下鼻甲介の腫大の程度（肥厚性鼻炎），アレルギー性鼻炎の有無，閉塞病変たとえば鼻茸（ポリープ），腫瘍，異物（小児）の有無などを調べる。

3. 口腔の診察法

口腔の診断では口腔粘膜の観察が重要であり，そのほか，舌，軟口蓋の運動，唾液の流出などを観察する。

4. 咽頭・食道の診察法

1 │ 咽頭の視診

咽頭の視診の際には舌圧子を用いて，軟口蓋や咽頭後壁，口蓋扁桃を観察する。鼻咽頭の視診には後鼻鏡や硬性内視鏡（rigid fiberscope）が，下咽頭には間接喉頭鏡がもっぱら用いられていたが，最近では内視鏡（図3-3）を用いて観察するようになっている。咽頭反射の強い患者においても確実な視診ができる。

鼻腔の狭い例では血管収縮薬をスプレーし，くもり止めを施した内視鏡の先端を鼻孔から挿入する。下鼻甲介，鼻中隔を経て，正面に鼻咽頭天蓋，外側に耳管開口部を見ることができる。さらに挿入し軟口蓋を越えると，舌根，喉頭蓋，喉頭蓋谷（vallecula，舌根と喉頭蓋の移行部）が視野に入る。喉頭蓋を越えると，声帯および披裂軟骨をはさんで梨状窩を見ることができる。中高年男性のアルコール常飲者では，梨状窩の腫瘍の有無の観察が特に重要である。

2 │ 咽頭の触診

咽頭の炎症は多くの場合，圧痛を伴う頸部リンパ節腫脹をきたす。咽頭炎が比較的軽症で頸部リンパ節炎が発熱の原因となることもしばしばある。

咽頭がんや悪性リンパ腫では高率に頸部リンパ節転移や腫大をきたすので，局所の視診と同時に頸部の触診が極めて重要である（図3-4）。

3 │ 食道の初診時診察

気管・食道は，それぞれ喉頭，咽頭から連続した器官であり，気管・食道疾患の診断や異物摘出などの治療に際して耳鼻咽喉科が関与することが多い。しかし，気管は気管支に，食道は胃につながっており，気管支・肺や胃の障害と関連していることも念頭に置いて，呼吸器科や消化器科での情報も含めて診断にあたる必要がある。

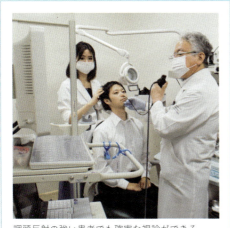

咽頭反射の強い患者でも確実な視診ができる。

図3-3 内視鏡

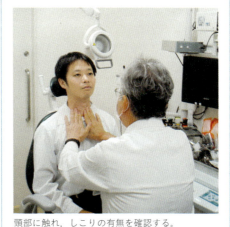

頸部に触れ，しこりの有無を確認する。

図3-4 頸部の触診

5. 喉頭・気管の診察法

　喉頭の検査は，初診の問診時にすでに始まっているといえる。喉頭疾患の主症状は，嗄声と喘鳴や呼吸困難のような呼吸の異常であり，問診時の音声や呼吸の状態から，大まかな診断が可能である。声のかすれ方の聴覚的印象から喉頭疾患の鑑別も可能であり，喉頭疾患の診断上極めて重要である。また，症状が嗄声のみであっても，必ず頸部の触診を行い，リンパ節腫脹の有無（炎症性リンパ節腫脹または喉頭がんの頸部リンパ節転移），甲状腺腫脹の有無（甲状腺がんによる反回神経麻痺），甲状軟骨の可動性（喉頭がんが軟骨に浸潤すると可動性がなくなる）などを確認する。

1　間接喉頭鏡検査

　間接喉頭鏡検査（indirect laryngoscopy）は，喉頭疾患に対してルーチンに行うべき，基本的かつ最も重要な検査である。喉頭内視鏡が普及し，簡便に使用できるようになったが，咽喉頭全体の把握のために間接喉頭鏡検査を行う。咽頭反射が強い患者以外は無麻酔で検査可能である。咽頭反射が強い場合も4%キシロカインで軽く表面麻酔をすれば検査ができるが，乳幼児や表面麻酔をしても咽頭反射が生じる患者の場合は無理をせず，喉頭内視鏡を用いて観察する。

❶検査の実際

　患者には椅子に深く腰掛けてもらう。義歯の場合は必ずはずしてもらう。患者の上体はやや前傾に，顎を前に突き出すようにしてもらう。この体位で咽頭から喉頭が直線上になり，喉頭の観察が可能になる。舌をガーゼで把握し，軽く引き出し，間接喉頭鏡で軟口蓋を圧排するようにして，中咽頭に挿入する。この際，咽頭反射を予防するために，喉頭鏡が咽頭後壁に接触しないように注意する。患者に「エー」または「イー」と発声してもら

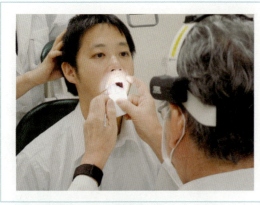
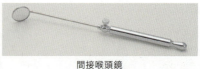
間接喉頭鏡

舌を軽く引き出し，間接喉頭鏡で軟口蓋を圧排するようにして中咽頭に挿入する。

図3-5 間接喉頭鏡による検査

うと，喉頭の観察が容易になり，声帯の運動の観察もできる（図3-5）。

❷ 呼吸時・発声時の声帯の観察

　咽喉頭の全体像の観察に続いて，喉頭粘膜，特に声帯粘膜の変化や声帯の運動を十分に観察する。声帯の運動は，呼吸，発声を繰り返してもらい観察する。

2 ストロボスコープ検査（喉頭ストロボスコープ検査）

　喉頭原音は声帯の振動により生じるため，喉頭疾患による音声障害では声帯の振動に異常があることが多い。しかし，声帯は60〜800Hz（1秒間に60〜800回振動）で高速に振動するため，通常の光源で声帯振動を観察することはできない。

　喉頭ストロボスコープ（laryngostroboscope）は，声帯の振動数とわずかに異なる周期で点滅する特殊な光源を用いて，声帯の振動をゆっくりした振動として観察できるようにしたもので，喉頭疾患の観察のみならず，喉頭マイクロ手術における切除範囲の決定に際しても有用である。この光源を間接喉頭鏡検査や喉頭内視鏡検査に使用することにより，それぞれの観察法での声帯振動の観察が可能となる。

6. 音声・言語の診察法

　音声障害には，器質的音声障害と機能的音声障害がある。**器質的音声障害**とは，喉頭，特に声帯の何らかの異常により生じる音声障害で，喉頭炎や声帯ポリープ，声帯結節，喉頭がんなどによる声帯粘膜の変化や反回神経麻痺などによる声帯運動の障害が原因となる。一方，**機能的音声障害**は，声帯粘膜や声帯の運動は正常であるが，発声時の声帯運動の調節異常により生じる音声障害で，ホルモン異常や心因性のものがある。これらの音声障害の診断には問診時の音声の聴覚的印象が極めて重要であるが，その診断，治療効果の判定には音声検査を行う。

7. 頸部の診察法

頸部疾患の診断の基本は視診と触診であり，これらにより多くの疾患の鑑別が可能である。特に頸部腫瘍の診断では，視診・触診による腫瘍の部位，硬さや可動性，圧痛の有無などの腫瘍の性状により，良性，悪性の大まかな鑑別が可能である。さらには頸部腫瘍が頸部リンパ節転移である場合は，原発部位を予測することもできる。頸部腫瘍の視診・触診の結果から可能性のある疾患を想定して検査の手順を考える。

B 問診

耳，鼻，咽喉（のど）の症状は全身疾患の部分症であることも少なくないことから，絶えずそのことを意識して問診を行う必要がある。また，種々の疾患を想定して頭の中で鑑別しながら問診を行う。良い問診であるか否かは，問診を行う者がいかに疾患を鑑別しながら行っているかによって決まる（表3-1）。

C 視診

患者が診察室に入ってくる際の歩き方，表情に気をつけることはすべての診療科に共通して大切なことである。独特の歩き方（パーキンソン病），よろける様子，顔の表情（苦悶様，無表情など）など外観のすべてに注意する。

一般的に視診は耳介，顔面，頸部の形態，発疹（ヘルペス*），腫瘍に注意する。次に，耳鏡により外耳道，鼓膜を検査する。この際は，拡大して観察できるオトスコープ（図3-1 参照）や顕微鏡を使用することが望ましい。

- 鼻腔：鼻鏡や内視鏡を使用して観察する。これらにより鼻中隔彎曲，下鼻甲介の肥厚，鼻腔内ポリープ，腫瘍などが判明する。
- 口腔：視診により舌の潰瘍，腫瘍，粘膜病変，扁桃の病変などが診断される。
- 喉頭：間接喉頭鏡や内視鏡を使用して観察する。これらにより声帯の運動異常（麻痺），

表3-1 問診時に確認すべきポイント

❶ 主訴：どのような症状があるか
❷ 現病歴：その症状がいつから，どういう状況で起こったのか，その後の症状の強さ，持続のしかたはどうか，新たな症状が加わったのか，発症前の体調，生活状況（過労，ストレス，睡眠不足など）
❸ 既往歴：今までに罹った病気，治療歴，入院歴，手術歴，服薬中の薬の内容
❹ 家族歴：両親，兄弟姉妹の既往歴，現在治療中の病気（糖尿病，高血圧，がんなど）
❺ 社会歴，生活像：職種，起床・就寝時間，食習慣，運動習慣，ストレスの有無など

* **ヘルペス**：疱疹。皮膚発疹名の一つで小水疱，小膿疱の集簇した状態を表す言葉。疱疹を呈する疾患には，単純疱疹，帯状疱疹，ジューリング疱疹状皮膚炎などがある。

声帯ポリープ，声帯がんがみつかる。
- 下咽頭：下咽頭の内視鏡による診断は特殊な技術を必要とするが，頑固な咽頭痛があれば下咽頭がんを疑い，検査を行う。

D 触診

　顔面，頸部の腫瘍性病変の触診は基本的診察法である。触診により圧痛の有無，腫瘍の大きさ，硬さ，可動性，皮膚との癒着の有無などを確認し記載する。耳下腺腫瘍，顎下腺腫瘍，甲状腺腫瘍，頸部腫瘍などが対象となる。

II 検査

A 機能検査

1. 聴覚検査

1 音叉による検査

　音叉（図3-6：tuning fork）には，c（128Hz），500Hz，fis^4（2860Hz）などの種類があるが，1本だけ用いる場合は500Hzのものがよい。

❶ **ウェーバー法**（ウェーバー試験）

　ウェーバー（Weber）法とは，音叉を前頭部正中線上に当て，どちら側に音が偏るかを調べるというもの。伝音難聴では患側に強く聞こえる。感音難聴では健側に強く聞こえる。

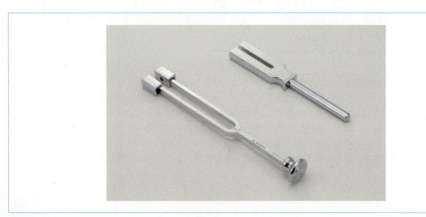

図3-6 音叉

❷ リンネ法（リンネ試験）

リンネ（Rinne）法とは，同一耳について骨導と気導の聴取時間を比較するというもの。まず乳様突起に音叉を当てて，聞こえなくなったら耳の近くにもっていき聞こえるかどうか調べる。次に，逆の順序で，まず耳で聞き（気導），聞こえなくなった後に乳様突起に当てる（骨導）。伝音難聴では骨導のほうが長く（Rinne 陰性），感音難聴では逆に気導のほうが長い（Rinne 陽性）。

2 純音聴力検査

純音聴力検査（pure tone audiometry）とは，**純音***（通常 125，250，500，1000，2000，4000，8000Hz）を受話器によって聞かせ，被検者の聴力を測定する検査。検査音が聞こえた場合に，被検者が手元のスイッチを押すことで検査音が認知できているのかを判断する。聞こえる最も小さい音の強さは被検者の聴力を示し，これを被検者の**最小可聴値**（聴覚閾値）とよぶ。検査には**オージオメータ**を用い，検査結果を図示したものを**オージオグラム**（図3-7）とよぶ。オージオグラムは，横軸に周波数（Hz），縦軸に dB（音の強さ）を示し，図の上から下にいくほど音が大きくなる。右耳の気導は○を実線で結び，左耳のそれは×を破線で結んで表す。

❶ 気導聴力検査（air conduction threshold test）

気導受話器を装着して，外耳孔からの聴力を測る方法を**気導聴力検査**という（図3-8）。聴力レベル0dBは，正常聴力者で聞こえるか聞こえないか程度の最小の強さの平均である。検査音が 50dB 以上になると，気導受話器からの音は骨導により反対側の耳に伝わる（交

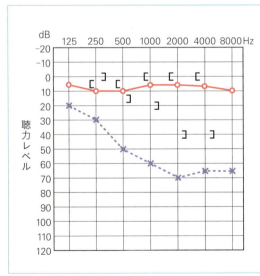

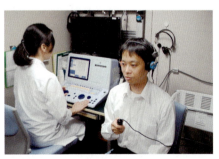

気導聴力検査では右耳○，左耳×で示し線で結ぶ。骨導聴力検査では右[，左]で示す（線では結ばない）。このオージオグラムでは，右耳が正常で，左耳が混合性難聴であることを示す。

図3-7 オージオグラム（右耳：正常，左耳：混合性難聴）

---

* **純音**：単一の正弦波のみを含んだ音。

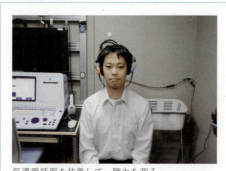
気導受話器を装着して，聴力を測る。
図3-8 気導聴力検査

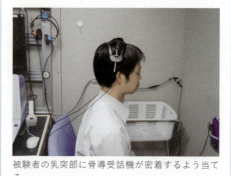
被験者の乳突部に骨導受話機が密着するよう当てる。
図3-9 骨導聴力検査

差聴取という）。交差聴取が起こると，難聴側の聴力を正確に測定できなくなる。このため反対側の耳に雑音（ノイズ）を与えて検査音の交差聴取を防ぐ必要があり，これを**マスキング***という。両耳の聴力差が40dB以上の場合，マスキングを考慮する。

❷骨導聴力検査（bone conduction threshold test）

骨導聴力検査では，骨導受話器（図3-9）を被検者の乳突部に密着するように当て，骨への振動から内耳に至るまでの聴力を測る。この際イヤリングなどのアクセサリーをはずすとともに髪の毛が受話器と皮膚との間に入らないようにする。また耳介を強く前方に倒すと，外耳道が閉鎖されるので注意する。

骨導聴力検査では，反対側耳に気導受話器をつけて必ずマスキングノイズを入れる。測定方法は気導聴力検査と同様であるが，125Hzと8000Hzは測定しない。記録は右耳を「[」，左耳を「]」で示し，線では結ばない（図3-7）。

純音聴力検査の気導，骨導所見の関係から，次の診断が可能となる。

（1）伝音難聴

伝音難聴（conductive hearing loss）とは，気導値は種々の程度の異常を示すが骨導値は正常な場合をいう（例：慢性中耳炎，耳硬化症など）。気導値と骨導値の差を**気骨導差**（**A-Bギャップ**）という。純音聴力検査では図3-10 ①のようなオージオグラムを示す。

（2）感音難聴

感音難聴（sensorineural hearing loss）では，図3-10 ②のようなオージオグラムを示し，気導値と骨導値はともに異常であるが気骨導差はみられない。内耳から大脳皮質までの聴覚路の障害を感音難聴というが，内耳を除き，第Ⅷ脳神経より大脳皮質までの聴覚路の障害を**後迷路性難聴**（retrocochlear hearing loss）という（例：聴神経腫瘍を代表とする小脳橋角部腫瘍）。アミノ配糖体（カナマイシンなど）やメニエール病などによる内耳障害の場合の難聴

---

* **マスキング**：検査音の聴覚閾値がノイズ（雑音）などの音によって上昇する現象。遮蔽現象ともよばれる。両耳の聴力差が大きい場合や骨導聴力検査では健耳または反対側耳にマスキングノイズを負荷しないと交差聴取が生じ，正確な聴覚閾値が得られない。

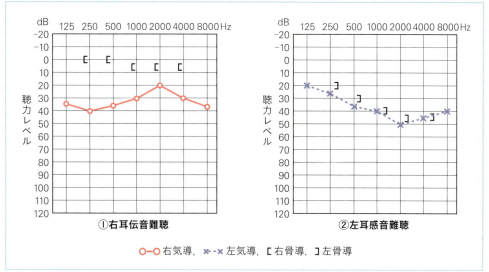

図3-10 伝音難聴,感音難聴のオージオグラム

は**内耳性難聴**(cochlear hearing loss)とよばれる。

(3) 混合性難聴

　伝音難聴と感音難聴の混合型で,気導,骨導ともに障害されているが,気骨導差を認める場合を**混合性難聴**(mixed hearing loss)という(慢性中耳炎で内耳炎を併発した例など)。

　特殊な場合として,伝音障害であるが骨導値が2000Hzを中心に障害を示す場合がある。耳硬化症にみられる所見でカルハルトの陥凹(Carhart notch)という。

3　語音聴力検査

　語音聴力検査(speech audiometry)は語音を用いて行う検査で,最高明瞭度を求める語音弁別能検査と閾値を求める語音聴取閾値検査がある。言語の違いから用いる語音は国によって異なり,わが国では単音節を用いているが,外国では単語を用いている国もある。

❶語音弁別能検査(speech discrimination score test)

　50語ないし20語を録音してある単音節のリスト(図3-11-右)を受話器から聞かせ,音をしだいに強め,50語(57-S語表)あるいは20語(67-S語表)のうちいくつ正しく聞き取れたかを％で示す。横軸に音圧,縦軸に％をとり,図に示したものを**語音明瞭度曲線**といい,所定の記録用紙に表したものをスピーチオージオグラム(図3-12)という。最も良く聞こえた％を最高明瞭度とする。

　正常者では50dBの強さで100％を示す。伝音難聴では音を強くすれば100％に近づく。つまり正常者の曲線を右に寄せたカーブを示す。感音難聴では音を強くしても80％以上にはなりにくく,音を強くするとかえって明瞭度が下がることもある。

　感音難聴で聴力レベルが軽度であるにもかかわらず語音明瞭度が不良な例では,内耳性難聴よりも第Ⅷ脳神経障害(聴神経腫瘍など)を含む**後迷路性難聴**が考えられる。

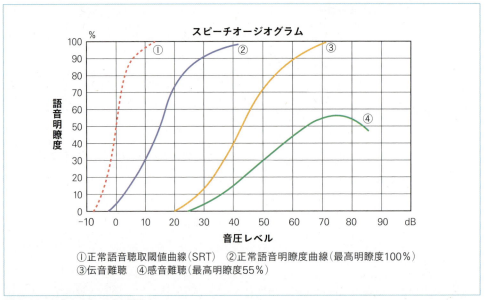

図3-11 語音聴力検査で用いる語音のリスト

図3-12 スピーチオージオグラム

❷ 語音聴取閾値検査 (speech recognition threshold test)

語音聴取閾値検査は，検査する語音（1桁数字リスト，図3-11-左）の大きさを変えて聞かせ，言葉が50％聞き取れる語音聴力レベルを閾値とする。正常値は語音のレベルで0dBである。純音聴力検査の500Hz，1000Hz，2000Hzの平均値とほぼ同等の値となる。

4 補充現象検査

感音難聴は，蝸牛の障害による内耳性難聴と，蝸牛に続く蝸牛神経から大脳皮質の間に原因のある後迷路性難聴に分類される。突発性難聴，メニエール病は内耳障害の代表的な疾患であり，聴神経腫瘍や脳梗塞などに伴う難聴は主に後迷路性難聴である。この両者を鑑別するために行われるのが**補充現象検査**（recruitment test）であり，いくつかの方法がある。補充現象（リクルートメント現象）とは一側の障害によって聴力閾値が上昇しているにもかかわらず，ある一定以上の音の強さになると健側耳と同じくらいの大きさに感じる

現象をいう。

❶ **バランス(ABLB)検査**(alternate binaural loudness balance test, balance test)

原則として一側が正常な例が対象となる。難聴耳に閾値上10〜20dBの音を聞かせ，次いでその音を正常耳に聞かせて同じ大きさに聞こえる音のレベルを求めていく。左右の耳がほぼ同じレベルになれば陽性とする。

❷ **SISI検査**(short increment sensitivity index test)

閾値上20dBの音を聞かせ，5秒間に1回1dB音を大きくし，20回のうち何回わかったかを求めSISIスコアとする。60％以上を陽性，15％以下を陰性とする。

❸ **不快レベル(UCL)検査**(uncomfortable loudness test)

音を閾値から5dBずつ大きくしていくと，うるささを感じ，これ以上は聞いていられない不快な音になって，痛みさえ感じる。このときのレベルを不快レベルという。正常耳ではおよそ90dBである。閾値と不快レベルとの差（ダイナミックレンジ）が正常値より小さいとき補充現象陽性とする。

❹ **自記オージオメトリー**(self-recording audiometry)

被験者に100Hzから1万Hzまでの音を15分間連続的に聞かせ，次に断続的に聞かせて，両者の閾値差，波形振幅を比較する。振幅の縮小は補充現象を示す。

5 インピーダンス聴力検査

インピーダンス検査(impedance audiometry)では，ティンパノメトリーとアブミ骨筋反射検査が行われる。

❶ **ティンパノメトリー**(tympanometry)

ティンパノメトリーは，鼓膜の可動性をみる検査である。検査では，外耳道を密閉する耳栓を装着する。耳栓には3本の管がつながっており，それぞれ，音の出力，外耳道内の音圧測定，外耳道内の圧の変化を行う。検査では，ある一定の周波数の音（通常226Hz）を出力しながら外耳道内の圧を変化させ，その際の音圧の変化から鼓膜の可動性を測定する。結果はティンパノグラム分類（図3-13）に表される。なお，この検査の実施は，鼓膜

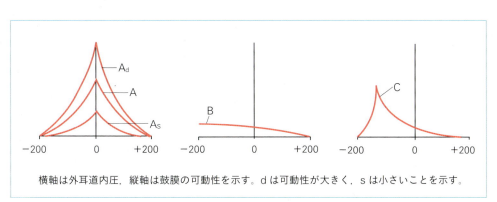

横軸は外耳道内圧，縦軸は鼓膜の可動性を示す。dは可動性が大きく，sは小さいことを示す。

図3-13 ティンパノグラム分類

に穿孔のない症例が対象となる。

臨床的には滲出性中耳炎の診断に有用（Bタイプ）であるが，そのほか鼓膜萎縮，耳管開放症などの診断にも有用である（Aタイプは正常，Cタイプは中耳の陰圧状態を示す）。耳硬化症，耳小骨連鎖離断については確実な診断はできないが，それぞれに典型的な所見（As型とAd型）を示す例もあるので参考所見とする。

❷アブミ骨筋反射検査（stapedial reflex test）

大きな音に対して，両耳のアブミ骨筋は同時に収縮する。アブミ骨筋が収縮すると鼓膜のインピーダンス*が変化するので，変化したことをインピーダンスメーターで調べる。反射が起こる最小の音圧を反射閾値といい，個人差が大きいが左右差は少ない。検査結果は図3-14のようなグラフに表される。

60dB以下の内耳性難聴では反射はほとんどの例で測定できるので，逆に反射が欠如する場合，伝音障害の有無や第Ⅷ脳神経障害（特に聴神経腫瘍）の有無をさらに検討する必要がある。伝音難聴があると反射は欠如することが多い。

6 他覚的聴力検査

❶聴性脳幹反応（ABR）検査（auditory brainstem response test）

（1）聴力検査としての応用

聴性脳幹反応は，音刺激によって蝸牛神経から脳幹に生じる誘発電位を平均加算することで得られる反応である。音刺激を毎秒10～30回与え，1000回程度加算すると，健常者では音刺激から10ミリ秒以内に5～7個の波が得られる。一般にⅠ波は蝸牛神経，Ⅱ

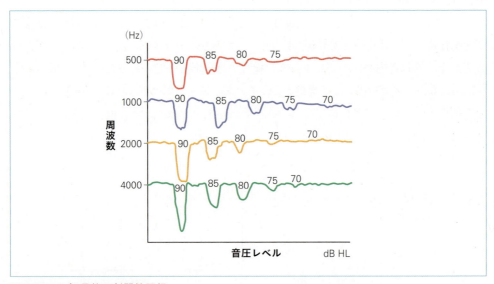

図3-14　アブミ骨筋反射閾値記録

＊**インピーダンス**：エネルギーに対する抵抗。中耳伝音機構の音響インピーダンスを測定することにより，伝音障害の有無を検査する方法をインピーダンス聴力検査とよぶ。

波は蝸牛神経核，Ⅲ波は上オリーブ核，Ⅳ波は外側毛体，Ⅴ波が下丘から生じるとされている。これらのうちⅤ波が最も著明で安定して記録され，また聴覚閾値との関連も強いので，聴力の指標として用いられる（図3-15）。そのほか，Ⅰ波やⅢ波が明瞭に認められる。

乳幼児では脳の発達に伴って潜時が短縮する。また，脳の発達が遅れていると波が欠如し，誤って高度難聴と判断されることがあるため，聴性行動反応聴力検査などの乳幼児聴力検査も参考にして判定する必要がある。

(2) 自動ABR検査

先天性聴覚障害の早期診断は言語取得や知的・情緒面の発育にとって極めて重要である。特に最近では先天性聴覚障害に対する人工内耳植え込み術の有効性が明らかになっており，新生児聴力スクリーニング検査が行われている。新生児聴力スクリーニング検査には自動ABR検査と歪成分耳音響放射検査が行われているが，特に自動ABR検査はコンピューターによって自動的に正常・異常の判定がなされるため，簡便な検査として普及している。自動ABR検査で異常と判定された場合は，一定期間をおいて再検査を行うか通常のABR検査を行う。

(3) 神経学的検査としての応用

聴性脳幹反応は聴力の指標だけではなく，これら聴覚伝導路内の障害によって各波が生じる潜時が延長したり，波が消失したりするため，聴神経腫瘍や脳幹の障害，昏睡患者の予後診断などにも用いられる。

❷ 聴性定常反応（ASSR）検査 (auditory steady-state response test)

音刺激を高頻度で与えることにより誘発される反応をいう。聴性脳幹反応検査（ABR検査）は高周波数領域での聴力を調べているが，ASSRは低周波数領域の聴力を推定できる。この反応は睡眠状態によって影響を受ける。成人では変調周波数40Hzで測定すると，その

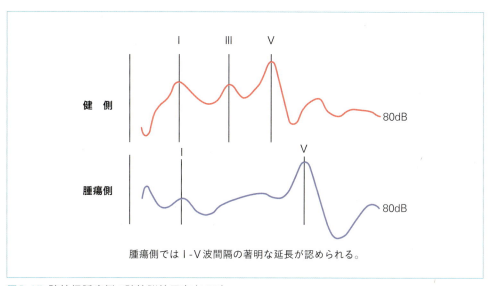

腫瘍側ではⅠ-Ⅴ波間隔の著明な延長が認められる。

図3-15 聴神経腫瘍例の聴性脳幹反応（ABR）

閾値はオージオグラムの閾値とよく一致するが，睡眠時ではほとんど反応が認められなくなる．しかし，変調周波数 80Hz にすると反応が得られる．幼小児では睡眠時に変調周波数 80Hz の刺激音で良好な反応が得られる．幼小児の聴力測定や心因性難聴の疑いのある例に ABR 検査とともに用いられる．

❸ 蝸電図検査（electrocochleography）

蝸電図検査とは，外耳道の鼓膜の直前に電極を置くか，あるいは針電極を鼓膜をとおして鼓室岬部に当て，音をスピーカーより与え反応を加算することにより，内耳の電気現象のうち活動電位（action potential；AP），加重電位（summating potential；SP），蝸牛マイクロホン電位（cochear micro-phonics；CM）を記録するというもの．AP は聴力の指標として乳幼児の聴力検査に用いられていたが，乳幼児では全身麻酔を要するので，最近では自動 ABR 検査が行われることが多い．AP，SP，CM は，各種内耳病態の比較，予後判定に用いられている．

❹ 耳音響放射検査（otoacoustic emission test）

（1）誘発耳音響放射検査（evoked otoacoustic emission；EOAE）

誘発耳音響放射検査では，種々の音に対して内耳から逆に外耳道に音が反射されているので，加算器により記録することができる．音刺激より 20 ミリ秒付近に OAE が記録できる．OAE は内耳の外有毛細胞機能と関係するものと考えられている．臨床上，内耳の障害部位診断，乳幼児の聴力検査，心因性難聴の診断などに用いられている．

（2）歪成分耳音響放射検査（distortion product otoacoustic emission；DPOAE）

歪成分耳音響放射検査は，耳に 2 つの周波数の純音（周波数 f_1 と f_2，$f_1 < f_2$〔f_2 のほうが強い音圧〕）を同時に聞かせると，外耳道の内で $mf_1 \pm nf_2$（m，n は整数）の周波数成分が記録される検査である．ヒトでは $2f_1 - f_2$ 周波数成分のみがよく記録される．これは f_2 付近の周波数の音響に対する蝸牛機能を反映するものと考えられている．EOAE と比べて周波数別に検査ができる利点がある．この現象は EOAE や自動 ABR 検査と同じく新生児聴力のスクリーニングに用いられる．

7 乳幼児聴力検査

❶ 聴性行動反応聴力検査（behavioral observation audiometry；BOA）

聴性行動反応聴力検査とは大まかには，太鼓や鈴などを用いて小児の背後から音を聞かせると，6 か月以上の小児では敏感に振り向くが，この反応の有無をみて高度難聴かどうかを判断する検査である．**閾値を測定するには防音室で行う．**

❷ 条件詮索反応聴力検査（conditioned orientation reflex audiometry；COR test）

図 3-16 に示すような簡単な装置を使用する．装置にはスピーカーが被検児の左右斜め前方にあり，その下方に人形があり，豆電球が組み込まれている．まず大きめの音と豆電球による光刺激を同時に与え，子どもが振り向いたならば刺激を止め，次に反対側から同様の刺激を与える．この操作を数回繰り返すと，通常，子どもは条件づけられる．音だけ

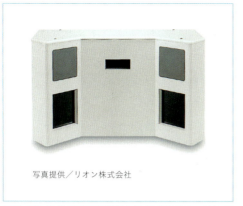

写真提供/リオン株式会社

図3-16 条件詮索反応聴力検査（COR test）に用いる装置

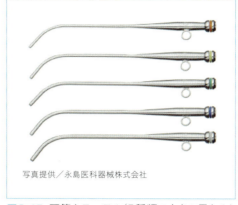

写真提供/永島医科器械株式会社

図3-17 耳管カテーテル（5種類の太さの異なるもの）

で振り向いた場合に，ほうびとして人形の電球をつけてみせる。スピーカーを用いているので両耳の聴力を調べることができる。これを条件詮索反応聴力検査という。この方法は8か月〜3歳児に行う。

❸ **遊戯聴力検査**（play audiometry）

3歳前後以上の小児で，受話器により音を聞かせ，音が聞こえたらビー玉，おはじきなどの玩具を一方から他方に移動させて反応とする。

❹ **ピープショウテスト**（peep show test）

3歳以上の小児が対象である。スピーカーや受話器から音が聞こえたときにだけスイッチを押すと，箱内の電気がついて中のおもちゃを窓からのぞくことができたり，ミニチュアの列車がレール上を走り出したり，スクリーンにスライドが投影されたりする。条件反射を利用した方法である。

2. 耳管機能検査

耳閉感のある例や滲出性中耳炎の例では耳管機能検査が行われる。

1 耳管通気検査

耳管通気検査には，以下に述べるようにいくつかの方法がある。

❶ **耳管カテーテル法**

耳管カテーテル法とは，金属性の先端の彎曲した耳管カテーテル（図3-17）を鼻孔より挿入し，その先を耳管咽頭口に当て空気を送り込み，空気が通る際の雑音を患者の耳に当てたオトスコープを介して検者の耳で聴取するというもの。

小児ではカテーテル挿入が困難なためポリツェルゴム球を用い，ゴム球の先端（オリーブという）を鼻孔に挿入し，挿入していない側の鼻孔をふさぎ，患児に「ハック」と言わせ，そのときにゴム球を圧迫し空気を入れ，その際の雑音をオトスコープで聞く（ポリツェル法）。

❷ ティンパノメトリーを用いる方法

鼓膜に穿孔がない場合，ティンパノメトリー*を行う。ティンパノメトリーでは，外耳道を 200mmH₂O まで加圧し，そこから徐々に圧を下げ －200mmH₂O まで減圧し，その際の鼓膜の可動性を調べる（図 3-18）。この方法を，鼻をつまんで口を閉じ強く呼気を鼻に送ったときと，鼻をつまんで嚥下したときとに行い，中耳圧のピークの位置変化が起これば耳管は機能していると判定する。

鼓膜に穿孔がある場合は，外耳道を密閉し，加圧，減圧した際の圧の変化を調べる。通常加圧によって耳管が開けば減少し，さらに嚥下をすることにより中耳圧が下がる。減圧の場合も同様である。

❸ 耳管鼓室気流動態法

耳管鼓室気流動態法（tubo-tympano-aerodynamic graphy；TTAG）とは，ヴァルサルバ法（鼻をつまんで耳管より中耳に空気を送る）などによる中耳腔の圧変化を，外耳道を密封し，圧トランスデューサーによって外耳道圧変化を記録する方法である。

❹ 音響耳管法

音響耳管法（sonotubo-metry）とは，外耳道を小型のマイクロホンで閉鎖し，検査側の鼻腔に 5250 ～ 9310Hz の音を入れ，約 10 秒間に 2 回空嚥下を行わせる。この際，耳管が開けば外耳道のマイクロホンに鼻腔の音圧変化が記録されるというものである。嚥下運動で生じる咽頭雑音が同時記録され，これと一致する音圧変化が耳管の開閉を示す。

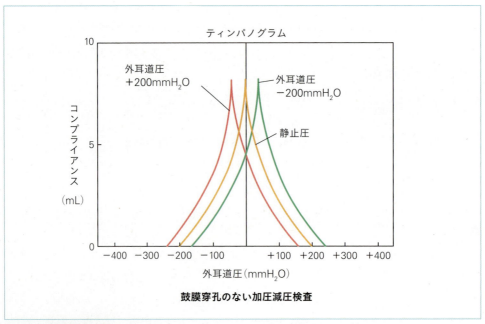

図 3-18 耳管機能検査

＊**ティンパノメトリー**：鼓膜の可動性，動きの程度を調べる検査。本節 -A-1-5「インピーダンス聴力検査」参照。

3. 平衡機能検査

内耳には三半規管と耳石器官（球形嚢，卵形嚢）とがあり，平衡を司っている。しかし，からだの平衡は，内耳と視覚，深部知覚*によって保たれており，平衡機能検査（equilibrium test）では内耳以外の検査（脳神経，自律神経など）も含めている。

これらの検査により，めまい，平衡障害が内耳に由来するものか，脳幹，小脳に由来するものか，あるいは全身的な原因（血圧の異常，心因性，内分泌異常，自律神経異常）によるものか鑑別する。

1 四肢平衡機能検査

これらは，平衡機能の異常や筋緊張の異常の有無を全体としてとらえるのに有用である。

❶ロンベルグ（Romberg）検査

両足をそろえて立ち，開眼時と閉眼時で動揺の様子を観察する。

❷マン（Mann）検査

足を前後一直線に置き，開眼時，閉眼時の転倒傾向をみる。

❸足踏み検査

閉眼した状態で同じ場所で50歩足踏みさせ，その際の動揺，偏り（偏倚現象の有無），移動距離を測定する。

❹遮眼書字検査

開眼と閉眼で手を紙につけないで，上から下に向かって字を書かせ，垂直線からの偏りをみる。

❺重心動揺検査（stabilometry）

直立における重心動揺の全体像を観察する（図3-19）。侵襲もなく簡便な検査で中枢障害と末梢迷路障害，脊髄固有反射の亢進（脊髄小脳変性症など）の鑑別が可能である。開眼，閉眼ともに行う。重心動揺軌跡距離（軌跡長），重心動揺面積，単位面積長，左右方向への変位，前後方向への変位，ロンベルグ率などで評価する。

2 眼振検査

眼振（眼球振盪，nystagumus）とは，リズミカルな眼球の往復運動である。外から種々の刺激を加えることにより誘発されるため，様々な検査に用いられる。速く動く方向を眼振の方向（急速相）とする。反対側への動きは緩徐相とする。

眼振には，正面視でみられる**自発眼振**，左右注視でみられる**注視眼振**，頭を特定の位置にしたときにみられる**頭位眼振**，頭を懸垂頭位から座位，あるいはこの逆に急に変換したときにみられる**頭位変換眼振**などがある。

＊**深部知覚**：視覚を用いなくても手足の運動の方向や程度，その位置，重量感や抵抗感を知ることができる感覚。

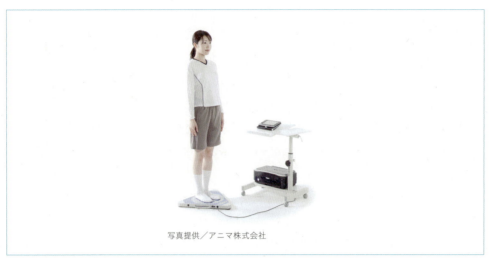
写真提供／アニマ株式会社

図3-19 重心動揺検査

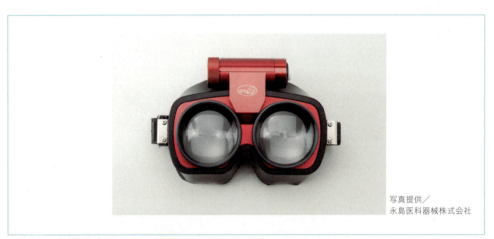
写真提供／
永島医科器械株式会社

図3-20 眼振検査（フレンツェル眼鏡）

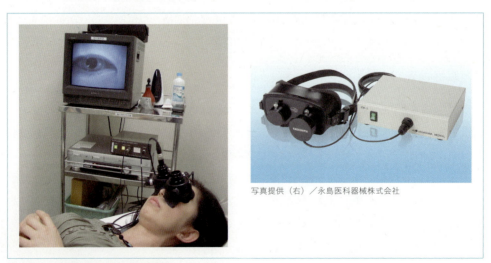
写真提供（右）／永島医科器械株式会社

図3-21 赤外線CCD下の眼振検査

眼振検査（nystagmus test）では、眼球の上下左右に電極を設置して眼球の動きを検出する。眼振の方向により、水平性、垂直性、回旋性などが区別され、病巣部位の推測に有用なものも多い。内耳の障害による眼振は固視（一点を見つめること）の影響を受けるため、**フレンツェル眼鏡**を使用して固視の影響を除くことが必要である（図 3-20）。最近では、赤外線を用いモニターテレビで観察することが可能である（図 3-21）。従来のフレンツェル眼鏡より赤外線のほうが眼振の摘発率が高い。

❶ 温度眼振検査

温度眼振検査（caloric test、カロリックテスト）とは、30℃、44℃のように冷水と体温より温かい温水を交互にある一定量を外耳道に注入し、これにより生じる眼振をフレンツェル眼鏡や赤外線下で観察するか、**電気眼振計**（ENG）で記録する（図 3-22）。

この検査によってのみ、一側の外側半規管の機能の状態が判定できる。氷水でも反応がない場合、**迷路機能廃絶**（dead labyrinth）という。フレンツェル眼鏡を使用する場合、眼振の持続時間、頻度を、ENG を用いる場合は持続時間、緩徐相速度を指標とする。廃絶や反応低下を示す疾患は、前庭神経炎、聴神経腫瘍、内耳炎、突発性難聴、メニエール病などである。

❷ 視運動眼振検査

視運動眼振検査（optokinetic nystagmus test：OKN test）では、目の前を一定の速度で動く縞模様を見せ、それによって生じる眼振を ENG で記録して分析する。右方向に指標が

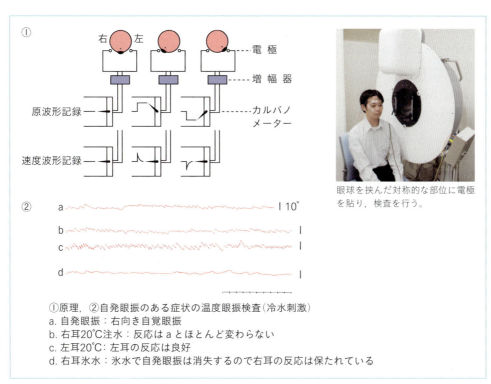

眼球を挟んだ対称的な部位に電極を貼り、検査を行う。

①原理、②自発眼振のある症状の温度眼振検査（冷水刺激）
a. 自発眼振：右向き自覚眼振
b. 右耳20℃注水：反応はaとほとんど変わらない
c. 左耳20℃：左耳の反応は良好
d. 右耳氷水：氷水で自発眼振は消失するので右耳の反応は保たれている

図 3-22 ENG記録の原理と記録波形

動くと，眼振は左向きに触発される。脳幹，小脳障害では眼振が触発されにくい。

❸ 視標追跡検査

視標追跡検査（eye tracking test：ETT）とは，一定の周期で左右に動く視標を眼で追わせ，その動きを ENG で記録する。眼が滑らかに視標を追うことができるかどうかを検査するというもの。小脳障害などでは，視標を滑らかに追えず，階段状の眼の動きを示す。

4. 嗅覚検査（基準嗅力検査）

嗅覚検査とは，定性的には種々の嗅素を浸したニオイ紙（ろ紙）を患者の鼻孔から 1cm のところで嗅がせ，嗅覚障害の程度を調べるというもの（T&T オルファクトメトリ）（図 3-23）。何らかのにおいを感じる閾値を検知閾値，何のにおいかわかる閾値を認知閾値という。特定の嗅素としては花香，果実臭，汗臭，焦臭，糞臭を 5 基準においとしている。簡便に**真性嗅覚障害**（鼻閉によらない障害）か否かを知るには，アリナミン®を静注し，ニンニク臭知覚の有無を調べる（アリナミン試験・静脈性嗅覚検査）。

5. 味覚検査

味覚検査（taste test）には，基本味覚検査と電気味覚検査がある。**基本味覚検査**は味覚溶液を用いるもので，種々の方法がある。一定濃度の味覚溶液を特定部位に塗布する方法や，各種濃度濾紙を用いる濾紙ディスク法などが一般的である。

電気味覚検査は，味蕾に電気刺激を与えると金属味や酸味が生じることを利用した検査法である。この味覚は，電気刺激により唾液が電気分解され味覚物質が生じるためと考えられている。本検査法は電気味覚計（図 3-24）によって容易に行うことができ，しかも定量的な閾値検査が可能である。顔面神経の障害部位検査などに広く用いられているが，味覚に関する障害の質を調べる検査法としては利用できない欠点もある。味覚検査は，顔面神経の障害部位診断のほか，味覚異常の客観化，治療効果の判定に有用である。

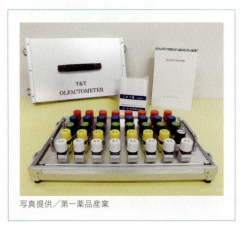

写真提供／第一薬品産業

図 3-23 T&T オルファクトメトリ

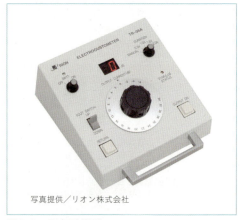

写真提供／リオン株式会社

図 3-24 電気味覚計

6. 唾液腺分泌機能検査

唾液腺分泌機能検査とは，唾液の分泌量により唾液腺の機能を検査するもので，唾液の採取法としては**総合唾液採取法**と**単一唾液採取法**がある。唾液分泌機能低下の客観化や，顔面神経の障害部位診断に用いられる。

総合唾液採取法は，一定時間の唾液を吐出させ唾液分泌量を測定する（ガムテスト）。単一唾液採取法はステノン管またはワルトン管にチューブを挿入し，一定時間の唾液分泌量を測定する方法で，耳下腺，顎下腺の分泌機能がそれぞれ検査できる。

放射性同位元素（Tc，テクネチウム）を用いると唾液分泌機能検査の正確な評価が可能である。シェーグレン病などすべての唾液腺が障害される疾患では，口唇の小唾液腺の生検による組織学的検査も有用である。

7. 音声検査

音声検査は，主に発声器官である喉頭の機能を客観的に検査するもので，声の高さ，声の強さ，平均呼気流量，発声持続時間などを同時に測定する。測定された結果はフォノラリンゴグラム（phono-laryngogram）として示される。

8. 構音検査（ソナグラフィー）

音声機能検査が発声器である喉頭から生じる喉頭原音の評価を主な目的としているのに対して，鼻，口腔，咽頭などの構音器官の機能も含めた音声の検査が**構音検査**（ソナグラフィー）である。**ソナグラム**（sonagram，図 3-25）は，音声の周波数成分，音圧，その時間的経過を記録したもので，音声・言語障害の診断，治療経過の評価などに利用されている。

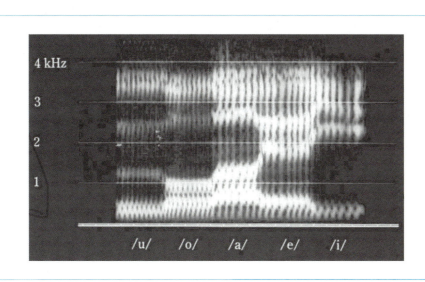

図 3-25 日本語母音のソナグラム

9. 言語検査

言語検査は，主に**失語症***や**吃音***などの機能性言語障害に対して行うことが多く，発語検査，復唱検査，喚語検査，書字検査，言語理解の検査などがある。

B 検体の検査

1. 生検（バイオプシー；biopsy）

耳鼻咽喉でがんを疑うような異常所見が得られた場合には組織を採取して病理組織検査を行う。必要に応じて局所麻酔を行うが，深頸部リンパ節の場合など，症例によっては全身麻酔下に生検を行う。また，唾液腺腫瘍や甲状腺腫瘍，頸部腫瘤では超音波ガイド下に穿刺吸引細胞診検査（FNA：fine-needle aspiration biopsy）が行われる。

C 画像検査

1. X線検査

1 耳のX線検査

シュラー（Schuller）**法**（図3-26）では，乳突蜂巣の発達の具合をみる。発育不良の場合は小児期の既往があると考えられる。**ステンバース**（Stenvers）**法**（図3-27）は内耳道の評価に用いられるが，左右別に撮影するため左右の比較が不正確である。そのため，内耳道の左右差の検査のためには経眼窩法が行われる。

2 鼻のX線検査

副鼻腔は直接視診できないため，X線検査を行う。スクリーニング検査*としては，後頭前頭位および後頭オトガイ位（Water's view）が用いられる（図3-28a）。病的陰影（粘膜の腫大，膿汁貯留，腫瘍陰影の有無）や骨破壊の有無を観察する。さらに詳しい情報を得るには副鼻腔CT検査を行う（図3-28b）。現在主流の副鼻腔内視鏡手術（ESS）にはCT検査が不可欠である。

---

* **失語症**：知能異常がなく，感覚障害が認められないにもかかわらず，言語機能が侵される状態。聴取，発語，読字，書字の4つの機能が障害されるものをいう。
* **吃音**：発語リズムの障害の一つ。
* **スクリーニング検査**：異常の有無を調べる第1次的検査。

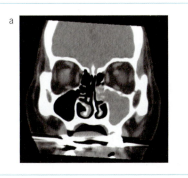

↓：乳突蜂巣

図 3-26 シュラー法

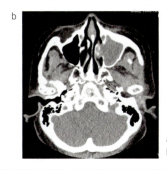

↓：内耳道

図 3-27 ステンバース法

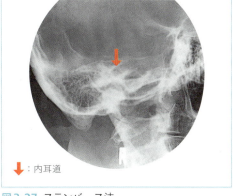

a．副鼻腔冠状断 CT 検査
b．副鼻腔水平断 CT 検査

図 3-28 左上顎洞炎

3　頸部 X 線検査

頸部 X 線検査は，頸部疾患の診断で最も基本的な検査であり，咽喉頭や気管などの形態の観察ができる。下咽頭や食道は描出されないが，気管から頸椎までの軟部組織の厚さから，間接的に下咽頭や食道の腫瘍の発見につながることがある。また，甲状腺腫瘍では，その組織型に特徴的な石灰化像が認められることが多く，診断上極めて有用である。

2. CT 検査

1　耳の CT 検査

CT（computed tomography；コンピューター断層撮影）**検査**では，外耳，中耳，内耳の診断には 1mm か 1.5mm の薄いスライスが用いられる。通常，冠状面と軸位面の両面で撮影する。外耳道閉鎖症，中耳炎，特に真珠腫性中耳炎による耳小骨，三半規管の破壊，顔面神経との関係，また，錐体尖の病変，内耳道の拡大，内耳奇形などの診断に有用である（図3-29）。最近は解像度を向上させ，かつ放射線被曝量を最小限にした Cone-beamCT（図3-30）が注目されている。

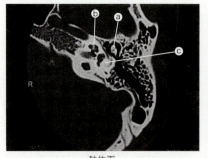 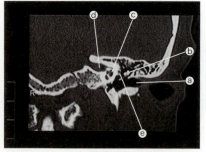

軸位面
a. 小骨，b. 蝸牛，c. 前庭半規管

冠状面
a. 外耳道，b. 耳小骨，c. 蝸牛，
d. 内耳道，e. 顔面神経管

図3-29 側頭骨CT像

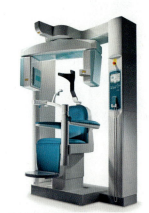 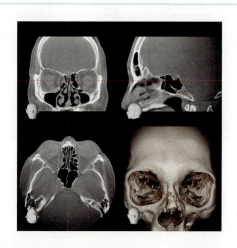

写真提供／株式会社モリタ製作所

図3-30 Cone-beamCT（左）と撮影画像（右）

2　頸部のCT検査

　腫瘍の進展範囲などの検査に不可欠な**CT検査**は，造影剤を用いることにより，血管との関係・腫瘍の良性・悪性の鑑別なども明らかとなり，診断・治療上極めて有用である。しかし，CT検査では義歯などによるアーティファクト（障害陰影，画像上のノイズ）が出やすく，アーティファクトのために診断が困難な場合はMRI検査を行うべきである。

3. MRI検査

1　頭部（耳）のMRI検査

　MRI（magnetic resonance imaging，磁気共鳴画像）**検査**の側頭骨病変への応用としては，特に腫瘍，内耳の形態異常，内耳病変，内耳道腫瘍，後頭蓋窩腫瘍の診断に有用である。

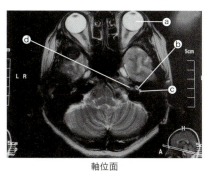
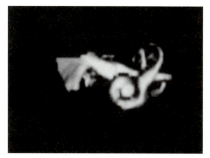

軸位面
a. 眼球, b. 蝸牛, c. 半規管・前庭, d. 内耳道

3D MRI
蝸牛，三半規管

図3-31 MRI像

造影剤を使用することで，腫瘍の性状が推測できる．脳梗塞，脳腫瘍，脳出血，脳の変性疾患，脳炎などの診断に有用である（図3-31）。

2 頸部のMRI検査

MRI検査は，生体の磁気反応を検出する検査法で，頸部の検査においても不可欠である。CT検査に比べてMRI検査では，①X線の被曝がなく，繰り返し検査が可能である，②任意の断面が得られる，③コントラスト分解能が高く，腫瘍組織などの正常組織と微妙に異なる変化をとらえることが可能である，④義歯などによるアーティファクトが少ない，など多くの利点がある。T_1強調画像とT_2強調画像の所見を組み合わせて診断するが，腫瘍の診断にはガドリニウム（Gd）を用いた造影MRI検査も行うことが望ましい。

4. PET検査

PET（positron emission tomography）**検査**とは，がん細胞が正常細胞に比べて3〜8倍のブドウ糖を取り込むという性質を利用し，ブドウ糖に似た物質（FDG）をアイソトープで標識して体内に注射してから全身をPETで撮影するというもの（図3-32）。**陽電子放射断層撮影**ともよばれる。FDGが多く集まるところががんの可能性があり，がんおよびその転移巣を早期発見する手がかりとなる。

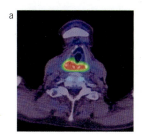
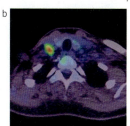

a．下咽頭原発部位
b．右頸部リンパ節転移

図3-32 頸部水平断PET検査

5. アイソトープ検査

^{67}Ga，^{99m}Tc など，放射性同位体（radioisotope）を用いた**アイソトープ検査**（RI 検査）が腫瘍の診断に利用されている。^{67}Ga は，主に悪性腫瘍に親和性が高く，悪性腫瘍で陽性像が得られることが多いが，炎症でも陽性像が得られるため注意を要する。^{201}Tl は，甲状腺がんに取り込まれ腫瘍細胞にとどまるため，^{201}Tl の取り込みの時間経過を検査することで甲状腺がんの診断が可能となる。

^{99m}Tc は，唾液腺組織や甲状腺組織に取り込まれるため，正常で陽性像が得られる。しかし，腫瘍組織には親和性がないため，唾液腺や甲状腺から腫瘍が生じると，その部位には ^{99m}Tc が取り込まれないため欠損像として描出されることになる。正常唾液腺に取り込まれる ^{99m}Tc の性質を利用して，唾液腺の機能検査としても応用されている。

6. 超音波検査

超音波の反射率，吸収率は組織の種類により異なる。その性質を利用して組織の質的診断を可能にしたのが**超音波検査**（echography）である。耳鼻咽喉科領域では，耳下腺腫瘍や顎下腺腫瘍，甲状腺腫瘍，頸部リンパ節腫脹などの診断に応用されている。ベッドサイドで簡単に検査ができ，放射線の被曝もないため病変の経過観察には非常に有用である。

7. 造影検査

1 唾液腺造影検査

唾液腺造影検査（sialography）とは，ステノン管，ワルトン管より造影剤を逆行性に注入し，耳下腺，顎下腺を造影する検査法で，炎症，腫瘍など唾液腺疾患の鑑別に有用である（図3-33）。造影剤としてはリピオドール®，ウログラフィン®などが用いられ，耳下腺で 1.2〜1.5mL，顎下腺で 1.0〜1.2mL 注入する。

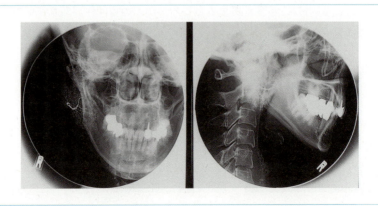

図3-33 唾液腺造影検査

炎症性疾患やシェーグレン病では腺部の点状陰影が，良性腫瘍では腫瘍部の陰影欠損，導管の圧排が，悪性腫瘍ではこれらに加えて造影剤の不規則な漏洩が特徴である。しかし最近はMRI検査が普及し，本検査は以前ほど行われなくなった。

2 気管支・食道造影検査

❶ 気管支造影検査

気管支造影検査（bronchography）は，腫瘍，炎症，異物などの診断に有用であり，気管支内視鏡では観察不可能な末梢気管支病変の診断のために行われるが，CT検査やMRI検査により微細な末梢気管支病変の診断が可能になるに従って，行われる頻度は少なくなっている。咽喉頭，気管を表面麻酔し，経鼻または経口にて気管内に挿入したカテーテルより造影剤を注入して撮影する。検査後は腹臥位で造影剤の喀出を促す。

❷ 食道造影検査

食道造影検査（esophagography）は，食道疾患の診断に際して重要な検査であり，特に食道web（鉄欠乏性貧血，プランマー-ビンソン症候群）や食道憩室など，食道内視鏡検査で観察しにくい病変の診断には不可欠である。造影剤としては，バリウムやガストログラフィン®が用いられる。食道の穿孔などが疑われる場合は，ガストログラフィン®などの水溶性造影剤を用いる。早期の食道がんなど，食道粘膜の微細な変化を検出することは困難であり，下咽頭内視鏡検査や食道内視鏡検査と適宜組み合わせて診断を進める必要がある。

D 内視鏡検査

1. 内視鏡検査

1 鼻咽喉内視鏡

近年では，鼻咽頭はもちろん，固有鼻腔の観察にも内視鏡が用いられている。固有鼻腔の観察には細めの内視鏡が適し，中鼻道深部や嗅裂，下鼻甲介後端など前鼻鏡で困難な部位も容易に観察することができる。また，耳管開口部やアデノイドの観察が容易である。

2 喉頭内視鏡検査

喉頭内視鏡には硬性と軟性があるが，一般には扱いが容易で，患者に与える苦痛が少ない**軟性喉頭内視鏡**（図3-34）が用いられる。

❶ 軟性喉頭内視鏡

通常，外径3mmの診断用軟性喉頭内視鏡は経鼻的に挿入するため，鼻腔の表面麻酔が必要であるが，声門下，気管の観察をする場合を除いて，咽喉頭の表面麻酔は必要ない。経鼻的に内視鏡を挿入できることで，発声時の声帯運動，嚥下時の咽喉頭の動きなどが観

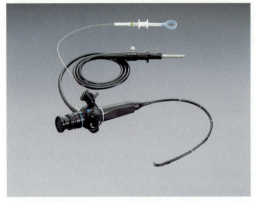

図3-34 軟性喉頭内視鏡

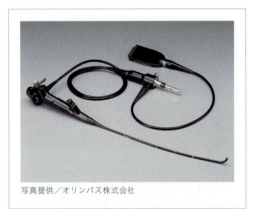

図3-35 電子内視鏡

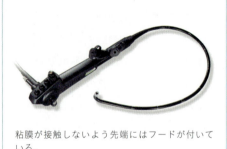

粘膜が接触しないよう先端にはフードが付いている。

図3-36 下咽頭内視鏡

察できる利点がある。

❷処置用内視鏡

軟性喉頭内視鏡には観察専用の細い診断用内視鏡のほかに、鉗子を挿入できる処置用内視鏡もあり、声帯ポリープの手術や組織生検、異物の摘出などを行うこともできる。

❸電子内視鏡

内視鏡の先端に小さなCCDカメラを付けたもの。電子スコープ（通称：デンスコ）とよばれる（図3-35）。最近の喉頭内視鏡の多くがこの方式である。

3　下咽頭内視鏡検査

下咽頭から上部食道の検査のための下咽頭内視鏡（図3-36）が開発されている。下咽頭内視鏡は先端にフードが付いており、下咽頭粘膜が直接内視鏡の先端に接触しないようになっている。また、検査時は専用のチャンネルより送気を行い、下咽頭を広げて観察する。局所麻酔下に座位で行う。細径内視鏡であることから経鼻的に挿入可能であり、経口腔的に挿入する通常の食道内視鏡に比べて容易に検査できることが利点である。

4　気管支・食道内視鏡検査

以前は硬性気管支鏡や硬性食道鏡が組織生検や異物摘出のために用いられていたが，現在は**気管支・食道電子内視鏡**が主流になっている。局所麻酔で検査が可能である。いずれも検査前約6時間は禁飲食として，検査時の嘔吐による気道閉塞を予防する。また，迷走神経反射を防止し，粘膜分泌を抑制するためにアトロピンなどの抗コリン薬を投与する。検査後も少なくとも1時間は安静，禁飲食を守るように促す。検査時に粘膜損傷が認められた場合は，感染予防のため抗菌薬の投与が必要である。

III　診断の流れ

　耳鼻咽喉科の診断で共通している点は，問診，耳鼻咽喉科的一般診察（耳，鼻，口腔，咽頭，喉頭，頸部）の後に検査がくることである。検査には順序があり，痛みを伴わないものから始めるようにする。

1.　耳

　耳の症状として難聴，耳鳴，耳閉感，耳痛，耳漏などがあればまず問診を行い，次いで耳鏡検査，聴力検査，耳の画像検査と続く。鼓膜に異常があれば中耳病変がまず考えられる。鼓膜穿孔がなく中耳に問題（滲出性中耳炎，耳小骨連鎖の離断や固着など）のあることが疑われればインピーダンス検査を行う。

　初回の聴力検査では純音聴力検査に語音聴力検査も併用されることが多い。感音難聴の場合は，内耳障害か後迷路性障害（第Ⅷ脳神経，脳幹，大脳皮質の障害）かの鑑別のために，耳音響放射検査，補充現象検査，聴性脳幹反応検査が行われる。

　側頭骨のX線検査で一側内耳道の拡大，破壊が疑われれば聴神経腫瘍を疑い，造影MRI検査，側頭骨CT検査が行われる。

　耳閉感のある例や滲出性中耳炎の例では耳管機能検査が行われる。耳鳴があれば耳鳴検査を行い，めまいの例では平衡機能検査，心理検査，側頭骨CT検査がまず行われる。

　高齢者や中枢性障害が疑われる患者にはMRI検査を予定する。心理検査は心身症としてのめまいを考え，これはまた，めまいの程度が心理的要因で増幅されていないかを推測する参考ともなる。

2.　鼻

　鼻閉，鼻汁過多などでは鼻鏡検査に続いて副鼻腔のX線検査が行われる。小児で鼻閉，口呼吸があれば咽頭扁桃（アデノイド）増殖の有無を検査する。この場合，内視鏡検査や側面の顔面X線撮影が行われる。

単純X線で副鼻腔陰影があれば上顎洞穿刺洗浄を行い，貯留液の細菌検査を行う。嗅覚障害の例では内視鏡検査による鼻茸の確認の後，嗅覚検査を，鼻腔内に腫瘍があれば生検を行う。

鼻アレルギーが疑われればアレルゲンを調べるためのIgE測定，鼻汁中の好酸球数の測定などを行う。

3. 口腔・咽頭

視診と触診で舌，扁桃，口蓋，頬粘膜の病変の有無を調べる。習慣性アンギーナの例では扁桃の細菌検査，血液検査，尿検査を，腫瘍があれば生検を，味覚障害の例では味覚検査，血清亜鉛の測定などを行う。

耳下腺腫脹があれば血清アミラーゼ測定，唾液腺造影を，口腔内乾燥感を訴えれば唾液腺分泌機能検査を行う。

4. 喉頭・食道・気管

喉頭の診断には，間接喉頭鏡検査が基本検査となる。しかし，咽頭絞扼反射の強い例では内視鏡検査を選ぶ。嗄声，咽喉頭異常感，異物，頸部痛，嚥下障害などのすべての例に間接喉頭鏡検査か内視鏡検査を行う。また，嚥下障害，咽喉頭異常感に対しては下咽頭腫瘍，食道腫瘍を疑って造影X線検査，内視鏡検査を行う。

気管，気管支，食道異物，これらの部位の腫瘍，炎症が疑われる例では胸部X線検査，内視鏡検査（食道，気管支内視鏡など）を行う。

5. 音声・言語

嗄声に対しては間接喉頭鏡検査，内視鏡検査，ストロボスコープ検査，音声検査などが行われる。言語障害に対しては口腔内の視診（舌，歯列，軟口蓋の動き），鼻咽腔閉鎖不全の有無，鼻腔通気度の状態などを検査する。脳血管障害後にみられる言語障害，失語症などに対しては種々の言語検査が行われる。

6. 頸部

頸部腫瘍に対しては視診，触診の上，X線，CT検査，MRI検査，超音波検査，アイソトープ検査などを行う。甲状腺腫瘍や転移性腫瘍が疑われる場合には全身のアイソトープ検査が必要である。

Ⅳ 治療法

A 耳疾患の治療法

1. 耳の処置

1 吸引療法

吸引療法とは，耳垢栓塞，外耳道異物，中耳炎などに適応される方法で，その目的は，外耳道や中耳腔にたまった分泌物や耳漏，あるいは外耳道の異物を除くことにある。この際には耳用の細い吸引管を用いる。

2 耳浴（点耳）

耳浴（点耳）は，慢性中耳炎の治療法の代表的なものである。中耳腔内に抗菌薬の溶液を注入するものであるが，この際には原因菌を検索した後，最も効果の高い薬物が選択される。また，耳垢が固まって取れない場合にも用いられるが，このときには耳垢を軟らかくするために**耳垢水**が注入される。

3 耳洗浄

外耳道の異物，耳垢，分泌物などを洗い流すことを**耳洗浄**といい，耳洗用注射器（図3-37）を用い，洗浄液（滅菌水，生理食塩水，イソジン®，1％ホウ酸水）を外耳道に注入する。なお，洗浄液は体温程度に温めてから使用する。

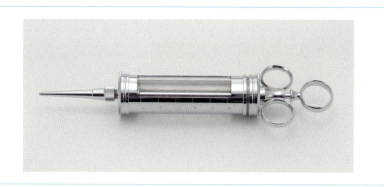

図3-37 耳洗用注射器

2. 耳の手術

1 術前・術後の注意

　手術の目的（病巣の除去，聴力改善，腫瘍の除去）や成功率，術後の合併症（発熱，頭痛，耳漏，味覚障害，聴力の悪化，耳鳴，めまい，顔面神経麻痺など）について患者に説明を行う。

　手術室に入ったら生え際にテープを貼って，術中に髪の毛が入らないようにする。通常イソジン®で消毒し，術野に相当する小さな穴の空いた滅菌布（最近はディスポーザブル）と四角巾で頭部全体を覆う。麻酔には全身麻酔と局所麻酔がある。局所麻酔には0.5〜1.0%リドカインにアドレナリン20万倍希釈を添加したものを用いる。

2 外来で行う小手術

❶ 鼓膜穿刺，鼓膜切開

　急性中耳炎で鼓膜が膨隆し疼痛が強いときや滲出性中耳炎の貯留液の排除には，鼓膜穿刺あるいは鼓膜切開を行う。切開には鼓膜切開刀（図3-38 上），穿刺には鰐淵式鼓膜穿刺

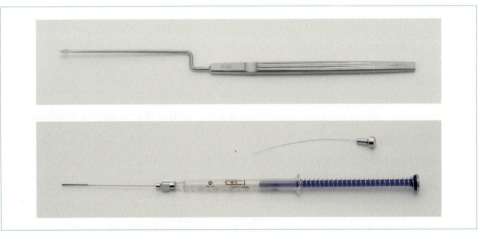

図3-38　鼓膜切開刀（上）と鰐淵式鼓膜穿刺針（下）

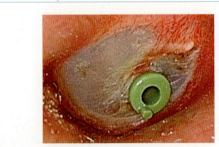

本例は，滲出性中耳炎の治療の様子。

図3-39　中耳に留置された換気用チューブ

針（図3-38下），局所麻酔にはイオントフォレーゼ鼓膜麻酔法（4％キシロカインとアドレナリン1000倍希釈液の混合液）を用いる。

❷鼓膜チューブ留置術

滲出性中耳炎で鼓膜切開をしても1か月以内に滲出液の貯留を繰り返す例，アデノイド増殖例，乳突蜂巣の含気化の不良な例，副鼻腔炎のある例では治りにくいことが多い。このような例には，**アデノイド切除術**を行うか中耳に小さい換気用のチューブを挿入する鼓膜チューブ留置術を施す（図3-39）。このチューブは2年くらい留置したままにする。チューブは自然に脱落するので，特別なことがない限り抜去しない。滲出液には漿液性と粘性とがあり，極めて粘稠でニカワ状の場合，glue ear（グルーイヤー）とよんでいる。

3 入院して行う手術

❶鼓室形成術（tympanoplasty）

鼓室形成術は，中耳，乳突蜂巣の病的粘膜を除去し，聴力を改善することを目的とする術式である（図3-40）。手術はマイクロスコープや内視鏡で行う（図3-41）。

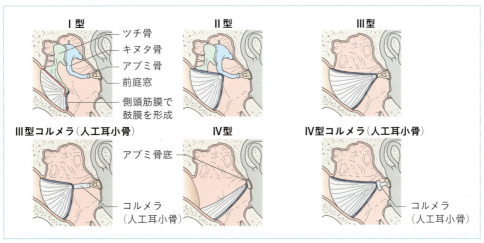

図3-40 鼓室形成術

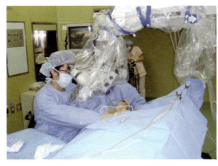

マイクロスコープによる鼓室形成術の様子。

図3-41 鼓室形成術の様子

聴力改善には耳小骨連鎖再建と鼓膜形成を行う。鼓膜形成のみで済む場合を鼓室形成Ⅰ型という。アブミ骨の上に残存する耳小骨や，人工耳小骨，あるいは軟骨を形成して作製した代用耳小骨を加工して鼓膜との間に挿置する場合がⅢ型で，これが最も多い。アブミ骨の脚が欠損している場合は，アブミ骨底板に軟骨の残存耳小骨，人工耳小骨などを立てて鼓膜と連結する（Ⅳ型）。Ⅱ型は，ツチ骨の一部が欠損しているものの，キヌタアブミ関節には異常がなく，鼓膜形成を行った場合をいう。鼓膜形成のみの場合，外来手術が可能な例がある。

真珠腫は，その広がりを術前に側頭骨CT検査で把握して，手術方針を立てる。上鼓室に限局した真珠腫では，1期的に聴力改善手術まで行える例が多いが，顔面神経やアブミ骨の周囲に真珠腫のある例では，2期的に聴力改善のための手術を行うことが必要となる例もある。真珠腫が広範囲に及び耳小骨の破壊が著しい例や真珠腫のために外耳道後壁の破壊が著しい例では，中耳根本手術（radical operation）にするか外耳道壁を一時的に削って真珠腫の清掃後に再建を行う。

❷中耳根本手術（radical mastoidectomy）

中耳根本手術は，病巣除去のために外耳道後壁を広く削開して外耳道と乳様突起を1つの腔にする術式である。広くなった術創に植皮をするほうが乾燥しやすい。

しかし，術後の上皮化が不良だと耳漏が治りにくいので，あまり行われない傾向にある。

❸保存的中耳根本手術（conservative radical mastoidectomy）

保存的中耳根本手術は，聴力を保存して，なおかつ病巣を除去するために行う術式である。外耳道後壁や上鼓室側壁の削開を行って，病巣を除去するが，耳小骨連鎖は保存し，鼓膜形成のみを行う。最近では上鼓室側壁や外耳道後壁の再建を行うことが多い。

❹アブミ骨切除術（stapedectomy）

アブミ骨切除術とは，耳硬化症，アブミ骨固着症に対する術式で，アブミ骨底板に小窓を空け，キヌタ骨と前庭窓とを人工耳小骨で連結する（図3-42）。

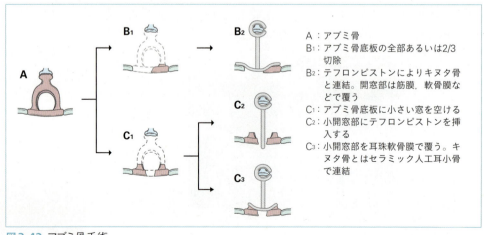

図3-42 アブミ骨手術

3. 聴覚障害に対する対応

1 難聴の種類

難聴は様々な原因により生じ，外耳，中耳などの伝音系の障害では伝音難聴が，内耳より中枢の障害では感音難聴が生じる。

伝音難聴は手術的治療で改善し得ることが多く，改善が望めない場合でも補聴器の効果が期待できる。

これに対し**感音難聴**の多くは手術的治療が不能であり，補聴器適合の対象となる。

内耳性難聴には一般的に補充現象がみられ，わずかの音圧の変化も感覚的には極めて大きな変化となるため，補聴器を使用しても，音，特に雑音が響いたり，言葉の聞き取りが悪くなったりすることがある。また，内耳より中枢が障害される**後迷路性難聴**では，音は聞こえても言葉が理解できないという特徴があり，補聴器により音を大きくしても言葉の聞き取りは改善しないことが多い。

このように感音難聴での補聴器の使用に関しては，様々な問題がある。しかし，感音難聴でも補聴器の適切な選択，補聴器使用後の訓練により言葉の聞き取りの改善は大いに期待できるため，根気強い補聴器の調整や訓練の指導をすべきである。

2 補聴器

補聴器（hearing aid）を必要とする人は，聴力検査の4分法（500Hz，1000Hz×2，2000Hzの聴力レベルの平均）で40dBを超えることが目安となる。補聴器は，外界の音をマイクロホンでとらえ，それを増幅してスピーカーで鼓膜，耳小骨を経由して内耳に伝える。最近ではほとんどデジタル式で，入力音をデジタル変換したうえで加工することで入力音の周波数や大小によって増幅度を調節できる。高度難聴者では語音弁別能が不良のため，「音は聞こえるが言葉がわからない」といって使用しないことが多い。コミュニケーションでは，言葉のわかることがいかに大切であるかがわかる。また眼鏡と違って，補聴器の装用には外観を気にして抵抗を示す人も多い。

補聴器の型としては，外観上，外耳道に入り，美容的にもあまり問題がない挿耳型や耳穴型が好まれるが，高齢者では操作性（細かいスイッチやダイヤルの操作）に問題があると使用困難である。女性の場合は髪で隠せるので，耳掛け型でもあまり目立たない。このほか，箱型のものはイヤホンコードが長いので，介護を要する人にはマイクロホンのように相手の口元に近づけることができて便利である。価格もほかの型に比べて安価である。

補聴器を使用するにはまず聴力検査を行い，どの周波数がどのくらい聞こえないかを調べ，それをどのように補えばよいかを決めて，それに合う補聴器を選ぶ必要がある。さらに言葉がわかること，音が響いたりせず快適に聞こえることが大切である。

そのほか，①補聴器をつけるのには両耳（難聴）につけるのか，片耳ならどちら側につ

けるのかを決める，②周波数別に補聴のレベル（周波数特性）を決める，③②に合う出力をもつ補聴器を選び，それを合わせる，④音量，音質の調整などの問題があり使用者も補聴器の使い方に慣れる，などの必要がある．

3 人工内耳

❶ 人工内耳（cochlear implant）

　人工内耳は，両耳が成人では90dB以上の高度難聴者，小児では原則1歳以上（体重8kg以上）で90dB以上の高度難聴者に対して行われる治療である．最近では70dB以上の高度難聴者まで適応が拡大している．体内には蝸牛に挿入される電極，電子コイル，受信コイルが埋め込まれる．対外部は送信コイル，耳掛け型の補聴器型のマイクロホン，箱型のスピーチプロセッサーの3個の部分とそれらをつなぐコードからなる．送信コイルは側頭部に磁石でつける円盤型のものである．

　蝸牛内には多チャネルといって蝸牛の上方に低い音，下方に高い音が伝えられるように16～24個の電極板の存在するものが挿入される．

　マイクロホンから入った音声はスピーチプロセッサーに送られ，分析処理される．

　電極は手術時に正円窓（蝸牛窓）付近を開窓し，蝸牛内に挿入される．初めての音入れは手術から3～4週後に行う．人工内耳単独よりも読唇術を併用したほうが了解がよいので，手術前から訓練する必要がある．

　これまで補聴器を用いても言葉の理解ができないような高度の感音難聴や完全に聴覚が失われた聾では，手話など聴覚以外の手段を用いるしかコミュニケーションを図る方法はなかった．しかし，人工内耳の発達で高度難聴や聾でも聴覚を用いたコミュニケーションが可能になった．低音部に残存聴力があり高音域の障害が高度である例に対しては，低音部は音響刺激，高音部は電気刺激で音情報を入れる残存聴力活用型人工内耳（electric acoustic stimulation；EAS）が開発されている．言語を取得した後の失聴者や，言語取得前では原則1歳以上（体重8kg以上）の難聴児が人工内耳の適応となるが，人工内耳のみで十分なコミュニケーションが可能になるまでには，長期間のリハビリテーションが必要となることも少なくない（図3-43）．

❷ 人工中耳（middle ear implant）

　人工中耳はわが国で最初に開発されたもので，埋め込み型補聴器（implantable hearing aid）ともよばれる．

（1）Vibrant Soundbridge（VSB, MedEl社）

　中耳の術後の聴力不良例や手術で成功が期待しにくい両側外耳道閉鎖症が適応とされる．VSBは人工内耳とよく似た構造をしており，サウンドプロセッサーから情報を得るアンテナコイルと復調器を内包している．そこから出るリード線の先端は電磁式の振動端子を耳小骨に装着するためにクリップがついている．中耳の病態により，蝸牛窓，前庭窓に連結して直接外リンパに振動を伝えることもできる．

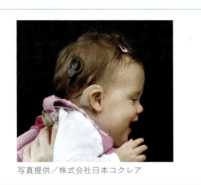
写真提供／株式会社日本コクレア
図3-43 人工内耳

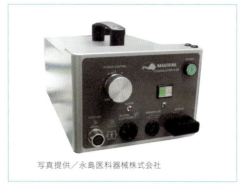
写真提供／永島医科器械株式会社
図3-44 電気凝固装置

(2) 埋め込み型骨導補聴器（Bone-Anchored Hearing Aid：BAHA, Cochlear社）

　適応はVSBと同様である。欧米では片側聾の例にも用いられている（わが国では未承認）。乳突部皮下にチタン製骨導端子を植え込む。術後3か月して骨導端子が安定した後，接合子を介してスピーチプロセッサーを装着する。

B　鼻疾患の治療法

1. 鼻の処置

1　鼻処置

　血管収縮薬，局所麻酔薬を主体とした液体をスプレーや鼻用巻綿子で鼻粘膜に塗布し，鼻腔通気の向上を図る。同時に中鼻道がよく開くので，分泌物を吸引する。鼻腔の状況に応じて**鼻腔洗浄**を行い，**ネブライザー療法**（エアロゾル療法）を行う。

2　鼻出血の処置

　鼻出血の際，種々の止血処置が行われる。最も多い鼻中隔前端からの出血は，軽症であれば**15％硝酸銀塗布**（後食塩水で中和）や**スポンゼルの挿入**を行う。
　勢いが強い場合には電気凝固装置（図3-44）を用いた**電気的焼灼**（electro-coagulation）や**ワセリンタンポン留置**を行う。
　多くはこれらの処置で止血されるが，無効な場合や出血部位が不明の場合，後方からの出血に対しては，**ベロックタンポン**（Bellocq's tampon）**留置**を行う。ひもで固く縛ったガーゼで患者の鼻咽喉を充填するとともに，固有鼻腔の出血をガーゼで止める。侵襲が大きいので原則として入院してもらう必要がある。タンポン，特にベロックタンポンの留置は3〜4日が限度であり，急性中耳炎の合併に注意が必要である。

Ⅳ　治療法

2. 鼻の手術

1 術前・術後の注意

　鼻科手術は局所麻酔，全身麻酔いずれでも行われる。局所麻酔の術前には鼻内に麻酔液を浸したガーゼを挿入しておく。局所麻酔では座位，半座位，仰臥位いずれでも行われる。術中あるいは術後，咽頭に回る血液を嚥下しないように患者に注意する。
　麻酔後，アドレナリンを多量に用いるので，術中は脈拍・血圧のチェックが重要である。

2 手術

❶ 鼻骨整復術
　鼻骨整復術は，外傷性の鼻骨骨折に対し，固有鼻腔内に長鼻鏡あるいは専用の器具を挿入し，鼻骨を挙上・整復するというもの。激しい痛みと術後の腫脹を伴うので，通常全身麻酔下に行う。

❷ 鼻中隔矯正術
　鼻中隔矯正術は，鼻閉の原因となる鼻中隔彎曲症に対して行われる。鼻中隔前端に切開線を入れ，粘膜を剝離した後，曲がった鼻中隔軟骨および骨を除去する。術後は総鼻道に軟膏ガーゼを詰め，鼻中隔を両側から圧迫する（図3-45）。

❸ 下鼻甲介切除術
　下鼻甲介切除術とは，肥厚性鼻炎で鼻閉を除くための手術であるが，鼻中隔矯正術と同時に行われることが多い。術後はガーゼタンポンを挿入する。アレルギー性鼻炎の鼻閉に対しては，外来でレーザーによる焼灼術が行われる。

❹ 鼻茸摘出術
　絞断器やデブリッターを用いて鼻茸を摘出する。単独に，あるいはほかの副鼻腔炎手術の一環として行われる。

❺ 内視鏡下鼻副鼻腔手術
　内視鏡下鼻副鼻腔手術（endoscopic sinus surgery；ESS）とは，硬性内視鏡を用いて鼻内より中鼻道経由で篩骨洞を開放するという術式である。さらに，上顎洞，前頭洞，蝶形洞を開放する場合もある。モニターで内視鏡画像を見ながら実施される。

❻ 上顎洞開放術
　上顎洞開放術とは，歯肉部と頰部粘膜の移行部を切開し，犬歯窩を露出させた後，骨壁を除去し，上顎洞に達する（図3-46）術式である。悪性腫瘍が疑われる場合（多くは一側性上顎洞陰影の例）に行う。

❼ 鼻外前頭洞開放術（キリアン手術）
　眉毛より鼻根部にかけて弧状に皮膚切開し，前頭骨骨壁を開窓し，固有鼻腔と交通を図る。術後しばらくドレーンを留置する。最近はあまり行われない。

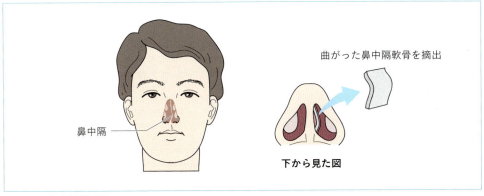

図 3-45 鼻中隔矯正術

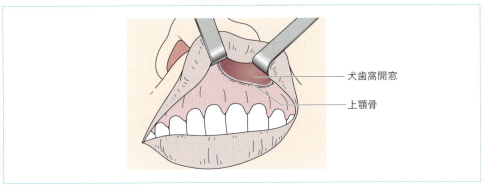

図 3-46 上顎洞開放術

❽ 上顎全摘出術

顔面皮膚切開により上顎骨を一塊として摘出するもので，上顎がんに対して以前はしばしば行われた。現在は部分切除術が一般的になっている。

C 口腔疾患の治療法

1. 口腔の処置

口腔は食物，唾液の飛沫，性感染などによる感染や，外傷，熱傷の機会が多い。通常の炎症や熱傷は治療せずとも早晩治癒する。しかし，いわゆるアフタ性口内炎は再発や難治なものが多い。理由の一つとして，口腔清浄には唾液が重要な働きを担っており，難治な口内炎には唾液分泌減少や唾液成分の変化などが関係するためと思われる。

一般的な治療として，急性炎症にはイソジン®や咳嗽薬によるうがい（含嗽），唾液分泌減少による口内乾燥には，頻回にお茶を摂取したり柑橘類の入ったドロップや人工唾液などが使われたりする。舌乳頭の萎縮などに伴う痛みには蜂蜜やホウ砂グリセリンなどを，局所の痛みを伴う口内炎には副腎皮質ステロイド薬の入った軟膏などを塗布する。

2. 口腔の手術

　耳鼻咽喉科疾患で手術の必要なものは，唾石，顎下腺や舌下腺の囊胞，唾液腺の腫瘍など唾液腺疾患，舌がん，口腔底がん，頰粘膜がんなどである。顎下腺や舌下腺の管内唾石であれば口内切開で摘出できるが，腺内唾石は腺の摘出が必要となる。最近は鉗子付きの極小内視鏡も実用化されつつある。

　舌がんや粘膜がんは，早期であればレーザーによる部分切除術の適応である。口腔底がん，進行した舌がんや頰粘膜がんは，大がかりな根治的切除と再建が必要である。口腔や咽頭のがんは頸部に転移しやすく，早期を除き同時に頸部郭清術の必要な場合が多い。

❶頸部郭清術

　頭頸部悪性腫瘍では頸部リンパ節転移の頻度が高く，頸部リンパ節転移を認める症例では，原発部位の切除と頸部郭清術（図3-47）を併せて行う。また，頸部リンパ節転移を認めない症例でも，予防的に頸部郭清術を行うこともある。

　根治的頸部郭清術は，主に側頸部のリンパ節を周囲の軟部組織を含めてすべて摘出するもので，頸動脈，迷走神経，舌下神経，横隔神経，腕神経叢だけが保存される。副神経も切除されるため肩の挙上が障害される。

　機能的頸部郭清術は根治的頸部郭清術で摘出される頸静脈や副神経，胸鎖乳突筋などを保存する。術後のQOLを重視する時代となり，根治的郭清術にとって代わりつつある。

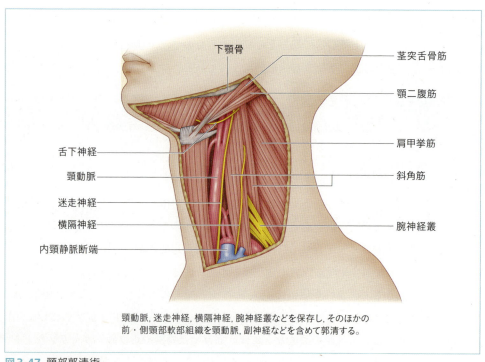

図3-47　頸部郭清術

❷ 舌・口腔悪性腫瘍摘出術

悪性腫瘍の発生部位，進展範囲により摘出範囲が決定されるが，特に歯肉，口腔底がんでは下顎骨の一部摘出を必要とする症例が多い。

広範囲の舌がんでは舌全摘術が必要となるが，全摘後には嚥下障害，構音障害など重篤な後遺症が生じる。舌根部の摘出により，術後に誤嚥性肺炎を生じることもあり，舌根部の摘出に際しては喉頭の合併切除も考慮する必要がある。摘出による欠損部は腹直筋皮弁，前腕皮弁などを用いて再建する。

D 咽頭疾患の治療法

1. 咽頭・食道の処置

1 塗布

急性炎症・慢性炎症では消炎の目的で，種々の薬物を咽頭巻綿子・喉頭巻綿子（図3-48）により塗布する。本手技は喉頭鏡検査や咽頭異物摘出の際，麻酔にも用いられる。

2 噴霧

咽頭炎や喉頭炎では，血管収縮薬，副腎皮質ステロイド薬，抗菌薬などを噴霧する。

3 異物摘出

扁桃，舌根，梨状窩などは，魚骨などの異物刺入の好発部位である。扁桃では裸眼での異物摘出も容易であるが，深部の場合には咽頭麻酔後，間接喉頭鏡や内視鏡下に喉頭鉗子を用いて摘出する。

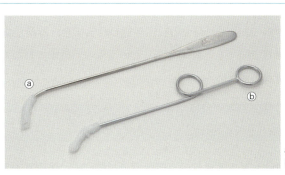

a. 咽頭巻綿子
b. 喉頭巻綿子

図3-48 咽頭巻綿子と喉頭巻綿子

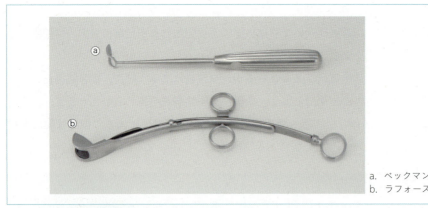
a. ベックマン
b. ラフォース

図3-49 アデノイド切除器

2. 咽頭の手術

1 術前・術後の注意

アデノイド，扁桃など咽頭の手術は，以前は局所麻酔でも行われたが，全身麻酔で行われることが多い。局所麻酔では患者の協力が不可欠である。術創が開放創であり，術後出血や血液の無意識の嚥下の有無を注意深く監視する必要がある。

2 手術

❶アデノイド切除術

アデノイド切除器（ベックマン，ラフォース，図3-49）でアデノイドを切除する。
オキシドール，アドレナリンなどを浸したガーゼや綿球で圧迫止血する。

❷口蓋扁桃摘出術

口蓋扁桃摘出術は，仰臥位，懸垂頭位いずれでも行われる。扁桃周囲に10万倍希釈アドレナリンの入った局所薬を注射し，前口蓋弓に切開を入れる。被膜を剝離後，扁桃鉗子で扁桃をつかみ，絞断器で摘出する。摘出後，出血部位をていねいに結紮する。

❸扁桃周囲膿瘍切開

扁桃周囲膿瘍切開は，扁桃周囲炎で膿貯留が疑われる場合，麻酔注射の後，前口蓋弓の上外側を専用の切開刀で切開し，排膿を図るというもの。外来で行われるので，気分不快などに迅速に対応する必要がある。

E 食道疾患の治療法

食道の炎症性疾患は，基本的には保存的治療で対処する。抗菌薬および消炎鎮痛薬を投与する。腫瘍性疾患に対しては手術治療を行うが，最近は早期例を中心に侵襲の少ない**粘**

膜下切除術（endoscopic mucosal resection：EMR）などの**内視鏡手術**が行われるようになっている。気管・気管支異物は摘出が原則であるが，食道異物は異物の種類によって摘出の必要性を考慮する。胃まで落下した異物は毒物でなければ通常摘出する必要はない。

F 喉頭疾患，音声・言語障害の治療法

1. 喉頭の処置

喉頭の炎症性疾患は基本的には保存的治療で対処する。抗菌薬および消炎鎮痛薬を投与し，**吸入（ネブライザー）療法**を行う。ネブライザーには抗菌薬のほか，消炎のために副腎皮質ステロイド薬を用いる。嗄声を可及的速やかに抑えるために副腎皮質ステロイド薬の内服治療を行うこともある。

喉頭がんでは早期から嗄声が生じるため，比較的早期の段階で診断される症例も多い。このような症例に対しては放射線療法が有効である。

2. 喉頭，音声・言語障害の手術

保存的治療で軽快しない声帯ポリープや声帯結節，および腫瘍性疾患に対しては手術治療を行う。

❶ 喉頭マイクロ手術（laryngeal microsurgery：LMS）

声帯ポリープや声帯結節，喉頭良性腫瘍など様々な喉頭疾患に対し，顕微鏡下の**喉頭マイクロ手術**（図3-50）が行われる。喉頭マイクロ手術は局所麻酔下でも可能であるが，手術による声帯粘膜の損傷が大きい場合は，術後の音声改善に支障をきたすため，できれば全身麻酔下に正確な手術操作を行ったほうがよい。

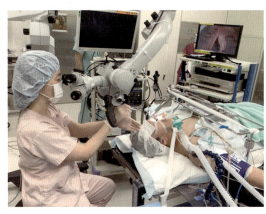

局所麻酔下または全身麻酔下で手術を行う。

図3-50 喉頭マイクロ手術

❷喉頭摘出術

主に喉頭がんの治療として行われ，切除範囲により**喉頭部分切除術**（partial laryngectomy），**喉頭全摘術**（total laryngectomy）に分類される。喉頭部分摘出術は発声機能の保存を目的とし比較的早期のがんに行われる。しかし，再発の問題や術後に誤嚥などの合併症が生じやすいなどの欠点もあり，適応症例は慎重に決定すべきである。喉頭全摘術は喉頭がんの最も一般的な手術法であるが，術後に発声機能は失われる。しかし，喉頭摘出者に対しては様々な代用発声法が考案されており，これらによりかなりの程度でコミュニケーションが維持される。

❸気管切開術

上気道の狭窄または閉塞による呼吸困難など，**気管切開術**（tracheostomy，図3-51）の適応となる症例は多いが，緊急の気道の確保に際しては，まず気管挿管またはトラヘルパー挿入を試み，そのうえで気管切開の適応を検討するのが安全である。気管切開の適応症例としては，①上気道狭窄または閉塞による呼吸困難で，気管挿管ができない症例，②気管挿管が長期に及ぶと考えられる症例，③全身麻酔下の手術で，気管挿管が不可能な症例や上気道の手術など術後の呼吸困難が予想される症例などがある。

気管切開には気管切開孔と甲状腺の位置関係から，**上気管切開**と**下気管切開**がある。小児では甲状腺峡部の下で気管を開窓する下気管切開を行うことが多い。上気管切開では，**気管カニューレ抜去困難症**の原因となる輪状軟骨の損傷に注意する必要がある。

❹輪状甲状膜切開術

急性喉頭蓋炎など緊急の気道確保が必要な場合，**輪状甲状膜切開術**（cricothyrotomy）が

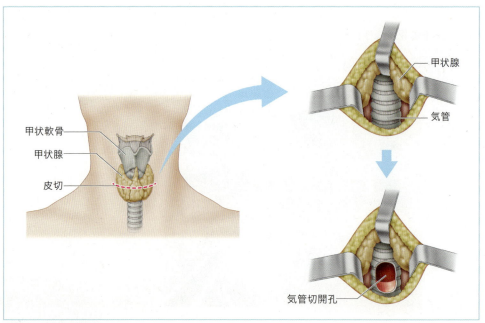

図3-51 気管切開術

行われる。輪状甲状膜は輪状軟骨と甲状軟骨との間を結ぶ結合組織の膜で，皮下の浅い部位にあり，触診で容易に位置を確認できること，甲状腺のような血流の豊富な組織ではなく，薄い組織を切開すれば到達できることから出血の危険性が少ないなど，緊急時に有用な手術手技である。ただし，輪状甲状膜切開部からのカニューレ留置を続けるとカニューレ抜去困難症になる危険性もあり，気道確保ができたらできるだけ速やかに通常の気管切開を行う必要がある。

❺ **気管カニューレ**

気管切開に用いる**カニューレ**には様々な種類があり，症例により使い分ける。カニューレの素材としては金属，テフロン，シリコンなどがあり，さらに形態によりカフ付き，カフなしなどに分類される。一般には，気管切開直後は切開部からの血液，滲出液の垂れ込みを防止するためカフ付きカニューレを用いるが，気管切開孔の術創が落ち着いたら刺激の少ないカフなしのカニューレに交換する。

❻ **術後の発声法**

気管カニューレ使用時は通常発声はできないが，気道狭窄の状態によっては発声可能なスピーチカニューレが使用できる。

また，喉頭がん術後の発声器として代用する**食道発声法**があり，特に食道発声法により得られる音声は正常の音声に近く，最も優れた方法といえる。しかし，その習得にはかなりの訓練が必要であり，習得率は 60 ～ 70％といわれている。

食道発声法の難しさは飲み込んだ空気を吐き出すことで食道粘膜を振動させることにあり，この欠点を補うために気管と食道との間に瘻孔を作成して，発声時は呼気を気管から瘻孔を介して食道に送り粘膜を振動させる術式（気管食道瘻作成術）が考案されている。

人工喉頭としては皮膚を介して咽頭粘膜を電気的に振動させる電気喉頭や，気管孔からの呼気を口腔に導く笛式人工喉頭（タピアの笛）などが普及している。

シャント法は，食道をシリコン製の短いチューブ（プロヴォックス®など，図3-52）でつなぎ，気管孔を指などで塞ぐと，肺から多量の空気がチューブを通って食道に入り，粘膜が震えて発声できるという声帯を犠牲にした際の人工臓器である。特に発声練習の必要はなく，通常は手術の翌日の発声確認の段階で会話ができるのが特徴である。食道発声よりも聞き取りやすい声になることが多い。

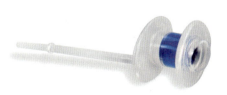

写真提供／株式会社アトスメディカルジャパン

図3-52 ボイスプロテーゼ（プロヴォックス®）

G 頸部疾患の治療法

　頸部の炎症性疾患は，基本的には抗菌薬および消炎鎮痛薬などで保存的に対処する。腫瘍性疾患に対しては手術治療を行うが，良性腫瘍で特に症状がない場合は経過観察とすることも少なくない。原因が明確でない頸部リンパ節腫脹の場合は，細胞診または生検を行い診断する必要がある。悪性腫瘍の場合は種類により化学療法，放射線療法，手術療法を組み合わせて対処するが，手術に際しては腫瘍摘出のみならず，頸部リンパ節郭清（頸部郭清）の必要性およびその範囲について十分に検討する必要がある。

> **Column　気管切開後の管理**
>
> 　気管切開後は，気管切開孔の創傷治癒が進み，気管切開孔が安定するまで，なるべくカニューレの交換はしないようにする。局所感染が生じている場合以外は，カニューレ周囲の切れ込みガーゼや軟膏ガーゼの交換のみとし，特に乳幼児では少なくとも1週間は気管切開孔を安静に保つようにする。ただし，カニューレが正しい位置に挿入されていることが前提である。
> 　気管切開孔の閉鎖は，カニューレ挿入期間が2週間以内であれば，カニューレを抜去して気管切開孔をテープ固定すれば自然閉鎖する。長期のカニューレ使用の場合は，試験的にカニューレを閉鎖する，細いカニューレに換えるなど，閉鎖による呼吸状態を確認してから気管切開孔の閉鎖を行うようにする。

国家試験問題

1 純音聴力検査で正しいのはどれか。 (98回 PM56)

1. 一定の周波数で測定する。
2. オージオメータで検査する。
3. 被検者の応答に関係なく測定できる。
4. 気導聴力は頭蓋骨から内耳の経路を検査する。

2 検査に用いる器具（下図）を別に示す。Weber〈ウェーバー〉試験に用いるのはどれか。 (107回 AM34)

1. ①
2. ②
3. ③
4. ④

① 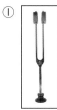　② 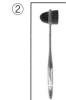　③ 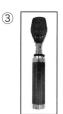　④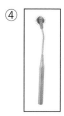

▶答えは巻末

耳鼻咽喉

第4章

耳鼻咽喉の疾患と診療

この章では
- 耳鼻咽喉の疾患について，原因，症状および治療法を理解する。

国家試験出題基準掲載疾患

突発性難聴｜メニエール病｜副鼻腔炎｜咽頭炎｜扁桃炎｜咽頭がん

I 耳疾患

外耳疾患

1. 耳垢栓塞

- ▶ **概要** 耳垢（ear wax）は，外耳道の軟骨部に存在する耳垢腺からの分泌物に，落屑，表皮，毛，塵埃が混じったものである。**耳垢栓塞**（impacted cerumen）とは塊状となった耳垢が外耳道を閉塞した状態である。
- ▶ **症状** 軽度の難聴を生じる。耳垢には人種差があり，欧米人では「あめ耳」といって軟らかいものが多く，耳垢栓塞を生じる例が日本人より多い。日本人の耳垢は乾いているものが多い。また，高齢者になると**アポクリン腺**の生理的萎縮のため，耳垢が乾いてくる傾向がある。
- ▶ **治療** **耳垢鉗子**や特殊な**鉤**で除去するか（図4-1, 2），**耳洗用注射器**（図3-37参照）で体温程度に温めた洗浄液（滅菌水，生理食塩水，1％ホウ酸水）を外耳道に注入して洗い流し，細い吸引管で吸引除去する。この吸引療法は，耳垢栓塞のほか，外耳道異物，中耳炎などに適応される方法で，その目的は，外耳道や中耳腔にたまった分泌物や耳漏，あるいは外耳道異物を除くことにある。

2. 外耳道湿疹

- ▶ **症状** **外耳道湿疹**（eczematous external otitis）は，外耳のかゆみ，分泌物があり，外耳道は発赤，腫脹し，水様性分泌物と痂皮を伴う。外耳炎との鑑別は時に困難である。
- ▶ **治療** 炎症が強ければ抗菌薬の点耳液，あるいは抗菌薬の入った副腎皮質ステロイド薬の軟膏か点耳液を用いる。

3. 急性外耳道炎

- ▶ **概要・原因** 炎症が限局している場合は急性限局性外耳道炎または**耳癤**（ear furuncle），外耳道全体の炎症の場合は急性び漫性外耳道炎（diffuse external otitis）という。黄色ブドウ球菌が起炎菌となることが多い。指爪，耳かきなどによる傷や中耳炎の耳漏，水泳などによる感染で生じる。
- ▶ **症状** 痛みが激しく，耳介を引っ張ったり，耳珠を圧迫したりすると増強する。発熱はまれである。外耳道の入口は腫脹し，時に耳介の周囲にまで炎症が及ぶと，耳介が前方に起きた状態となる。
- ▶ **治療** 炎症の原因菌に感受性のある抗菌薬を塗布あるいは点耳する。

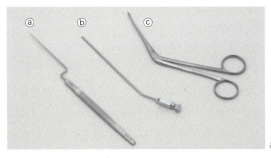

図4-1 耳垢および外耳道異物除去のための器具　a. 鈎，b. 吸引管，c. 鉗子

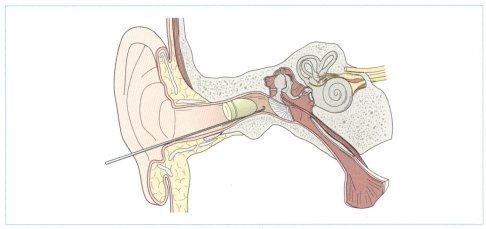

図4-2 耳垢および外耳道異物（パチンコ玉，ゴム栓など）の鈎による除去

4. 耳性帯状疱疹

▶ **概要・原因**　耳介にみられる帯状疱疹（herpes zoster oticus），耳痛，顔面神経麻痺の3症状は，膝神経節障害を主とするウイルス感染によると考えられている。時に感音難聴，めまいを伴う例は，ラムゼイ・ハント（Ramsay-Hunt）症候群ともよばれる。

▶ **治療**　安静に加えて鎮痛薬，ビタミン薬，抗ウイルス薬，時に副腎皮質ステロイド薬などを投与する。

5. 外耳道真菌症

▶ **原因**　外耳道真菌症（otomycosis）は，主にアスペルギルス*（*Aspergillus*）属菌種による外耳道の炎症である。

▶ **症状**　症状は自覚されないこともあるが，軽い耳閉感を訴えることが多い。炎症があれば外耳道炎と同様の症状を生じる。

＊**アスペルギルス**：自然界に広く分布し，ヒトあるいは動物にも寄生し，しばしば口腔などに常在する最もありふれた真菌である。

▶ **治療** 治療は，耳洗や2％サリチル酸アルコールを用いた耳浴などが行われる。抗真菌薬の軟膏も用いられる。

6. 外耳道異物

▶ **概要・原因** 外耳道に異物が入ってしまった状態をいう（図4-3）。**外耳道異物**（foreign body）は，小児に多くみられる。これは，豆，マッチ棒，プラスチックの鉄砲玉，綿球，小石，ビーズなどを意図的に耳に押し込んでしまうことがあるためである。
▶ **症状** 耳閉感，軽い難聴，耳痛などが起こる。昆虫などが入ると，激しい疼痛を訴える。
▶ **治療** 異物摘出は顕微鏡下に行う。外耳道の麻酔が必要なこともある。

7. 先天性耳瘻孔

▶ **原因・症状** **先天性耳瘻孔**（congenital periauricular fistula）は，先天性に耳介の前方に小孔があり，通常無症状であるが，瘻孔に細菌感染が生じると周囲の発赤，腫脹，分泌物の流出が起こり難治となる。
▶ **治療** 手術的に瘻管を摘出する。

8. 外耳形態異常（外耳奇形）

▶ **概要** 耳介または外耳道に様々な形態異常（奇形）が生じる。**耳介奇形**（malformation of auricle）としては小耳症（microtia）や耳介以外の部分に皮膚が隆起する副耳，耳輪上部が側頭部皮下にもぐり込む袋耳（埋没耳）などがある。小耳症では外耳道閉鎖症（鎖耳）を伴うことが多い。
▶ **症状** 外耳道閉鎖は外耳道の軟骨部から骨部に及ぶことが多く，伝音難聴を呈する。
▶ **治療** 一側性外耳道閉鎖は，10歳前後に耳介形成を行い，その後に外耳道形成術（先天性に閉鎖した外耳道に孔を空け，植皮することにより外耳道を形成する）と聴力改善のための鼓室形成術を行う。両側性の場合は，4歳まで骨導補聴器を使用させ，その後に外耳道形成術，鼓室形成術を行い，聴力改善を目指す。植え込み型補聴器（人工中耳）の適応でもある。

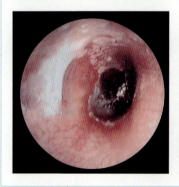 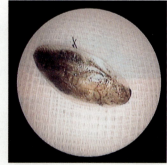

外耳道に迷入した昆虫（写真左）と摘出した昆虫（写真右）。昆虫を摘出する場合はまずアルコールなどで殺してから摘出する。

図4-3 外耳道異物

9. 外耳道腫瘍

- ▶ **症状** 難治性の外耳道炎の際には，外耳道がん（cancer of the external auditory canal）の可能性も考慮する必要がある。
- ▶ **治療** 外耳道に限局していれば，根治手術により長期生存が期待できる。顔面神経麻痺を伴う例やがんが中耳内に進展している例では，予後不良である。

B 鼓膜疾患

1. 外傷性鼓膜穿孔

- ▶ **原因** 鼓膜穿孔（traumatic perforation of ear drum）には，耳かきやマッチ棒などで直接鼓膜を破る場合（直達外力によるもの）と，平手打ちや爆発などにより外耳道の気圧が変化し破れる場合（介達外力によるもの）とがある。
- ▶ **症状** 受傷直後は耳痛，耳出血があり，難聴，耳鳴を伴うことが多い。鼓膜穿孔は初期に不整形を示す。
- ▶ **治療** 顕微鏡下に穿孔部を和紙などで閉鎖する。2次感染を起こしているか，その危険性があれば抗菌薬を投与する。

2. 鼓膜炎

- ▶ **原因・分類** 鼓膜炎（myringitis）は，外耳道炎に併発する場合と，鼓膜のみに限局して起こる場合とがある。
- ▶ **症状** 急性期には鼓膜は発赤し，時に水疱を生じる。慢性期には鼓膜表面に脱落した表皮が堆積したり，びらん・肉芽を形成したりすることもある（肉芽性鼓膜炎，図4-4）。
- ▶ **治療** びらん，肉芽の部分を硝酸銀などによって腐食させ，副腎皮質ステロイド薬と抗菌薬の点耳を行う。また，顕微鏡下に肉芽を切除したうえで上記処置を行う場合もある。

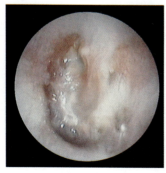

左鼓膜前上～下象限にびらん，肉芽の形成を認める。

図4-4 鼓膜炎

C 耳管疾患

1. 耳管狭窄症

▶ **原因** 耳管炎による耳管粘膜の腫脹やアデノイド増殖症・上咽頭がんなどによる耳管開口部の閉鎖，口蓋裂など筋性の耳管開放不全の場合に**耳管狭窄症**（stenosis of eustachian tube）が生じる。

▶ **症状** 耳管の中耳腔換気力が減弱すると中耳腔が陰圧になる。鼓膜が内陥し，滲出液が貯留することによって耳閉感や難聴，耳鳴，自声強調（autophonia）が生じる。飛行機の離着陸時や高い山に登ったときに生じる異常感が平常時に生じる症状である。また，鼓膜が内陥し，鼓膜が鼓室岬角と癒着すると鼓膜癒着症にまで進行することもある（図4-5）。また，中耳腔の陰圧化により中耳腔に滲出液が貯留した場合，滲出性中耳炎となる。耳管の狭窄の程度は耳管機能検査やティンパノメトリで検査するが，ティンパノグラムはC型となり，滲出液が貯留するとB型となる。難聴は軽度で伝音難聴となる。

▶ **治療** 耳管通気によって中耳腔の陰圧を改善する。耳管の炎症性腫脹を改善するために抗菌薬や抗炎症薬，抗アレルギー薬を使用する。アデノイド増殖症や上咽頭がんの有無を精査し，原因疾患の治療を行う。

2. 耳管開放症

▶ **原因** **耳管開放症**（patulous eustachian tube）は，急激な体重減少による耳管周囲の脂肪組織の減少や加齢現象としての耳管軟骨の硬化などが原因となり，耳管が閉鎖せず，常時開放するために生じる。

▶ **症状** 常時，耳管が開放するために自声強調や呼吸音聴取が生じる。頑固な耳閉感も特

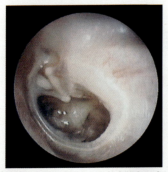

鼓膜緊張部が菲薄化して鼓室岬角に癒着している。

図4-5 鼓膜癒着症

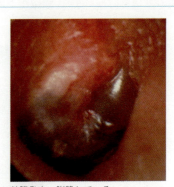

鼓膜発赤，膨隆している。

図4-6 右急性中耳炎

徴である。女性に多くみられる。鼓膜の観察により呼吸性の鼓膜の動揺が認められれば診断は確実となる。耳管機能検査で開放の程度を診断する。
- ▶ 治療　ルゴール液の耳管内投与によって耳管粘膜を腫脹させる局所処置や耳管ピンを鼓室側から挿入する手術を行う。

D 中耳疾患

1. 急性中耳炎

- ▶ 原因　中耳炎（otitis media）のうち，**急性中耳炎**（acute otitis media）は，一般に，上気道の炎症が耳管を経由して中耳に炎症が波及したために起こる。起因菌としてはインフルエンザ菌，肺炎球菌，溶血性レンサ球菌が多い（図4-6）。
- ▶ 症状　耳痛，発熱，全身倦怠感，頭痛，耳閉感，難聴，耳鳴などである。鼓膜は発赤し，中耳炎の程度によって膨隆し，この場合激しい耳痛を伴う。膨隆している場合は化膿性中耳炎であるが，膿が鼓膜を破って耳漏となる。まれではあるが，**中耳炎合併症**として**耳性顔面神経麻痺**や**内耳炎**，**耳性頭蓋内合併症**が生じる。
- ▶ 治療　軽症の場合，発症後3日間は抗菌薬を投与せず，全身の安静と鎮痛薬のみで経過をみる。その後も発熱，耳痛が持続する場合は抗菌薬を投与する。鼻腔，鼻咽頭の処置が有効であることもある。耳痛が激しく，鼓膜膨隆が著しいときは，鼓膜切開を行う。鼓膜切開時にはイオントフォレーゼによる鼓膜麻酔を行う。

2. 慢性中耳炎

- ▶ 概要　**慢性中耳炎**（chronic otitis media）は通常鼓膜の中央に穿孔を生じるが，耳漏を伴う場合とそうでない場合とがある。鼓膜穿孔はないが鼓膜が中耳腔と癒着している癒着性中耳炎も中耳炎に含まれる。中耳は乳突蜂巣とつながっているので，特に耳漏のある例では**乳様突起炎**（mastoiditis）を伴っていることが多い。また難聴の程度は，鼓膜穿孔の大きさ，部位，耳小骨連鎖の障害の有無によって異なる。
- ▶ 症状　耳漏は，水様性，粘性，膿性などの炎症の状態によって様々である。

  慢性中耳炎には，鼓膜の中央に穿孔のある単純性のもの（図4-7）と，上鼓室（弛緩部）あるいは鼓膜の後上部に穿孔があり真珠腫を形成するもの（図4-8）とがある。真珠腫はその名のように真珠のように見えるが，周囲の骨を破壊して広がっていく。そのため外側半規管に小さい孔（瘻孔）が空き，めまいを生じたり，顔面神経管を破壊するために顔面神経麻痺を生じたり，頭蓋内合併症（髄膜炎，硬膜外・硬膜下膿瘍，脳膿瘍）を起こしたりすることもある。再発時には上鼓室の陥凹がみられる（図4-9）。
- ▶ 治療　単純性の場合には抗菌薬の内服，耳浴を行う。耳漏が停止しなければ**鼓室形成術**（tympanoplasty）を行う（第3章-Ⅳ-A-2-3「入院して行う手術」参照）。

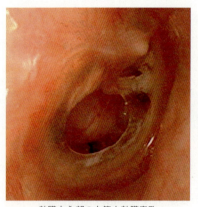
鼓膜中心部の中等大鼓膜穿孔

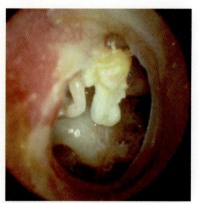
鼓膜大穿孔

図 4-7 右慢性中耳炎

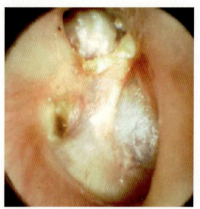
鼓膜弛緩部が陥凹，真珠腫を形成している。

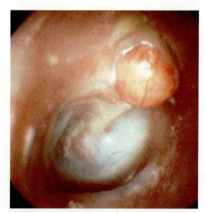
鼓膜弛緩部に耳ポリープを形成している。

図 4-8 真珠腫性中耳炎

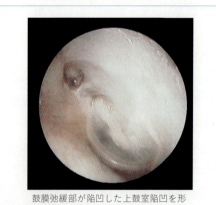
鼓膜弛緩部が陥凹した上鼓室陥凹を形成している。

図 4-9 上鼓室陥凹

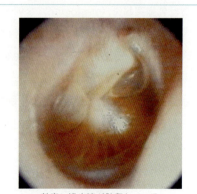
鼓室に滲出液が貯留している。

図 4-10 滲出性中耳炎

3. 滲出性中耳炎

▶ **原因・病理生態**　耳管は中耳と鼻腔とをつなぐパイプのようなものであるが，嚥下やあくびの際に開いて，中耳内の圧を外気圧と等しくする作用がある。炎症や耳管開大筋（口蓋帆張筋）の障害（口蓋裂など）によって耳管機能が不良になると，気圧の調節が行われなくなるばかりでなく，中耳の酸素は中耳粘膜より吸収され中耳圧は陰圧となる。そのため血管壁の透過性が亢進し，分泌細胞が増加し，滲出液が貯留する。これが**滲出性中耳炎**（otitis media with effusion）である（図4-10）。炎症としては，上咽頭炎，アデノイド増殖症，慢性副鼻腔炎，気圧外傷（航空性中耳炎）が耳管機能を障害する。急性中耳炎から移行することもある。

▶ **症状**　軽度の難聴，低音性の耳鳴，耳閉感などがある。小児では自覚されないこともある。鼓膜は内側に陥凹し，色調も貯留液の具合により黄色，褐色，青黒色など様々である。耳管通気度が不良で，25〜40 dBの伝音難聴，ティンパノグラムでB型を示す。

▶ **治療**　難聴があれば鼓膜切開あるいは鼓膜穿刺を行い，排液し換気を行う。穿刺には鰐淵式鼓膜穿刺針を用いる。軽症例では自然治癒もある。鼻咽腔の炎症に対する治療は必要である（第3章-Ⅳ-A-2-2「外来で行う小手術」参照）。

4. 好酸球中耳炎

▶ **概要・原因**　**好酸球中耳炎**（eosinophilic otitis media）は，滲出性中耳炎として発症することが多い。好酸球が活性化されることにより，細胞傷害性たんぱくあるいは活性酸素を放出し，上皮細胞などを強く障害する。また，種々のサイトカインが産生されるため炎症が増悪する。これらにより炎症性物質や細菌毒素などが内耳窓より内耳に侵入し，内耳障害を起こし，感音難聴を引き起こす。

▶ **症状**　鼓膜穿孔，耳漏を認め，慢性中耳炎との鑑別が難しい例がある。主に，気管支喘息（アスピリン喘息）に合併する。中耳内の肉芽が外耳道に突出していることがある。この肉芽組織の病理では好酸球が高度に認められる。治療に抵抗性で難治性であるのみならず聴力検査で骨導閾値が上昇する例がみられる。耳漏はニカワ状である。鼻にポリープがみられ，好酸球性副鼻腔炎を伴う例もある。

▶ **治療**　従来の滲出性中耳炎の治療法（鼓膜切開，鼓膜換気チューブ）にて難治である。副腎皮質ステロイド薬により一時的に症状が改善する例もある。近年，重症喘息患者に用いられる抗IgEモノクローナル抗体が有効と報告されている。

5. ANCA関連血管炎性中耳炎

▶ **概要**　PR3-ANCA抗体，MPO-ANCA抗体陽性を特徴とする小血管（細小静脈や毛細血管）の血管壁破壊を伴う壊死性血管炎症候群である。抗好中球細胞質抗体（antineutorophil cytoplasmic antibody；ANCA）が病態に関与している。

Ⅰ　耳疾患

▶ **症状** 抗菌薬または鼓膜換気チューブの治療が無効の難治性中耳炎。急速に骨導閾値の上昇（内耳炎）を起こす。気管支，肺，腎の病変，顔面神経麻痺，肥厚性硬膜炎を伴うことが多い。女性の高齢者に多くみられる。

▶ **治療** 副腎皮質ステロイド薬単独で再発する例では免疫抑制薬を併用する。

6. 急性乳様突起炎

▶ **原因・症状** 急性乳様突起炎（acute mastoiditis，図4-11）は，耳後部にある乳様蜂巣の急性炎症のために，耳後部の腫脹，発赤，圧痛，耳介の突出（聳立）が起こる。中耳炎の経過中に炎症が乳突洞，乳突蜂巣に及ぶために，耳漏の増加，難聴の悪化，発熱，頭痛に加えて，上記耳後部の所見を示す。

幼児にみられることが多いが，最近は減少している。

▶ **治療** 抗菌薬投与を行うが，症状が軽減しない場合は乳様突起削開術（mastoidectomy）を行う。

7. 錐体尖炎

▶ **原因** 錐体尖炎（petrositis）は側頭骨の前方の錐体部の急性炎症で，中耳炎から波及する。

▶ **症状** 外転神経麻痺による複視，三叉神経の刺激症状として顔面痛が現れた場合を**グラデニゴー**（Gradenigo）**症候群**という。外転神経は錐体部内側に接して走行し，三叉神経は上面に位置しているためにこれらの症状が起こりやすい。

▶ **治療** 乳突蜂巣，乳突洞，上鼓室から錐体部の病巣の除去と抗菌薬の投与を行う。

8. 耳性頭蓋内合併症

▶ **原因** 最近，**耳性頭蓋内合併症**（otogenic intracranial complication）は抗菌薬の普及のために減少しているが，中耳炎，内耳炎，錐体尖炎などから炎症が頭蓋内に波及し，髄膜炎，脳膿瘍，硬膜外膿瘍などを引き起こすことがある。

▶ **治療** 抗菌薬の大量投与と側頭骨病変の清掃（乳突蜂巣，乳突洞削開術を含む）を行う。

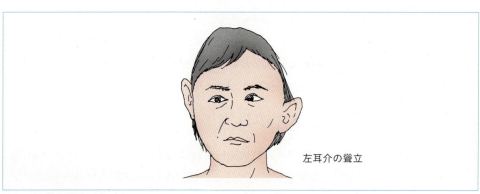

左耳介の聳立

図4-11 急性乳様突起炎

9. 中耳形態異常（中耳奇形，耳小骨奇形）

- **原因** 耳小骨の発生過程で発育が障害されたために起こる耳小骨連鎖の離断あるいは固着で，第一鰓弓あるいは第二鰓弓に由来する奇形である。
- **症状** 小耳症，外耳道閉鎖や狭窄がある例とない例とがある。難聴は伝音性で，進行しない。固着例では低音域の気骨導差が大きい。離断例では低音域より高音域までほぼ同じ程度の気道閾値の上昇がみられる。
- **治療** 小耳症を伴う例ではこちらの治療を優先する。耳小骨奇形の場合が聴力改善手術の適応となる。手術では，アブミ骨の固着があればアブミ骨手術，離断があれば鼓室形成術が行われる。

10. 耳硬化症

- **原因** 耳硬化症（otosclerosis）は，卵円窓前部の骨の異常増殖によりアブミ骨が固着する病気である。白人に多く黒人や東洋人には少ないことから，耳硬化症関連遺伝子の関与が考えられている。家族性に生じることもある。妊娠中に難聴が進行し自覚されることも多い。
- **症状** 鼓膜が正常で中耳炎などの既往がなく，伝音難聴を示し難聴が進行性である場合，本症を疑う。伝音難聴であるが2000Hzおよびその付近の骨導閾値が上昇し（カルハルトノッチ，Carhart's notch），一見混合性難聴のようにみえる。しかし，語音弁別能検査の成績が良好であるので伝音難聴であることが診断できる。
- **治療** 手術は耳内切開で行い，鼓膜をめくってアブミ骨をよく観察すると動かないことがわかる。これを切除して卵円窓に小さい窓を空け，そこに人工耳小骨を挿入する**小開窓アブミ骨手術**（small fenestration stapedectomy）を行う。これはアブミ骨切除術（total stapedectomy，図3-43参照）が大きい窓を空けるのに比べ，術後の内耳障害が少ないので広く行われている。類似の疾患として**ファンデルヘーベ**（van der Hoeve）**症候群**（青色強膜，難聴，骨脆弱性）があり，アブミ骨の固着がみられることがある。

11. 中耳外傷

- **原因** ①外耳道からの直達外力によるもの，②頭部外傷や気圧外傷による介達外力によるものの2種類がある。①は耳かき，綿棒，マッチ棒による耳掃除中に起こることが多い。②は頭部外傷や外耳道あるいは鼓室内の圧の変化によって生じ，原因として殴打，交通事故，スポーツ中の事故，爆発，ダイビング，飛行機の急降下・急上昇などがある。
- **症状** ①の多くは鼓膜穿孔や外耳道損傷を伴い，疼痛，耳出血，障害部位によって難聴，めまい，顔面神経麻痺が起こる。②では耳閉感，耳鳴，難聴を訴えることが多い。
- **治療** 鼓膜穿孔，耳小骨離断，アブミ骨脱臼に対しては鼓室形成術，アブミ骨手術が必要となる。顔面神経麻痺では顔面神経減荷術（facial nerve decompression）を考慮する。

12. 中耳の腫瘍

- ▶ **概要** 中耳の腫瘍（tumor of the middle ear）には，良性腫瘍として腺腫，悪性腫瘍として腺がん，扁平上皮がんがある。扁平上皮がんの予後は不良である。
- ▶ **症状** 慢性中耳炎と同様の症状であるため，診断が遅れがちである。生検組織の病理学的診断や高分解能CT検査による骨破壊所見が決め手になる。
- ▶ **治療** 放射線療法，化学療法，手術を組み合わせて行う。

13. 顔面神経麻痺

- ▶ **原因** 顔面神経麻痺の原因は多岐にわたる。帯状疱疹ウイルス（Varicella-zoster virus；VZV）感染が原因となる**ラムゼイ・ハント**（Ramsay-Hunt）**症候群**（図4-12）や原因不明の**ベル**（Bell）**麻痺**，中耳炎のなかでは**真珠腫性中耳炎**によるものが多い。ベル麻痺は特発性顔面神経麻痺とよばれ，原因不明の**末梢性顔面神経麻痺**の総称であるが，近年，単純ヘルペスウイルスの再活性化によるとの説が有力である。
- ▶ **症状** ベル麻痺では突然発症する一側性顔面神経麻痺のみが生じる。ラムゼイ・ハント症候群では耳介周囲の帯状疱疹と難聴，耳鳴，めまいなどの第Ⅷ脳神経症状を伴う。真珠腫性中耳炎は難聴や耳漏などの中耳炎症状が先行し，同側の顔面神経麻痺が生じる。
- ▶ **治療** ラムゼイ・ハント症候群やベル麻痺などウイルス性顔面神経麻痺の治療の原則は，神経炎と神経浮腫軽減を目的とした副腎皮質ステロイド薬の早期大量療法と抗ウイルス薬療法であり，適宜，循環改善薬や向神経ビタミン薬を併用する。薬物療法に加えて星状神経節ブロックも汎用されるが，その有効性を示すエビデンスは少ない。顔面神経減荷術も一時は効果がないとされ行われなくなっていたが，最近では病的共同運動などの後遺症に対する予防効果が注目されるなど，その有効性が見直されている。しかし，顔面神経減荷を行う範囲や手術時期などに関してはいまだコンセンサスは得られていない。

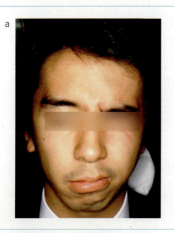
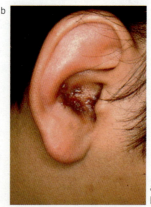

a. 右顔面神経麻痺
b. 右耳介の帯状疱疹

図4-12 ラムゼイ・ハント症候群

E 内耳・後迷路疾患

1. 突発性難聴

Digest

突発性難聴

概要	概念・定義	・ある日突然に発症する高度な感音難聴。 ・発症後にめまいを訴えることもある。 ・内耳に異常が生じる，原因が明らかではないものを突発性難聴とよぶ。
	特徴	・通常は一側性であり，両側性はまれ。
	原因	・原因は不明。
症状		・突然の難聴が特徴で，耳鳴・耳閉感を合併することが多い。 ・約半数で回転性のめまいが生じる。
検査		・純音聴力検査を行う。 ・突発性難聴が疑われる場合は，突発性難聴と症状が似ている病気を除外するために脳波の検査や脳の MRI 検査などを行う。
主な治療		・軽度～中等度の難聴の場合は安静のうえ，副腎皮質ステロイド薬や ATP などの循環改善薬，向神経ビタミンの内服治療または通院での点滴治療を行う。 ・重症の場合や回転性眩暈を合併する場合は入院のうえ，点滴治療を行う。

▶ **概要** **突発性難聴**（sudden deafness）では，ある日突然に，かなり高度の感音難聴となる。軽いと気づかないことがあるので，いつ発症したかわからないものとは別に扱う。発症時にめまいを訴えることがある。耳鳴で耳の異常に気づき，難聴がわかることも多い。

▶ **原因** 原因は不明であるが，循環障害，ウイルス，外リンパ瘻，内リンパ水腫などが考えられている。聴こえの予後に関係のある因子は，初診時の聴力レベル，治療（安静を含む）開始までの期間，めまい，平衡障害の有無，年齢などである。以前から聴こえが悪かった耳の難聴が悪化する場合や，反対側にすでに感音難聴がある例の予後は不良である。通常一側性であり，両側性はまれである。

▶ **症状** 突然の難聴が特徴であるが，耳鳴，耳閉感を合併することが多い。約半数で回転性めまいが生じる。診断基準では隣接する 3 周波数で各 30dB 以上の難聴が 72 時間以内に生じるものを突発性難聴としているが，実際にはより軽症のものもある。

▶ **治療** 軽度～中等度の難聴の場合は安静のうえ，副腎皮質ステロイド薬や ATP などの循環改善薬，向神経ビタミン（ビタミン B_{12}）の内服治療，または通院での点滴治療を行う。重症の場合や回転性めまいを合併する場合は入院のうえ，点滴治療を行う。高気圧酸素療法や副腎皮質ステロイド薬の鼓室内注入療法が行われる場合もある。

2. メニエール病（突発性内リンパ水腫）

Digest

メニエール病		
概要	概念・定義	● 難聴，耳鳴，耳閉感を伴う回転性のめまいを反復する疾患。
	特徴	● 初期にはめまいが軽快すると聴力も改善することが多い。 ● 繰り返すにつれて悪化し回復しなくなる。
	原因	● 原因は不明。
症状		● 数十分から数時間程度の激しい回転性めまい。 ● 難聴，耳鳴，耳閉感などを同時に発症する。 ● 聴覚症状や平衡障害により嘔吐を伴うことはあるが，意識障害などの中枢神経症状をきたすことはない。
検査		● 純音聴力検査・眼振検査が行われる。
主な治療		● めまい発作時は部屋を暗くし，外部からの音や光を遮断する。 ● 規則正しい生活をし，睡眠不足や精神的疲労に陥らないよう配慮する。 ● 薬物療法としては，抗めまい薬，制吐薬，精神安定薬，循環改善薬，ビタミン薬，副腎皮質ステロイド薬，筋弛緩薬，利尿薬などを適宜組み合わせる。

　メニエール病（Meniere's disease）では，激しい回転性めまいが繰り返して起こるが，この際に聴こえが悪くなり，耳鳴も強くなるのが典型的な例である。聴こえが以前から悪く，耳鳴もあった人にめまい発作が起き，すでにあった難聴や耳鳴が悪化する例が多い。

▶ **原因**　不明であるが，ストレスや自律神経異常によって内リンパ水腫が生じるという説がある。内リンパの吸収と分泌のバランスの障害もあるといわれている。

▶ **症状**　めまいや難聴，耳鳴などの症状を呈する。めまいを反復するうちに難聴は悪化する。初期にはめまい・聴力ともに改善することが多いが，しだいに回復しなくなる。

　一部の例では，両側メニエール病となり，めまいよりも聴力障害，耳鳴で悩まされる。

▶ **治療**　めまい発作時は部屋を暗くして，外部からの音や光を遮断して安静にし，目を閉じて一点を見ないようにする。また，嘔吐による誤嚥を防ぐために顔を横に向けるか側臥位をとる。めまい消失後は規則正しい生活をし，睡眠不足や精神的疲労に陥らないように適当なレクリエーション，散歩（ウォーキング）を心がけることである。自律訓練法*，ヨガなどもよい。薬物としては，めまい発作に対して抗めまい薬，制吐薬，精神安定薬，循環改善薬，ビタミン薬，副腎皮質ステロイド薬，筋弛緩薬，利尿薬などを適宜組み合わせる。生活指導と薬物療法，心理療法でも治りにくい例には，手術的治療を行う。手術には内リンパ嚢開放術，前庭神経切断術のように聴力を保存してめまいを消失させる目的のための方法，聴力が高度に障害され補聴器も利用できないような例にのみ行う迷路破壊術などの方法がある。聴力も障害される危険はあるが保存される可能性もある方法として，中耳腔ゲンタマイシン注入法がある。投与量に注意する。

＊**自律訓練法**：ドイツのシュルツによって 1932 年に発表された。心身の弛緩をもたらす一種の自己催眠法。

3. 急性低音障害型感音難聴

▶ **原因** 原因は不明であるが，メニエール病と同様の内リンパ水腫が病態であり，蝸牛型メニエール病とよばれることもある。

▶ **症状**
①急性もしくは突発性に発症する。
②めまいを伴わない低音障害型感音難聴である。低音域（125Hz，250Hz，500Hz）の聴力レベルの合計が70dB以上，高音域（2000Hz，4000Hz，8000Hz）の聴力レベルの合計が60dB以下である。
③蝸牛症状が反復する例がある。
④メニエール病に移行する例がある。

▶ **治療** 明らかなエビデンスのある治療法はない。メニエール病あるいは突発性難聴に準じた治療としてイソソルビド，副腎皮質ステロイド薬，ATP，ビタミンB_{12}などが組み合わされることが多い。

4. 外リンパ瘻

▶ **原因** 内耳の外リンパが前庭窓・蝸牛窓などを介して中耳腔に漏出する疾患を総称して外リンパ瘻（perilymphatic fistula）とよぶ。中・内耳奇形に伴うものや直達性・間接性の外傷性外リンパ瘻，真珠腫性中耳炎などによる内耳瘻孔，術後性外リンパ瘻などの原因の明らかな外リンパ瘻と原因の明らかではない特発性外リンパ瘻とに分類される。特発性外リンパ瘻は力みや激しい咳嗽，各種スポーツ，潜水，飛行機旅行などの髄液圧・鼓室圧の急激な変動を起こすような誘因があるものとまったく誘因がないものとに細分される。

▶ **症状** 難聴，耳鳴，耳閉感，めまい・平衡障害などが生じるが，耳鳴としては「水の流れるような耳鳴」あるいは「流れる感じ」，発症時にパチッなどという膜が破れるような音（pop音）が特徴である。外耳・中耳の加圧・減圧などでめまいを訴える場合に外リンパ瘻を疑う。最近，外リンパ特異的たんぱくであるcochlin tomoprotein（CTP）検出による診断法が期待されている。

▶ **治療** 前庭窓・蝸牛窓の損傷が明らかな場合はできるだけ早期に外科的治療を行うが，そのほかの場合は安静のうえ，突発性難聴に準じた保存的治療を行う。

5. 音響外傷，急性音響性難聴，騒音性難聴

▶ **原因** 突然の不意の強大音により難聴をきたすものを音響外傷（acoustic trauma），ロックやディスコ音楽，自分で銃を撃つなど意識して強大音を聞いた際に生じる難聴を**急性音響性難聴**（acute noise induced hearing loss），また，職業的に長期間騒音に暴露されたことによる難聴を**慢性音響性難聴**（chronic noise induced hearing loss：騒音性難聴，**職業性難**

聴）とよぶ。騒音性難聴の初期は 4000Hz から難聴が始まり，c^5-dip とよばれる。
- ▶ 症状　音響外傷や急性音響難聴では，強大音を聞いた後から難聴，耳鳴を生じる。めまいが合併することもある。騒音性難聴では徐々に難聴，耳鳴が進行する。加齢性難聴との鑑別が難しい場合もあるが，仕事環境の騒音の有無，程度で判断する。
- ▶ 治療　音響外傷や急性音響難聴では，突発性難聴に準じた副腎皮質ステロイド薬を中心とする治療を行う。音響外傷では物理的に有毛細胞が損傷していることが多く，予後は不良である。音響外傷，騒音性難聴は予防が重要であり，耳栓（イヤーマフ）を装用して労働に従事し，定期的な健康診断による聴力検査で早期診断し，適切な予防策を講じる。

6. 薬剤性内耳障害（薬剤性難聴）

- ▶ 原因　**薬剤性内耳障害**（toxic inner ear disorder）をもたらす薬物はいくつかあるが，有名なのはアミノ配糖体（カナマイシン，ジヒドロストレプトマイシン，ゲンタマイシンなど），アスピリン，シスプラチンなどである。遺伝的にこれらの薬物で内耳障害を起こしやすい人がいるので，過去にこれらの薬物を用いたことがあるかについての問診が重要である。
- ▶ 症状　ストレプトマイシンは副作用として聴力障害が起こるので，現在ではジヒドロストレプトマイシンに代わって硫酸ストレプトマイシンが用いられている。しかし，硫酸ストレプトマイシンでは，聴力障害よりも，めまい，平衡障害などの副作用を生じる頻度が高い。
- ▶ 治療　難聴が発現した場合は治療が困難なので，定期的に聴力検査を行い，聴力障害が高音域に認められるようになったら，早めに中止するしかない。

7. 加齢性難聴（老人性難聴）

- ▶ 原因　**加齢性難聴**（age-related hearing loss），**老人性難聴**（presbycusis）には，加齢による内耳の有毛細胞や血管条，基底板の障害によるものと，らせん神経節が障害されるものとがある。聴力の加齢性変化は個体差が大きく，高音域から障害され，両側が同程度に障害される。
- ▶ 症状　語音の弁別能力が低下するため，会話の聞き取りやうるさい場所での聞き取りが不自由になり，早口が理解しにくくなる。らせん神経節障害では言葉の了解が不良となる。
- ▶ 治療　難聴を回復させる治療はなく，日常会話に支障がある人は補聴器を装用する。難聴の予防にはカロリー制限が推奨されている。

8. 内耳炎，ウイルス性難聴

- ▶ 原因　内耳または蝸牛神経に炎症が生じるために発症する。**内耳炎**（labyrinthitis）の原因には，細菌性，ウイルス性，梅毒性がある。細菌性内耳炎は，中耳炎あるいは髄膜炎から波及したものである。ウイルス性には，流行性耳下腺炎（ムンプス），帯状疱疹，風疹，

サイトメガロウイルスなどによるものがある。ムンプスウイルスによるものはムンプス難聴とよばれる。梅毒性には先天性と後天性とがある。

▶ **症状** いずれも難聴，耳鳴を訴え，めまい，平衡障害を伴うことが多い。

▶ **治療** 細菌性に対しては大量の抗菌薬，副腎皮質ステロイド薬，向神経ビタミン薬，ATP 製剤など突発性難聴に準じた治療を行う。梅毒性に対してはペニシリン，あるいはこれに副腎皮質ステロイド薬を併用する。真珠腫性中耳炎や化膿性中耳炎から波及したものでは病巣の手術が必要である。

9. 遺伝性難聴

▶ **原因** **遺伝性難聴**（hereditary hearing loss）は遺伝子の異常によって引き起こされる難聴の総称である。出生時にすでに高度難聴を呈する**先天性難聴**（congenital hearing loss）は 1000 ～ 2000 の出生児に 1 人の頻度で生じる罹患率の高い先天性疾患であり，そのうち 60 ～ 70% が遺伝性難聴とされている。遺伝性疾患はその遺伝形式によって常染色体優性遺伝，常染色体劣性遺伝，X 連鎖性遺伝，ミトコンドリア遺伝（母系遺伝）に分類され，遺伝性難聴もそれぞれの遺伝形式によるものがある。遺伝子は父親由来の遺伝子と母親由来の遺伝子が対になっている。**常染色体優性遺伝性難聴**はどちらかの遺伝子に変異があると難聴を呈し，遺伝性難聴の約 20% の割合を占める。一方，**常染色体劣性遺伝性難聴**は両方の遺伝子に同じ変異がある場合にのみ難聴を呈し，どちらかの遺伝子にのみ変異がある場合は，保因者にはなるものの難聴を発症しない。遺伝性難聴の 70 ～ 80％がこの劣性遺伝形式で遺伝するといわれている。X 連鎖性遺伝性難聴は X 染色体に変異がある場合に発症する。女児は 2 つの X 染色体を有するため一方の X 染色体に変異があったとしても発症しないが，男児は X 染色体と Y 染色体で対を成しているため X 染色体に変異があると発症してしまう。ミトコンドリア遺伝は母親由来のミトコンドリア遺伝子の変異によって発症する。これは精子と卵子が受精する際に精子はミトコンドリアを失うことによる。

▶ **種類** 難聴以外の異常を伴わないものを**非症候群性遺伝性難聴**，難聴以外の症候を伴うものを**症候群性遺伝性難聴**とよぶ。

▶ **治療** 有効な治療法は確立されていない。聴力に応じて補聴器や人工内耳による補聴が対症的に行われている。急激に進行する場合には突発性難聴に準じて副腎皮質ステロイド薬による治療が行われる。

10. 機能性難聴（心因性難聴）

▶ **原因** 純音聴力検査では難聴とされるが，実際には聴覚経路に器質的な病変が認められないものを**機能性難聴**（functional hearing loss）とよぶ。そのなかで発症に心理的要素が深くかかわるものを**心因性難聴**（psychogenic hearing loss）という。近年，小児の環境への不適応や過剰適応により，**心因性難聴**は小・中学生に増加の傾向がある。

I 耳疾患

- ▶ 症状　学校健診の聴力検査で異常とされ，病院での精査により心因性難聴と診断される例が多い。これらの多くは難聴を自覚していない。時に心因性の視野狭窄や視覚障害，発声障害，頭痛，腹痛などを合併することがある。
- ▶ 診断　診断は，①純音聴力検査の結果と会話とのギャップ（検査所見が悪いのに話はよくできる）がある，②自記オージオメトリーでは連続音閾値が断続音閾値よりも上昇を示す（Jerger V型）ことが多い，③聴性脳幹反応検査での閾値が純音聴力検査の閾値と大幅に異なる，④耳音響放射検査で異常がみられない，などによる。心因としては，いじめ，友人関係，学校の先生との関係，家庭環境などがあげられる。
- ▶ 治療　臨床心理士と協力して心理療法を行うと同時に，学校や家庭の環境を調整する。

11. 良性発作性頭位めまい症

- ▶ 原因　末梢性めまい疾患として最も多いものが良性発作性頭位めまい症（benign paroxysmal positional vertigo；BPPV）である。60歳以上の女性に多く，長期の臥床や頭部外傷が原因になることもあるが，多くは原因不明である。耳石が剥がれ落ちて，半規管の中に入り込み，頭位変換時に耳石が半規管内を動くことでクプラが刺激され回転性めまいを生じる。
- ▶ 症状　寝たり起きたり，寝返りを打つなど頭を急に動かしたときに回転性のめまいが生じる。悪心を伴うことがあるが，嘔吐することは少ない。めまいの持続時間は30秒以内と短時間である。頭位変換眼振検査で，特定方向の動きで回転性めまいが生じた際の特徴ある眼振（回転性・垂直性の眼振）を確認することで診断される。
- ▶ 治療　半規管内に入り込んだ耳石を半規管外に誘導するように頭位を変える理学療法が有効である。薬物療法はめまい自体には効果的ではないが，めまいによる悪心などの不快感への効果が期待できる。

12. 前庭神経炎

- ▶ 原因　前庭神経炎（vestibular neuronitis）では，一側の半規管機能が急に低下することで激しい回転性めまいが生じる。ウイルス感染による半規管を支配する前庭神経の炎症が原因と考えられている。
- ▶ 症状　回転性めまいは最低でも1日は続き，トイレに行くのも困難になるほど強いめまいである。悪心・嘔吐も強く食事が摂れないことも多い。このため入院になることが多い。病気の後遺症として，ふらふらしためまいが長い場合には数か月程度続くことがある。
- ▶ 治療　急性期は点滴で補液を行い，めまいが軽快するのを待つが，神経炎の軽快を期待して副腎皮質ステロイド薬を併用することもある。めまいが軽快したらリハビリテーションのために転倒に注意して歩行や運動を行うことが大切である。

13. 聴神経腫瘍

- **原因** 聴神経腫瘍（vestibular schwannoma）は，内耳道内の前庭神経に生じる**神経鞘腫**である。

- **症状** 初発症状としてめまいを訴えることは少ない。これは前庭神経の障害が緩やかであるために，中枢で代償されるためである。腫瘍が蝸牛神経や内耳動脈を圧迫するようになると，一側の耳鳴・難聴を生じるようになる。一側の感音難聴や突発性難聴では，まずこの疾患ではないかと疑う必要がある。

- **検査** 難聴の程度は様々である。アブミ骨筋反射は，難聴側に音を与えて反対側で検出する方法で欠如することが多い。現在単独の検査で最も鋭敏な検査は**聴性脳幹反応**（auditory brain stem response：ABR）で，94～98％の陽性率とされている。しかし，内耳道内に限局する腫瘍では異常を示さないものが20％前後ある。本症が疑われれば，**造影MRI検査**（図4-13）を行い腫瘍の大きさを決定する。

- **治療** 聴神経腫瘍への対応は，腫瘍の大きさ，聴力の程度，年齢，患者の希望などにより，①経過観察，②手術，③放射線治療のいずれかを選ぶのが一般的である。これは，この腫瘍が良性腫瘍であること，術後の後遺症や患者のQOLを考えてのことであり，診察はこの腫瘍の専門医に依頼するのがよい。特に65歳以上の高齢者や全身状態の不良な例では，腫瘍の大きさによって経過観察か放射線療法を行い，腫瘍の増大傾向を追跡する。

  ①手術法：聴力障害は手術によって腫瘍を除去しても改善することはまれであるが，小さい腫瘍では聴力が保存できる可能性はある。術後に顔面神経麻痺を生じやすいが，徐々に改善するものが多い。障害の程度は腫瘍の大きさと関係があるので，患者にはこれらの点をあらかじめ説明しておく。手術法には，経迷路法，半規管を保存する中頭蓋窩法およびその拡大法，静脈洞の後方からの後頭下法などがある。手術は脳神経外科，耳鼻咽喉科がそれぞれ単独で行う施設もあるが，両者のチームワークによる方

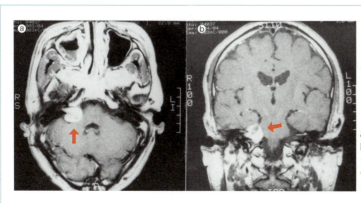

a. 軸位撮影
b. 冠状位撮影（右内耳内から小脳角部に約15mm伸展した聴神経腫瘍を認める）

図4-13 聴神経腫瘍のMRI検査所見

法は，単独で行うよりも利点が多い．
　②放射線療法（ガンマナイフ療法）：経過観察中，腫瘍が増大してきたときに選択肢の一つになる．

14. Auditory neuropathy（Auditory nerve disease）

本疾患には日本語名はまだない．
- ▶ **原因**　先天性（遺伝子異常），後天性（小脳変性症の症状の一つ）がある．
- ▶ **症状**　難聴．低中音部閾値は中等度上昇，高音域は軽度上昇している．語音弁別能が著しく不良で20〜40％程度を示す．他覚的検査である耳音響放射では正常反応，ABRでは無反応．同様な所見は聴神経腫瘍でもみられることがある．

Ⅱ 鼻疾患

A 外鼻疾患

1. 鼻癤

- ▶ **原因**　鼻癤（furuncle of the nose）は，鼻前庭の皮膚毛根から細菌感染によって起こり，鼻先が発赤腫脹する．
- ▶ **治療**　触れることを禁じ，局所に抗菌薬軟膏を塗布する．

2. 外鼻の外傷

- ▶ **原因**　外鼻は受傷しやすいが，軟骨部分はその弾性のため侵襲は小さい．一方，鼻骨骨折はスポーツ中あるいは殴打によりしばしば起こる．外傷性鞍鼻または外傷性斜鼻となることもある．
- ▶ **治療**　外鼻の軟線撮影やCT検査で，鼻骨偏位のある場合は早期に鼻骨整復術を行う．

3. 鞍鼻

- ▶ **原因**　鞍鼻（saddle nose）は，鼻骨・鼻中隔の骨折，梅毒，結核などのほか，多発血管炎性肉芽腫症*や多発性軟骨膜炎によっても起こる．
- ▶ **治療**　原因疾患に対する治療に加え，隆鼻術を行うこともある．

＊**多発血管炎性肉芽腫症**：副鼻腔から気管支に至る上部気道の巨細胞を伴った壊死性肉芽腫．

4. 鼻前庭炎・鼻前庭湿疹

- ▶ 原因　鼻前庭は皮膚と粘膜が移行する部位であり炎症（鼻前庭炎）や湿疹（鼻前庭湿疹，eczema of nasal vestibule）が生じやすい。アレルギー体質が関与することもある。手指でいじるなどの機械的刺激が原因となる場合も多い。
- ▶ 症状　鼻前庭の瘙痒感や疼痛が生じる。鼻前庭に痂皮が付着し，症状が悪化すると鼻癤を併発することもある。
- ▶ 治療　原因を除去することが第一である。痂皮を除去し，軟膏を塗布する。

B 鼻腔疾患

1. 鼻中隔彎曲症

- ▶ 概要　**鼻中隔彎曲症**（septal deviation）は，鼻腔発育途上の種々の要因により，ゆがみが鼻中隔彎曲として現れる。成人の場合，程度の差はあれ大多数に彎曲がみられる。
- ▶ 症状　鼻中隔彎曲によって鼻閉が生じる。鼻中隔彎曲側が狭く鼻閉の原因となるが，対側も反応性に肥厚性鼻炎が生じるため鼻閉が生じる。嗅覚障害や鼻出血傾向を呈することもある。
- ▶ 治療　本現象が鼻閉やいびき（睡眠時無呼吸症候群を含む），鼻出血，副鼻腔炎の原因となる場合に初めて病的とみなし，手術（**鼻中隔矯正術**，deviatomy）の対象となる。

2. 鼻出血

- ▶ 症状　**鼻出血**（epistaxis, nasal bleeding）については，第2章-Ⅱ-F「鼻出血」参照。

3. 急性鼻炎

- ▶ 概要　**急性鼻炎**（acute rhinitis）とは，いわゆる**鼻かぜ**である。副鼻腔炎，咽頭・喉頭炎，気管・気管支炎などを合併することも多い。
- ▶ 症状　初期にはくしゃみ，水様性鼻漏，鼻閉，発熱などをきたす。多くの場合，細菌の2次感染を起こし，鼻漏は水様性から粘性，膿性と変化する。
- ▶ 治療　初期であれば解熱鎮痛薬，抗アレルギー薬を，膿性鼻漏が著しい際は抗菌薬を用いる。鼻閉が著しい場合には点鼻薬を処方する。

4. 慢性鼻炎

- ▶ 原因　**慢性鼻炎**（chronic rhinitis）は加齢や空気中の窒素酸化物による機械的刺激，妊娠や内服薬（降圧薬，向精神薬，パーキンソン病治療薬，避妊薬など），鼻中隔彎曲による物理的負荷などによって生じる慢性的な炎症が原因である。また，鼻閉を改善させる点鼻薬の

乱用によって点鼻薬性鼻炎が生じるので注意が必要である。
- ▶ 症状　粘膜に発赤，腫脹が生じる。鼻粘膜の腫脹による鼻閉が生じるが，後鼻漏や嗅覚障害，鼻出血傾向を呈する。
- ▶ 治療　原因を除去することが第一である。慢性的な鼻閉に対しては局所血管収縮薬や局所副腎皮質ステロイド薬が用いられるが，常用や乱用による点鼻薬性鼻炎に注意する。

5. 肥厚性鼻炎

- ▶ 概要　**肥厚性鼻炎**（hypertrophic rhinitis）とは，固有鼻腔の粘膜，特に下鼻甲介が慢性的に腫大した状態をいう。鼻中隔彎曲症に合併することが多い。アレルギー性鼻炎や副鼻腔炎を合併している場合は，通常，肥厚性鼻炎とはいわない。
- ▶ 原因　点鼻薬の常用，刺激性ガスの長期曝露，急性鼻炎の慢性化などで起こる。
- ▶ 症状　鼻閉が起こる。
- ▶ 治療　原因を問わず長期にわたるものは局所処置で鼻閉を除くことが困難なので，下鼻甲介切除術（conchotomy）を行う。

6. アレルギー性鼻炎

- ▶ 原因　**アレルギー性鼻炎**（allergic rhinitis，図4-14）は，アレルギー体質の人が感作された抗原を吸入し，鼻粘膜上でアレルギー反応が起こるために発症する。吸入抗原としては，ほこり（ハウスダスト），ダニ，各種の花粉（スギ，カモガヤ，ブタクサなど），真菌類（カンジダなど），ペット関連（ネコ毛，羽毛など）がある。なかでも近年，スギ花粉症は増加の一途をたどり，社会問題になっている。
- ▶ 症状　くしゃみ，水様性鼻漏，鼻閉を特徴とする。花粉症ではほかに眼のかゆみ，咽頭痛などをきたす。一般に温度変化などに対しても過敏に症状を示すことが多い。
- ▶ 診断　確定診断には鼻汁好酸球の検鏡，特異抗体の定量（RAST），抗原による誘発試験，皮内テストなどを行う。症状は似ているが，アレルギー反応を証明できないものを血管運動性鼻炎（vasomotor rhinitis）という。

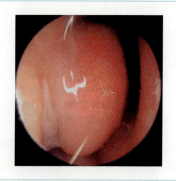
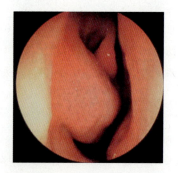

図4-14　アレルギー性鼻炎（右は正常時の様子）

- ▶治療　原因を除去することが第一である。マスクなどで抗原を避ける。抗原抽出希釈薬による**免疫**（**減感作**）**療法***が根本的治療法であったが，近年では舌下免疫療法が主流になっている。慢性的な鼻閉に対しては局所血管収縮薬や副腎皮質ステロイド薬が用いられるが，常用や乱用による点鼻薬性鼻炎に注意する。薬剤としては抗アレルギー薬，抗ロイコトリエン薬，副腎皮質ステロイド薬などが用いられる。局所血管収縮薬や局所ステロイド薬が併用されることが多い。症状が重篤な場合は下鼻甲介焼灼術，下鼻甲介粘膜切除術，後鼻神経切除術などが行われる。

7. 鼻茸（鼻ポリープ）

- ▶原因　**鼻茸**（nasal polyp）とは慢性副鼻腔炎の副産物として，固有鼻腔内にできる表面が平滑で灰白色の腫瘤である（図4-15）。上顎に発し，後鼻孔から鼻咽頭を充満するように発育するものを**上顎洞後鼻孔鼻茸**（antrochoanal polyp）という。
- ▶症状　鼻閉，鼻漏の原因となり，巨大になると外鼻の変形をきたす。
- ▶治療　有茎性のものは絞断器で摘出する（鼻茸摘出術，polypotomy）が，多発性や再発を繰り返すものは副鼻腔炎の手術を行う。

8. 多発血管炎性肉芽腫症（ウェゲナー肉芽腫症）

- ▶原因　**多発血管炎性肉芽腫症**（granulomatosis with polyangitis；GPA）は，以前はウェゲナー肉芽腫症（Wegener's granulomatosis）とよばれた全身性の血管炎で，主に中〜小型動脈を障害する疾患である。
- ▶症状　発症初期はかぜのように咳や喀痰，微熱が生じるが，急速に呼吸困難，浮腫など間質性肺炎や急速進行性糸球体腎炎をきたす。鼻中隔軟骨なども障害されて鞍鼻を呈することがある。眼球突出，ぶどう膜炎，角膜潰瘍など眼科的疾患も起こる。そのほか皮膚（有痛性紅斑），末梢・中枢神経を障害する。血液検査では抗好中球細胞質抗体の

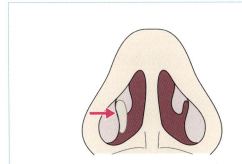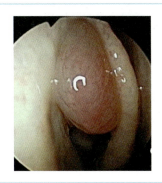

図4-15　鼻茸

---

* **免疫**（**減感作**）**療法**：ある種のアレルギー疾患に対して，感作された物質（アレルゲン）をごく少量ずつ注射して，しだいに増量し，過敏性を減弱させる治療法。

c-ANCA（PR3-ANCA）が特異的に上昇する。
▶ **治療** 副腎皮質ステロイド薬と免疫抑制剤の併用療法が行われる。

C 副鼻腔疾患

1. 副鼻腔炎

概要	概念・定義	・副鼻腔に炎症が起こった状態を副鼻腔炎という。 ・長期化すると慢性副鼻腔炎に移行するおそれがある。 ・慢性副鼻腔炎は一般に蓄膿症ともよばれている。
	病態生理	・固有鼻腔，副鼻腔の粘膜が腫大，副鼻腔からの分泌物の排泄が障害されることにより頬部痛などの症状が引き起こされる。
症状		・急性副鼻腔炎：頬部痛や頬部腫脹，眼窩部や鼻根部の痛み，前頭部痛など。 ・慢性副鼻腔炎：慢性的に膿性の鼻漏や鼻閉，頭重感など。
検査		・鼻咽腔内視鏡検査や単純 X 線検査・頭部 CT 検査の所見で診断する。
主な治療		・抗菌薬や消炎薬の投与，鼻処置を行う。

1 急性副鼻腔炎

▶ **概要・原因** 副鼻腔炎（sinusitis）の一種である**急性副鼻腔炎**（acute sinusitis）は，急性鼻炎に合併したものが多いが，そのほかに外傷，また，う歯や歯の治療が原因で一側の急性上顎洞炎をきたす場合もある（**歯性上顎洞炎**；odontogenic sinusitis）。いずれも長期化すると慢性副鼻腔炎に移行する危険がある。

▶ **症状** 頬部痛や頬部腫脹（上顎洞炎），眼窩部や**鼻根部の痛み**（篩骨洞炎），**前頭部痛**（前頭洞炎）をきたす。これらの症状は，固有鼻腔，副鼻腔の粘膜が腫大し，副鼻腔からの分泌物の排泄が障害されるために起こる。また，膿性鼻漏や嗅覚障害が持続する。

▶ **診断** 症状，単純 X 線検査や頭部 CT 検査の所見で診断する。

▶ **治療** 抗菌薬，消炎薬の投与，鼻処置などを行う。急性上顎洞炎で膿貯留が疑われる場合は，上顎洞穿刺洗浄を行う。

2 慢性副鼻腔炎

▶ **概要・原因** **慢性副鼻腔炎**（chronic sinusitis）は，一般に**蓄膿症**とよばれ，以前は極めてポピュラーであったが，近年は減少化，また軽症化傾向にある。多くは急性副鼻腔炎の反復や長期化により慢性に移行する。幼児期～学童期に発症する場合が多く，咽頭扁桃（アデノイド）の肥大，鼻中隔彎曲などがこれを助長する。慢性副鼻腔炎では，固有鼻腔や副鼻腔の粘膜が腫脹し，分泌物の排泄路が障害されることにより，膿がたまる。副鼻

腔と眼窩は隣接しているため，眼窩内感染を引き起こす危険性がある。
- ▶症状　慢性的に膿性の鼻漏・後鼻漏，鼻閉，頭重感を訴える。膿性の後鼻漏が著しい場合無意識に誤嚥され，気管支炎や気管支拡張症の原因となる（鼻性気管支炎，sinobronchitis）。
- ▶診断　基本的には急性副鼻腔炎と同様である。内視鏡検査が有用である。
- ▶治療　保存的には鼻処置，マクロライド系抗菌薬の少量長期投与，血管収縮薬や消炎薬の噴霧（ネブライザー），プレッツ置換法などを行う。手術は電子内視鏡を用いた**内視鏡下鼻内副鼻腔手術**（endoscopic sinus surgery；ESS）を行う。

3　好酸球性副鼻腔炎

- ▶概要　近年，慢性副鼻腔炎や鼻茸の症状を呈し，アレルギー疾患を背景とした**好酸球性副鼻腔炎**（eosinophilic sinusitis）が増加している。症状は一般の副鼻腔炎に似ているが，治療に抵抗する。
- ▶診断　アスピリン喘息やアレルギー疾患を合併し，組織検査で好酸球浸潤がみられることが特徴である。
- ▶治療　マクロライド系抗菌薬は無効で，副腎皮質ステロイド薬の内服や噴霧が有効である。内視鏡下鼻内副鼻腔手術（ESS）も有効であるが，再発することも多い。

2. 術後性頬部嚢胞

- ▶原因　**術後性頬部嚢胞**（postoperative maxillary cyst）は，上顎洞開放術後10〜20年経過して起こる医原病で，頬部の腫脹，痛み，歯のしびれを訴える。上顎洞内に嚢胞が形成され，分泌物が貯留するために起こる。
- ▶治療　手術的に下鼻道か中鼻道に大きな交通路を設ける。

3. 副鼻腔粘液嚢胞

- ▶原因　上顎洞以外の副鼻腔で排泄路が断たれると嚢胞が形成され，貯留液のために周囲の臓器が圧迫される。これが**副鼻腔嚢胞**（mucoceles of the paranasal sinuses）である。多くは鼻内手術による瘢痕が原因で起こるが，手術既往のない場合もある。
- ▶症状　頻度の高い前頭洞や篩骨洞の嚢胞では，眼球突出や複視，眼球運動制限をきたす。頻度は低いが蝶形洞嚢胞では視神経が圧迫され，視力・視野障害をきたすこともある。
- ▶治療　手術的に固有鼻腔と大きな交通路を設ける。

4. 上顎洞真菌症（乾酪性上顎洞炎）

- ▶原因　一側性の悪臭鼻漏，鼻閉を呈し，X線写真で一側に上顎洞陰影を示す。開洞するとチーズ様の悪臭のある乾酪物質が充満している。真菌（カンジダ，アスペルギルス）感染で起こる。

▶ **治療** 上顎洞を開放し，悪性（上顎がん）でないことを確認する。

5. 上顎がん

▶ **症状** 上顎がん（maxillary cancer）は，上顎洞粘膜より発生し，上顎骨全体，周辺臓器に波及する。初発症状に乏しく（血性鼻漏），頰部腫脹，片側性鼻閉，眼球突出など周辺臓器に浸潤した段階で発見されることが多い。このため予後もあまり良くないが，最近はまれな疾患になりつつある。

▶ **治療** 放射線療法，化学療法（抗悪性腫瘍薬の全身投与や顎動脈への注入），手術（上顎部分切除，全摘出）の三者併用療法が行われる。

しかし，進行がんに対しては，本術式や拡大全摘出術（眼球を含め一塊として摘出）が行われることもある。

III 口腔疾患

1. 口内炎

口内炎（stomatitis）は様々な原因により生じ，カタル性口内炎，アフタ性口内炎などに分類される。

1 カタル性口内炎

▶ **原因・症状** カタル性口内炎は口腔内の不衛生，う歯，義歯などによる機械的刺激，熱性疾患，胃腸疾患など全身疾患によって生じ，口腔粘膜のび漫性発赤，腫脹を認める。

▶ **治療** 原因の除去が最も有効であるが，難治，重症例では副腎皮質ステロイド薬の投与が必要になることもある。

2 アフタ性口内炎

▶ **原因** アフタ性口内炎の多くは原因不明であるが，ストレス，内分泌異常，ビタミン不足などが関与していると考えられている。口唇内側，歯肉，舌，頬粘膜に大小様々な円形または楕円形の潰瘍を生じる。潰瘍は白色でその周囲の粘膜は発赤し特徴的な所見を呈する。孤立性のことも多発性のこともある。疼痛が強く，多発例，重症例では摂食不可となることもある。

▶ **治療** 副腎皮質ステロイド薬の局所塗布が有効であるが，症例によっては全身投与が必要となる。

2. 舌炎

- **原因** 舌炎（glossitis）には，カタル性舌炎，表在性舌炎などの非特異的炎症のほか，結核，梅毒などの特異的炎症による舌炎がある。そのほか，全身疾患の部分症として悪性貧血に伴うハンター舌炎，鉄欠乏性貧血（プランマー-ビンソン症候群）に伴う舌炎などがある。
- **症状** いずれも疼痛，口臭を生じ，舌粘膜はび漫性に発赤，腫脹する。
- **治療** 口内炎と同様に原因の除去が最も重要であるが，抗菌薬，消炎薬の投与も有効である。

3. 口腔カンジダ症

- **症状** 口腔カンジダ症（candidiasis of the oral mucosa）は，鵞口瘡（急性偽膜性カンジダ症）ともいい，抗菌薬投与中や放射線照射中にみられることが多く，初期には点状の白斑が多発性に生じ，やがて融合し白色の偽膜状になる。白斑の培養でカンジダを証明すれば，診断は確実である。
- **治療** 原因の除去が最も重要であるが，ピオクタニンなどの色素薬の塗布，頻回の含嗽も有効である。

4. ベーチェット病

- **原因** 原因は不明であるが，遺伝的な要因（体質）と環境因子が関係している。遺伝的要因で重要なのは HLA-B51 であり，ベーチェット病患者の 50〜60％が有している。
- **症状** 口腔内アフタ，皮膚・眼症状，陰部潰瘍が発作的に起き，繰り返す。口腔内アフタが初発症状であることが多い。皮膚症状としては，痤瘡や様皮疹などがみられる。また，針反応といって，採血後など針の刺入部 24〜48 時間後に発赤や毛包炎様発疹を示す皮膚の過敏反応がみられる場合がある。眼病変は前部ぶどう膜炎が特徴で，重症例では視力低下から失明に至ることもある。腸管型，血管型，神経型があり，予後を左右する。
- **治療** 軽症の皮膚・粘膜病変には局所副腎皮質ステロイド薬を用いるが，頻繁に症状が現れる場合は，コルヒチンを使用する。

5. 口唇ヘルペス，ヘルパンギーナ，手足口病

- **概要** 皮膚に生じる単純ヘルペスウイルス感染症を単純ヘルペス（単純疱疹）という。口唇にできるものを**口唇ヘルペス**とよぶ。一方，**ヘルパンギーナ**や**手足口病**は，コクサッキーウイルスやエンテロウイルスが原因となるウイルス性疾患である。
- **原因** 単純ヘルペスには1型と2型があり，通常の口唇ヘルペスは単純ヘルペス1型，性感染症としての口唇ヘルペスは単純ヘルペス2型が原因となることが多い。ヘルパンギーナはコクサッキーA型ウイルスやエンテロウイルスが原因となり，乳幼児に多い。

手足口病もコクサッキーA16型ウイルスやエンテロウイルス71が原因となり，乳幼児に多い。

▶ **症状・治療** 口唇ヘルペスは，口の周囲に発疹が生じ，かゆみや痛みを伴う。抗ウイルス薬で治療する。ヘルパンギーナは，夏かぜとして発熱や咽頭痛を呈するが，原因療法はなく，対症療法を行う。手足口病では口腔粘膜や手のひら，足底に小水疱を生じる。手足口病も原因療法はないため，対症療法を行う。

6. 口腔がん

▶ **原因・分類** 口腔のがん（cancer of the oral cavity）は大部分が扁平上皮がんであり，その発生部位により口唇がん，歯肉がん，口腔底がん（図4-16），舌がん，頰粘膜がん，口蓋がんに分類される。舌がんが最も多く，以下歯肉がん，口腔底がんと続く。口腔内不衛生，う歯などによる反復性機械的刺激，飲酒，喫煙などが発症と関係が深い。

▶ **症状** 舌がんの好発部位は舌縁，舌下面などで，約1/3の症例にリンパ節転移が認められる。早期がんでは白斑状の外観を示すこともあるが，多くは潰瘍を形成し，表面は不整，易出血性である。疼痛が強く，進行がんでは舌の運動制限や強い嚥下痛のため摂食不可となることもある。口腔底がんでは，口腔前庭に表面不整，易出血性の潰瘍が生じ，疼痛を伴う。下顎骨に浸潤することも多い。ほとんどの症例で手術的治療が必要となる。

▶ **治療** 早期がんではレーザーメスによる切除や組織内照射が行われる。進行がんでは手術・放射線・化学療法を組み合わせた集学的治療を行う。この際，進展範囲により，舌部分切除，舌全摘術が行われる。舌根部に生じた舌がんや舌全摘術症例では喉頭全摘術を同時に行うこともある。リンパ節転移を認める例では**頸部郭清術**（radical neck dissection）を行い，再建の必要な場合，前腕遊離皮弁などが用いられる。予後は，口唇がんを除き一般に不良である。

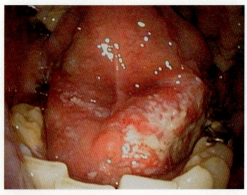

口腔底に潰瘍形成を伴う腫瘤を認める。

図4-16 口腔底がん

IV 咽頭・食道疾患

A 咽頭疾患

1. 咽頭炎

Digest

咽頭炎

概要	概念・定義	・咽頭に炎症が生じた状態を咽頭炎という。
	原因	・急性咽頭炎：常在菌により生じる。 ・慢性咽頭炎：急性咽頭炎が慢性化して遷延したり，喫煙などにより咽頭部が慢性的に刺激されたりすることで発症する。
症状		・咽頭リンパ濾胞の発赤腫脹や咽頭側索の発赤，発熱，自発痛，嚥下痛，乾燥感など。
主な治療		・急性咽頭炎：解熱鎮痛薬や抗菌薬の投与，含嗽を行う。 ・慢性咽頭炎：含嗽，薬液噴霧（ネブライザー）に加えて，原因の除去を行う。

▶ **原因** 咽頭炎（pharyngitis）は，**急性咽頭炎**と**慢性咽頭炎**に分かれる。急性咽頭炎は，ほかの上気道炎（急性鼻炎，急性扁桃炎）と同様に常在菌により起こる。慢性咽頭炎は，急性咽頭炎の遷延のほか，喫煙，刺激性ガスの吸入などで起こる。

▶ **症状** 咽頭後壁にある咽頭リンパ濾胞の発赤腫脹や咽頭側索の発赤（咽頭側索炎）を伴う。発熱，自発痛，嚥下痛，乾燥感を訴える。

▶ **治療** 急性咽頭炎は，解熱鎮痛薬，抗菌薬の投与，含嗽を行う。慢性咽頭炎は原因の除去のほか，含嗽，薬液噴霧（ネブライザー）などを行う。

2. 扁桃炎

Digest

扁桃炎

概要	概念・定義	・扁桃に炎症が生じた状態を扁桃炎という。
	原因	・急性扁桃炎：ブドウ球菌やレンサ球菌，溶血性レンサ球菌など咽頭の常在菌の感染による。EBウイルスによる伝染性単核球症も鑑別を要する。
症状		・急性扁桃炎：扁桃が腫大し発赤を生じ，発熱や全身の倦怠感，咽頭痛，嚥下痛，耳への放散痛などの症状が現れる。炎症が悪化すると飲食物の経口摂取も不能となる。 ・慢性扁桃炎：咽頭の不快感や微熱を常時訴える。
主な治療		・解熱鎮痛薬や抗菌薬の投与や局所への消炎薬の塗布，含嗽を行う。 ・慢性扁桃炎の場合には手術適応を検討する。

1 急性扁桃炎（習慣性扁桃炎）

- ▶ **原因** **急性扁桃炎**（acute tonsillitis，図4-17）は，咽頭の常在菌（ブドウ球菌，レンサ球菌，溶血性レンサ球菌など）により起こる。
- ▶ **症状** 扁桃は発赤・腫大し，発熱，全身倦怠感，咽頭痛，嚥下痛，耳への放散痛がある。炎症が高度になると飲食物の経口摂取も不能となる。通常，頸部リンパ節腫脹を伴う。急性扁桃炎のうち，扁桃陰窩（表面のスリット状凹み）に膿栓の付着するものを**陰窩性扁桃炎**（angina lacunalis）という。1年に3回以上急性扁桃炎を繰り返す場合を特に**習慣性アンギーナ**（habitual angina）という。
- ▶ **治療** 解熱鎮痛薬，抗菌薬の投与，局所に消炎薬の塗布，含嗽などを行う。

2 慢性扁桃炎

- ▶ **原因** 扁桃は生理的に炎症性臓器であるが，埋没型扁桃であることや陰窩に膿栓が付着することが多い。**慢性扁桃炎**（chronic tonsillitis）の発症には，このような生理的要因も働いている。
- ▶ **症状** 常時，咽頭の不快感や微熱を訴える。慢性扁桃炎はしばしば遠隔臓器の病変の原因になる（病巣感染，focal infection）。このような疾患には，腎炎（IgA腎症），リウマチ熱，心内膜炎，心筋炎，多発性滲出性紅斑，掌蹠膿疱症などがある。
- ▶ **治療** 慢性扁桃炎では臨床所見，局所所見のほか，ASO値，扁桃マッサージ検査（扁桃をマッサージした後，血沈，体温，白血球数を調べる）所見を考慮して手術適応を決める。

3. 扁桃周囲炎・扁桃周囲膿瘍

- ▶ **原因** 急性扁桃炎で炎症が周囲に波及すると，前口蓋弓・軟口蓋の著しい発赤・腫脹（扁桃周囲炎，peritonsillitis），さらに膿貯留（扁桃周囲膿瘍，peritonsillar abscess，図4-18）をきたす。

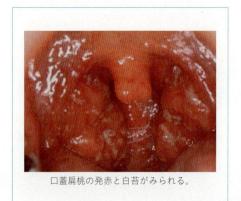

口蓋扁桃の発赤と白苔がみられる。

図4-17 急性扁桃炎

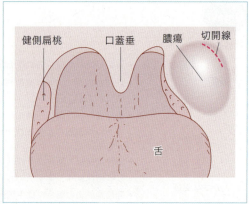

図4-18 扁桃周囲膿瘍

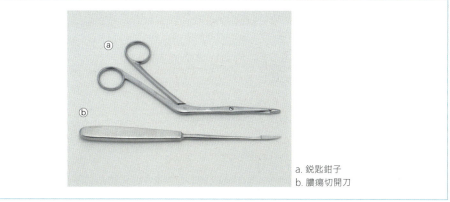

a. 鋭匙鉗子
b. 膿瘍切開刀

図 4-19 鋭匙鉗子および膿瘍切開刀

- ▶ **症状** 高熱，著しい咽頭痛・嚥下痛を伴い，経口摂取不能となる。開口させると咽頭の著しい左右非対称を示す。
- ▶ **治療** 局所麻酔の後，専用のメス（図 4-19）で扁桃の上外側を切開し排膿を図る。抗菌薬の全身投与および点滴栄養を行う。

4. 咽後膿瘍

- ▶ **原因** 咽後膿瘍（retropharyngeal abscess）は，咽頭炎や異物の刺入により炎症が深部に波及し，咽頭後壁粘膜と頸椎の間に膿瘍が形成されたものである。小児に多い。
- ▶ **症状** 通常，高熱，嚥下障害，呼吸障害など重篤な症状を呈し，迅速な切開排膿が必要である。
- ▶ **治療** 切開は懸垂頭位で行う。

5. アデノイド増殖症

- ▶ **原因** 咽頭扁桃肥大をアデノイド増殖症（adenoid vegetation）とよぶ。4～8歳の小児は生理的に肥大があるが，しばしば鼻閉，口呼吸，いびきの原因になる。
- ▶ **症状** 口呼吸が長期に及ぶと，注意不能症や**アデノイド顔貌**（口を開け，締まりのない表情）を招くほか，滲出性中耳炎や鼻炎・副鼻腔炎を助長する。
- ▶ **治療** 口呼吸の弊害がある場合や合併症の原因となっている場合は，**アデノイド切除術**（adenotomy）を行う。

6. 口蓋扁桃肥大

- ▶ **症状** アデノイドとともに口蓋扁桃も幼児学童期は生理的に大きい。口蓋扁桃肥大（hypertrophy of the palatine tonsils）は，このように生理的要因によるものが多い。睡眠時無呼吸症候群の原因ともなり得る。
- ▶ **治療** 肥大が第Ⅲ度に及ぶと，鼻呼吸障害や睡眠摂食の障害の原因となるので，手術

Ⅳ 咽頭・食道疾患

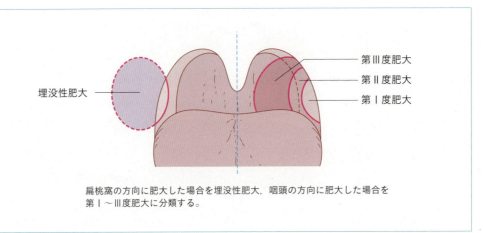

図4-20 口蓋扁桃肥大

（**口蓋扁桃摘出術**，tonsillectomy）の適応となる（図4-20）。

7. 伝染性単核球症

▶ **概要**　扁桃炎は全身疾患の部分症としてみられることがある。**伝染性単核球症**（infectious mononucleosis），**潰瘍性偽膜性アンギーナ**（ワンサンアンギーナ，Vincent's angina），無顆粒細胞性アンギーナ，白血病などがある。伝染性単核球症はEBウイルスの唾液感染で集団発症するため，kissing diseaseともよばれている。日本人は不顕性感染によって抗体保有率が高いため集団発症はまれである。

▶ **症状**　発熱，咽頭痛，全身倦怠感で発症し，口蓋扁桃は白苔を有する発赤を呈し，頸部リンパ節の有痛性腫脹，肝脾腫を生じる。末梢血に異型リンパ球が出現する。

▶ **治療**　対症療法を行う。

8. 睡眠時無呼吸症候群

▶ **症状**　**睡眠時無呼吸症候群**（sleep apnea syndrome；SAS）では，一晩の睡眠中に，数十秒に及ぶ無呼吸状態が繰り返し起こる。このため，熟睡感がなく，昼間，眠気を訴える。原因は，肥満による上気道の狭窄，鼻中隔彎曲症や肥厚性鼻炎に伴う鼻閉，口峡の狭小など。中枢性要因によるものもある。心臓への負担が大きく，突然死の原因にもなる。

▶ **治療**　保存的治療には，持続的気道内圧陽圧呼吸（CPAP，シーパップ）装置装着やスプリントによる顎間固定がある。手術的には鼻中隔矯正術や口蓋垂口蓋咽頭形成術（UPPP）を行う。肥満には減量指導を並行して行う。

9. 咽喉頭異常感症

▶ **概念**　咽喉頭の異常感，異物感を訴えるが，通常の検査では咽喉頭に異常所見を認めないものを**咽喉頭異常感症**（paresthesia of the pharyngo-larynx）と総称する。下咽頭や食道

などの炎症や悪性腫瘍，鉄欠乏性貧血によるプランマー‐ビンソン症候群＊が咽喉頭の異常感の原因になることもあり，これらの疾患を除外し診断することが必要である。

▶ **原因** 咽頭異常感症（abnormal and foreign body sensation in the throat）は頻繁に遭遇する症状であるが，明らかな原因は不明なことが多い。胃食道逆流症によって咽頭の酸性度（pH）が高くなる咽喉頭酸逆流症，がんに対する恐怖心（cancerphobia）が原因となることも多い。

▶ **症状** 咽喉頭の異常感，異物感が主であるが，閉塞感，腫脹感，乾燥感などと表現されることもある。咽頭に何かが引っ掛かっているような異物感や違和感が持続するが，嚥下に支障がないのが特徴である。

▶ **治療** 原因疾患が明らかになったら，原因疾患の治療を行う。潜在性炎症が疑われる場合は，消炎鎮痛薬などの投与を行う。胃酸の逆流が原因と考えられる場合は，プロトンポンプ阻害薬（PPI）を2週間程度投与して効果をみたうえで（PPIテスト），効果があれば8週間投与を継続する。自律神経異常やホルモン異常がある場合は，それぞれの治療を行う。問診からがんへの恐怖が強い場合は検査結果から心配がないことをよく説明する。精神安定薬の投与が有効なこともある。心因反応が強い場合はカウンセリングなどの心理治療が必要になる。

10. 舌咽神経痛

▶ **概要・原因** **舌咽神経痛**とは，物をかんだり飲み込んだりする刺激によって舌から咽頭に強い痛みを呈するもので，原因としては血管による神経圧迫が考えられている。中年男性に多く発症する。

▶ **症状** 口腔，舌の付け根，咽頭などに強い痛みが生じるが，持続することや発作的に発症することもある。耳に痛みが放散することもある。

▶ **治療** 原因が不明な場合が多く，原因疾患の診断が最優先となる。多くは対症療法となるが，難治性の場合は手術も必要になる。

11. 咽頭異物

▶ **症状・治療** 扁桃，舌根，梨状窩などは魚骨などの異物刺入（a foreign body struck in the throat）の好発部位である。扁桃では裸眼での視認が容易であるが，深部の場合には咽頭麻酔後，鉗子付き内視鏡や，間接喉頭鏡下に喉頭鉗子を用いて摘出する。

＊ **プランマー‐ビンソン症候群**（Plummer-Vinson syndrome）：低血色素性貧血，胃酸欠乏があり，口腔症状として粘膜の萎縮のため舌は乳頭が萎縮して赤く平らに光って見え，口角亀裂，口渇，嚥下困難などを示す症候群である。中年以降の女性に多い。

IV 咽頭・食道疾患

12. 咽頭がん

概要	概念・定義	・咽頭に発生するがんを咽頭がんという。 ・発生した部位により，上咽頭がん・中咽頭がん・下咽頭がんと分類される。
	原因	・上咽頭～中咽頭のがん：ウイルスを誘因とすることが多い。 ・中咽頭～下咽頭のがん：飲酒や喫煙が誘因となる場合が多い。
症状		・中咽頭がん・下咽頭がん：咽頭痛や嚥下時痛を訴えることが多い。 ・上咽頭がん：上咽頭自体には症状が現れにくく，耳管開口部の圧迫による滲出性中耳炎が初発症状となることが多い。
主な治療		・放射線療法や化学療法，手術療法などを組み合わせた集学的治療を行う。

1 上咽頭がん

▶ **原因** **EBウイルス**が発がんと関連している。台湾，中国南部，東南アジアなどの地域に多く，風土病的な側面を有する。

▶ **症状** 耳管開口部の圧迫による滲出性中耳炎が初発症状となることが多い。上咽頭自体は症状が現れにくく，頭蓋底浸潤による脳神経麻痺や頸部リンパ節転移が初発症状となることもある。

▶ **治療** 放射線療法や化学療法が中心になる。

2 中咽頭がん

▶ **原因** ほとんどが**扁平上皮がん**であり，**ヒト乳頭腫ウイルス**が発がんと関連している。男性に多く，オーラルセックスとの関係も指摘されている。

▶ **症状** 咽頭痛，嚥下時痛を訴えることが多い。開口障害や頸部リンパ節転移で診断されることもある。原発不明の頸部リンパ節転移では扁桃の微小がんが原因となっていることも多い。

▶ **治療** 放射線療法や化学療法，手術療法を組み合わせた集学的治療を行う。

3 下咽頭がん

▶ **原因** ほとんどが扁平上皮がんであり，飲酒，喫煙と関連している。超高齢化に伴い増加している。男性に多い。女性の場合は**貧血（プランマー-ビンソン症候群）**が基礎疾患となっていることもある。下咽頭がん患者の25～30％に食道がんが見つかっており，重複がんを呈することが多いのが特徴である。

▶ **症状** 咽頭異常感や嚥下時痛，嚥下困難を訴えることが多い。喉頭への進展による嗄声や頸部リンパ節転移で診断されることもある。

▶ **治療** 放射線療法や化学療法，手術療法を組み合わせた集学的治療を行う。進展例では

咽頭・喉頭・頸部食道全摘出術（咽喉食摘術）と空腸移植による再建術を行うこともある。

B 唾液腺疾患

1. 唾液腺炎

- **原因・分類** 臨床上よく遭遇する**唾液腺炎**（sialoadenitis）には，細菌感染による急性化膿性耳下腺炎（acute suppressive parotitis），ウイルス感染による流行性耳下腺炎（おたふくかぜ，mumps）がある（図4-21）。

- **症状** 急性化膿性耳下腺炎は，重篤な全身性の基礎疾患がある場合や術後などで口腔内の衛生状態が悪い場合に併発することが多く，一側性または両側性の有痛性耳下腺腫脹，発赤が特徴であり，開口障害を伴うことが多い。ステノン管開口部の発赤，開口部よりの排膿を認めれば診断は確実である。流行性耳下腺炎は小児に多く，発熱とともに一側性の耳下腺腫脹で発症する。1〜2週間後に対側の耳下腺が腫脹することもある。耳下腺腫脹はび漫性であるが，疼痛や圧痛，発赤は少ない。

- **治療** 急性化膿性耳下腺炎に対しては，抗菌薬投与による保存的治療を行うが，膿瘍形成が明らかな場合は切開，排膿が必要になることもある。流行性耳下腺炎は，発熱に対する対症療法のみで軽快し一般に予後は良好であるが，2次感染予防のため抗菌薬の投与を行うこともある。感染予防のため，少なくとも1週間は自宅静養とする。

2. 唾石症

- **原因・症状** 唾液のpHの異常などにより，炭酸カルシウムやリン酸カルシウムの唾石が生じる。それが**唾石症**（sialolithiasis）である。顎下腺に生じることが多く，ワルトン管開口部の発赤，腫脹，顎下腺の疼痛を伴う腫脹を主訴とし，顎下腺腫脹は摂食時に増悪する。口腔内の触診，ブジーを用いたワルトン管の検査により唾石が明らかとなることが多いが，触診で唾石が確認できない場合にはX線検査やCT検査，超音波検査が

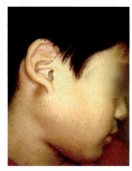

有痛性の耳下腺腫脹や発赤が特徴。

図4-21 流行性耳下腺炎

有効である。

▶ **治療** ワルトン管開口部付近に唾石がある場合は，口腔内でワルトン管を切開して唾石を摘出すればよいが，顎下腺内に唾石がある場合は顎下腺摘出術が必要となる。顎下腺摘出術は顎下腺唾石症のほかに顎下腺腫瘍でも行われるが，顎下腺周囲に舌神経，舌下神経，顔面神経辺縁枝が走行しているため，損傷させないよう注意する。

3. シェーグレン症候群

▶ **原因** シェーグレン症候群（Sjogren's syndrome）は，自己免疫疾患であり，女性に多い。関節リウマチや全身性エリテマトーデス，強皮症などのほかの自己免疫疾患（膠原病）に合併することが多い。
▶ **症状** 口内乾燥症（dry mouth），乾燥性角結膜炎（dry eye）を主症状とする。血液検査で抗 SS-A 抗体，抗 SS-B 抗体を調べるが，唾液量を調べるガムテストや涙や角結膜の検査であるシルマー検査，ローズベンガル検査，フルオレセイン染色検査を行う。
▶ **治療** 対症療法が中心となり，人工唾液や人工涙液が用いられる。

4. ガマ腫

▶ **原因** ガマ腫（ranula）は，舌下腺や舌下腺周辺の小唾液腺由来の貯留嚢胞である。唾液分泌孔が何らかの原因で閉鎖することで発症するが，その原因は不明である。女性に多い。同様に口唇の小唾液腺の分泌孔が閉鎖することで口唇粘液嚢胞が生じる。
▶ **症状** 口腔底や顎下部の無痛性腫脹を呈する。舌下型，顎下型，混合型に分類される。
▶ **治療** 舌下腺摘出術を行うが，保存的にはがま腫内に硬化剤を投与する硬化療法を行うこともある。

5. 唾液腺腫瘍

▶ **原因・症状** 唾液腺腫瘍（tumor of the salivary gland，図 4-22）は多様な病理組織像を示すが，**多形性腺腫**（混合腫瘍）が最も多く，良性唾液腺腫瘍の約 80％を占め，特に耳下腺に多い。通常，無痛性の腫瘤で周囲との境界は明らかで癒着もない。次に多いのが**ワルチン腫瘍**（腺リンパ腫）である。ワルチン腫瘍は男性かつ喫煙者に多く，両側性で発生するほか，一側でも多発することがある。悪性唾液腺腫瘍の 75％が耳下腺に生じるが，それぞれの唾液腺における良性腫瘍と悪性腫瘍の比率でみると，顎下腺，舌下腺に悪性腫瘍が生じる頻度が高い。悪性腫瘍の種類としては類表皮がん，腺様嚢胞がんが多く，腫瘤の表面は不整で硬く，周囲組織と癒着していることも多い。耳下腺悪性腫瘍の場合，腫瘍が顔面神経に浸潤し，**顔面神経麻痺**を生じることもある。
▶ **治療** 良性唾液腺腫瘍も時に悪性化することもあるため，早期の摘出が原則である。単純な腫瘍摘出では再発の危険性もあり，周囲腺組織を含めた腫瘍摘出術が勧められる。悪性唾液腺腫瘍も原則として手術が第 1 選択であるが，放射線療法を行うこともある。

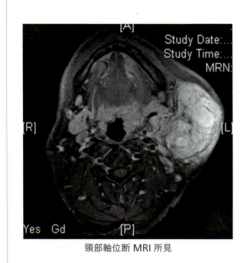
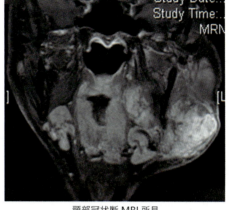

頸部軸位断 MRI 所見　　　　　　　　頸部冠状断 MRI 所見

図 4-22 唾液腺腫瘍

耳下腺腫瘍で顔面神経への浸潤が疑われる場合は，顔面神経を含めた耳下腺全摘術が必要となる。

C 食道疾患

1. 胃食道逆流症

- ▶ **原因**　**胃食道逆流症**（GERD：gastroesophageal reflux disease）は，酸やペプシンを含んだ胃酸や，胆汁酸や膵液が胃から食道に逆流することによって発生する。食道と胃の境にある下部食道括約体が胃内容の逆流を防止しているが，この下部食道括約体の機能低下によって逆流が生じる。
- ▶ **症状**　胸やけが主症状であるが，咽喉頭にも逆流が及ぶと咽喉頭異常感が生じる（咽喉頭酸逆流症：laryngopharyngeal reflux disease：LERD）。
- ▶ **治療**　胃酸の酸性度を弱くするプロトンポンプ阻害薬（PPI）を投与する。

2. 食道がん

- ▶ **原因**　食道に生じる悪性腫瘍である**食道がん**（esophageal cancer）の多くは扁平上皮がんであり，高齢者に多く，飲酒，喫煙などとの関係が深い。
- ▶ **症状**　嚥下痛，嚥下困難を主症状とし，食道造影，食道内視鏡下の生検により診断する。
- ▶ **治療**　耳鼻咽喉科が治療に関与するのは主に上部食道がんであるが，手術と放射線治療が主体となる。

V 喉頭・気管疾患

1. 急性喉頭炎

- **病態** 急性喉頭炎（acute laryngitis）は喉頭粘膜に限局した急性炎症疾患であり，かぜ症候群の部分症として発症することが多い。喉頭粘膜は充血，腫脹，肥厚する。喉頭は充血のため暗赤色を呈し，声帯は浮腫状に肥厚するが，声帯運動はほぼ正常である。急性喉頭炎の特殊な病型として急性喉頭蓋炎と急性声門下喉頭炎（仮性クループ）がある。

- **原因** かぜ症候群に続いて発症することが多く，その直接的な原因はウイルス，細菌感染である。急性喉頭蓋炎はインフルエンザ菌が起因菌であることが多い。このほか，発症に関与する要因として有毒ガスの吸入，塵埃の吸入，喫煙，声の酷使などがあり，アレルギーなどの体質的要因も関与する。

- **症状** 感冒様症状で始まり，初期にはのどの乾燥感や軽い咳嗽，喉頭痛を訴える。声帯の炎症が強くなると嗄声が生じ，進行するとほとんど声が出ない状態（失声）となる。そのほか，嚥下痛や喀痰，吸気時の軽い喘鳴も生じるが，発熱は軽度であることが多い。

- **診断** 臨床症状および間接喉頭鏡検査で診断は比較的容易である。しかし，急性喉頭蓋炎や急性声門下喉頭炎，声帯ポリープの有無を確実に診断する必要があり，間接喉頭鏡検査で十分に喉頭が観察できない場合には，喉頭内視鏡を用いた観察が必要である。

- **治療** 喉頭，特に声帯の安静が第一であり，**沈黙療法**（声の安静を図り，声帯の炎症を抑えるために話さないでいること）を行うとともに，発症に関与する有毒ガス，塵埃，喫煙，声の酷使などの要因を取り除く。局所療法としては喉頭巻綿子を用いたルゴール液の塗布や抗菌薬，消炎鎮痛薬，副腎皮質ステロイド薬などの噴霧・吸入（ネブライザー）を行い，炎症の程度に応じて抗菌薬，消炎鎮痛薬，副腎皮質ステロイド薬の全身投与を行う。急性喉頭蓋炎や急性声門下喉頭炎が疑われる場合は，直ちに入院のうえ早期より強力な抗菌薬，消炎鎮痛薬，副腎皮質ステロイド薬の全身投与を行い，呼吸困難に備えて気管切開の準備もしておく。

2. 急性喉頭蓋炎

- **症状・治療** 急性喉頭蓋炎（acute epiglottitis）は，喉頭蓋を中心とした強い炎症所見が特徴であり，発熱，喉頭痛，嚥下痛で発症するが，その後急激に呼吸困難を呈する。早期診断と早期の補液，酸素吸入，強力な抗菌薬，副腎皮質ステロイド薬の投与が重要であり，呼吸困難が進行する場合には気管切開が必要になる。

3. 急性声門下喉頭炎

- **原因** 声帯の下の声門下の粘膜が炎症性に腫脹し，呼吸困難を生じる。**喉頭ジフテリア**

を**真性クループ**とよび，**急性声門下喉頭炎**（acute subglottic laryngitis）は仮性クループ（pseudocroup）ともよばれる。特に3か月〜3歳の小児に多い。

▶ **症状** 夜間に発症することが多く，吸気性喘鳴や犬吠様咳嗽を呈する。

▶ **治療** 気道確保の準備を行うとともに，アドレナリンの吸入や副腎皮質ステロイド薬の投与を行う。

4. 慢性喉頭炎

▶ **病態** **慢性喉頭炎**（chronic laryngitis）は，喉頭粘膜の慢性炎症疾患であり，多様な病型を示す。喉頭粘膜は充血，肥厚が軽度で，嗄声などの症状も軽度な単純性慢性喉頭炎，特に声帯粘膜の肥厚が高度で嗄声が強い慢性肥厚性喉頭炎（声帯炎），長期に及ぶ慢性炎症や加齢，放射線照射などによる粘膜の萎縮を主体とする慢性萎縮性喉頭炎，喉頭アレルギー，声帯ポリープ，ポリープ様声帯，声帯結節などに分類される。近年，逆流性食道炎に伴う胃酸の逆流によって喉頭粘膜に慢性炎症（GERD, LPRD）が生じる可能性が指摘されている。このような例ではプロトンポンプ阻害薬（PPI）による胃酸抑制が奏効することが多く，診断的治療としてPPIを2週間程度投与して効果をみるPPIテストが行われる。

▶ **原因** 急性喉頭炎の反復，有毒ガスの吸入，塵埃の吸入，アレルギー，喫煙，声の酷使，胃酸の逆流などによる慢性的刺激が原因となる。

▶ **症状** 咳嗽，喀痰，嗄声を訴えるが，いずれも軽度であることが多い。そのほか，咽喉頭の異物感や不快感が主訴となることも少なくない。声帯ポリープや声帯結節が生じると嗄声も高度となる。

▶ **治療** 原因の除去が最も重要である。治療は急性喉頭炎に準じて局所療法，薬剤の全身投与を行うが，治療に抵抗する症例も少なくない。PPIテスト陽性の場合はPPIを8週間程度投与する。また，声帯ポリープや声帯結節が生じる場合は沈黙療法や音声療法が行われる場合もある。

5. 声帯ポリープ

▶ **原因** **声帯ポリープ**（vocal polyp, 図4-23）は通常は一側性の表面平滑な浮腫状粘膜隆起で，腫瘍性腫瘤ではない。声帯ポリープの成因としては，炎症説，血管破綻説，循環障害説などがあげられているが，喉頭炎の反復や声の酷使，喫煙などの慢性刺激による循環障害が原因となっている可能性が高い。最近では喫煙，飲酒時に声を酷使することが原因となるカラオケポリープも話題になっている。

▶ **症状** 片側または両側声帯に表面平滑で発赤を伴う限局性の腫瘤を生じる。早期より嗄声が出現し，咽喉頭の異物感や咳嗽，喀痰が生じる。ポリープが大きい場合は呼吸困難の原因にもなる。

▶ **治療** 喉頭微細手術（喉頭マイクロ手術，ラリンゴマイクロサージェリー）による摘出が原則

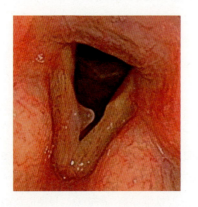
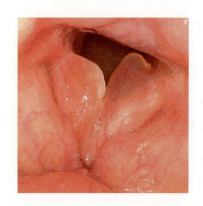

図4-23 右声帯ポリープとポリープ様声帯

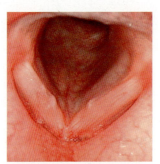

声帯の1/3部分に腫瘤が生じる。
色調は正常時の声帯と変わらない。

図4-24 声帯結節

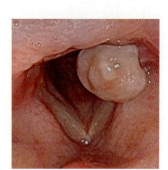

声帯の後方1/3の声帯突起部に好発する。

図4-25 喉頭肉芽腫

であるが,早期の小さなポリープでは,沈黙療法や発声療法などの保存的治療でも治癒することがある。声帯の腫脹が声帯の膜様部の全長に及び,浮腫状に腫脹したものをポリープ様声帯または声帯ポリープ様変性という。

- 喉頭微細手術:ポリープ様声帯の成因は不明であるが,喫煙者に多いことから,喫煙による慢性炎症が誘因になっていると考えられる。この場合にも喉頭マイクロ手術を行うが,声帯ポリープの手術とは異なり,声帯上面の粘膜に切開を加え,腫脹した粘膜の内容物を吸引除去する方法が用いられる。

6. 声帯結節

▶ 原因　**声帯結節**(けっせつ)(vocal nodule,図4-24)は,声帯の前1/3の部分に両側性に小さな腫瘤(しゅりゅう)が生じるもので,声を酷使する歌手,教師,保育士などに多くみられ,謡人結節(ようじん)(singer's nodule)ともよばれる。

- ▶ **症状** 一般に声帯に生じた腫瘤の色調は正常の声帯と変わりなく，声帯ポリープのような発赤もみられないが，時に声帯ポリープとの鑑別が困難な症例もある。
- ▶ **治療** 喉頭マイクロ手術を行うが，術後に良好な音声を得るためには術後1〜2週間の沈黙療法や，その後の発声訓練が必要となる。

7. 声帯溝症

- ▶ **原因** 左右の声帯に溝ができることで声門閉鎖不全（左右の声帯に隙間ができる）の病態が発生し，声を出すにも息漏れの状態となる。加齢による声帯筋の萎縮が主な原因である。
- ▶ **症状** 嗄声を呈するが，力のない発声が特徴である。
- ▶ **治療** 音声訓練が基本であるが，重症の場合は声帯内注入術（自家脂肪，自家筋膜，自家コラーゲンなど）が行われる。

8. 喉頭乳頭腫

- ▶ **原因** ヒト乳頭腫ウイルスの6型または11型によって発症する。
- ▶ **症状** 嗄声や呼吸困難を呈する。
- ▶ **治療** 小児喉頭乳頭腫では自然治癒も期待できるが，多くの場合は難治性で数十回の手術が必要になる。

9. 喉頭肉芽腫

- ▶ **原因** **喉頭肉芽腫**（laryngeal granuloma，図4-25）は，外傷を契機に発症する炎症性肉芽腫で声帯後方1/3の声帯突起部に好発する。最も多いのは全身麻酔時の気管挿管による外傷が原因になるもので挿管性肉芽腫とよばれる。挿管後数週間から長い場合は数か月たってから発症することもある。そのほか，声の酷使や逆流性食道炎が原因となる喉頭肉芽腫があり，時に両側性に肉芽腫が生じる。
- ▶ **症状** 赤色で時に表面不整の腫瘤で，悪性腫瘍との鑑別が必要な場合もある。
- ▶ **治療** 副腎皮質ステロイド薬やプロトンポンプ阻害薬（PPI）が有効な場合もある。保存的治療で改善がみられない場合は喉頭マイクロ手術を行うが，術後の再発もまれではない。

10. 喉頭結核

- ▶ **原因** **喉頭結核**（laryngeal tuberculosis）は，結核菌による喉頭の特異的炎症であり，多くは肺結核より経気道性または血行性に続発する。肺結核がなく喉頭に原発する喉頭結核はまれである。肺結核患者の減少に伴い，喉頭結核も減少しているが，高齢者などに散見され，喉頭がんとの鑑別が必要になる。
- ▶ **症状** 慢性喉頭炎と同様に咳嗽，喀痰，嗄声が主症状であるが，時に強い嚥下痛や血痰，呼吸困難などを呈することもある。
- ▶ **診断** 喉頭結核が疑われる場合は，胸部X線検査，ツベルクリン検査，喀痰の培養検

査を行う。喉頭結核では腫瘤や潰瘍形成，声帯の運動制限など喉頭がんと類似した所見を呈することが多く，確定診断のためには生検を行い，喉頭がんとの鑑別を確実に行う必要がある。
▶ 治療　肺結核と同様に抗結核療法を行う。通常，抗結核療法によく反応し，予後は良好である。

11. 喉頭ジフテリア

▶ 原因　**喉頭ジフテリア**（laryngeal diphtheria）はジフテリア桿菌による喉頭の伝染性感染症であり，主に2～6歳の幼児に好発する。喉頭原発のジフテリアはまれで，多くは咽頭ジフテリアより続発する。喉頭粘膜は初期には発赤，腫脹を中心とするカタル性炎症を呈するが，その後，偽膜形成，壊死へと進行する。ジフテリア桿菌の感染では，外毒素（exotoxin）による心筋障害，末梢神経障害が問題となり，心筋障害による心不全は致命的になることもある。
▶ 症状　慢性喉頭炎と同様に咳嗽，喀痰，嗄声が主症状であるが，偽膜形成とともに嗄声は増強し，特徴的な犬吠様の咳嗽を呈するようになる。さらに進行すると喘鳴，呼吸困難などが生じる。
▶ 診断　喉頭ジフテリアの診断には偽膜よりジフテリア桿菌を証明する必要がある。咽頭や鼻腔に同様の偽膜形成があるかどうかに十分注意する。
▶ 治療　抗毒素血清により外毒素の中和を行う。ジフテリア桿菌に対してはペニシリンなどの抗菌薬を投与する。

12. 声帯麻痺

▶ 原因　**声帯麻痺**には中枢性麻痺と末梢性麻痺があり，末梢性麻痺の多くが反回神経麻痺（recurrent nerve palsy）である。末梢性麻痺の原因としては，甲状腺がん，甲状腺手術，気管挿管，食道がんや肺がんなどの胸部疾患，胸部手術などがあるが，原因不明の特発性反回神経麻痺も多い。特発性反回神経麻痺は左側に生じることが多く，これは左右の反回神経の走行が異なり，左反回神経の走行が右よりも長いためと考えられている。
▶ 症状　気息性嗄声や無力性嗄声などの嗄声が最も多く，そのほか誤嚥や嚥下障害が生じる。
▶ 治療　反回神経麻痺の診断は容易であるが，原因疾患の診断は困難であることも少なくない。特発性反回神経麻痺などでは自然治癒することもあり，また麻痺は治癒しなくても健側声帯の代償により嗄声や誤嚥が改善することもあり，原則として6か月程度の経過観察が必要である。症状の改善が認められない場合は手術的治療が必要となり喉頭形成術などが行われる。

13. 喉頭がん

- **原因** 喉頭がん（laryngeal cancer, 図4-26）は、頭頸部の悪性腫瘍のなかで最も頻度の高い疾患であり、その大部分は扁平上皮がんである。他の部位のがんと同様に原因は不明であるが、喫煙との関係が極めて強い。したがって、男性に多く、男女比は9：1であるが、近年の女性の喫煙傾向から女性の割合が増加している。
- **症状** 喉頭がんはその発生部位により主に声帯がん、声門上がん、声門下がんに分類される。このうち声帯がんが最も多く約60％を占め、以下声門上がんが約30％、声門下がんが約5％である。
- **声帯がん** 症状として嗄声が最も多く、進行がんでは呼吸困難が生じる。早期より嗄声を生じるため早期に診断される症例が比較的多く、また頸部リンパ節転移をすることも少ないため、ほかの部位に生じる喉頭がんに比べて予後も良好である。
- **声門上がん** 咽喉頭異物感や嚥下痛を訴えることが多く、早期より嗄声を生じることは少ない。また、頸部リンパ節転移の頻度も高い。
- **声門下がん** 初期には無症状であり、声帯に進展し嗄声を生じる。また進行例では呼吸困難をきたすことも多い。
- **診断** 間接喉頭鏡検査や喉頭内視鏡検査により診断は比較的容易に行えるが、時に声帯白斑症などの前がん病変や声帯ポリープなどの炎症疾患との鑑別が困難なこともあり、喉頭鏡下での生検による病理組織学的診断が必要である。
- **治療** 早期例には放射線療法が中心となるが、炭酸ガスレーザーメスを用いたレーザー手術や喉頭部分摘出術も行われる。いずれも治療後の発声機能を保存することに主眼が置かれている。進展例では喉頭全摘術などの手術的治療が中心となり、さらに化学放射線療法が併用される。頸部リンパ節転移が認められる場合は頸部郭清術が行われるが、頸部リンパ節転移を生じやすい声門上がんでは、明らかな頸部リンパ節転移がなくても予防的に頸部郭清術を行うことが多い。

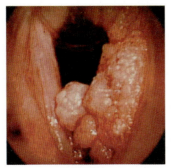
左喉頭がん

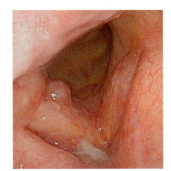
右喉頭がん

図4-26 喉頭がん

14. 気管・食道異物

1　気管・気管支異物

▶ **原因・症状**　気管・気管支異物（foreign body in the respiratory tract, foreign body in the esophagus）は小児に多く，異物の種類としてはピーナッツ，玩具，硬貨などが多い。激しい咳嗽，呼吸困難を主症状とするが，時に症状が軽く，乳幼児のために訴えがない場合には長期間見過ごされ，気管支炎や喘息として治療され，肺炎などを併発して初めて診断されることもある。

▶ **診断**　診断には問診が最も重要であるが，X線検査で無気肺が証明されれば診断は容易である。また，気管支異物では吸気時の心臓，縦隔陰影が患側へ，呼気時は健側へ移動する所見がみられ，**ホルツクネヒト**（Holzknecht）**徴候**とよぶ。異物による狭窄部が吸気時には開くが，呼気時には閉鎖するチェックバルブの状態になり，肺気量が増加する。したがって，吸気時には患側の肺気量が増加して縦隔陰影が患側へ，呼気時は健側の肺気量が減少するために縦隔陰影は健側に移動する。ピーナッツやプラスチックの玩具など，X線撮影検査で検出できない異物の確定診断や部位の確認にはMRI検査が有効である。

▶ **治療**　早期の異物摘出が必要。成人では局所麻酔で摘出も可能だが，小児ではベンチレーション・ブロンコスコープなどを用いて全身麻酔下に異物摘出を行うべきである。

Column　異物の種類と対応

　気管・気管支異物で危険性の高いものにピーナッツなどの豆類がある。豆類は時間とともに水分を吸収して膨張するため，初めは不完全な閉塞でも，徐々に完全閉塞となることがある。また，豆類に含まれる不飽和脂肪酸が分解され，遊離脂肪酸となり粘膜に吸収されると，血管内皮細胞を障害し血栓を形成，局所粘膜障害を引き起こす。このため豆類の異物を放置すると重篤な粘膜炎症が生じるので，なるべく早期に摘出する必要がある。

　食道異物で注意すべきものにPTP異物（錠剤を包装しているプラスチック）がある。特に高齢者に多く，PTPを飲み込んでしまったことも忘れている場合があり，急に嚥下障害を伴う咽頭痛を訴える場合はPTP異物も念頭に置いて診断する必要がある。

　食道異物で危険なものにボタン型電池がある。ボタン型電池は停滞すると食道穿孔を起こす可能性があり，この場合はなるべく早く摘出する必要がある。胃まで落下した場合はX線検査で排泄されるまで追跡し，排泄を確認する必要がある。

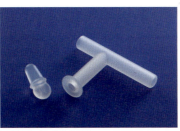

写真提供／株式会社高研

図 4-27 T チューブ

2 食道異物

- ▶ 原因・症状　**食道異物**の種類は小児では硬貨，ボタン，玩具などが多く，成人では義歯や PTP（錠剤を包装しているプラスチック）などがある。生理的狭窄部，特に食道入口部に多い。異物感，嚥下痛が多いが，症例によって嚥下困難や呼吸困難を生じることもある。
- ▶ 診断　硬貨など金属性異物の診断は単純 X 線撮影検査で容易にできるが，PTP 異物などでは造影 X 線検査や MRI 検査が必要となる。
- ▶ 治療　異物が証明されれば食道内視鏡下に異物を摘出する。胃まで落下した異物は，通常摘出する必要はない。

15. 気管カニューレ抜去困難症

- ▶ 原因・症状　長期の気管カニューレ挿入，輪状軟骨の損傷など不適切な気管切開手技などにより，気管内腔に肉芽が生じることがある。この場合，原因疾患が治癒した後に気管カニューレを抜去しようとすると呼吸困難を生じ，カニューレの抜去ができなくなる。これを**気管カニューレ抜去困難症**（decannulation difficulty）という。
- ▶ 治療　治療としてはシリコン製の T チューブ（図 4-27）を一定期間留置し，気管内腔の正常化を待つが，時に手術的に気管を形成することが必要となる。

VI　音声・言語障害

1. 音声障害

- ▶ 原因　**音声障害**（voice disorder）の多くは喉頭疾患により発症する。機能性音声障害（functional voice disorder）として音声衰弱症（phonasthenia），心因性音声障害（psychotic dysphonia），痙攣性発声障害（spastic dysphonia）などがある。
- ▶ 症状　声帯の器質的異常がない状態で著しい嗄声が生じたり思うように発声ができなく

なったりするようになる。
- ▶ **診断** 嗄声（させい）の程度はグラバス（GRBAS）尺度で評価する。
- ▶ **治療** 原因疾患の治療や心因に対する心理治療を行う。

2. 言語発達遅滞

- ▶ **原因・分類** **言語発達遅滞**（speech retardation）とは幼少期において生活年齢から期待される言語発達が明らかに遅滞した状態を意味する。精神発達遅滞によるもの，聴覚障害によるもの，そのほかの3つに分類される。
- ▶ **症状** 診察では言語発達について理解面と運動能力面から評価することが必要で，妊娠中や周産期異常，発育について問診を行い，明らかな遅れが認められる場合には精神発達的検査と聴覚検査を行う。
- ▶ **治療** 難聴（なんちょう）を認める場合は補聴器装用などの聴能訓練を行い，必要に応じて聾（ろう）学校や特別支援学級での教育を行う。口蓋裂（こうがいれつ）や舌小体短縮症（ぜっしょうたいたんしゅくしょう）などの器質性構音障害が認められる場合には手術的治療を行う。音韻（おんいん）意識の低下や認知異常・作業記憶の低下などから言語発達遅滞を生じる場合もあり，適切な言語訓練を行う必要がある。

Column 音声障害と発声指導

様々な音声障害の治療および再発予防のために，発声指導を行うことは重要である。

1）声の衛生

特に職業上，声を多用する歌手，俳優，アナウンサー，教師，保育士などに対しては，音声障害の予防のため，声の乱用や喫煙を禁止する。また，汚染された空気や乾燥した空気の環境での発声を避け，常に適度の湿度を保つように指導する。

2）沈黙療法

発声後に嗄声をきたした場合は，声帯の安静を保つための沈黙（ちんもく）療法を行う。生活上，完全な沈黙は困難だが，可能な範囲で沈黙を保ち，声帯への負荷を少なくするように指導する。

3）発声訓練

誤った発声法によって音声障害を生じることがあり，これを機能的音声障害という。機能的音声障害は発声訓練によって治療する。大きな声を出して声帯に過度の緊張をかける発声を行うと，仮声帯（かせいたい）発声や痙攣（けいれん）性発声となる。心因で生じることが多く，この場合，心因を明らかにするためにカウンセリングが必要となる。

過度の緊張を緩和する訓練法として咀嚼（そしゃく）運動法がある。咀嚼を行いながら発声させるもので，発声への意識をそらせて自然な発声を行わせる。逆に声帯の緊張が弱く声門閉鎖不全（もんへいさ）によって気息性嗄声となる場合は，自分の座っている椅子（いす）を持ち上げるようにして腹圧を上げながら発声するように指導する。

3. 構音障害

▶ 概要　**構音障害**とは，発音が正しくできない症状であり，喉頭の障害である音声障害とは区別される。

▶ 症状　構音障害はその原因によって，①器質性構音障害（音声器官における形態上の異常により引き起こされる発音上の障害），②運動障害性構音障害（音声器官の運動機能障害による発話の障害），③聴覚性構音障害（聴覚の障害による2次的な発音上の障害）に分類される。

▶ 治療　原因に応じた言語訓練を行う。

VII 頸部疾患

1. 頸部リンパ節炎

▶ 原因　頭頸部より侵入したウイルスや細菌により頸部のリンパ節が腫脹する。これが**頸部リンパ節炎**（cervical lymphadenitis）である。臨床経過により，急性リンパ節炎，結核菌などによる慢性リンパ節炎，亜急性壊死性リンパ節炎などに分類される。

▶ 症状　急性リンパ節炎では，頸部の有痛性リンパ節腫脹を認め発熱や嚥下痛が生じる。急性扁桃炎の症状とともに多発性に頸部リンパ節腫脹を認める場合は，EBウイルスによる**伝染性単核球症**が疑われる。伝染性単核球症では肝・脾腫が合併し，血液検査でも肝機能障害のほか，異型リンパ球の出現，ポール-バンネル（Paul-Bunnell）反応陽性など，特徴的な所見を呈する。結核性リンパ節炎などの慢性リンパ節炎では，リンパ節の腫脹のみで痛みなどの症状は伴わないことが多い。一側性または両側性に頸部リンパ節が多発性に腫脹し，発熱，白血球減少，血沈亢進などを伴う場合は，亜急性壊死性リンパ節炎が疑われる。

▶ 治療　細菌によるリンパ節炎では抗菌薬を投与するが，伝染性単核球症などのウイルス性リンパ節炎では対症療法が中心となる。

2. 正中頸嚢胞，側頸嚢胞

▶ 原因　甲状舌管や鰓弓・鰓溝の発生異常により，それぞれ正中頸嚢胞や側頸嚢胞が生じる。感染を起こさなければ無症状であるが，炎症が生じると急激に増大する。

▶ 症状　**正中頸嚢胞**（median cervical）では，舌骨正中に無痛性の表面平滑で波動を有する腫瘤が生じる。**側頸嚢胞**（lateral cervical cyst）では，胸鎖乳突筋前縁に同様腫瘤が生じる。

▶ 治療　根本的な治療法は手術的摘出である。不完全な摘出では必ず再発する。正中頸嚢胞の完全な摘出には，舌骨正中部の合併切除が必要である。

3. 深頸部膿瘍

▶ **原因** う蝕や扁桃炎，扁桃周囲膿瘍が波及して**深頸部膿瘍**をきたすことがある。糖尿病や免疫機能低下の状態が発症の背景にあることが多い。

▶ **治療** 縦隔炎や肺炎，敗血症などの致命的な経過をたどることもあり，早期の対応が必要である。

4. 亜急性甲状腺炎

▶ **原因・症状** **亜急性甲状腺炎**（subacute thyroiditis）は甲状腺部の疼痛，圧痛を主訴とする。亜急性甲状腺炎の原因は不明であるが，ウイルス感染説が有力である。中年女性に多く，男女比は約1：5である。硬い甲状腺腫瘤を生じ，疼痛は耳へ放散する。血沈は著明に亢進，CRPは陽性となるが，白血球の増加はない。また甲状腺機能は初期に亢進し，その後低下，約3か月で正常に回復する。

▶ **治療** 自然治癒傾向の強い疾患であるが，疼痛が強く治療が必要である。副腎皮質ステロイド薬が有効で，症状は数日で消失する。

5. 甲状腺機能低下症（慢性甲状腺炎）

▶ **原因・症状** **慢性甲状腺炎**（chronic thyroiditis）は**橋本病**（Hashimoto's disease）とよばれ，自己免疫疾患の一つである。女性に多く男女比は約1：20である。疼痛，圧痛はないが，硬く，表面不整の甲状腺腫を生じ，甲状腺がんとの鑑別が問題となる。甲状腺腫以外には嗄声，便秘，寒がりなどの訴えがあり，視診では皮膚乾燥，粘液水腫様顔貌（頭髪，眉毛の脱毛，無気力顔貌）などを認める。一般に甲状腺機能は低下する。血沈は中等度に亢進する。甲状腺自己抗体である抗マイクロゾーム（TPO）抗体と抗サイログロブリン（TG）抗体が陽性となるのが特徴である。

▶ **治療** 甲状腺ホルモン薬を投与する。

6. 甲状腺機能亢進症（バセドウ病）

▶ **原因** 甲状腺ホルモンは身体にエネルギーの利用を促すホルモンであり，これが過剰になるとアドレナリンが過剰に出たような症状が生じる。バセドウ病は甲状腺刺激ホルモン受容体に対する抗体によって起こる自己免疫疾患である。

▶ **症状** 頻脈，多食や体重減少，多飲多尿，発汗，高血糖などやめまい，抜け毛，うつ，不安感，イライラ，震え，暑さに耐えられない，などの多彩な症状が生じる。

▶ **治療** 甲状腺刺激ホルモンの抑制を行う薬剤を投与する。薬物療法で効果がない場合は手術や放射線アイソトープの治療を行う。

7. 頸部良性腫瘍

▶ **原因・症状** 頸部には唾液腺腫瘍や甲状腺腫瘍のほかに，血管腫，リンパ管腫，脂肪腫や神経原腫瘍などが生じる。これらは**頸部良性腫瘍**（benign tumor of the neck）に分類され，それぞれ無痛性の頸部腫瘤が唯一の症状である。

▶ **治療** 腫瘍によっては悪性化する場合もあり，手術的摘出が望ましい。神経原腫瘍では，腫瘍摘出により発生神経の脱落症状をきたす。

8. 頸部悪性腫瘍

▶ **原因・症状** 頸部の悪性腫瘍（malignant tumor of the neck）として重要なものには，後述する唾液腺がんや甲状腺がんのほかに，**悪性リンパ腫**とがんの頸部リンパ節転移がある。悪性リンパ腫の多くは頸部リンパ節，特にワルダイエル輪に原発する。病理組織学的にホジキンリンパ腫と非ホジキンリンパ腫に分類され，日本人では非ホジキンリンパ腫が90％と頻度が高い。特にB細胞リンパ腫が多い。口蓋扁桃や咽頭扁桃がび漫性に腫脹し，頸部リンパ節では，側頸部に多発性で大きく軟らかい腫瘤を形成することが多い。一方，頸部には多くのリンパ節があり，頭頸部の各領域からリンパ管が流入しているため，各領域に生じたがんにより**頸部リンパ節転移**が生じる。このリンパ流は通常一定しており，リンパ節転移の部位よりがんの原発部位が予測できる。

▶ **診断・治療** 悪性リンパ腫の確定診断は組織生検によるが，細胞型の確定にはフローサイトメトリによる解析が必要である。腫瘍の進展範囲，病期の診断のために消化管造影や胸部，腹部のCT検査またはMRI検査，アイソトープ検査，骨髄検査などが必要である。治療は腫瘍の進展範囲により決定されるが，放射線療法と化学療法（CHOP療法など）が中心になる。頸部リンパ節転移の治療は原発腫瘍の治療法により左右されるが，頸部リンパ節郭清術を行うのが一般的であり，時に放射線治療も有効である。

9. 甲状腺腫瘍

▶ **概要** 甲状腺腫瘍（thyroid tumor）には悪性と良性がある。

① 甲状腺良性腫瘍：甲状腺良性腫瘍としては腺腫が最も多く，乳頭状腺腫，濾胞状腺腫などがある。女性に多く，表面平滑で比較的軟らかい腫瘤が孤立性，時には多発性に生じる。頸部X線検査，超音波検査，アイソトープ検査，CT検査などで診断するが，針吸引細胞診も有用である。長期間放置しておくと悪性化する可能性もある。

② 甲状腺がん：甲状腺がんは乳頭状腺がん，濾胞状腺がん，髄様がん，未分化がんに分類される。乳頭状腺がん（図4-28）が最も多く50～70％を占め，次いで濾胞状腺がんが約20％で，髄様がん，未分化がんは少ない。女性に多く，硬く，表面不整の腫瘤が生じ，時に反回神経麻痺による嗄声や頸部リンパ節転移もみられる。進展がんでは，気管内腔浸潤による呼吸困難や食道への進展により嚥下障害も生じる。腫瘍の増殖は比較的緩徐

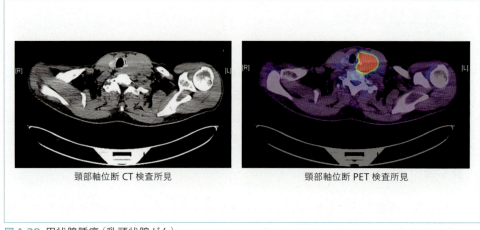

頸部軸位断 CT 検査所見　　　　頸部軸位断 PET 検査所見

図 4-28　甲状腺腫瘍（乳頭状腺がん）

であり，一般に予後も良好であるが，未分化がんでは腫瘍の発育は極めて速く，予後も不良である。診断は良性腫瘍と同様であるが，切除範囲の決定のため喉頭内視鏡検査や食道造影なども必要である。

▶ **治療**　甲状腺腫瘍の治療は手術が中心になり，頸部リンパ節転移に対しては，頸部郭清術も併せて行う。乳頭状腺がん，濾胞状腺がんの再発，遠隔転移に対しては放射性ヨードによる放射線療法も有効である。未分化がんの進行は極めて速く，手術的治療は不可能なことが多い。時に放射線療法が有効であるが，一般にはその効果も一時的である。甲状腺手術には甲状腺葉切除術や全摘術がある。甲状腺外側には反回神経が走行しており，その損傷により嗄声が生じる。両側の反回神経損傷では術後に呼吸困難を生じるため，両側反回神経麻痺が疑われる場合は気管切開術を行ったほうが安全である。また，甲状腺全摘術では，術後に甲状腺機能低下症や副甲状腺（上皮小体）機能低下による低カルシウム血症を生じるため，甲状腺ホルモン薬やカルシウム剤の投与が必要となる。

国家試験問題

1 慢性副鼻腔炎についての説明で適切なのはどれか。 （105回 AM47）

1. 1週間の内服で症状が軽減すれば受診の必要はない。
2. 発症後1週は空気感染の危険性がある。
3. 眼窩内感染を起こす危険性がある。
4. 透明の鼻汁が特徴的である。

2 Ménière〈メニエール〉病の患者への指導内容について正しいのはどれか。 （107回 AM75）

1. 静かな環境を保持する。
2. 発作時は部屋を明るくする。
3. めまいがあるときは一点を凝視する。
4. 嘔吐を伴う場合は仰臥位安静にする。
5. 耳鳴があるときは周囲の音を遮断する。

3 咽頭がんの危険因子はどれか。 （95回 AM73）

1. 声帯ポリープ
2. 窒素酸化物
3. 喫煙
4. 炭酸飲料

▶答えは巻末

歯・口腔

歯・口腔

第1章 歯・口腔の構造と機能

この章では
- 歯と歯周組織の形態と構造について理解する。
- 口腔の形態と構造について理解する。
- 歯・口腔の機能について理解する。

歯科医療の特徴は，その治療対象と治療方法にある。

治療対象である歯・口腔は，からだのなかでも解剖学的に最も複雑な，しかもからだの他部位にはみられない特異な構造をしている。

I 歯・歯周組織の構造

歯

歯は顎骨の歯槽突起（歯槽骨）に植立している**石灰化**＊した硬組織であり，咀嚼や発音に関係する重要な機能をもち，審美性にも大きく関与している。

1 乳歯と永久歯

人の歯には**乳歯**と**永久歯**があり，歯槽歯肉部から萌出した歯の歯冠部が歯列を構成する。まず，乳歯が萌えそろって乳歯列を形成し（乳歯列期），歯の交換期（萌え替わりの時期）には乳歯と永久歯が混在する混合歯列を経て（混合歯列期），永久歯列に至る（永久歯列期）。乳歯の合計は20歯であり，**乳中切歯**，**乳側切歯**，**乳犬歯**，**第1乳臼歯**，**第2乳臼歯**に分けられる（図1-1）。

永久歯は合計32歯で，**中切歯**，**側切歯**，**犬歯**，**第1小臼歯**，**第2小臼歯**，**第1大臼歯**，**第2大臼歯**，**第3大臼歯**に分けられる（図1-2）。一般に切歯と犬歯を前歯とよび，小臼歯と大臼歯を臼歯とよぶ。このうち第3大臼歯（智歯）は親知らずともよばれ，人によっては萌出せず**埋伏歯**となる場合や，歯胚が存在しない場合がある。

2 歯冠の各部の名称

歯は，エナメル質で覆われ口腔内に露出している**歯冠**（部）と，**セメント質**で覆われ歯周組織内に入っている**歯根**（部）からなり，両者の境界を**歯頸**（部）という。図1-3に歯の各部の名称を示す。歯冠の先端（歯頂部）は切歯では**切縁**，犬歯では**尖頭**，臼歯では**咬頭**（頂）といい，2個以上の咬頭のある歯では咬合面を形成している。歯根は切歯，犬歯，小臼歯が単根（上顎小臼歯は単根または2根），大臼歯は上顎では3根，下顎では2根が多数だが，後方大臼歯では融合する傾向がある。また，歯根の先端には**歯髄腔**に分布する血管や神経の通路である**根尖孔**がある。

歯はエナメル質，象牙質，セメント質の3つの硬組織と**歯髄**により構成されている（図1-3）。

＊**石灰化**：組織にカルシウムが沈着すること。病的な場合には石灰変性あるいは石灰沈着ともいう。

乳歯記号（ジグモンディの歯式表示）

$$\text{右}\ \frac{E\ D\ C\ B\ A\ |\ A\ B\ C\ D\ E}{E\ D\ C\ B\ A\ |\ A\ B\ C\ D\ E}\ \text{左}$$

A：乳中切歯，B：乳側切歯，C：乳犬歯，D：第1乳臼歯，E：第2乳臼歯

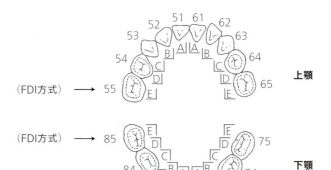

ジグモンディの歯式表示：第3章 - I -A「歯の所見の記載法」参照

図1-1 乳歯列（乳歯記号）

永久歯記号（ジグモンディの歯式表示）

$$\text{右}\ \frac{8\ 7\ 6\ 5\ 4\ 3\ 2\ 1\ |\ 1\ 2\ 3\ 4\ 5\ 6\ 7\ 8}{8\ 7\ 6\ 5\ 4\ 3\ 2\ 1\ |\ 1\ 2\ 3\ 4\ 5\ 6\ 7\ 8}\ \text{左}$$

1：中切歯，2：側切歯，3：犬歯，4：第1小臼歯，5：第2小臼歯，
6：第1大臼歯，7：第2大臼歯，8：第3大臼歯

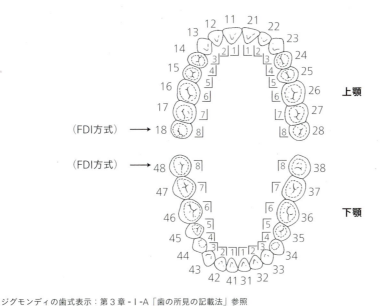

ジグモンディの歯式表示：第3章 - I -A「歯の所見の記載法」参照

図1-2 永久歯列（永久歯記号）

❶エナメル質

エナメル質は人体のなかで最も硬い組織であり，モース硬度*で6～7（正長石や水晶と同等），比重は2.89～3.00である。エナメル質は**エナメル小柱**と**小柱間質**で構成されており，小柱は象牙質の表面から垂直に歯の表面まで続いている。

❷象牙質

象牙質は象牙細管，管周象牙質，管間象牙質からなる。直径約3μmの**象牙細管**は歯髄腔を中心に歯の表面の方向へ走っている。この細管の中には**歯液**と**象牙芽細胞**の突起（トームス突起）である**象牙線維**が入っており，これにより歯髄に存在する神経末端まで知覚を伝達する役割をもつ。象牙質のモース硬度は5で，エナメル質より軟らかく，骨よりやや硬い。比重は2.05～2.35である。

❸セメント質

セメント質は歯の硬組織の一部としても，また歯周組織の一部としても分類されている（本節-B「歯周組織」参照）。

❹歯髄

歯髄は歯髄腔の中を満たし，神経，血管を含む軟組織である。歯に栄養供給を行い，歯の形成，発育に関与している。歯髄への栄養供給は主として**根尖孔**を通る血管のみにより行われているため，様々な刺激により循環障害が起こると治癒しにくく，**壊死**に陥りやすい。歯髄の外表層には象牙芽細胞が配列しており，歯根完成後も歯髄腔内に象牙質の形成を続けている。そのため加齢に伴う歯髄腔の狭窄や，外来刺激に対する**防御反応**としての第2象牙質の形成が認められる。

B 歯周組織

歯周組織は歯のまわりに存在し，歯を支持している組織であり，**セメント質**，**歯根膜**，**歯槽骨**，**歯肉**がある（図1-3）。

❶セメント質

セメント質は歯根膜の**コラーゲン線維**を歯根に結合させている硬組織で，歯根膜内の血管により栄養供給を受けている。歯周病によって歯周ポケットが形成された場合には，病変の進行や治癒に重要な役割を果たす。セメント質はモース硬度も4～5と，骨とほぼ同等で，骨には血管があるがセメント質にはない。

❷歯根膜

歯根膜はセメント質と歯槽骨をつなぐ線維性の結合組織である。歯根膜の機能としては，歯を歯槽骨内に支持し，圧受容器を有して咀嚼力やそのほかの外力に対して**触覚**，**圧覚**，

＊**モース硬度**：10種類の標準物質を用いて引っかき試験を行い，試料の硬さを調べる方法。10段階の硬度に分類されている。硬度1は滑石，硬度10はダイヤモンド。

痛覚を自覚させるだけでなく，血管によりセメント質に栄養供給を行う。また，コラーゲンの代謝や骨，セメント質などの硬組織の代謝（吸収や新生）を活発に行い恒常性の維持に役立っている。

❸ 歯槽骨

歯槽骨は顎骨のうち歯を植立させている部分で，歯槽突起ともいう。歯槽骨は慢性の辺縁性，あるいは根尖性の**歯周組織炎**により吸収される。また，歯の抜去に伴い，その周囲の歯槽骨はしだいに吸収されていく。

❹ 歯肉

歯肉は歯槽骨を覆っている**口腔粘膜**であり，外来刺激から歯周組織を保護している。

歯肉溝は歯肉とエナメル質の間に形成された溝であり，溝の最深部を**歯肉溝底**といい，歯肉縁から歯肉溝底までの歯肉を**遊離歯肉**という。正常歯肉では歯肉溝底はエナメル質と上皮付着している。歯肉炎に罹患すると辺縁歯肉は発赤，腫脹して遊離歯肉は拡大し，**歯肉ポケット**を形成するが，歯肉溝底はエナメルセメント境より歯肉縁側に存在する。歯肉炎が歯周炎に増悪すると，歯肉溝底はエナメルセメント境より根尖部側に移動して**歯周ポケット**を形成する（図1-3）。歯槽粘膜は可動性のある口腔粘膜であり，可動性のない歯肉と粘膜の境から歯肉溝底までを**付着歯肉**という。

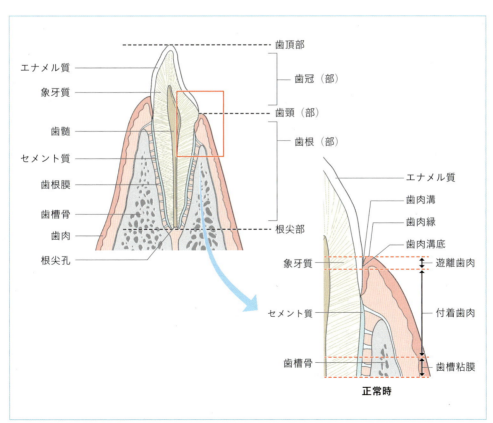

図1-3 歯と歯周組織の各部の名称

C 歯の成分

歯と骨の化学成分の比較を表1-1に示した。エナメル質はほとんどが無機質であるのに対し,象牙質は有機質の割合がエナメル質に比べて多く,骨に類似している。

歯の硬組織に含まれる主要な無機質は,**カルシウム**(Ca)と**リン**(P)であり(すべての無機質の1/2以上を占めている),$Ca_{10}(PO_4)_6(OH)_2$で表されるヒドロキシアパタイトとして存在している(表1-2)。

歯の硬組織が含有しているコラーゲンなどのたんぱく質は,ヒドロキシアパタイト結晶を互いに結合させる役目を果たしている。

D 歯の発生・萌出

胎生6週頃から間葉組織中に弓状の**歯堤**が形成される。次いで歯堤縁に上皮性のこぶである**歯蕾**ができ,これがしだいにつり鐘状の**エナメル器**となる。

また,エナメル器により囲まれた間葉組織は**歯乳頭**と名づけられる。象牙質は歯乳頭からつくられるが,歯乳頭自体は歯髄に分化する。エナメル器と歯乳頭は**歯囊**とよばれる結合組織の袋に包まれており,この歯囊からセメント質と骨組織がつくられ,歯囊自体は歯根膜となる。歯囊と歯乳頭を総称して**歯胚**とよんでいる。やがて基質が石灰化してエナメル質や象牙質が形成される(図1-4, 5)。

通常,乳歯の歯胚発生は胎生1か月半,石灰化は胎生4か月で開始し,永久歯の場合は,歯胚発生が胎生4か月,石灰化は出生時に開始する(表1-3)。

歯の萌出の状況により,5つの時期に分けられる。

①**無歯期**:出生から生後6か月まで
②**乳歯萌出期**:生後6か月〜2歳4か月
③**乳歯列期**:2歳4か月〜6歳
④**混合歯列期**:6〜12歳
⑤**永久歯列期**:12歳以降

乳歯,永久歯の萌出時期は,非常に個体差が大きいが,一般的には表1-4,図1-6に示すとおりである。

表1-1 歯の硬組織の化学的組成(生の重量%)

	エナメル質	象牙質	骨
水分	2	11	12
無機質	97	69	66
有機質	1	20	22

表1-2 歯の硬組織の無機質成分(乾燥重量%)

	エナメル質	象牙質	骨
Ca	36.1	26.2	25.6
P	18.1	13.0	12.3
Mg	0.4	0.8	0.4
CO_2	2.5	3.5	2.9

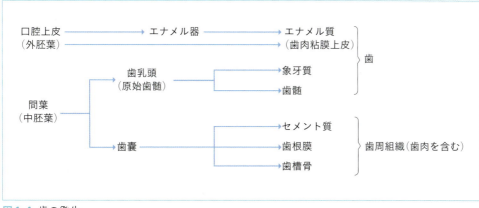

図1-4 歯の発生

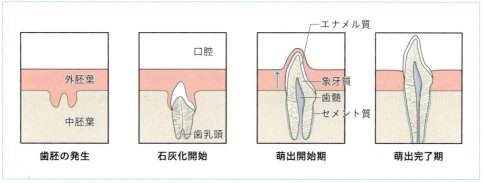

図1-5 歯の形成と萌出

表1-3 乳歯と永久歯における成長・発育の各時期

(1) 乳歯

	歯胚の発生	石灰化開始
乳中切歯	胎生5週	胎生18週
乳側切歯	〃 6週	〃 19週
乳犬歯	〃 7週	〃 20週
第1乳臼歯	〃 8週	〃 21週
第2乳臼歯	〃 9週	〃 23週

(2) 永久歯

	歯胚の発生	石灰化開始	根尖完成
中切歯	胎生5か月	生後4か月	12歳
側切歯	〃 5か月	〃 4か月	12歳
犬歯	〃 6か月	〃 4か月	13～15歳
第1小臼歯	出生後	〃 20か月	14～15歳
第2小臼歯	生後8か月	〃 28か月	14～15歳
第1大臼歯	胎生4か月	出生時	9～13歳
第2大臼歯	生後8か月	生後35か月	15～16歳
第3大臼歯	生後4年	7～10歳	18～25歳

I 歯・歯周組織の構造

表1-4 乳歯および永久歯の萌出時期

(1) 乳　歯	上	下
乳中切歯	生後 8～12 か月	生後 5～10 か月
乳側切歯	9～14 か月	10～15 か月
乳犬歯	13～19 か月	15～20 か月
第 1 乳臼歯	14～19 か月	15～19 か月
第 2 乳臼歯	22～31 か月	21～38 か月

(2) 永久歯	上	下
中切歯	生後 6 年 5 か月～ 7 年 2 か月	生後 6 年　　～ 6 年 4 か月
側切歯	7 年 5 か月～ 8 年 5 か月	6 年 5 か月～ 7 年 3 か月
犬歯	10 年　　～10 年 8 か月	8 年 8 か月～10 年 8 か月
第 1 小臼歯	9 年 5 か月～10 年	9 年 5 か月～10 年 3 か月
第 2 小臼歯	10 年 2 か月～11 年 5 か月	10 年 5 か月～11 年 5 か月
第 1 大臼歯	6 年　　～ 6 年 5 か月	5 年 8 か月～ 6 年 2 か月
第 2 大臼歯	11 年 8 か月～12 年 4 か月	11 年 1 か月～12 年 5 か月

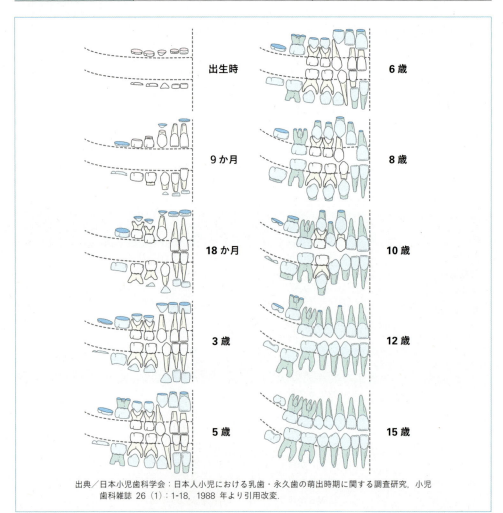

出典／日本小児歯科学会：日本人小児における乳歯・永久歯の萌出時期に関する調査研究，小児歯科雑誌 26（1）：1-18, 1988 年より引用改変.

図1-6 歯の萌出図表

II 口腔の構造

口腔は消化管の入り口であり，前方の**口裂**から後方の**口峡**に至るまでの内腔である。その内腔は口裂により外界に開き，口峡を経て咽頭に連なる。口裂の後方には上下の歯列弓があり，**歯列**と**歯槽弓**とによって**口腔前庭**と**固有口腔**とに分けられる。口腔前庭の外方は口唇と頰である，固有口腔の上方は口蓋（**硬口蓋**，**軟口蓋**），下方（口腔底）は**舌**と**舌下部**（口底）で構成されている（図 1-7）。

口腔の表面は**口腔粘膜**によって覆われている。そのうち，顎骨の歯槽突起を覆っている部分を**歯肉**という。口腔粘膜は**被覆粘膜**，**咀嚼粘膜**，**特殊粘膜**に覆われている。その大部分は被覆粘膜であり，**重層扁平上皮**，**粘膜固有層**および**粘膜下層**からなり，**小唾液腺**がある。咀嚼粘膜は歯肉，硬口蓋を覆う部分であり，粘膜下層および唾液腺がなく，骨膜（骨を覆う線維性結合組織の膜）と直接，結合している。特殊粘膜は舌背表面を覆う部分であり，味覚の受容器が存在する。

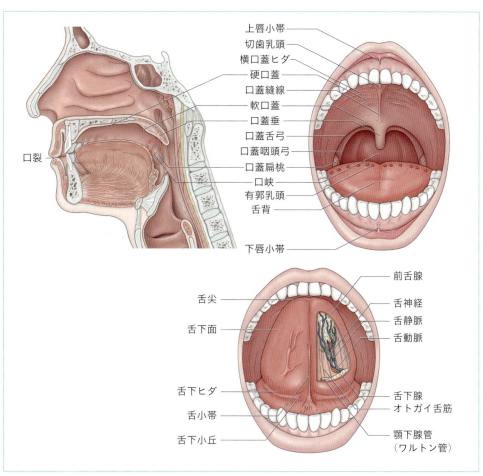

図 1-7 口腔内各部位の名称

A 口唇, 頰

口唇は上唇・下唇からなる。両者は左右の口角で連合する。
頰は口角より後方の口腔の側壁である。口唇・頰の外側は皮膚に覆われ，内側は粘膜により覆われている。その移行部を赤唇という。上唇外面の中央には浅い溝があり人中とよばれる。溝の周囲の隆起は人中稜，赤唇中央部の高まりは上唇結節とよばれる。上唇と下唇が合するところを唇交連といい，口角を形成している。頰粘膜のほぼ中央に耳下腺乳頭があり，耳下腺の導管（ステノン管）が開口する。上・下唇粘膜と歯肉の移行部には上・下唇小帯がある。また，頰粘膜と歯肉との移行部には頰小帯がある。

口唇は哺乳動物の特徴であり，赤唇は人類に特有のものである。

口唇を取り囲む筋は口筋といい，顔面表情筋に属する。口筋は口裂を外側に牽引する開口筋と収縮させる閉口筋に分けられる。開口筋は口角より上方にある大・小頰骨筋，上唇挙筋，上唇鼻翼挙筋，口角挙筋，口角の側方にある頰筋，笑筋，口角より下方にある口角下制筋，下唇下制筋，オトガイ筋からなる。閉口筋は口裂の周囲を輪状に囲む口輪筋である。

B 舌, 口底

解剖学的には固有口腔の底部を口腔底といい，口腔底は舌と舌下部とからなる。ただし，臨床的には舌下部を口底という。

1. 舌

舌は前方2/3を舌体，後方1/3を舌根という。その境界に分界溝があり，分界溝の中央部に舌盲孔がある。舌体の表面を舌背，側縁を舌縁，先端を舌尖，下面を舌下面という。舌下面の正中には舌小帯がある。舌背は糸状乳頭，茸状乳頭，葉状乳頭，有郭乳頭という多数の舌乳頭に覆われる。茸状乳頭，葉状乳頭，有郭乳頭には味蕾があり，味覚を受容している。舌根には舌扁桃がみられる。舌体と舌根とで神経支配が異なる。舌体の知覚は三叉神経の舌神経，味覚は顔面神経の鼓索神経によって支配される。舌根の知覚，味覚は大部分が舌咽神経によって，一部が迷走神経によって支配されている。

舌は，外舌筋（オトガイ舌筋，舌骨舌筋，茎突舌筋，口蓋舌筋）と内舌筋（上縦舌筋，下縦舌筋，横舌筋，垂直舌筋）からなる。外舌筋は起始が舌の外にあり，内舌筋は舌の中にある。これらの筋の運動は，口蓋舌筋を除いてすべて舌下神経の支配を受けている。

2. 口底

臨床的には舌と歯肉との間を口底とよぶ。正中には舌下面と歯肉との間を連絡する舌小帯がある。その左右にある小隆起を舌下小丘という。舌下小丘に顎下腺，舌下腺の導管が

開口する。その後方にある**舌下ヒダ**の下に舌下腺がある。

　口底の基盤は**舌骨上筋群**によって形成されている。舌骨上筋群は下顎骨と舌骨の間に位置する筋肉で，舌骨より上方にある。前後的には舌骨より前方には**オトガイ舌骨筋**（舌下神経支配），**顎舌骨筋**（三叉神経支配），**顎二腹筋前腹**（三叉神経支配）があり，この順序で口腔の内側から外側に向かって配列している。舌骨より後方には**茎突舌骨筋**（顔面神経支配），**顎二腹筋後腹**（顔面神経支配）があり，舌骨の挙上運動を司る。

3. 顎下部，オトガイ下部

　口腔の体表部で下顎の側方下方が**顎下部**，正中下部が**オトガイ下部**である。

　顎下部の内部は口腔底を形成する筋，すなわち顎舌骨筋の下方の外表部で，皮下の浅頸筋膜との間である。その主体部である**顎下三角部**は顎骨下縁と顎二腹筋前腹，後腹で囲まれた部位であり，顎下リンパ節，顎下腺がある。オトガイ下部の内部は正中の口底を形成する筋群（顎二腹筋前腹，オトガイ舌骨筋）の下方の外表部で，皮下の浅頸筋膜との間である。その主体をなす**オトガイ下三角部**は口腔底筋群の顎二腹筋前腹，舌骨と顎骨正中部で囲まれた部位であり，オトガイ下リンパ節がある（本節 -E「唾液腺」・F「顔面，頸部」参照）。

C 上顎，硬・軟口蓋

1. 上顎

　硬口蓋，上顎歯槽部を含めて口腔の上面を構成する骨性の部分を**上顎**（部）とよぶ。上顎は**上顎骨**を主体とした多数の骨（上顎骨，口蓋骨，頬骨，鋤骨，篩骨，涙骨）によって構成されている。上顎骨は**上顎体**と4つの突起（**前頭突起，頬骨突起，口蓋突起，歯槽突起**）からなっている。上顎の上方は眼窩，後方は咽頭，内方は鼻腔であり，内部に**上顎洞**がある。

2. 口蓋

　固有口腔の上壁が**口蓋**である。口蓋の前方2/3の骨性口蓋に一致した部位を**硬口蓋**，それより後方を**軟口蓋**とよぶ。硬口蓋の骨は上顎骨の口蓋突起と口蓋骨水平板とからなる。

　軟口蓋は筋肉（**口蓋帆張筋，口蓋帆挙筋，口蓋舌筋，口蓋咽頭筋，口蓋垂筋**）によって構成されている。口蓋帆挙筋と口蓋咽頭筋が，咽頭後壁，側壁と協調して鼻咽腔閉鎖機能に関与する。口蓋帆張筋は耳管開口部の括約筋を支配している。口蓋舌筋は口腔と咽頭の遮断に関与している。軟口蓋の後端は遊離して口峡の上縁をなし，正中に下垂した**口蓋垂**がある。側方は中咽頭側壁と連続して，口蓋舌弓と口蓋咽頭弓を成し，その間に**口蓋扁桃**がある。支配神経は口蓋帆張筋が三叉神経，そのほかは咽頭神経叢であり，主として迷走神経の支配を受けている。口蓋帆挙筋は一部，顔面神経の支配も受けている。

　軟口蓋の粘膜下には多数の小唾液腺が分布する。

D 下顎，顎関節

1. 下顎

　顔面の下部，すなわち，口腔の下半分を構成する骨が**下顎骨**である。下顎骨と下顎の歯，歯槽堤で構成される部位を**下顎**（部）という。下顎骨は上から見ると放物線状を成している。側方から見ると水平位にある**下顎体**とその後方で垂直位にある**下顎枝**からなり，**下顎角**を形成する。下顎骨の前方はオトガイ部であり，正中の**オトガイ隆起**とその側方両側にある**オトガイ結節**によって三角に隆起しオトガイ三角を形成している。下顎体の**歯槽部**には歯が植立している。下顎枝の上方は**関節突起**と**筋突起**とに分かれる。関節突起の上端を**下顎頭**，その下部を**下顎頸**とよぶ。下顎骨の内部には下顎管が貫通し，その入り口は下顎枝内側の下顎孔であり，出口が下顎体外側前方の**オトガイ孔**である。その中を下顎神経の分枝である**下歯槽神経**が通過する。

　下顎骨に付着して顎を動かし，咀嚼運動に関与する筋肉群を**広義の咀嚼筋**という（図1-8）。これらは口を開くための**開口筋**（外側翼突筋，顎二腹筋前腹，顎舌骨筋，オトガイ舌骨筋）と，口を閉じるための**閉口筋**（咬筋，内側翼突筋，側頭筋）に大別される。解剖学的には，顎骨の運動にのみ関与する筋（咬筋，内側翼突筋，外側翼突筋，側頭筋）を**狭義の咀嚼筋**という。これらは三叉神経の支配を受けている。それ以外の舌骨と連結している筋（顎二腹筋前腹，顎舌骨筋，オトガイ舌骨筋）は顎骨の運動と舌骨の運動に関与し，前述の口底を構成する舌骨上筋群に含められる。

2. 顎関節

　頭蓋の側頭骨にある下顎窩と下顎骨の左右の関節突起にある下顎頭の間で**顎関節**が形成されている（図1-8）。下顎窩と下顎頭は**関節包**に包まれて**関節腔**となっている。関節腔には線維性の**関節円板**が介在し，その上下に上下関節腔がある。

3. 下顎運動

　下顎は広義の咀嚼筋によって運動する。下顎頭は下顎窩に対して回転する**蝶番運動**（回転運動）と前後に移動する**滑走運動**との合成された運動をする。下顎運動の上下的な運動は**開閉運動**ともよばれ，主として蝶番運動によって行われるが，滑走運動も関与している。水平的な運動は方向によって**前方運動**，**側方運動**，**後方運動**とよばれ，主として滑走運動が関与している。

　上下の歯がかみ合った状態のときの下顎の位置を**咬頭嵌合位**という。下顎を最大限動かせる範囲を**運動限界**，最大限の運動を**下顎限界運動**という。健常者における咬頭嵌合位を中心とした下顎限界運動の軌跡（下顎運動路）は図1-9に示すような形をしている。

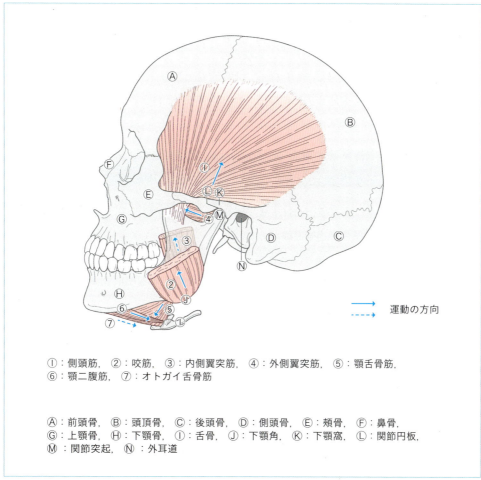

図1-8 頭蓋骨と咀嚼筋

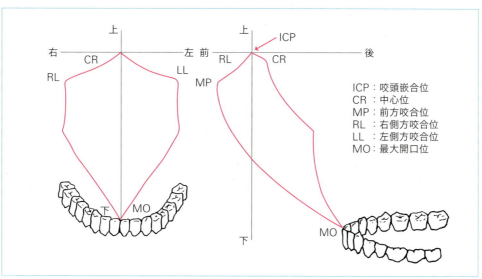

図1-9 切歯点部の下顎限界運動路（座標原点は咬頭嵌合位）

最大開口域は，前歯の切縁間の距離を手指の幅または mm で測って表す。成人では約 3 横指で，男性 45 ～ 54mm，女性 40 ～ 49mm の範囲とされている。

上下の歯をかみしめたときに生じる力を**咬合力**という。中切歯が最も弱く，大臼歯が最も強い。最大咬合力は男性では 50 ～ 60kg，女性はそれより 10 ～ 20％弱い。また，各種の食品を咀嚼するときに要する力を**咀嚼力**（または**咀嚼圧**）という。通常の咀嚼力は，10 ～ 15kg とされている。

E 唾液腺

大唾液腺としては左右 1 対ずつの**耳下腺**，**顎下腺**および**舌下腺**（図 1-10）がある。そのほかに口腔粘膜の下には多数の**小唾液腺**がある。

耳下腺は耳前から耳下部にかけて存在する最大の唾液腺である。この分泌管の**耳下腺管**（ステンセンまたはステノン管）は，上顎第 2 大臼歯の歯冠に接する頰粘膜にある耳下腺乳頭に開口している。

顎下腺は顎下部にある。分泌管の**顎下腺管**（ワルトン管）は口底の舌下小丘に開口している。

舌下腺は口底舌下部の舌下ヒダの下にある。その分泌管（**大舌下腺管：バルトリン管**，**小舌下腺管：リビヌス管**）は，舌下小丘および舌下ヒダに開口している。

小唾液腺は下唇，舌下面，舌根部，頰粘膜部，軟口蓋，臼後部などに多く分布し，それぞれ**口唇腺**，**前舌腺**，**後舌腺**，**頰腺**，**口蓋腺**，**臼後腺**などとよぶ。

耳下腺は**漿液腺**，顎下腺・舌下腺は漿液腺と粘液腺をもつ**混合腺**であり，小唾液腺は**粘液腺**である。

F 顔面，頸部

口腔の体表部は中顔面，下顔面および顎下部，オトガイ下部により構成されている。

顔面皮下には多数の**表情筋**があり（図 1-11），**顔面神経**の支配を受けている。

知覚は，**三叉神経**（第Ⅰ枝：**眼神経**，第Ⅱ枝：**上顎神経**，第Ⅲ枝：**下顎神経**）の支配を受けている。

口腔領域のリンパ管は**顎下リンパ節**と**オトガイ下リンパ節**に流れ，**深頸リンパ節**に合流する。顎下リンパ節は顎下部の顎下三角中にあり，オトガイ下リンパ節はオトガイ下部のオトガイ下三角中にある。深頸リンパ節は胸鎖乳突筋の後方にある側頸三角中にある。

顔面・口腔の血行は総頸動脈から分かれた外頸動脈の分枝が分布している。下から順に**上甲状腺動脈**，**上行咽頭動脈**，**舌動脈**，**顔面動脈**，**後耳介動脈**，**後頭動脈**，**顎動脈**，**浅側頭動脈**に分かれる。

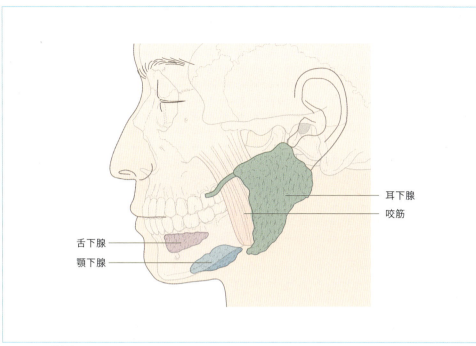

図1-10 唾液腺

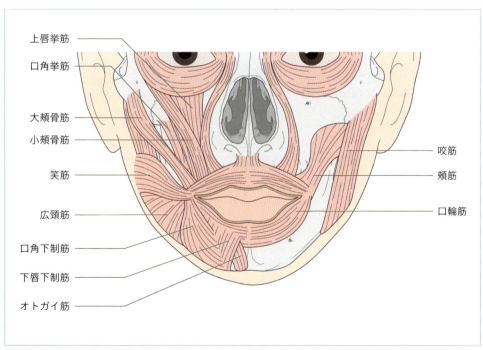

図1-11 口腔周囲の表情筋

Ⅲ 歯・口腔の機能

歯および口腔は，食物摂取，すなわち**咀嚼**，消化，味覚，**嚥下**，さらに**発音**など，消化器管および構音器官の一部として働くだけではなく，顔の**外観の審美性**を保つためにも重要な役割をもっている。

咀嚼機能

1. 咀嚼のメカニズム

咀嚼とは，食物を口腔内に取り込み，**咬断・磨砕**し，唾液と混和し，飲み込みやすい食塊をつくり，嚥下するまでの一連の動作である。

これには歯，舌，口唇，頰，軟口蓋などの器官が協調して活動する必要がある。

たとえば，食物を直接かみ切り，すりつぶすのは，主として歯の**咬合面**だが，咀嚼時に咬合面に食物を載せ，前庭部に迷入しないように口唇，頰と舌が協調して働かなければならない。

❶**感覚受容器による食物の感知**

歯冠表面のエナメル質自体には感覚はないが，歯に物が触れれば，直ちに感知できる。これは，歯根を歯槽に連結している歯根膜内の**感覚受容器**（**レセプター**）の作用によるものである。すなわち，歯根膜内には極めて敏感な感圧センサーがあって，歯に加わる力の方向や大きさを感知できる。そのため，上下顎の歯の咬合面の間に存在する食物の硬さや大きさなどの微細な性状を識別し，その情報を下顎を動かす筋肉（**咀嚼筋**）に伝え，その働きをコントロールできる。そして，食物の性状に合わせて，無意識に下顎の位置やかむ力を調整しながら，円滑に咀嚼運動を行うことができる。

❷**嚥下反射の発生**

舌や口蓋の触覚で嚥下に適する食塊になったことを判別すると，無意識のうちに**嚥下反射**が起こり，嚥下する。

2. 咀嚼の効能

咀嚼には生理的のみならず，精神的・心理的な効能がある。

1 生理的な効能

①食物の**消化吸収**を促す。食物は口腔内で咀嚼によって粉砕されるが，その間に唾液の分泌による消化作用を受ける。

②食物を**嚥下**しやすくする。

③食物内の**異物**を発見できる。

④口腔の**自浄作用**を助ける。

⑤顎，顔面の正常な発育に必要な**刺激**を与える。

2 精神的・心理的な効能

口腔内での咀嚼ができなくても，食品の調理法などを工夫すれば栄養の補給は可能なので，人間では，咀嚼機能は生命維持の必須条件ではない。むしろ多種類の食品の咀嚼がスムーズにできることは，精神的・心理的な充実感，あるいは満足感を得るために重要である。

B 摂食嚥下機能

1. 摂食嚥下のメカニズム

摂食嚥下とは食欲が形成され，食物が認知されてから口に取り込まれ，咽頭，食道を経て胃に入るまでのすべての過程をいう。摂食嚥下機能は次の5つの期に分類される（図1-12）。

1 先行期（認知期）

食欲の形成，食物の認識，取り込み行為の実行：空腹感・食欲を形成し，食物を視覚，嗅覚などを介して認識した瞬間に，味，硬さなど食物の性状を連想するとともに，過去の経験をもとに瞬時に摂食行為のプログラミング（例：バナナは皮をむいて食べる など）を行う。次いで姿勢と上肢を制御し，取り込み行為を実行する。先行期（認知期）が正常に営まれるためには覚醒と注意の持続が必要条件となる。先行期（認知期）が正常に営まれるため

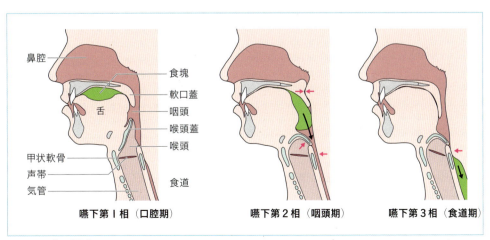

図1-12 嚥下運動

には，意識レベルとしては JSC（Japan Coma Scale；ジャパン・コーマ・スケール）10 以上が求められる。

2 準備期

捕食，咀嚼，食塊形成：開口し，口唇，歯を使って食物（固形物）を口腔内に取り込んだ後（捕食），剪断，粉砕，臼磨，圧縮，唾液混合という処理操作（咀嚼）を行い，飲み込みやすい適当な大きさの塊である食塊を形成する。すなわち，固形物では飲み込める形態になって初めて食塊となり，液体は捕食する前から食塊ということになる。なお，咀嚼の際に固形物を歯列上に送る動きをステージⅠ移送（stage Ⅰ transport）といい，固形物の咀嚼中に形成された食塊の一部を咽頭（中咽頭，下咽頭）まで能動的に送り込む動きをステージⅡ移送（stage Ⅱ transport）という。ステージⅠ移送およびステージⅡ移送として固形物の咀嚼嚥下動態をとらえるモデルをプロセスモデルという。

3 口腔期

咽頭への送り込み：舌の搾り出し様運動（搾送運動）によって食塊を口腔から咽頭腔に送り込む過程（図1-12）をいう。摂食嚥下のここまでの動作は，随意的にコントロールし得る。

4 咽頭期

食道への送り込み：食塊が咽頭腔から食道入口部を通過するまでの不随意運動（嚥下反射）の過程をいう。①鼻咽腔閉鎖，②舌骨と喉頭の前上方への挙上，③喉頭（気道）の閉鎖，④舌根部の後方運動，⑤咽頭側壁と後壁の蠕動様収縮運動，⑥食道入口部の開大（輪状咽頭筋の弛緩）という動作が1秒以内の短時間に行われる（図1-12）。

5 食道期

胃への搬送：重力と蠕動運動により食塊が食道から胃内に搬送される過程をいう（図1-12）。

2. 唾液の分泌

耳下腺，顎下腺，舌下腺を**大唾液腺**といい，このほかに**口唇腺**など，粘膜に無数の**小唾液腺**がある。両者を合わせて1日1.0〜1.5Lの唾液が分泌されるという。

唾液の主な役割は，次のとおりである。

①**消化酵素**（唾液アミラーゼ）による**消化促進**

②咀嚼，発音などの**口腔組織の運動の際の潤滑剤**（ムチンというたんぱく質）

③**抗菌作用**

④口腔内に酸やアルカリが入ったとき，それらを中和し生体を防御する**緩衝作用**

⑤歯の萌出後の**再石灰化作用**

3. 味覚

味は舌にある**味蕾**で知覚される。5基本味として，**甘味，苦味，酸味，塩味，うま味**がある。食物の**味**は，これら5つの味覚のほかに脂肪や辛味物質，アルコール，炭酸飲料などの化学的刺激や温度，舌触りなどの物理的刺激も関係する。

C 発音機能

1. 発音の生成過程

発音の生成過程を分解してみると，①呼気，②発声，③共鳴，④構音，⑤制御・統合の5段階になる。すなわち，呼気運動による気流がエネルギー源になり，有声音の場合には声帯の振動を起こして**喉頭原音**が作られる。これを**発声**とよぶ。

次に喉頭原音が口腔や鼻腔などで**共鳴**して増幅され，人の耳に聞こえる音になる。

このときに，下顎，舌，口唇，軟口蓋などを活動させて声道の形を変えると，**共鳴腔**の形が変化して異なった音色の音が産出され（2章-II-J「言語障害」参照），**母音**[a, i, u, e, o]が作られる。また，声道の一部を狭窄させ，空気を振動させて音（**摩擦音**）を作る場合や声道の一部を閉鎖して急に開放させて音（**破裂音**）を作る場合，あるいは破裂と摩擦の両方の操作で音（**破擦音**）を作る場合など気流を操作することによって主な子音が作られる。これら母音，子音を産生する操作を**構音**という。このようにして作られた個々の音が連続して意味のある言葉となるためには，聴覚による**フィードバック**と大脳の言語中枢（運動性言語中枢と感覚性言語中枢）の正常な働きが前提となる。

2. 言語音の分類

構音器官は，歯，硬口蓋などの不動的な器官と口唇，舌，軟口蓋などの可動的なものに分けられ，これらの器官を用いて個々の音に応じて構音点（構音位置）と構音方法を選択し，言語音を産出させる。標準日本語の言語音を構音方法と構音位置の組み合わせで分類すると表1-5のようになる。

3. 構音機能における口腔と鼻咽腔の役割

正しい音を産生するためには以下の機能が重要である。

①**鼻咽腔閉鎖機能**：軟口蓋が後上方に挙上，咽頭側壁が内方に運動し，咽頭後壁が前方に運動することで鼻咽腔が閉鎖され，構音時に呼気が鼻腔に流出しないようにする。

②**構音機能**：舌，口唇，軟口蓋，下顎を動かして，硬口蓋，歯などに接触させて，声道の一部に狭い部位や閉鎖をつくり，音を産生させる（表1-5）。

表1-5 標準日本語の分類表（国際音声記号による）

構音方法 \ 構音点	両唇音	歯茎音	歯茎硬口蓋音	硬口蓋音	両唇・軟口蓋音	声門音
破裂音	[p] パ行 [b] バ行	[t] タ行 [d] ダ行			[k] カ行 [g] ガ行	
摩擦音	[Φ] フ行	[s] サ行	[ɕ] シャ行	[ç] ヒャ行		[h] ハ行
破擦音		[ts] ツ行 [dz] ザ行	[tɕ] チャ行 [dʑ] ジャ行			
弾き音		[ɾ] ラ行				
鼻音	[m] マ行	[n] ナ行				
接近音				[j] ヤ行	[w] ワ行	

D 審美性

　口腔周囲組織や歯列の形態や機能が正常であるか否かは，顔貌に大きな影響がある。

　特に，歯列が不正であったり歯が抜けていたりしていると，口を閉じ，歯そのものが人目に触れない状態であっても，顔貌や表情は想像以上に不自然になる。たとえば，口唇は歯列によって裏打ちされ，支えられている。したがって，前歯が抜けると，口唇は支えがなくなり，陥凹し，しわができて赤唇部が口腔方向へ内転して見えなくなる。

　また，多くの顔面表情筋の筋束は口角の外側の結節部（modiolus）に集まり，そこを支点として筋肉が収縮し，豊かな表情がつくられているが（図1-11），その結節は歯列で支えられて正常な位置を保っている。そのため，歯列による支えがなくなると，表情筋の支点の位置が変化し，不自然な表情（いわゆる老人性顔貌など）になる。

国家試験問題

1 乳歯について正しいのはどれか。 (107回 PM53)

1. 6〜8か月ころから生え始める。
2. 5〜7歳ころに生えそろう。
3. 全部で28本である。
4. う蝕になりにくい。

2 咀嚼で正しいのはどれか。 (97回 PM12)

1. 唾液にはムチンが含まれている。
2. 咀嚼筋の不随意的収縮で行われる。
3. 舌の運動は三叉神経によって支配される。
4. 顎関節を形成するのは下顎骨と頬骨である。

3 嚥下で正しいのはどれか。 (95回 PM11)

1. 嚥下運動は不随意運動である。
2. 食塊は口腔→喉頭→咽頭と移動する。
3. 軟口蓋は気管と食道との交通を遮断する。
4. 食塊は蠕動運動によって食道内を移送される。

▶答えは巻末

歯・口腔

第2章
歯・口腔の症状と病態生理

この章では
- 歯・歯周組織の疾患の様々な症状について理解する。
- 口腔の症状の特徴について理解する。

I 歯・歯周組織の症状

A 歯痛

　歯痛は歯科患者に最も多い主訴の一つである。歯自体や歯髄の病変・歯周組織の病変によって起こる。当該歯だけでなく，それ以外の部位に関連痛が起こる場合もある。

❶ 自発痛

　自発痛は，外来の刺激なしに感じる痛みである。歯髄に起因するものとしては急性歯髄炎があげられ，歯周組織に起因するものとしては急性根尖性歯周炎，辺縁性歯周炎の急性発作などがあげられる。

❷ 誘発痛

　誘発痛は，外来刺激によって起こる痛みである。歯髄の誘発痛としては冷刺激による**冷水痛**や温熱刺激による**温水痛**があげられる。象牙質う蝕，摩耗による象牙質楔状欠損，象牙質知覚過敏症などでは冷温刺激による誘発痛が発現する。一方，歯の破折あるいはう蝕による歯髄露出（露髄）部や，慢性歯周炎（歯根膜炎）などでは**咀嚼痛**や打診による誘発痛が起こる。

B 歯肉の出血，排膿，変色

1. 歯肉出血（口腔内出血）

　口腔内出血には抜歯などの外科的処置後の出血，外傷による出血，炎症あるいは潰瘍面からの出血などの局所的原因による出血と，血液疾患などの全身的疾患による出血がある。

1 炎症性疾患に伴う出血

　歯肉炎や慢性辺縁性歯周炎などの歯周疾患における出血は歯周ポケット内から起こる。一般に少量であり自然に止血することが多い。

2 外傷性の出血

　外傷性の出血は軟組織の裂傷や挫傷，歯の破折，脱臼，顎骨骨折などに伴う。しかし，太い血管の損傷がない限り，持続性の出血はなく，比較的容易に止血できる。

3 腫瘍によって起こる出血

　良性の口腔腫瘍では，初期のうちから自然出血をすることはまれだが，エプーリス（歯

肉腫）からの**弛緩性出血**や，血管腫からの**静脈性出血**が起こることがある。悪性腫瘍では，潰瘍面から出血がみられることがある。

4 | 血液疾患に伴う出血

血液疾患は，その部分現象として歯肉に症状が現れることが多い。特に**急性白血病**では約50％が歯肉出血を初期症状とする。また，ビタミンC欠乏症，血小板減少症，血管壁の障害などにより歯肉出血がみられることがある。

2. 排膿

外科処置後の**術後感染症**，慢性の辺縁性あるいは根尖性の**歯周組織炎**などの炎症性疾患において，**瘻孔***あるいは歯周ポケットからの排膿がみられることがある。

3. 歯肉の変色

健康な歯肉は淡いピンク色をしているが，局所の炎症性疾患や全身疾患により色調が変化する。歯肉炎や慢性辺縁性歯周炎では，炎症部位の毛細血管が拡張し，充血することにより，歯肉の色は赤味を帯びるが，貧血では逆に蒼白となる。異常な色素沈着により特有な色調に変化する例として，外因性の色素（重金属類）による**黒色沈着**，血液ヘモグロビン由来の色素による**黄色沈着**（溶血性貧血），メラニン色素による**褐色沈着**（生理的なもの，アジソン病など）があげられる。

C 歯の弛緩，動揺

歯は歯根膜のコラーゲン線維により**歯槽骨**に固定されている。歯根膜はコラーゲン線維，毛細血管網，水分などの細胞外基質により，**咬合力**などの外力に対してクッションのような役割を果たし，歯周組織にかかる力を緩衝している。

しかし，歯周炎や根尖病巣などの炎症性疾患，外傷，**囊胞**，腫瘍などにより歯周組織が破壊されると，**生理的動揺**の範囲を越えて動揺するようになる。動揺には**1次性咬合性外傷***の際にみられるような一過性のもの（過度の咬合接触部を咬合調整することによって動揺を少なくできるもの）と，高度で広範な歯周炎（**2次性咬合性外傷***）でみられるように支持骨の喪失が大きく歯周組織が通常の咬合力も受け止めることができずに動揺が起こってしまうものとがある。**歯の動揺度**は，主に歯周疾患の進行度を示すものとして活用され，診断，治療計画の立案，治療効果の判定の基準となる（第3章-Ⅰ-C「歯の動揺度検査」参照）。

---

* **瘻孔**：深部器官が皮膚や粘膜またはほかの器官と交通した状態。体表面と交通したものを外瘻，内器官相互または腔相互の交通を内瘻という（本章-Ⅱ-D「瘻」参照）。
* **1次性咬合性外傷**：健康な歯に異常な咬合力などが加わり咬合性外傷を起こしたもの。
* **2次性咬合性外傷**：歯周疾患などで歯の支持力が低下し，正常な咬合力などでも咬合性外傷を起こしたもの。

D 歯の欠損

　歯の欠損の原因としては，**う蝕症**，**外傷**，**歯周疾患**などがあげられる。このうち，う蝕症によるものは約30％，歯周疾患によるものは約40％と，全体の70％以上がこの2大疾患により喪失している。しかし，年齢別に欠損の原因を調べてみると，若年者においては欠損の原因は主として外傷やう蝕症であるのに対して，年齢が進むにつれ，歯周疾患により歯を喪失する割合が増えていく。

　歯の欠損は，隣在歯や対合歯の移動，歯槽骨の吸収を起こし，多数歯の欠損の場合は咬合高径の減少，水平的ならびに垂直的顎位の変化を引き起こし，**咀嚼や発音の障害**，**審美障害**，**顎関節障害**の原因となるため，欠損部位における適切な補綴処置が必要である。

E 咬合異常，歯列異常

❶ 咬合の正常と異常

　上下の歯が接触している状態を**咬合**という。歯の接触関係は歯周組織，顎関節および口腔周囲の神経，筋などの相互関係に基づいている。したがって，上下顎の歯の接触状態が正常に保たれている**正常咬合**には，顎骨の正常な発育ならびに形態，筋の正常な発育および機能，健康な歯周組織，歯の正常な咬頭嵌合および隣接面の正常な接触関係，上下の歯の形態および大きさの調和が必要である。これらの機能や形態に異常をきたしたとき，**咬合異常**が発生する。

❷ 咬合異常の種類

　咬合異常には，個々の歯の位置異常，歯列弓形態の異常，下顎前突，交叉咬合，上顎前突，開咬がある。このような咬合異常により，咀嚼機能の低下，審美障害，顎関節障害を起こす。また，炎症を伴う場合は，歯槽骨の喪失をきたす。

❸ 歯列不正

　先天的な歯の萌出異常や歯の形態異常，歯と顎堤の相対的な大きさのバランスの異常，歯の喪失に伴う歯の移動，咬合関係の異常による歯の移動により，**歯列不正**が生じる。これらによって，咀嚼能率の低下，審美障害，清掃性が悪いことによるう蝕や歯周疾患などが引き起こされる。

❹ 治療の方法

　このような咬合異常や歯列異常を改善するためには，**咬合調整**，**矯正治療**，**補綴処置**などの治療が必要になる。

II 口腔の症状

　口腔は，栄養摂取および呼吸という生命の維持に不可欠な機能と，言語・審美性というヒト特有の機能を併せ持っている。その機能や特異な構造により，からだのほかの部位とは異なった症状を示す。また，全身に共通した皮膚，粘膜，骨などの組織も存在するため，系統的に現れる疾患が口腔・顔面の症状として発見されることも少なくない。さらに口腔には常在菌が存在するため，それに起因する症状が多く現れるほか，抜歯などの手術が多く行われるため，出血性素因などの症状も現れやすい。このほか，人工物を使った処置が多く行われるので，それによる刺激や反応による症状が現れるのも特徴だ。

A 疼痛

疼痛は，最も多い主訴で，また，最も患者を苦しめる自覚症状の一つである。

1. 分類

機序，原因，臨床症状などによって分類される。

1 疼痛発現の機序による分類

①**神経障害性疼痛**：末梢あるいは中枢神経系の神経そのものの病的な変化によって生じるもの。
②**侵害受容器性疼痛**：外来刺激によって組織が損傷を受けたときに炎症反応によって生じるものと，組織が損傷される可能性のある侵害刺激が加わったときに侵害受容器が興奮して痛みの情報を伝達するために生じる痛みとがある。
③**非器質的疼痛**：上記①②が器質的な要因によって生じる**器質的疼痛**であるのに対して，器質的な要因がないのに生じる疼痛を**非器質的疼痛**という。心因性疼痛のほかに機能性疼痛症候群，中枢機能障害性疼痛がある。

2 疼痛発現の部位による分類

①**体性痛**：皮膚，筋肉，関節に加えられた刺激によって生じるもの
　・**表在痛**：皮膚，粘膜表層の刺激によるもの
　・**深部痛**：骨，骨膜，関節，筋，腱などへの刺激によるもの
②**内臓痛**：内臓に由来するもの
③**関連痛**：刺激部位とは異なった部位に現れるもの
④**神経痛**：神経の走行に沿って現れるもの

3 | 発症の様式による分類

自発痛，圧痛，運動痛，接触痛，誘発痛（刺激痛），打診痛など

4 | 時間的経過による分類

持続性，発作性，断続性など

5 | 性質による分類

拍動性，疝痛性，熱性，神経痛様，電撃様，放散性，鈍痛など

6 | 強さによる分類

激痛，中等度痛，軽度痛，微痛など

2. 特徴

疼痛は自覚症状であり，その程度を客観的に判定することは難しい。しかし，**骨格筋反射**（表情の変化，叫声，四肢の運動など），**交感神経反射**（発汗，血圧上昇，頻脈，外分泌の減少など）によってうかがい知ることはできる。

1 | 疼痛感覚の強さ

疼痛感覚の強さは，原因となる刺激の強さと**疼痛反応閾値**によって変わる。刺激によってある反応が起こるとき，その刺激はある一定以上でなければ反応が起こらない。この値を**閾値（しきい値）**という。**反応閾値**は個人差が大きく，また，同一の個人であっても環境や状況によって著しく変化する。そのため疼痛を訴える患者の処置にあたっては反応閾値を下げないような配慮が必要である。

2 | 除痛

疼痛は生体防御反応の一つである。刺激から逃れるための反射であり，からだの異常を知らせる警鐘である。そのため，疼痛症状のみを軽減させることは必ずしも適切な処置とはいえない。しかし，極端に症状が強く，苦痛が大きい場合，あるいは，**がん性疼痛**のように原因がわかっていても除去できない場合には鎮痛薬の投与，神経ブロックなどの除痛法を行わざるを得ない。

3 | 原因

歯科疾患によって生じる疼痛は，三叉神経の第Ⅱ枝および第Ⅲ枝の領域に生じることが多い。末梢部位の疾患による場合（侵害受容器性疼痛）と，三叉神経などの障害（神経障害性疼痛）による場合がある。一般に診断は容易であるが真性三叉神経痛，慢性顎骨骨髄炎，

顎骨内の悪性腫瘍，抜歯創の**ドライソケット**（抜歯窩内に血餅および肉芽の形成がなく，抜歯窩の歯槽骨が露出するような，抜歯創の治癒不全状態），う蝕以外の疾患による歯髄炎，舌痛症などは疼痛が著しいが診断の難しいことがある。

B 腫脹

腫脹は「はれ」，**腫瘤**は「こぶ」，**硬結**は「しこり」に相当する語である。

1 腫脹の診断

腫脹の診断にあたっては腫脹の部位，範囲，大きさ，形態，色調，表面の性質などの視診所見，疼痛の有無，硬さ，触感，周囲との関係などの観察を行う。

- 硬さ：柔軟，弾力性軟，泥様軟，弾力性硬，軟骨様硬，板状硬，骨様硬，歯牙様硬
- 触感：波動，圧縮性，羊皮紙様感，拍動性，熱感

2 腫脹の種類

腫脹の種類には，反応性，実質性，内容物・分泌物の貯留によるものなどがある。
腫脹の原因疾患は炎症，腫瘍，肥大，増殖，埋伏歯，囊胞などである。

炎症の場合の腫脹は反応性であり，一般に可逆性である。急性炎症では炎症反応によって急激に疼痛を伴って腫脹してくる。慢性炎症では炎症反応は軽度であり疼痛が少なく比較的緩やかに腫脹する。

腫瘍，肥大，増殖，埋伏歯による腫脹は実質性であり，組織そのものが大きくなり，非可逆性である。

囊胞は内溶液の貯留によるもので，内溶液の増減によって大きさが変化する。
変化の速さは良性腫瘍，囊胞，肥大，増殖などでは月あるいは年単位の緩やかな発育，悪性腫瘍は週単位の比較的速い発育，急性炎症は日単位の速い変化を示す。

C 口腔粘膜の変化

口腔粘膜の表層に疾患があると，色調の変化，粘膜の発疹（粘膜疹）が発現する。

1. 色調の変化

①白色，②赤色，③青紫色，④黄色，⑤褐色などの病変がある。
- **①白色病変**：角化性病変と非角化性病変に分けられる。角化性病変には白板症，扁平苔癬，乳頭腫，地図状舌がある。非角化性病変にはカンジダ症，舌苔などがある。
- **②赤色病変**：び漫性病変と限局性病変がある。
  - び漫性病変：血管透過性の増強，毛細血管の拡張によるもので，赤い平らな舌，各

Ⅱ 口腔の症状

種の粘膜炎などでみられる。
- **限局性病変**：表皮の剝離，破損，粘膜下の血液の貯留によるものである。紅板症，出血斑，正中菱形舌炎などでみられる。

③**青紫色病変**：粘膜下の血液，あるいは粘液の貯留によるものである。血管腫，粘液囊胞などの際にみられる。

④**黄色病変**：粘膜下のリンパ液，脂肪の貯留によるものである。リンパ管腫，脂肪腫，フォーダイス斑などでみられる。

⑤**褐色を主体とした各種の色素沈着を示す病変**：色素の由来によって分類される。
- **内因性色素沈着**：メラニン，胆汁色素，血鉄素など。メラニン色素沈着を示す疾患には，単純なメラニン色素沈着症と，色素性母斑，悪性黒色腫，各種の症候群などによるものとがある。
- **外因性色素沈着**：重金属，アマルガム，異物，細菌などによるものがある。

2. 粘膜疹

①**斑**：限局性の粘膜の色調の変化。**紅斑，白斑，紫斑，色素斑**などに分けられる。また，上記の色調の変化のうち，限局性のものもこれに含まれる。

②**小水疱，水疱**：粘膜組織内あるいは粘膜下に液体がたまった状態。大豆大くらいまでを**小水疱**という。粘膜の水疱は破壊されやすく，破壊すると浅い場合はびらん，深い場合は潰瘍になる。

③**びらん**：皮膚または粘膜の一部が表層のみ欠損した状態である。紅斑から変化することが多い。**多形滲出性紅斑，扁平苔癬**などでみられる。

④**潰瘍**：病的状態にあった皮膚または粘膜の一部が表皮層あるいは上皮層より深くまで欠損した状態。**外傷性潰瘍**（褥瘡性潰瘍），**がん性潰瘍**，**特異性炎**による潰瘍（結核性，梅毒性），細菌感染による潰瘍，アフタ性潰瘍*などがある。

⑤**萎縮**：臓器や組織の容積が減少することである。単純萎縮（体積の減少）と数的萎縮（構成細胞の減少）に分けられる。粘膜が萎縮するとび漫性に発赤し，上記のび漫性の赤色病変となることが多い。赤い平らな舌が代表的な病変で，**口腔乾燥症，鉄欠乏性貧血，悪性貧血，シェーグレン病**などでみられる。

D 瘻

組織内部の病巣，あるいは空隙から粘膜または皮膚面へ連絡している一定の長さをもっ

＊**アフタ性潰瘍**：紅暈に囲まれた境界明瞭な浅い小円形潰瘍と定義され，口腔粘膜に特徴的で，しかも発生頻度が高い。大アフタ（10～20mm），小アフタ（10mm以下），疱疹状潰瘍型（1～2mm）がある。慢性再発性アフタ，ベーチェット病が代表的である。小水疱が破壊してアフタ性潰瘍に変化した病変は，単純疱疹，帯状疱疹，ヘルパンギーナ，手足口病などのウイルス性口内炎のときにみられる。

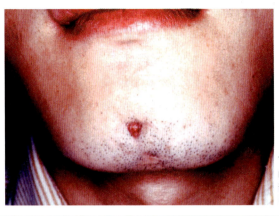

下顎前歯部の化膿性炎症に由来するもので，オトガイ部に瘻を形成して排膿している

図 2-1 外歯瘻

た組織欠損を瘻という。その開口部を瘻孔，連絡している管状の部分を瘻管という。
　化膿性炎症による瘻が最も多い。そのうち，歯の疾患に由来するものを歯瘻という。さらに，歯瘻は口腔内に開口する内歯瘻と，口腔外に開口する外歯瘻（図 2-1）とに分類される。
　そのほかに先天性下唇瘻，唾液が異所性流出する唾液瘻，口蓋裂にみられる口腔・鼻腔瘻，上顎大臼歯抜歯後の偶発症としてみられる口腔・上顎洞瘻などがある。

E 流涎症，口腔乾燥症（ドライマウス）

　唾液は通常 1 日に 1.0 〜 1.5L 分泌され，口腔粘膜や歯の保護，口腔環境の保全に加え，味覚，咀嚼，嚥下などの口腔機能が円滑にできるような重要な役目を担っている。唾液を作る唾液腺には耳下腺，顎下腺，舌下腺の大唾液腺と口腔の各粘膜に分布する小唾液腺がある。
　流涎症や口腔乾燥症（ドライマウス）では唾液の分泌量が問題となることが多く，診断のために唾液量の検査が必要となる（第 4 章 - II -H「大唾液腺疾患」参照）。

唾液量の主な検査法
❶安静時唾液
- 吐唾法：紙コップに 10 分間，口腔内の唾液を吐き出す。1mL 以下が唾液量減少

❷刺激時唾液
- ガムテスト：検査用ガム（無味）を 10 分間かみ，途中唾液をメスシリンダーなどに吐き出し，総量を計測する。10mL 以下が唾液量減少
- サクソン法：あらかじめ重量を計測した乾燥ガーゼを 2 分間咀嚼し重量を量り，ガーゼに吸着した唾液量を算出する。2g 以下が唾液量減少

II 口腔の症状

F 口臭

1 定義

　口臭とは「口あるいは鼻をとおして出てくる気体のうち，社会的容認限度を超える悪臭」と定義され，この状態は**口臭症**とよばれる。

2 検査

　口臭の診断は以前は検査を行う人の臭覚による検査（官能検査）が主体であったが，最近は悪臭の原因物質である揮発性硫化化合物（硫化水素など）のガスを計測する機器が導入され，客観的な評価が行われるようになった。

3 分類・原因・治療

　口臭症は①**真性口臭症**（生理的口臭，病的口臭），②**仮性口臭症**，③**口臭恐怖症**に分類される。

①**真性口臭症**：**生理的口臭**は起床時や空腹時，あるいはニンニクなどを食べた後に生じるもので，健康な人にでも起こり治療対象にはならない。**病的口臭**は口，鼻や消化管など局所に生じた病変や糖尿病，尿毒症などの全身疾患が原因で起こる。局所的な病的口臭の中で最も多いのは歯周病と舌苔である。口臭は口腔の嫌気性菌が唾液，血液，剝離上皮細胞，食物残渣中の含硫アミノ酸を分解し腐敗することで発生する。治療は歯周病に対する治療や舌苔除去などを目的とした口腔ケアが主体となる。このほかの疾患では，まず原疾患の治療が優先される。

②**仮性口臭症**：患者本人から口臭の訴えがあるが，客観的検査である揮発性硫化化合物の測定値が低く，かつ臭覚による検査でも口臭は認められないものである。適切なカウンセリングにより改善を示す。

③**口臭恐怖症**：仮性口臭症と同様に他覚的な口臭はないが，精神的な背景が強く，病的口臭や仮性口臭症の治療を行っても効果はないものをいう。しばしば心療内科や精神科などとの併診が必要となる。

G 開口障害，閉口障害

　顎を開けたり閉じたりする運動は顎の関節（顎関節）や咀嚼筋によって行われている。このため，顎関節や咀嚼筋に障害が生じると，口が開きにくい状態（開口障害）や口が閉じにくい状態（閉口障害）が出現する。

1 分類

❶ 開口障害を起こす疾患
①顎関節症
②外傷―関節突起骨折，顎骨骨折など
③感染症―歯性感染症，化膿性顎関節炎，破傷風など
④腫瘍・腫瘍性病変―骨軟骨腫，悪性腫瘍など
⑤そのほか―顎関節強直症，痛風，リウマチなど

❷ 閉口障害を起こす疾患
①顎関節脱臼
②腫瘍―骨軟骨腫症など

2 原因・診断・治療

❶ 開口障害を起こす疾患

顎関節症は食いしばりや歯ぎしり，硬い食品の常用など顎関節に過剰な負担がかかり起こる疾患で，開口障害，運動時痛，関節雑音が主な症状である。X線検査で関節周辺に器質的な変化を認めることは少ない。治療は，過重な咬合圧を軽減し顎関節を安静にする目的で，マウスピースが適応されることが多い。

顎骨骨折では顎骨の連続性の破綻や周囲組織（特に顎二腹筋や顎舌骨筋などの開口筋）へ炎症反応が波及し，開口障害を呈する。検査はパノラマX線やCTなどの画像診断が必須となる。顎骨骨折の治療は咬合の回復を第一に考えた整復が行われる。しかし，顎関節突起骨折では手術によって逆に開口障害を招くこともあるので，非観血的整復術（顎間固定など）が行われることが多い。

歯性感染症が顎骨周辺の筋組織，特に開口筋に影響を及ぼすと開口障害が出現する。化膿性顎関節炎は血行感染などによって発症するが極めてまれである。破傷風も極めてまれであるが重症化するので，早期発見の観点から開口障害は重要な臨床所見となる。一般に顎骨の化膿性疾患では臨床所見や画像診断から原因歯を特定し，抗菌薬投与し消炎処置を行った後，原因歯の抜歯や根管治療を行う。

顎関節強直症は幼少時の顎関節部の感染や外傷などの原因によって顎関節が周囲組織と骨性癒着などが生じた状態で，高度な開口障害を呈する。治療は画像検査で癒着の部位と状態を確認後，顎関節の運動性を回復させる顎関節受動術が適応される。

❷ 閉口障害を起こす疾患

閉口障害を起こす代表的な疾患は顎関節脱臼で，過大な開口運動などによって顎が外れ，閉口不能な状態を呈する。診断は臨床所見からも容易で，通常徒手によって整復されるが，繰り返し起こす人も多い。自覚症状の乏しい高齢者などで脱臼後，長期間整復処置が行われず時間がたってしまった症例では，脱臼部が瘢痕化し徒手整復が困難となって手術的に

関節突起部を切離して閉口障害を改善させることもある。

このほか，関節頭に腫瘍（骨軟骨腫など）が生じると関節頭が肥大し，運動障害を起こすため閉口運動が制限されることがある。

咀嚼障害

咀嚼機能は，口腔に摂取した食物をかみ切り，かみ砕き，すりつぶし，さらには唾液と混合して食塊を形成するまでの一連の過程をいう。なお，この機能は摂食嚥下の5期モデルの準備期に相当する。咀嚼機能は歯，歯根膜，顎骨，顎関節，咀嚼筋，唾液腺などの諸器官とこれらを統合する神経機構によって営まれている。したがって，これらのいずれかに異常があると咀嚼障害が生じる。

1 原因

原因として以下のものがあげられる。

❶ 器質的障害
　①歯と歯周疾患によるもの：歯の欠損，う蝕，歯周疾患など
　②不正咬合によるもの：歯列不正，顎変形症，唇顎口蓋裂，顎関節肥大など
　③咀嚼関与筋群の異常によるもの：外傷，炎症，腫瘍，術後欠損，術後瘢痕など
　④口腔の形態異常や実質欠損によるもの：先天性の形態異常（奇形），外傷，炎症，腫瘍，術後欠損，術後瘢痕など
　⑤唾液腺の異常によるもの：分泌支配神経の異常，萎縮，炎症，腫瘍など
　⑥神経系の異常によるもの：中枢性神経疾患，末梢性神経疾患など

❷ 機能的障害
　①中枢神経系の異常によるもの：脳血管疾患，脳腫瘍，脳性麻痺など
　②顎関節の機能異常によるもの：顎関節症など
　③末梢神経系の異常によるもの：三叉神経麻痺，三叉神経痙攣，顔面神経麻痺など
　④唾液腺の異常によるもの：唾液分泌低下症など
　⑤そのほか：心因性の障害など

2 診断・治療

咀嚼障害を効率的に治療するためには，適切な検査法を用いて，その原因および障害の程度を正確に把握する必要がある。

咀嚼機能の検査法としては，被検者本人の自己評価あるいは問診，アンケートなどの調査による主観的評価法と，様々な試料や検査機器を用いて行う客観的評価法とがある。

治療は義歯などによる補綴的治療と，インプラントや再建手術などの外科的治療とがある（第3章-Ⅲ-K-1「咀嚼機能の回復」参照）。

I 摂食嚥下障害

摂食嚥下とは食物が認知されてから口に取り込まれ，咽頭，食道を経て胃に入るまでのすべての過程をいい，これらの過程のいずれかに障害があると摂食嚥下障害が生じる。

1 分類

❶摂食嚥下の過程による分類
認知期（先行期），準備期，口腔期，咽頭期，食道期の5期に分けて障害を分類すると診断と対応が明確になる。

❷障害の発症する時期による分類
機能の発達途上で発症する発達障害と，機能が獲得されてから発症する中途障害に大別される。

❸障害の機序による分類
食塊の通路の器質的病変による静的障害，嚥下に関与する神経・筋の病変による動的障害および知覚の異常による知覚障害の3つのカテゴリーに分類する。

2 原因

嚥下障害の原因となり得る病変は多岐にわたるが，口腔外科的疾患を表2-1に示す。

3 診断と治療

第3章-Ⅲ「治療法」参照。

4 看護師の役割

厚生労働省老健局老人保健課ならびに厚生労働省保険局医療課は，2007（平成19）年7月3日付の通告において，医療保険と介護保険における「摂食機能療法」は「1. 医師または歯科医師が直接行う場合，2. 医師または歯科医師の指示の下に言語聴覚士，看護師，准看護師，歯科衛生士，理学療法士または作業療法士が行う場合に算定できる。」と回答した。さらに摂食機能療法に含まれる嚥下訓練については，「1. 医師または歯科医師　2.

表2-1 嚥下障害の原因となる口腔外科的疾患

静的障害	動的障害	知覚障害
炎症（舌炎・口底炎・扁桃炎・咽頭炎など）	外傷（手術を含む）	三叉神経痛
口腔・咽頭部異物	炎症（咀嚼筋炎など）	三叉神経麻痺
外傷	顎関節疾患（顎関節脱臼など）	舌咽神経痛
腫瘍および腫瘍性病変	神経麻痺（顔面神経麻痺，三叉神経咀嚼筋枝麻痺など）	
術後欠損，瘢痕収縮など		
そのほか（口腔乾燥症など）		

医師または歯科医師の指示の下に言語聴覚士，看護師，准看護師または歯科衛生士に限り行うことが可能である」と回答した．すなわち摂食嚥下障害の医療，介護における看護師の役割は大きく，本通告をさかのぼる2005（平成17）年10月には上記の医療職種の先陣を切って日本看護協会が摂食嚥下障害看護認定看護師制度をスタートさせている．摂食嚥下障害の医療，介護において看護師の活動は年々広がっている．

言語障害

　構音とは，話す意図をもって，喉頭で作られた声または呼気流を操作して語音としての特性を与える過程をいう．声は喉頭から咽頭を経て，口または鼻から空気中へ放出される．この声の通り道を**声道**という．声道は咽頭腔，口腔，鼻腔からなり，共鳴腔の働きをする．構音のしくみの主なものは，**共鳴**と**呼気流操作**である．

　共鳴：声道の形を変えることで共鳴腔の特性が変わり，母音「あ」「い」「う」「え」「お」が特徴づけられる．声が鼻腔で共鳴されるとマ行，ナ行の鼻音になる．

　呼気流操作：声道の一部を閉鎖して呼気をせきとめ急激に破裂するとパ行，タ行などの破裂音が作られる．声道の一部に狭い隙間を作り呼気を流出させるとサ行などの摩擦音が作られる（第1章-Ⅲ-C-1「発音の生成過程」参照）．

1 分類

❶ 構音の機序による分類
①鼻腔への呼気流の異常な漏れ（**鼻咽腔閉鎖機能不全**）（表2-2 ①）
②口腔・鼻腔の共鳴腔の形態異常（表2-2 ②）
③口腔に流出した呼気操作の異常（表2-2 ③）
④①と③，②と③が合併したもの（表2-2 ④）

❷ 原因疾患による分類
①**器質性構音障害**：構音器官の形態の異常による構音障害
②**運動障害性構音障害**：発声発語運動に関与する神経筋系などの病変による構音障害
③**聴覚障害性構音障害**：聴覚に障害があるために生じる構音障害
④**機能性構音障害**：①～③に該当しない構音障害で，明らかな器質的な原因が認められない構音障害．幼少期に誤った構音操作を習得し，習慣化した場合などが多い．

2 治療

　口唇，舌などの形成手術，再建手術，補綴的発音補助装置などによる原因疾患の処置と，**言語聴覚士**＊（スピーチセラピスト；ST）による言語治療が行われる（第3章-Ⅲ-K-3「言語機能の回復」参照）．

表 2-2 構音障害の種類

障害の機序	障害の種類	主な原因疾患	主な言語症状
①口腔と鼻腔への呼気調節の異常	・鼻咽腔閉鎖機能不全	・脳血管疾患 ・神経変性疾患 ・口唇・口蓋裂の術後 ・先天性鼻咽腔閉鎖不全症 ・軟口蓋瘢痕収縮 ・軟口蓋・咽頭部運動神経麻痺（腫瘍術後など）	・開鼻声 ・呼気鼻漏出による子音のひずみ
②口腔・鼻腔の共鳴腔の形態の異常	・口腔共鳴の異常	・顎骨の囊胞や腫瘍に対する手術の後遺症 ・下顎欠損	・母音の共鳴の異常 ・子音のひずみ
	・鼻腔共鳴の異常	・鼻閉塞をきたす疾患	・閉鼻声
	・口腔・鼻腔瘻	・口唇・口蓋裂 ・腫瘍摘出手術などによる硬口蓋，軟口蓋の実質欠損 ・口腔・上顎洞瘻	・開鼻声 ・呼気鼻漏出による子音のひずみ
③口腔に流出した呼気操作の異常	・構音障害 （ひずみ・省略・置換）	・脳血管疾患 ・神経変性疾患 ・口唇・口蓋裂 ・舌小帯短縮症 ・舌・口底腫瘍の術後後遺症 ・歯・咬合の異常	・障害に応じた音の異常 ・歯茎音（サ行，タ行）の異常 ・弾き音の異常（ラ行）
④複数の異常によるもの	・運動障害性構音障害 ・合併障害	・脳血管疾患 ・神経変性疾患 ・口唇・口蓋裂 ・上顎・中咽頭欠損	・開鼻声 ・呼気鼻漏出による子音のひずみ ・ひずみ・省略・置換

＊**言語聴覚士**：言語障害の治療，訓練に携わり，言語障害者の社会復帰を助ける。1997 年に国家資格として制度化された。

K 呼吸障害

ここでは，呼吸障害のうち歯科で治療することの多い**閉塞性睡眠時無呼吸低呼吸症候群**（obstructive sleep apnea hypopnea syndrome；OSA）について述べる。

閉塞性睡眠時無呼吸低呼吸症候群とは，日中過度の眠気があり，睡眠中1時間当たり10秒以上の呼吸停止あるいは低呼吸（換気量50％以上低下かつ動脈血酸素飽和度が3％以上低下した状態）が5回以上ある場合をいう。

1 頻度

30歳以上の成人男性の4％，女性の2％程度といわれる。

2 検査

①**終夜睡眠ポリソムノグラフ検査**：睡眠深度の判定（脳波，眼電図，オトガイ下筋電図の測定による）および無呼吸低呼吸の判定のほか，多数の生理現象を同時・連続的に測定することが可能。検査には入院が必要。
②**簡易携帯型ポリソムノグラフ装置による検査**：睡眠深度の判定は不可能だが，スクリーニング法としては有効で自宅で検査が行える。
③**エプワース眠気尺度**：日中の眠気の強さを主観的に評価する方法。

3 原因

肥満のほか舌根沈下（舌の肥大・位置異常），顎形態異常（小下顎症，下顎後退症など），咽頭形態異常（アデノイド，扁桃肥大，軟口蓋肥大など）などが上気道閉塞の原因となることが多い。

4 治療

上気道へ空気を送り込むことを目的とした経鼻的持続陽圧呼吸療法（nasal-CPAP療法），

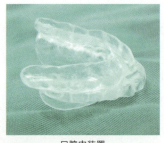
口腔内装置

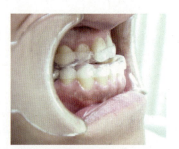
口腔内装置の装着

図2-2 口腔内装置

舌根沈下防止を目的とした口腔内装置（図2-2）による治療，軟口蓋肥大，扁桃肥大，顎形態異常や舌の形態・位置異常に対する外科的治療などが行われる。

L 味覚障害

1 味覚障害とは

　4基本味である甘味，酸味，塩味，苦味にうま味を加えた5基本味のほかに，一般に辛味や渋味などの広義の味を感じとることができて人間の味覚は正常と判断される。味覚を感知する受容器が味蕾であるが，辛味は温痛覚受容体で感知され，渋味は収斂作用により感覚が生じる。味蕾は舌表面には約5000個，口腔・中咽頭全体では約9000個ある。味蕾の内側に味細胞があり，その先端の微小毛に味の化学物質が触れると電気反応を起こし（味覚刺激情報の変換），その情報が味覚を伝達する神経（顔面神経，舌咽神経，迷走神経）を介して大脳の味覚野へ伝わり，味が認識される。味蕾，神経，脳のいずれかに障害が起きると味覚に異常が生じ，いわゆる味覚障害を呈する。味覚障害患者数は日本口腔・咽頭科学会の調査によれば1990（平成2）年14万人，2003（平成15）年24万人と近年増加している（これ以後，学会主導の全国調査は行われていないが，高齢社会の進行に伴い味覚障害患者数はかなり増加しているものと推定されている）。

2 症状

味覚障害の症状としては次のものがある。
①**味覚減退症**：味の感受性が全般的に低下
②**味覚脱失症**：味の感受性が消失（無味症：味をまったく感じない，孤立性無味症〔解離性味覚障害〕：特定の味を感じない）
③**自発性異常味覚**：何もないのに特定の味が持続
④**味覚過敏**：味の感受性が亢進
⑤**異味症**（錯味症）：本来の味と異なった味に感じられる
これらのうち①〜③の頻度が高い。

3 原因

　頻度の高い順に薬剤性（薬剤による亜鉛キレート作用が主），亜鉛欠乏性，特発性，心因性，風味障害（嗅覚障害），全身疾患性（神経疾患，腎臓障害，肝臓障害，糖尿病など），口腔疾患性（舌炎，口腔乾燥症など），内分泌性などがある。

4 治療

　亜鉛投与（味細胞の新陳代謝を活性化：有効率60〜80％）が最も有効である。薬剤性の場合は薬剤の変更や減量，原因疾患がある場合は原因疾患の治療を行う。

国家試験問題

　1　味覚について正しいのはどれか。　　　　　　　　　　　　（107回 PM26）

　　1．基本味は5つである。
　　2．外転神経が支配する。
　　3．冷たい物ほど味が濃いと感じる。
　　4．1つの味蕾は1種類の基本味を知覚する。

▶答えは巻末

歯・口腔

第 3 章

歯・口腔疾患にかかわる診察・検査・治療

この章では

- 歯と歯肉の診察・検査について理解する。
- 口腔の診察・検査について理解する。
- 歯・口腔疾患の主な治療法について理解する。

歯科医療の特徴は，その治療対象と治療方法にある。

治療方法としては総合的な機能回復と生体材料による処置が大きな位置を占める。

診療科名は従来から「歯科」が一般的に使われていたが，これは歯科医療全般を表す科名である。現在は歯科，小児歯科，歯科矯正科，歯科口腔外科の4科が医療法で標榜科名として認められている。しかし，大学病院など，歯科の総合病院の場合，この4つの標榜科名では不十分であり，各種の院内標榜が用いられている。各病院とも患者に理解されやすい科名を用いているが，基本となっているのは長い間使われていた歯学教授要項のなかの臨床系教科の名称であり，その内容は表3-1のとおりである。

表3-1 診療科名とその内容

診療科名	内容
歯科保存科	う蝕などの歯の疾患と，いわゆる歯周病などの歯周組織の疾患の治療を行う。抜歯せずに歯を保存して治療するという意味からつけられた。
歯科補綴科	種々の原因によって生じた歯およびその周囲組織の崩壊あるいは欠損を人工材料によって補塡し，形態，機能を回復させるための処置を行う。
口腔外科	口腔を構成する，または，これに関連する組織，器官の各種疾患のうち，主として観血療法の対象となるものの診断と治療を行う。外科的処置だけではなく，薬物療法などの口腔の内科的処置も含めて行う。
歯科矯正科	歯列や咬合の異常を非観血的に矯正し，口腔の機能を改善するための治療を行う。
小児歯科	小児の口腔領域諸器官の健全な発育を図り，併せて小児の全身的発育と保健に寄与するために，これに関連する疾病の予防と治療を行う。
歯科放射線科	歯科領域のX線写真を主とした画像診断と，放射線療法などの理学的治療を行う。
予防歯科	歯と口腔の健康と機能を保持・増進するために，う蝕，歯周病などの歯科疾患の予防処置と患者の指導を行う。
歯科麻酔科	歯と口腔疾患の治療のための麻酔と，同部の疾患による疼痛に対する処置を行う。

- 動　揺　度：$m_0 \sim m_3$
- う　蝕　症：$C_0 \sim C_4$
- 2次カリエス：C''
- 摩　耗　症：Abr
- 咬　耗　症：Att
- くさび状欠損：WSD
- インレー：MI
- アマルガム充塡：AF
- 複合レジン：CR
- ジャケット冠：JK
- 金　属　冠：CK

- 継　続　歯：SK
- 架橋義歯：Br
- 治　療　中：tr
- クラスプ：Cl
- 歯石沈着：ZS
- 捻　　転：ROT
- 傾　　斜：
- 転　　位：
- 過　剰　歯：Sup
- 埋　伏　歯：RT

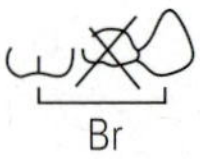

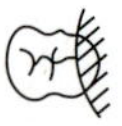

図3-1 カルテ記載のための略号

I 歯と歯肉の診察・検査

A 歯の所見の記載法

　乳歯および永久歯の歯種ごとに，診察録の模型図ないし模式図に所定の記号（図3-1）で歯の所見を記載する．

　個々の歯について記載する場合には，歯の名称を記号で表す．最近は一般的には**ジグモンディ**（Zsigmondy）**の歯式表示**（図1-1，2参照）が使われ，これに左右，上下を示すためのかぎ括弧（「，」，¬，⌐）をつけて歯種を表すが，この際にかぎ括弧の位置は術者が患者に対面して見たままで正中および咬合平面に相当する位置につけられるので注意を要する．すなわち，1⌐，4⌐のように歯種の右に縦の線が書かれた場合は，術者から見て左側，患者の右側の歯を意味し，歯種の下に横線がある場合は上顎の歯を意味する（図3-2）．

　このほかの歯式表示法として，コンピューター・システムを取り入れている施設では，**FDI**（Federation Dentaire Internationale：国際歯科連盟）**方式**（Two-Digit system）を採用していることもある．

B 歯の打診

　打診は，歯根膜などの歯周組織に異常が発現する歯科的疾患に対する一般的な診察法の一つである．これは鑷子の後端，もしくはデンタルミラーの柄の後端など硬い物を用い，歯の咬合面もしくは切縁において歯の根尖方向に（**垂直打診**），あるいは歯の頰側面において水平方向に（**水平打診**）適当な力で槌打し，このときの手に伝わる感覚，音，疼痛の有無や程度により，病態や病状の程度を判断する方法である（図3-3）．一般的に歯髄疾患，歯周疾患，外傷性咬合，歯の破折などがある場合，健康な部位と比べて異なる所見を呈する．

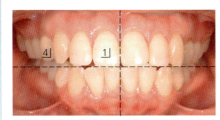

歯種の右に縦の線が書かれた場合，術者から見て左側の歯を意味する．

図3-2 歯の名称の示し方

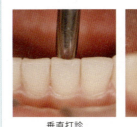

垂直打診　　　　　　　水平打診

図3-3 打診の方法

C 歯の動揺度検査

歯の動揺は，疾患の程度を表す重要な臨床的所見で，特に歯周疾患では診断や治療効果の判定の基準ともなる。鑷子を用いて動揺度の検査を行う。前歯部は鑷子ではさんで，臼歯部は鑷子の先を閉じて咬合面にあてがって行う（図3-4）。

動揺度の判定基準は4段階に分かれている。

D プラーク（歯垢）の検査

う蝕や歯周疾患の発症と進行には，プラーク中の細菌が大きく関与している。プラークの検査には，大きく分けて，探針を用いて**歯の表面を擦過する方法**と，**プラーク染色剤を用いる方法**とがある。歯に付着しているプラークは歯の色と類似しており判別しにくいため，染め出すことによりその付着状態を顕在化することができる。また，患者自身も自分の歯の汚れ具合を明確に認識できるので，患者教育にも有効である（図3-5）。

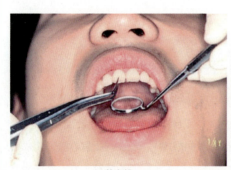
前歯部

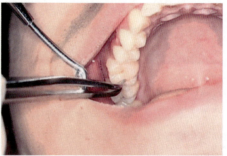
臼歯部

- 0度（m_0）：生理的動揺の範囲（0.2mm 以内）。
- 1度（m_1）：軽度の動揺。頰舌方向にわずかに動揺する（0.2〜1.0mm）。
- 2度（m_2）：中等度の動揺。頰舌方向には中等度（1.0〜2.0mm）。近遠心方向にもわずかに動揺する。
- 3度（m_3）：高度な動揺。頰舌，近遠心方向（2.0mm 以上）だけでなく，歯軸方向にも動揺する。

図3-4 鑷子を用いた動揺度検査の判定基準

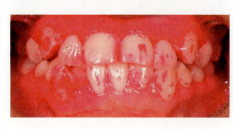
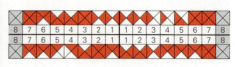

図3-5 プラーク染色剤を用いた歯垢検査

プラークの付着状態を評価する指数には，**OHI**（Oral Hygiene Index：口腔清掃指数），**PI**（SilnessとLöeのPlaque Index：歯垢指数），**PCR**（O'LearyのPlaque Control Record：プラークコントロールレコード）などがある。

E 歯石の検査

歯石は歯面に付着したプラークが石灰化したものであり，付着している部位により**歯肉縁上歯石**と**歯肉縁下歯石**に分けられる。

歯肉縁上歯石は，歯ブラシの毛先が届きにくく，なおかつ唾液腺の開口部に近い上顎臼歯側面と下顎前歯舌側面に沈着しやすく乳白色をしている（図3-6）。

歯肉縁下歯石は暗褐色ないし緑黒色で，歯根面に強固に付着している。検査法としては，エアを歯肉溝部に吹きつけて直視する方法，X線写真により確認する方法，強い光を当てて歯肉を透かして発見する方法，**プローブ**や**ペリオドンタルエキスプローラー**を根面に沿わせながら静かに挿入し，触診で探知する方法（図3-7）などがある。

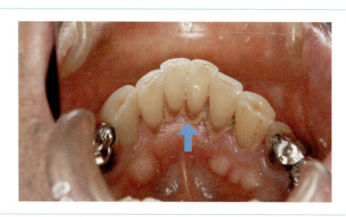

図3-6 下顎前歯舌側にみられる歯肉縁上歯石

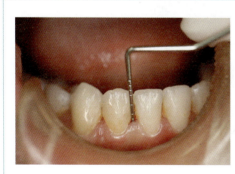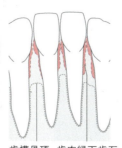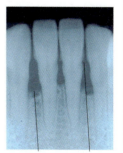

歯槽骨頂 歯肉縁下歯石　　歯槽骨頂 歯肉縁下歯石

図3-7 プローブを用いた歯肉縁下歯石の触知

I 歯と歯肉の診察・検査

F 歯の知覚検査

　歯の知覚検査は，個々の歯に与えた冷刺激，温刺激，電気刺激に対する反応を調べることで歯髄の健康状態や生活力を知ったり，歯髄炎の発見や，刺激によって誘発された疼痛などの回復性，非回復性を鑑別したりするのに有効な手段である。
　判定は，正常か，過敏反応か，または反応なしかといった患者の反応を記録する。

1. 温度診

　一般的に正常な歯髄組織は，冷・温両刺激に中等度に反応し，刺激を取り除くと，ほとんどの場合は直ちに不快感が消失する。これに対し，過敏反応が長く持続する場合は不可逆性の歯髄炎（炎症の広範な拡大や細菌感染など）を意味する。

2. 歯髄電気診

　歯髄電気診断器（図3-8）は，歯髄反応の有無を電気刺激により判定する装置であり，対照として用いた健康な歯との値の比較により，歯髄の生活反応や歯髄炎の有無，可逆性，不可逆性の鑑別を行うことができる。

G X線検査

　X線写真は，う蝕の発見やその進行程度を知るのに有用である。なかでも，口腔内診査では直接見ることのできない**隣接面う蝕の検査**や修復物下の**2次う蝕**を発見することができる（図3-9）。なお，X線写真においては，う蝕の深さや広がりを必ずしも正確に知ることはできないので注意を要する。

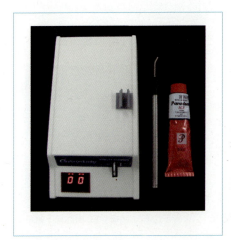

図3-8 歯髄電気診断器

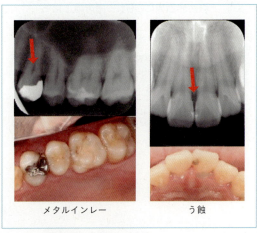

図3-9 X線写真と口腔内の比較

II 口腔の診察・検査

A ゾンデ(消息子)診

　歯周組織の慢性化膿巣が周囲の歯肉や皮膚などに進展して瘻孔を形成することがあるが，しばしば原因歯を特定できないことがある。このようなときに瘻孔からゾンデを挿入することでゾンデの先端が病巣に達し，原因歯が明らかになる。このほか，鼻腔や上顎洞との瘻孔での開存状況や唾液腺開口部の位置を確認するためにゾンデ診を行う。ゾンデの種類には外科用ゾンデ，歯科用ゾンデ，唾液腺ゾンデなどがある。

B 穿刺，吸引検査

　化膿性炎症や囊胞性疾患などで腫脹した患部に注射器に付けた太めの針（18Gなど）を穿刺し内部に貯留する液体を吸引採取する検査で，試験穿刺ともよばれる。化膿性炎症では採取した膿汁の一部を細菌検査の検体とする。囊胞性疾患では採取された内容液の色や性状所見から診断名を推測する。

　使用器具には通常，ディスポーザブル注射筒，注射針，時計皿，検査用試験管などを用いる。穿刺部位には粘膜表面麻酔や局所浸潤麻酔を行う。

C 病理学的検査(組織診，細胞診)

　疾患の診断名を確定するために行う重要な検査で，疾患の一部を試験切除して検査する組織診と擦過や穿刺などで採取した細胞を検査する細胞診がある。

　試験切除では得られた組織片は通常10％ホルマリン液に入れ，切除の年月日と部位，病状経過や臨床診断などを記した依頼書とともに病理検査に提出する。病理標本の染色はH-E(ヘマトキシリン-エオジン)が一般的であるが，特殊な免疫染色などではホルマリンで固定しないで，生理食塩水に浸したまま病理検査に提出することがある。

　細胞診は病巣表面の細胞を**小鋭匙**で擦過し採取する**擦過細胞診**と深部にある病変から注射器による強陰圧で細胞を吸引する**穿刺吸引細胞診**がある。採取した細胞はスライドグラスに塗布後，ポリエチレングリコールなどが入った固定剤で固定し病理検査部に送る。細胞診の標本は通常**パパニコロウ染色**などが行われる。

D 細菌学的検査

　化膿性炎症における細菌学的検査の目的は原因菌の同定と薬剤感受性検査で，歯内療法や歯周病では細菌の有無の判定が目的となる。口腔領域では嫌気性感染症が多いので閉鎖膿瘍から採取された検体に空気が混入しないように速やかに嫌気性培養用の容器に移す。歯内療法や歯周病の検査では市販のキットが用いられることが多い。

E 画像検査

1 X線検査

❶ 単純X線検査

　歯科口腔外科では次のようなX線（写真）撮影を用いて，歯や歯周組織，顎骨領域の疾患の診断を行っている。

(1) 歯科用X線撮影（デンタルフィルム）

　歯科用フィルム（3×4cm）。歯や歯周組織の撮影に用いる。装置は一般に小型で，管球が可動で撮影位置と方向が自由に選べるという特徴がある。

(2) 咬合法撮影（オクルーザルフィルム）

　咬合型フィルム（5×7cm）。上顎前歯部の疾患や口底の唾石症の撮影に用いる。

(3) 顎骨X線撮影：正面，側面，側斜位など

　顎骨の各種疾患の撮影に用いられるが，顎骨骨折でほかの単純X線検査に比べ骨折線の明示が優れている。

(4) パノラマX線撮影

　上下顎全体を展開した像として断層撮影する方法で，歯科口腔外科では最も一般的なX線検査法である。このX線写真は顎関節部や上顎洞など口腔周囲の全体像が把握できるので，歯や顎骨の観察には適しているが，しばしば正中部の像が不鮮明になることがある。

(5) 頭部X線規格撮影

　頭の位置を一定にして，頭部全体の正面または側方観を撮影する方法。顔面の骨格や歯列の不正などの診断に適していることから，歯科矯正治療前には必須の検査法である。

(6) 顎関節X線撮影（シューラー法など）

　顎関節部の撮影で，開・閉口時の関節頭の動きや周辺組織の観察に適している。

❷ CT（Computed Tomography：コンピューター断層撮影）

　X線は一般にからだの内部を通過する際，臓器によって通過の速さが異なる。CTはこの通過の差をコンピューター処理することによってからだ内部の断面を画像化したものである。CTでは軸位（横断）や矢状，冠状（前額）断面の画像が得られるので，疾患の多方

面から観察が可能となり，診断に重要な検査となっている．CT 検査には造影剤を用いない単純 CT と造影剤を用いる造影 CT 検査がある．造影剤を併用すると病変がより明瞭に描出されるが，造影剤によるアレルギーなどが問題となることがある．歯科口腔外科では通常の医科領域で使われる CT のほかに，歯や顎骨の鮮明な断層写真を描出するため歯科用に開発された**歯科用コーンビーム CT**（歯科用 CT）が用いられる．

❸ シンチグラフィー

放射性同位体を注射して，その集積状況から疾患の有無（骨腫瘍や転移など）や臓器の機能検査（唾液腺シンチグラフィー）などに用いる．唾液分泌能の診断が可能な唾液腺シンチグラフィーは唾液分泌不全疾患であるシェーグレン症候群や口腔乾燥症などの疾患の診断に有用である．

2 MRI（magnetic resonance imaging，磁気共鳴画像）

磁気と電波を利用して生体内を様々な断面で画像を作る検査で，特に軟部組織の病変の描出に優れている．放射線の影響はないが，強力な磁力を使うため心臓ペースメーカー使用患者は検査不可で，手術によって体内に埋め込まれた金属（人工骨頭，歯科用インプラントなど）も検査上問題となる．

3 超音波検査（超音波断層撮影法）

口底，頬，頸部，顎下部など軟組織の疾患の検査に適している．

4 内視鏡検査

口腔咽頭部のように直視が難しい箇所の疾患や鼻咽腔閉鎖部などの運動機能検査に用いる．

F 味覚検査

味覚検査法には**濾紙ディスク検査法**，**電気味覚検査法**，**簡易味覚検査法**（食塩味覚閾値判定濾紙による味覚検査）などがある．味覚検査を行う部位は通常，支配神経別に行われ，舌前方 2/3 の鼓索神経領域（舌尖部中央から 2cm 以上後方の舌側縁部），舌後方 1/3 の舌咽神経領域（葉状乳頭に近い有郭乳頭直上）と軟口蓋の大錐体神経領域（軟口蓋正中線および前口蓋弓の上縁から，それぞれ 1cm 離れた部位）の片側 3 か所になるが，必要によっては検査部位を減らしたり，逆に両側で行って増やしたりする場合もある．味覚検査法の結果から支配神経障害が特定され，原因疾患の鑑別に使われる．

1 濾紙ディスク検査法

甘い，塩からい，酸っぱい，苦い，無味などの検査用濾紙ディスク（直径 5mm，濃度 0.3％，

2.5％，10％，20％，80％）を味覚支配神経別の検査部位に順に置き，2〜3秒後，被験者が口を開けたまま，感じた味覚を検査キットに備えられている味質指示表の項目（甘い，塩からい，酸っぱい，苦い）から指さしで選択させる。

2 電気味覚検査法

電気味覚計を用いた検査法で，直径5mmのステンレススチール製の電極を味覚検査部位に当て電流を流す。検査は3神経領域の左右6か所の部位で行う。被験者は応答ボタンを持ち，刺激感を感じたときに応答ボタンを押す。電気味覚計にはあらかじめ電流量とデシベル単位の対比表（21段階）が設定されているので，被験者が刺激を感じた電流のデシベル単位から閾値を求め，判定基準（閾値の左右差が6dB以上の場合を有意の閾値上昇とする，など）と比較して評価する。

G そのほかの検査

唾液分泌量測定検査，顎運動機能検査，唾液腺造影検査，口臭測定検査などがある。

III 治療法

A 歯科治療の担い手，歯科治療の対象

歯科治療は，歯科医院または総合病院歯科で，歯および口腔の諸疾患に対して，**歯科医師**，看護師，または**歯科衛生士**によって，あるいは**歯科助手**の補助のもとに，主に外来治療として行われる。補綴物の製作には**歯科技工士**があたる。入院治療を要する患者は，主に総合病院歯科，医学または歯学の教育機関付属病院で治療される。近年は，医科疾患で手術入院中の患者の口腔衛生状態を改善することによって，誤嚥性肺炎をはじめとする術後感染の減少や，投薬量の減少，平均在院日数の短縮などにも寄与している。さらに，超高齢社会を迎え，通院不能な在宅患者に対して，地域医師との緊密な連携（医業連携）や地方公共団体との連携（医公連携），あるいは地域住民への地域包括ケアを担う重要な役割として在宅歯科治療も積極的に行われている。

緊急入院を要する疾患には顎・顔面の新鮮外傷，進行した急性炎症，歯肉辺縁部からの止血困難な自然出血（血液疾患の疑い），抜歯などの外来手術後の出血，悪性腫瘍などがある。予約入院の可能な疾患には口唇裂口蓋裂，顎変形症，顎関節強直症，囊胞，良性腫瘍などがある。

B 基本的な歯科診療器械・器具

1 口腔診査用器械・器具

❶歯科用ミラー（歯鏡，デンタルミラー）

直視できない部位の観察のほかに，口唇，頬，舌などを圧排したり，ライトの光を反射させたりして暗い部位を観察するのに役立つ（図3-10 a）。

❷歯科用鑷子（歯科用ピンセット）

小綿球，小器具を口腔内に運ぶほか，歯の弛緩，動揺度の検査や，柄の部分は歯の打診に用いる（図3-10 b）。

❸探針（エキスプローラー）

歯質欠損部，根管孔，歯石などの探査に用いる（図3-10 c）。

❹歯髄電気診断器

歯冠に流す電流を変化させて，電気刺激の大小に対する歯の反応によって，歯髄の生死などを判定する（図3-8）。

❺開口域測定器

最大開口時の上下中切歯切縁間距離を mm で表示する装置。ノギスまたは開口度測定器を用いる。

2 歯科用治療椅子（チェア）

患者用の治療椅子は，座席（座板：図3-11 w）の昇降，後方への傾斜（チルト），背板（バックレスト：図3-11 u）の傾斜，後頭部を支える**按頭台**（ヘッドレスト：図3-11 t）を調節できる。患者の治療部位および処置内容に最も適した位置，角度に頭位を保持する。

治療椅子は一番低い位置で患者を着席させ，体位と椅子の**背板**の傾斜，按頭台（ヘッドレ

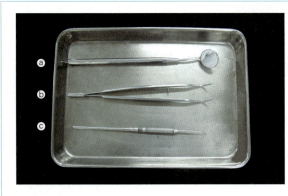

a. 歯科用ミラー（歯鏡，デンタルミラー）
b. 歯科用鑷子（歯科用ピンセット）
c. 探針（エキスプローラー）

図3-10 口腔診査用器具

スト）の位置を合わせる。椅子の位置は術者の治療体位によって異なり，一般歯科治療では**患者水平位，術者椅座位**が多いが，抜歯上下顎の咬合関係の確認には**患者椅座位，術者立位**で行われることが多い。どちらの場合でも，上顎の治療では背板と按頭台をより後方に傾斜させて寝かせるようにし，逆に下顎の治療では椅子を低めに背板と按頭台の傾斜を少なめにする。

3 歯科用ユニット

治療に用いる種々の装置を組み込み，一体としたものである。独立し，床に固定されているものと，治療椅子と一体となったワークテーブル（図3-11）（**チェアマウントタイプ**），および一部の装置を組み込んで独立して移動できるもの（**モービルタイプ**）などがある。

これに組み込まれているのは，術野（患者口腔内）の照明である照明灯（ライト；図3-11a），術者の施術に関与する**回転切削器具**（マイクロモーター；図3-11o，エア・タービン；図3-11n），**術者用スリーウェイシリンジ**（圧搾空気の気銃，水銃およびスプレーに使い分ける；図3-11m），**超音波スケーラー**（歯石除去器〔超音波の振動を利用して歯石を除去する装置；図3-11p〕），施術の介助に関与する**排唾管**（図3-11h），**吸引用バキューム**（図3-11j），**介助者用スリーウェイシリンジ**（図3-11i），さらには，患者の洗口に関与する給水装置（図3-11b），スピットン（うがい鉢；図3-11d）とスピットンの自動洗浄装置（図3-11c）などである。これら基本的な装置に加えて，近年のユニットは，ガスバーナーやX線フィルムビュアー，口腔外バキューム装置（図3-11g），さらには患者説明に有効な装置として口腔内カメラと制御装置（図3-11q～s）および液晶モニター（図3-11l）などを装備するものも市販に至っている。これらを作動させるために歯科用ユニットには電気，ガス，給排水，エア（圧搾空気），バキューム吸引用陰圧が供給される。

C 歯科における消毒・滅菌法と院内感染予防

1. 手指の消毒

手指の消毒は以下のような厚生労働省「医療機関などにおける院内感染について」（2011〔平成23〕年）の通知をもとに行われている。

- 手洗いおよび手指消毒のための設備・備品などを整備するとともに，患者処置の前後には必ず手指衛生を行うこと。
- 速乾性擦式消毒薬（アルコール製剤など）による手指消毒を実施しても，アルコールに抵抗性のある微生物も存在するため，必要に応じて水道水と石けんによる手洗いを実施すること。
- 手術時手洗いの方法としては，持続殺菌効果のある速乾性擦式消毒薬（アルコール製剤など）による消毒または手術時手洗い用の外用消毒薬（クロルヘキシジン・スクラブ製剤，ポビドンヨード・スクラブ剤など）などと水道水による手洗いを基本とし，水道水を使用した手術時手洗いにおいても，最後にアルコール製剤などによる擦式消毒を併用することが望ましい。

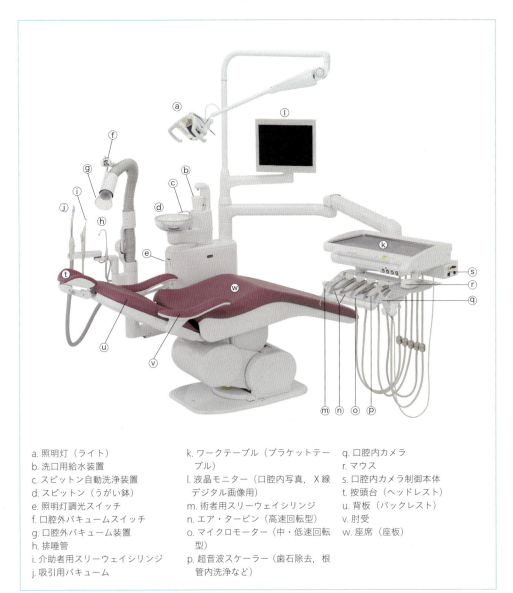

a. 照明灯（ライト）
b. 洗口用給水装置
c. スピットン自動洗浄装置
d. スピットン（うがい鉢）
e. 照明灯調光スイッチ
f. 口腔外バキュームスイッチ
g. 口腔外バキューム装置
h. 排唾管
i. 介助者用スリーウェイシリンジ
j. 吸引用バキューム
k. ワークテーブル（ブラケットテーブル）
l. 液晶モニター（口腔内写真，X線デジタル画像用）
m. 術者用スリーウェイシリンジ
n. エア・タービン（高速回転型）
o. マイクロモーター（中・低速回転型）
p. 超音波スケーラー（歯石除去，根管内洗浄など）
q. 口腔内カメラ
r. マウス
s. 口腔内カメラ制御本体
t. 按頭台（ヘッドレスト）
u. 背板（バックレスト）
v. 肘受
w. 座席（座板）

図 3-11　歯科用ユニットと治療椅子

2. 術野の消毒

❶ 口腔内の消毒

　外来治療では 10 倍希釈のオキシドール水洗浄液，0.03％塩化ベンザルコニウム液または塩化ベンゼトニウム液で口腔粘膜ならびに歯の表面を消毒する。

　手術時には，まず歯間に残存している食片を除去したのち，2 倍希釈オキシドール水を含んだ綿球で歯および舌表面を摩擦清拭し，10 倍希釈のオキシドール水による洗浄を行い，0.03％塩化ベンザルコニウム液または塩化ベンゼトニウム液で 2 回，口腔粘膜ならび

Ⅲ 治療法

①顔面・口腔周囲皮膚	②鼻腔内	③口腔粘膜
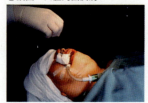	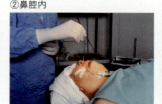	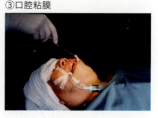

図3-12 顔面消毒法

に歯の表面を洗浄する。口腔内では特に細菌が付着している歯間部，歯肉嚢や舌根部の消毒を十分に行う必要がある。

❷ 顔面皮膚の消毒

顔面皮膚の消毒では皮膚表面の消毒を確実に行うことに加え，口唇や口腔粘膜，鼻粘膜，眼球，眼瞼粘膜への刺激性を考慮した消毒法が行われる（図3-12）。

一般的には次のような方法が行われる。

①顔面・口腔周囲皮膚の洗浄・消毒：10％ポビドンヨードを綿球に浸し，手術野の中心部から同心円を描くように外側に広げて十分な範囲を清拭する。ヨードアレルギーや刺激が強い場合は0.03％塩化ベンザルコニウム液または塩化ベンゼトニウム液を用いる。乳幼児では生理食塩水を使用することもある。

②鼻腔内の洗浄・消毒：綿棒に0.03％塩化ベンザルコニウム液または塩化ベンゼトニウム液を浸して清拭する。

③口腔粘膜の洗浄・消毒：小綿球に0.03％塩化ベンザルコニウム液または塩化ベンゼトニウム液を浸して清拭する。なお，クロルヘキシジンはアレルギーの危険があるため，粘膜には使用できない。

3. 器械・器具の消毒

❶ 加熱滅菌

歯鏡（デンタルミラー），歯科用鑷子などの治療診断器具，抜歯鉗子などの手術器具や歯の切削器具（タービンヘッド，ハンドピースやバーなど）はオートクレーブあるいは乾熱滅菌を行う。医療器具の消毒は加熱滅菌が基本となっている。しかし，高温の熱を与えると変形などを起こす器具は材質の性状などを考慮し，ほかの方法を選択する。

❷ エチレンオキサイド（EOG）滅菌

材質上，加熱できない器具（リーマー，ファイル，プラスチック製口角鉤など）を滅菌する。

❸ 薬液消毒

（1）口腔内で使用する器具

①開口測定器，X線撮影補助器具など：1％次亜塩素酸ナトリウム液に10分間浸漬後，

水洗する(長く浸漬すると白濁することがある)。
②X線フィルム(デンタル,オクルーザル):フィルムカバーを1%次亜塩素酸ナトリウム液で清拭後,水洗する。なお,HBV,HCVなどの保有者では1%次亜塩素酸ナトリウム液の浸漬時間を延長する。

(2) そのほか

①歯科用ユニット,器械戸棚,ブラケットテーブル:0.1%逆性石けん液で清拭する。血液が付着したときには消毒用アルコールまたは1%次亜塩素酸ナトリウム液で清拭する。
②印象剤(アルジネート,シリコンラバー,チオコールラバーなど):水洗後,1%次亜塩素酸ナトリウム液に10分間浸漬し,水洗する。

4. 院内感染予防

歯科は外来で観血的処置を最も多く行う診療科である。歯科処置における抜歯やインプラント埋入などの手術は明らかに観血処置であるが,スケーリング(歯石を除去する処置),印象採得(義歯などで型を取る処置),抜髄(歯髄を除去する処置)などでも出血が生じ,ほとんどが観血処置となる。歯科の院内感染では血液のほかに唾液が問題となる。唾液自体にはウイルスなどは含まれていないとされているが,唾液の中には歯周病などによって微量な血液が混じっていることが多いため,臨床的には血液と同じように取り扱う。

患者間あるいは患者-医療者間の,血液や唾液からの細菌やウイルスの伝播を防ぐため,歯科外来処置ではゴム手袋(未滅菌,単回使用)を着用する。外来手術やインプラント埋入手術では通常の外科手術と同じ滅菌手袋を使用する。

このほか,歯科特有の問題として歯や技工物(義歯など)切削時の粉塵があり,飛散を防止するため強力な吸引装置を設置する。さらに術者はこれら粉塵からの感染を防ぐため,防御用マスクや眼鏡,さらに手術時に使用するディスポーザブルの帽子などを着用する。インプラント埋入術など無菌手術に近い清潔度を求められている手術では手術室と同様に滅菌された器具,覆い布,術衣などを使用する。

D 歯科における麻酔法

1. 局所麻酔法

局所麻酔薬の作用部位により,表面麻酔,浸潤麻酔,伝達麻酔に分けられる。

1 粘膜表面麻酔法

局所麻酔薬を粘膜表面に塗布し,一時的に表在性の知覚麻痺を起こさせる方法で,浸潤麻酔刺入部の麻酔,粘膜下膿瘍切開時,嘔吐反射予防,気管挿管時などに使われる。麻酔

薬の種類は液状やゼリー状の塗布麻酔，噴霧して使用する噴霧麻酔などがある。

2 浸潤麻酔法

麻酔薬を局所の組織内に注入し，浸潤させて，麻酔効果を得る方法で，歯科，口腔外科領域では抜髄，抜歯，小手術などに最も多く利用されている。

❶局所麻酔

口腔内の局所麻酔は歯肉骨膜下に注射し，緻密な骨皮質をとおして歯根膜まで浸潤させるので，麻酔薬の濃度は一般医科で使用されている麻酔薬よりも高い。最も多く使われている局所麻酔薬は 2％リドカイン（キシロカイン®など）であり，これにエピネフリンが 1/8万〜1/10 万の割合で添加されている。エピネフリンを加える目的は，エピネフリンには血管の収縮作用があるため，局所麻酔薬を注射部位に長くとどめ，麻酔時間の延長や麻酔効果を高めるためである。しかし，エピネフリン過敏症，心疾患患者，気管支喘息患者（β2刺激薬服用）などへの投与は，ショックや原疾患の悪化などが生じる可能性があるので，エピネフリンを含有していない麻酔薬を選択する。この場合の浸潤麻酔薬にはフェリプレシン（オクタプレシン®）含有のプリロカイン（シタネスト®）や塩酸メピバカイン（カルボカイン®）などがある。

❷歯科用局所麻酔注射器

歯肉骨膜下の浸潤麻酔では麻酔薬の注入に強い手圧による注入圧がかかるため，注射針は外れにくいねじ込み構造になっている。注射針は一般医科で使用している注射針よりかなり細く，太さは 27G（0.4mm），30G（0.3mm），33G（0.26mm）で，一般に針が細いほど痛みは感じないとされている。注射液はカートリッジタイプで，内部にはゴムの可動栓が付いている。

歯科の医療事故は浸潤麻酔に関連したものが多いとされているので，過敏症に対する救急処置など迅速な対応が必要である。

❸伝達麻酔

麻酔を必要とする部位よりも中枢側に麻酔薬を注入して知覚神経の伝導路を遮断する方法で，広範な手術や手術部位に浸潤麻酔が行えないとき，浸潤麻酔では効果が不十分なときに応用される。下顎埋伏智歯（親知らず）の抜歯などの際に下顎孔（下歯槽神経）に対する伝達麻酔が最も頻度が高い。しかし，頻度は少ないが，この麻酔で注射針などが直接神経を障害し，神経麻痺などを招くこともある。

2. 全身麻酔法

❶全身麻酔時の注意点

手術室で入院患者の全身麻酔は基本的には一般外科と同様である。しかし，口腔領域の手術は手術野と気管内チューブが同一あるいは近接しているため，手術操作によってチューブが逸脱する可能性があること，気管内チューブ抜管後に血液が気管内に流れ込む

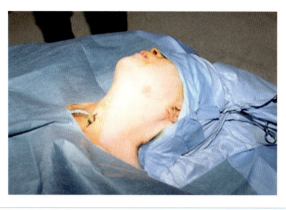
図3-13 全身麻酔（気管切開の例）

可能性があることなど注意すべき点がある。気管内チューブは口腔内が手術野のときには経鼻から挿管されることが多い。開口障害のある患者では口腔内からの操作が困難なため、経鼻から内視鏡を用いて挿管が行われることもある。

病変の切除範囲が広い症例や術後気道閉塞などが予想される症例では気管切開が適応される。いずれの方法でも気管内チューブの位置や固定法などに特に配慮が必要となるため、麻酔科医との連携が欠かせない（図3-13）。

❷ 全身麻酔までの流れ

緊急患者以外では、通常、外来担当医のもとで全身麻酔下での手術適応となったときに、手術内容とともに全身麻酔を選択する理由、入院日、手術日、おおよその入院期間などの説明が行われ、承諾書を記入する。全身麻酔前に必要な検査は、施設によってやや異なるが、①血液検査（[一般, 生化学], [ワッセルマン反応, B型肝炎ウイルス, C型肝炎ウイルス, エイズなど]）、②尿検査、③胸部X線写真、④心電図などが行われる。高齢者や内科的疾患を有している患者は担当医への照会やさらに状態を確認する検査が追加される。その後、看護師から、改めて患者への説明や問診などが行われるが、これは医学的情報（日常生活における体力の程度、体重・身長、アレルギーの有無、既往疾患や常用薬、血圧・脈拍・熱、喫煙や嗜好品など）を聴取するだけではなく、全身麻酔や手術への不安を軽減し、手術に向けて精神的な準備を援助するという重要な役割がある。さらに、手術間近な日に麻酔科医からの説明が行われる。麻酔科医からは、麻酔に関する説明のほか、既往歴・各種検査項目・常用薬のチェック、聴診、挿管のための口腔や鼻腔の診察が行われる。

3. 精神鎮静法

歯科治療に対する恐怖心や不安・緊張感を最小限に抑制し、安全な治療を施行するために薬物を使用する方法を**精神鎮静法**という。この精神鎮静法は薬剤の投与方法によって2種類あり、笑気ガスなどを用いる方法は**吸入鎮静法**、鎮静薬を経静脈的に投与する方法を**静脈内鎮静法**という。

全身麻酔では麻酔薬の強力な神経抑制作用により，意識消失，無痛，筋弛緩，呼吸・循環抑制などが発現するが，鎮静法では意識があり，生体の防御反応や反射が維持されているので，安全性は高いとされている。静脈内鎮静法は目標とする鎮静レベルによって，意識下鎮静と深鎮静に分けられる。

静脈内鎮静法は効果の発現が速やかで，確実に安定した鎮静効果が得られ，健忘効果も期待できることなどから，埋伏智歯抜歯などの口腔外科手術，インプラント手術，障害者歯科治療などに施行されている。

E 保存歯科治療

保存歯科治療は，抜歯を行わずに患歯を治療し機能回復を行うことを目的とする。**保存修復**，**歯内治療**，**歯周治療**の3つの治療からなり，歯科治療中で占める割合が最も高い。

1. 保存修復

保存修復とは，う蝕，酸蝕症，摩耗症，エナメル質形成不全などにより歯の硬組織に生じた欠損，破折などに対し，人工修復物を用いて歯の欠損部位を修復し，失われた機能や審美性を回復する処置をいう。

1 保存修復の手順

修復の手順は，歯の欠損状態や修復方法により多少異なるが，医療面接や診療をとおして診断，治療法が決定した後の一般的手順は以下のとおりである。

❶ う窩の開拡
う蝕に罹患した歯質を除去するための器具到達を可能にするための最小限の範囲で，残存歯質を除去する。

❷ 罹患歯質の除去
う蝕罹患歯質を手用または回転切削器具で除去する。徹底した除去がなされないとう蝕の再発が起こる。通常，染色液によって染め出されたう蝕罹患歯質を選択的に除去する。

❸ 歯髄保護
歯質の切削被害を予防するためには，低速回転の回転切削器具の使用や注水冷却，切削圧の軽減などが推奨される。一方，切削範囲が広範になり，切削面と歯髄腔との間に介在する象牙質の厚みが十分でない場合には術後不快症状が発現する可能性が危惧される。この原因は修復材の温熱の良導性や材料自体の刺激性に起因する歯髄刺激であるので，温熱の不良導体でかつ，歯髄刺激の少ないセメントなどの材料で裏層を行うことでこれらを回避することができる。また，歯髄の生活反応を保護，賦活するための薬効を有する材料を使用して覆髄を行うことも有効である。

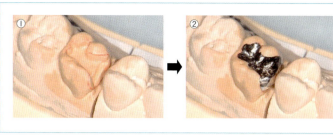

①技工用模型
②仕上げ研磨されたインレー

図3-14 間接法充填物の製作

❹ 窩洞形成

窩洞とは,歯の硬組織欠損を削除修正し,修復のために適した形態にした窩室をいい,この操作を窩洞形成という。窩洞の修復法には直接法と間接法があり,それぞれに適した窩洞形態に仕上げる。

❺ 修復

(1) 直接法による修復

直接法は成形可能な修復材料を緊密かつ過不足なく窩洞内に填塞し,硬化させる。窩洞との接着性を有さず,硬化時に収縮する充填材料(可視光線重合型レジンが代表的)は接着材を介在させて歯質と充填材の適合性を確保する。

(2) 直接法充填物の仕上げ研磨

硬化後,修復物の対合歯や隣在歯との接触状態を調整してから,充填物辺縁と残存歯面とを等高平坦に移行するようすり合わせ,かつ修復物表面を滑沢にして汚物の沈着を防止するようにする。

(3) 間接法による修復

間接法は窩洞の形態を口腔外で再現した技工用模型上で製作した修復物を,接着材料を介在させて窩洞内に装着する。一般に技工用模型は,窩洞の印象を採得した印象材に模型材(多くは歯科用石膏)を注入して製作する。近年,間接法修復物は金属だけでなく,レジンやセラミックなども増加している(図3-14)。技工操作で作られた修復物(インレー*など)は口腔内で試適した後,口腔外で修復物の対合歯や隣在歯との接触状態を調整し,仕上げ研磨してからセメントで窩洞に合着する。

2 窩洞形成用器具

う窩の開拡や窩洞形成は,歯の硬組織を削り,修復に適した窩洞形態を形成するため,特殊な切削器具を必要とする。またその器具は常に清潔で鋭利な状態でなければならない。

---

* **インレー**:技工室で作製された窩洞模型に適合する固形修復物。これを口腔内の窩洞にセメントで合着して形態と機能を回復させる。歯の咬頭と咬頭の内側に入る形態のものをインレー(Inlay)といい,いくつかの咬頭を被覆して歯の上に載せる形態のものをアンレー(Onlay)という。さらに,すべての咬頭と歯冠全体に被せる形態のものをクラウン(Crown)という。

(1) 手用切削器具

回転切削器具の発達に伴い，臨床の場での使用頻度は減少している。

(2) 回転切削器械と器具

回転切削器具は近年急速に発展を遂げ，特に高速回転切削器具の開発により歯科治療の疼痛の減少や能率化が可能となり，歯科治療が一段と向上した。

3 修復材

修復材はその技術的特性により，成形修復（アマルガム，レジン），インレー修復（金属，レジン，セラミック）に分けられ，それぞれのもつ特徴を生かして行われる。

4 歯科用セメント

歯科用セメントは合着用，仮封用，充填用と多種類のセメント類が開発されている。

2. 歯内療法

う蝕の深部への進行により，歯髄が露出したり，歯髄組織に炎症が生じたりした場合の歯髄の処置や，歯髄死を起こした感染根管などの歯髄関連病変の治療を歯内療法という。

1 歯髄鎮静療法

歯髄充血や歯髄炎などの歯髄病変で歯髄組織の鎮静を要するときに，ラウンドバー，エキスカベーターなどでう蝕罹患象牙質を可能な限り除去し，歯髄に近接する象牙質に鎮静作用のある薬（ユージノール，フェノールカンファーなど）を貼付し，ユージノールセメントにて仮封する（図3-15a）。

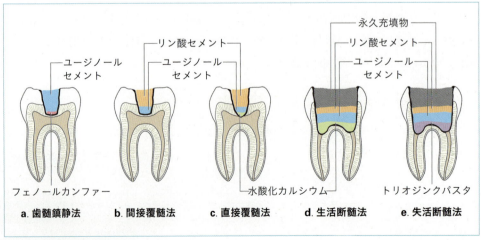

図3-15 歯内療法の種類

2 覆髄法

う蝕罹患象牙質を除去した際に，歯髄を被覆する象牙質が非常に薄くなったり，または歯髄が一部露出したりした場合に，歯髄を保護するために行う処置で，前者に対しては**間接覆髄法**，後者に対しては**直接覆髄法**を行う（図 3-15b・c）。

3 歯髄切断法（生活断髄法・失活断髄法）

歯冠部歯髄に炎症が限局しているとき，罹患した歯冠部歯髄を除去し，歯冠部歯髄と歯根部歯髄の境界で歯髄を切断する。**生活断髄法**は露出した歯根部歯髄切断面に水酸化カルシウム製剤を貼薬して歯根部歯髄を生活状態のまま保存する方法（図 3-15d）。

失活断髄法は露出した歯根部歯髄切断面に乾屍剤（トリオジンクパスタ）を貼薬して歯根部歯髄を除活し，ミイラ化して保存する方法（図 3-15e）。

4 抜髄法

歯髄の炎症が歯根に及んでいる場合の治療法で，歯髄を全摘した後，生じた空洞に**根管充塡**する方法である。

抜髄法には麻酔下で抜髄する直接抜髄法と，あらかじめ窩洞内に亜ヒ酸パスタを封入して歯髄を除活した後に抜髄する間接抜髄法がある。

5 感染根管治療

感染根管とは，歯髄が壊死，壊疽に陥り，根管内が汚染された状態をいい，このまま放置すると根尖に病巣が生じる。治療としては，根管内の壊死歯髄片や腐敗物を除去するために，根管内を機械的・化学的に拡大清掃，消毒する。このような，根管治療を数回繰り返して根管内の細菌数が十分に減少したことが確認された後に根管充塡を行う。

6 根管充塡

抜髄または感染根管治療の最終段階として，根管内の内容物を除去した空洞に**根管充塡材**（主として**ガッタパーチャポイント**や**キャナルシーラー**など）を充塡する。

7 ラバーダム防湿法

歯髄切断法，抜髄，感染根管治療の際に，唾液による髄腔内や根管内の汚染を防止するために**ラバーダム防湿法**（図 3-16）が用いられる。本法は，口腔内細菌の感染防止だけでなく，根管治療用小器具の誤飲防止にも有効である。歯冠修復を行う際にも，修復材を塡塞するときに唾液の流入を防ぐとともに，呼気による湿気をも排除し，理想的な塡塞を行うのに有効である。

ロール綿を用いた簡易防湿法もあるが，ラバーダム防湿法に比べ防湿効果は劣る。

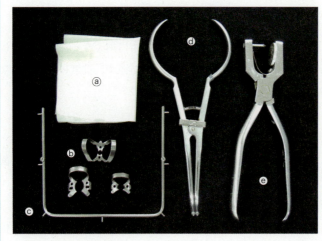

a. ラバーダムシート
b. クランプ
c. ヤングのフレーム
d. クランプフォセップス
e. ラバーダムパンチ

図3-16 ラバーダム防湿法で用いる器具（ラバーダムセット）

3. 歯周治療

歯周病（主として歯肉炎と歯周炎）は**プラーク**（歯垢）を主因とする炎症性疾患であるため，治療法としては，炎症の原因となる因子を除去し，組織の修復能力を促進させる**原因除去療法**が主体となる。これが徹底して行えないと症状が一時的に改善するだけで治癒せず，または治癒したようにみえてもすぐに再発することを念頭に置くべきである。

1 患者の動機付け

歯周治療の基本は原因除去療法としての継続的なプラークコントロールであり，患者に歯周治療の重要性を説明し，理解を得るとともにモチベーションを上げ，コンプライアンスを獲得することが必要である。

2 診察・診断と治療計画立案

患者の理解を得るためには十分な診察を行い，的確な診断ができるだけでなく，患者の全身状態や希望を考慮して治療計画を立案することが重要である。

再生療法

歯周病によって失われた歯周組織を取り戻すために，再生療法が用いられている。代表的な再生療法として，歯周組織再生誘導術（guided tissue regeneration；GTR）と骨再生誘導術（guided bone regeneration；GBR）があげられる。

3 歯周基本治療

歯周基本治療の目的はプラークの低減を図ることと炎症のコントロールであり，口腔清掃指導が主体であるが，プラークコントロールの障害となるプラーク増加因子（プラークリテンションファクター）を除去するために，PMTC（professional mechanical tooth cleaning：プロフェッショナルメカニカルトゥースクリーニング）*やスケーリング*，SRP（scaling root plaining：スケーリングとルートプレーニング）*，歯周ポケット掻爬術（盲嚢掻爬術またはキュレッタージ）などに加えて不良補綴物の改善や咬合性外傷に対する処置（咬合調整や暫間固定など）を行う。

4 再評価

歯周基本治療後には再評価を行って治療効果を確認し，治療計画を修正することが重要である。

5 修正治療

再評価の結果で，歯周基本治療では治癒しなかった部分に修正治療を行う。炎症が軽減しても深いポケットが残る部位には局所化学療法（local drug delivery system：LDDS）の応用や，新付着術（excisional new attachment procedure：ENAP），歯肉切除術，歯肉剝離掻爬術（フラップ手術）などの歯周外科手術や，動揺歯には永久固定などを行う。

F 歯科補綴治療

補綴装置とは，一般的に身体の欠損部を補う人工器官のことである。

歯科補綴は，主として歯および歯槽骨，口蓋の欠損を広義の**義歯**によって補い，歯の形態のみならず，咀嚼，発音などの機能と顔面の外観を回復させる歯科独特の治療法の一つである。処置手順は，外来治療室で歯科医が行う処置と，技工室で装置をつくる**技工操作**に大別され，後者は主として専門の**歯科技工士**が担当する。

歯科補綴の外来処置の内容は補綴装置の種類により異なるが，次のものに大別される。
①補綴装置製作のための前準備（歯石除去，歯肉圧排，歯間分離，支台歯形成，印象採得，咬合採得など）
②中間製作物の試適あるいは調整

＊ **PMTC**：（有資格者による）歯の機械的清掃。
＊ **スケーリング**：プラークの石灰化物である歯石を歯表面から機械的に除去すること。手用スケーラー，超音波スケーラーなどで行う方法がある。
＊ **SRP**：スケーリングとルートプレーニングの略。ルートプレーニングは，スケーリング完了後に歯周病に罹患した歯根面（特に歯肉縁下）を手用スケーラーで滑沢に仕上げることで歯根面を生物学的に改善する処置である。

③完成補綴装置の試適,仮装着

④永久装着

⑤予後管理,メンテナンス

⑥補綴装置の破損の修理

1 補綴装置の種類

補綴装置は使う場面により図3-17に示すように分類される。

固定式は,歯に歯科用接着剤(セメント)で合着し固定するタイプである。可撤式は患者自身が口腔内で着脱し,清掃するタイプである。可撤式には通常,人工歯を支えるために歯の欠損部粘膜を覆う基盤(床)がついているので,**有床義歯**ともよばれる(図3-18)。

最近,注目されているインプラント義歯は,欠損部の顎骨内に**人工歯根**(チタン,チタン・ヒドロキシアパタイト複合体など)を埋入し,骨に癒着させた後に,これを支えとして,冠や義歯を装着するものである。

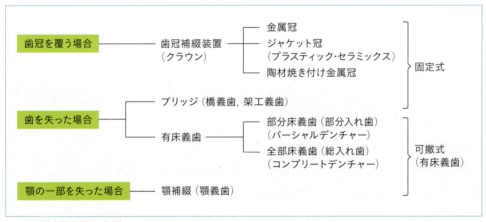

図3-17 補綴装置の分類

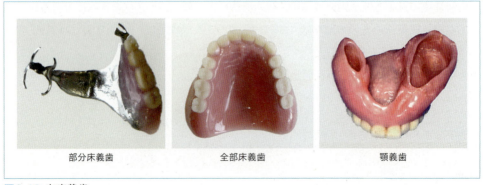

図3-18 有床義歯

2 | 外来での補綴的処置

有床義歯の製作では，残存歯および欠損部歯槽堤の**印象採得**を行い，**石膏模型**を製作する。冠，橋義歯などの製作では，まず支台歯の切削形成を行う。次に，支台歯の印象を採得し，これに石膏を注入し，石膏模型をつくる。技工室で，これらの模型上で補綴装置を製作する。歯の切削に用いる器械・器具は，保存治療におけるものと同様である。

3 | 印象採得

歯や顎堤などの口腔内組織の"型を取る"ことを印象採得という。可塑性の状態の**印象材**を，型を取ろうとする対象に圧接して硬化させ，除去すると陰型が取れる。これに石膏を注入し，硬化後に取りはずすと石膏模型ができる。多くの補綴装置はこの模型上で製作する。

4 | 咬合採得

上下顎の歯列が咬合したときの位置関係を記録する操作を**咬合採得**という。

5 | 試適（中間製作物）

床義歯では，咬合採得に用いた咬合堤（ワックス）の中に既製の人工歯を並べ，歯肉部のワックスを彫刻して，義歯の概形（**蠟義歯**）をつくる。特に前歯部を含む義歯では，この蠟義歯を患者の口腔内に入れて，人工歯の位置や形，色などが患者の顔貌に調和するか，また患者の希望にかなうかを調べる。もし必要ならば，人工歯の位置を修正して，患者の満足を得るようにする。

6 | 装着

冠・橋義歯では，技工室で完成した補綴装置を口腔内に試適し，咬合や隣在歯との接触関係などを調整した後に，歯科用セメントなどの合着材で支台歯に合着する。

床義歯では，床と顎堤や周囲の粘膜との適合度を調整する。また，**咬合紙**（カーボン紙）を咬合面上に置いて咬合させ，接触状況を調べ，咬合調整する。

7 | 補綴装置完成時の患者指導

初めての義歯装着者には，その補綴装置の構造や機能の限界を説明し，着脱法，清掃法，保管法などを指導する。

8 | 義歯使用上の注意

義歯を使用する患者に対しては，以下の注意が必要である。
①初めて可撤式の有床義歯を装着した場合，異物感に慣れるよう努力が必要である。硬

いもの，大きな食片は避け，軟らかい食事から徐々に慣らしていく。
②総義歯では，前歯で食物をかじると義歯がはずれやすいので，大きい食物は細分し，奥歯に入れ，左右両側でかむ。
③口蓋を床で覆っている場合には，温度に対する感覚が鈍くなるので，咽頭をやけどしないように，熱い食物はよく冷ましてから食べる。
④義歯にも歯垢様沈着物（デンチャープラーク）が付着し，真菌類が繁殖して義歯性口内炎を起こすことがある。歯ブラシで軽く刷掃することと，夜間，義歯清掃剤へ浸漬することが望ましい。しかし，熱湯への浸漬は義歯を変形させるため禁忌である。
⑤夜間就寝時は，基本的には義歯をはずして，水を満たした容器に入れ，乾燥しないように保管する。これは就寝中に義歯床下の粘膜や骨を安静にし，健全にするためである。ただし，歯科医の指示で夜間もはずさない場合もある。
⑥バネ（鉤）が緩んではずれやすくなった義歯は，修理あるいは再製作する。はずれやすい小型の義歯は，誤嚥の危険がある。
⑦床縁が粘膜を刺激し，傷つける義歯は使用を中止し，歯科医の診察を受けさせる。褥瘡性潰瘍をつくり，さらに悪性化する危険もある。

G 口腔外科治療

口腔外科の外来治療は，抜歯などの小手術が多いことが特徴である。このように観血処置が多いなかで処置を安全に行うためには，基準に沿った消毒・滅菌を確実に施行することや，術者と介助する側が協調して対応することが求められる。

1. 外来での治療，手術

口腔外科外来では，抜歯，膿瘍切開，小さな良性腫瘍や囊胞の摘出手術，歯根尖（端）切除手術，インプラント（人工歯根）埋入手術，顎堤形成・骨移植手術，唾石摘出術，辺縁性歯周炎（歯槽膿漏症）の外科手術など多種な観血的処置のほかに，口内炎，顎関節症，神経系疾患などに対する非観血的な処置も行われる。

外来手術は歯科用治療椅子で行われ，手術の部位や内容に応じて椅子の高さ，背板の傾斜，按頭台の位置を調整する。

1 抜歯の処置

最も多い手術は抜歯である。抜歯は通常，まず部位を確認後，口腔内を消毒，浸潤麻酔を行う。麻酔効果が出てきた頃に，抜歯予定歯の部位や形態などからあらかじめ選んだ抜歯鉗子やヘーベル（抜歯用器具）を用いて施術を行う。抜歯後は歯根周囲の病巣を除去するため鋭匙で抜歯窩を搔爬し，骨の鋭縁が残ったときには骨鉗子，骨ヤスリで鋭縁部の整形を行う。その後，創を消毒，ガーゼ塊をかませて圧迫止血を図る。

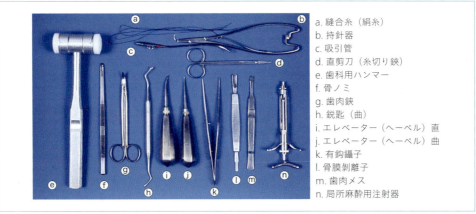

a. 縫合糸（絹糸）
b. 持針器
c. 吸引管
d. 直剪刀（糸切り鋏）
e. 歯科用ハンマー
f. 骨ノミ
g. 歯肉鋏
h. 鋭匙（曲）
i. エレベーター（ヘーベル）直
j. エレベーター（ヘーベル）曲
k. 有鈎鑷子
l. 骨膜剥離子
m. 歯肉メス
n. 局所麻酔用注射器

図3-19 埋状智歯抜歯器具

　下顎智歯は埋伏していることが多く，通常の抜歯とは異なり，歯肉の切開，歯を被覆している骨の削去，歯の分割などの処置が加わる（図3-19）。このため埋伏智歯抜歯では手術侵襲も大きくなり，術後の疼痛，腫脹，開口障害などの炎症反応が強く出ることが多い。手術前にこれらの点を十分に説明する必要があり，このような処置では抗菌薬や消炎鎮痛剤の処方は必須となる。

2 抜歯終了後の対応

　抜歯後は注意事項（図3-20）を説明する。まず，患者には抜歯後出血を起こさないように，圧迫止血のためのガーゼをしっかりかむように指示する。抜歯創を歯肉で閉創することが難しいことが多いので，このため完全に止血するまで唾液に血液が少量混じることがあるが，患者には心配ない旨を説明する。さらに，術後の抗菌薬や鎮痛剤を適切に服用するように指導する。

3 歯科インプラント（人工歯根）埋入術

　インプラントとはからだの中に埋め込む医療機器や材料の総称で，たとえば心臓ペースメーカーや人工骨頭などがある。歯科では顎骨に人工の歯根を埋め込み，失った歯の機能を再生する歯科インプラント（人工歯根）の処置が広く行われている。歯科インプラントの材料は体内に埋め込まれても為害作用を起こさない金属のチタンが使われ，顎骨と接するインプラント体の表面は歯や骨などに含まれるハイドロキシアパタイトでコーティングされていることがある。これによって顎骨とインプラント体の結合が強まるとされる。歯科インプラントの構造は歯冠の土台（支台）と歯根部が一体化したものと，歯冠の土台と歯根部が分かれたものがあり，後者は内部が中空になっている。前者は歯科インプラントを埋入し生着後，歯冠補綴を行って歯としての機能が発揮でき，1回の手術で終了するので1回法といわれる。これに対し後者は，まず歯根部を埋入し生着後，さらに歯冠の土台を挿入し，その後，歯冠補綴を行い2度処置が行われることから2回法とされている。

Ⅲ　治療法　487

> **抜歯された患者さんへ**
>
> 1) 抜歯後，ガーゼは20分くらい強くかみ続けてください。それでも出血が続くようでしたら，さらに20分間ガーゼをかんでください。
>
> 2) 抜歯後2〜3時間は，唾液にうすい血液がまざったり，痛みが続くことがあります。しばらくたっても激しい痛み，または出血が多いようでしたら，午後5時までにお電話ください。
>
> 3) 抜いた部分は，気になっても手を触れたりしないでください。また，出血を早く止めるには，当日はうがいはさけ，どうしても気持ちの悪いときは，かるくうがいするようにしてください。決して強くうがいをしないでください。
>
> 4) 当日は入浴・飲酒・激しい運動はさけてください。
>
> 5) 抜いた部分がはれることがあります。そのときは，水でぬらしたタオルで冷やす程度にして，氷は使用しないでください。
>
> 6) 当日は硬い食物はさけ，そのほかはいつものような食事をお摂りください。
>
> 　　　　　　　　　　○○歯科病院　口腔外科受付
> 　　　　　　　　　　電話（03）○○○○–△△△△　内線　○○○

図3-20　抜歯患者への注意事項（パンフレット）

異物であるインプラント体が生体内で生着するためには，感染のない創傷治癒過程が重要であるが，2回法ではインプラント体の歯根部が2次手術までの期間，外界から完全に遮断された状態であるため，生着条件には有利と考えられる．2回法でインプラント体が埋入され2次手術が行われるのは，通常，上顎で6か月，下顎で3か月とされ，2次手術から最終補綴までの時期は1か月以内である．上下顎骨での期間の違いは，下顎骨では上顎骨に比べ，骨皮質が厚いなどの解剖学的な差があることによる．

　インプラント手術は異物の埋入術なので，確実な無菌手術が求められる．しかし，歯科インプラント埋入術は口腔内という細菌が多い所での手術なので，無菌手術はほとんど不可能である．このため一般手術室に準じた滅菌・消毒と清潔操作を徹底することで細菌の介入を阻止する．埋入術は，手術は可能な限り独立したスペースで行い，術者，助手，介助者は規定の手洗い後，滅菌した術衣，帽子を着用し，滅菌消毒した器械・器具を使用する．一般に消毒が困難な電気エンジンやエアタービンでは，術者が把持するハンドピース部やヘッド部分は高圧滅菌消毒を行い，それぞれのコードはコードカバーで被包する．

2. 入院での治療

口腔外科の入院手術は，①顎骨嚢胞，顎骨腫瘍，顎骨変形症，顎骨骨折などに対する病巣摘出術顎骨切除，あるいは切離手術，②軟組織腫瘍，口腔軟組織の病巣摘出手術，③口蓋裂に対する形成手術，さらには④口腔悪性腫瘍切除術，頸部郭清術など顎下・頸部に対する手術などが行われるが，これらの手術に加えて遊離，あるいは有茎の筋・皮弁移植術，骨移植術などの再建手術も行われる。さらに，埋伏歯抜去術，インプラント埋入術，顎堤形成術などの歯科外科的な手術も，入院のうえ，全身麻酔あるいは精神鎮静法によって行われている。

口腔外科の手術は，次のような特徴に留意して手術法，麻酔法，介助あるいは看護の方法が決められている。

①単に病巣を除去するだけではなく，同時に形態，機能の回復を図るための再建を考えた手術が必要になる。

②手術野を無菌状態に保つことの難しい口腔を含むか，極めて接近している。これらは手術野によって3つに分類される。

- 手術野が口腔外に限定され，終始無菌状態を保つことのできる手術
- 手術野が口腔内にあり，無菌状態を保つことのできない手術
- 手術野が口腔内外の双方にわたっているが，口腔と交通している部分を閉鎖後，途中から無菌的な状態でできる手術

③口腔の部位的な特徴として，頭頸部の一部を成していること，呼吸器，栄養摂取路の一部を構成していること，歯，顎骨という特殊な臓器を含んでいることがあげられる。

口腔外科の手術では，覆い布のかけ方にも特徴がある。手術野が比較的狭いものでは，穴あき（図3-21）を使用する。ディスポーザブルの覆い布は小，中，大から選択する。手術野が顎下，頸部にわたる場合には，覆い布で頭部を包み，いわゆるU字型の覆い布を使用し，術野を確保する（図3-22）。

口腔内に終始する手術でも，最後は無菌的に縫合閉鎖する手術が少なくない。その場合，最終段階の無菌的な操作のときには，汚染された覆い布，器具などを新しい消毒済みのものに取り換える。

3. 薬物療法

口腔外科では，口内炎や顎関節症などの非観血的な処置，すなわち口腔内科的な治療も多く行われる。薬物療法で最も多いのは，歯性感染症や抜歯など外来手術後に投与される抗菌薬と消炎鎮痛薬である。これらの薬剤は経口投与が主体であるが，感染などが中等度以上になると静脈内投与が行われる。

内服以外の投与では，口腔疾患に特徴的な含嗽剤，口腔内軟膏，トローチなどがある。一般的には，これらの局所投与の薬物は，毎食後，食間，就寝前など食事の影響を受けな

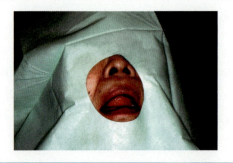

図3-21 穴あきの覆い布

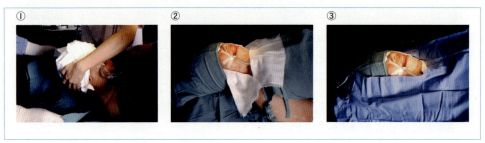

図3-22 覆い布のかけ方(口腔外科手術患者)

い時間に使用するようになっている。口内炎のアフタに対する貼付剤など使用法がやや煩雑なものもある。

歯科矯正治療

1. 歯科矯正治療

歯科矯正治療は，いわゆる歯並びを直す治療で，歯科矯正の専門歯科医によって行われる。治療は，顎骨の発育時期に歯や歯列に装置をつけ，ワイヤーやバネあるいは合成樹脂の弱い持続的な力を利用して歯列を整え，咬合の改善を図ることである。これらの非観血的な処置によって，審美的な問題だけではなく，咀嚼や発音機能などの改善も可能となる。

2. 外科的矯正手術

下顎が上顎に比べて相対的に大きいいわゆる受け口（反対咬合）などの症例では，骨格の大きさが問題なため，通常の歯科矯正処置によって歯列を整えても咬合関係が改善できないことがある。このような，上下顎骨の骨格の相対的大きさの異常，顎骨の左右非対称などを呈する疾患は顎変形症とよばれ，このなかには下顎前突症，小下顎症，上顎前突症，開咬症，顔面非対称などの疾患が含まれ，外科的矯正手術の対象になることが多い。外科的矯正手術は顎骨を切離して上下関係を改善する手術であるが，個々の歯並びまで操作は

できないため，多くの場合，手術の前後に歯科矯正治療を併用して，より確実な咬合関係をつくる。

I 歯科における救急治療

1. 全身偶発症・合併症

1 神経性ショック（いわゆる脳貧血）

神経性ショックは一過性の脳全体の血流低下が起こり，失神，めまい，ふらつきなどの症状が出現する。まれに歯科治療前に器械類を目にしただけで気分が悪くなり，失神する患者もいるが，多くは局所麻酔時や歯の切削中，あるいは処置が長時間におよび麻酔が醒めて疼痛が出てきたときなど不安感がピークに達したときに起きる。また，睡眠不足や空腹のときに起こりやすいともいわれている。前駆症状は悪心，発汗，顔面蒼白などなので，これらの症状が出たときには直ちに治療を中断し，以下のような処置を講じる。

①口内の異物，治療器具を除去する。
②治療椅子全体を頭部が低くなるように傾斜させる。
③衣服を緩め，呼びかけで患者の反応を確認する。
④ゆっくり深呼吸をするよう指示し，脈拍，呼吸，血圧などのバイタルサインを観察する。

通常は不安感が取り除かれれば数分以内に回復するが，回復が遅い場合には酸素吸入を実施し，ほかの合併症を考えて処置を行う。

2 アナフィラキシーショック

アナフィラキシーショックは，原因抗原に感作されたヒトが，再度抗原に曝露されたときに生じる即時型アレルギー反応で，歯科外来で可能性の高い原因物質には，抗菌薬，消炎鎮痛薬，局所麻酔薬，ラテックス（ゴム手袋）などがあげられる。アナフィラキシーショックは口内異常感，しびれ，冷汗，虚脱感，胸部不快感，動悸，喉頭狭窄感などが短時間で起こる。前述の神経性ショックとは異なり呼吸器症状が出現し，重篤な状態へ進行するものも少なくない。

処置は早期診断のもと，患者を仰臥位にし，足をやや高めにし，脳への血流確保に努める。気道の狭窄の程度をチェックして気道の確保を行い，さらに循環動態を把握して血管確保を行う。これらの処置では一刻を争う事態にもなり得るので専門性の高い医師との連携が必須である。

3 | 気道閉塞

　口腔は鼻腔と共に呼吸路となっているため，術後の炎症，感染症，アレルギー，腫瘍，舌根沈下，分泌物，凝血塊など様々な原因によって気道閉塞が起こり呼吸障害を起こすことがある。

　症状は努力呼吸やシーソー呼吸などの呼吸状態の変化，呼吸器の雑音，酸素不足によるチアノーゼなどがみられる。処置は口腔内の疾患が原因で生じた呼吸障害は，鼻腔からのエアウェイ（鼻咽腔チューブ）の挿入が有効である。しかし，腫脹が咽喉頭に及んでエアウェイに効果がないときには気管内挿管や緊急気管切開が必要となる。凝血塊や粘稠な分泌物で口腔，咽頭が閉塞して起こった呼吸障害では直ちに吸引器などで閉塞物を除去する。

4 | 過換気症候群

　過換気症候群の患者では治療に対する不安や恐怖，疼痛刺激などが原因となって，過呼吸状態が起こり血液中の炭酸ガス濃度が低下し，このため呼吸中枢で呼吸が抑制され，呼吸困難，全身痙攣，胸痛，硬直症状などの症状を示す。他覚的所見として「助産婦の手」とよばれる手をすぼめたような形がみられることが特徴である。治療は意識的に呼吸を遅らせるあるいは一時呼吸を止めるなどをすると快方に向かう。神経質な人や精神が不安定な人に起こりやすく，ショックと間違えて酸素吸入すると逆効果となる。

5 | 局所麻酔中毒

　局所麻酔中毒は局所麻酔薬を短時間に多量に使用したとき，あるいは過敏症のときに生じる。症状は不安感の訴え，血圧上昇，脈拍・呼吸数の増加などである。通常は自然に回復するが，重症になることもある。

6 | 合併疾患の急性増悪

　高血圧症，心疾患，内分泌疾患，てんかんなど，いわゆる持病を有している患者では顎口腔疾患の進行や治療によるストレス，投与薬剤の影響などから原疾患が悪化することがある。既往歴などを十分に把握し，日常のきめ細かな診察が必要である。

2. 局所偶発症・合併症

1 | 抜歯に関連したもの

　抜歯に関連した主な局所偶発症・合併症には以下のようなものがある。

❶ 隣在歯の損傷
　抜歯鉗子やヘーベルなどを用いて抜去する歯の脱臼を図っているときに，誤って隣在歯に力がかかり，その歯に損傷を与えてしまう。

❷ 顎骨骨折

下顎埋伏智歯抜歯などで術中，骨ノミの粗暴な使用あるいは過大な力をかけたときなどに起きる。

❸ 神経・血管の損傷

下顎骨内には下顎管があり，内部に下歯槽神経と下歯槽動静脈が通っている。解剖学的に下顎の歯のなかで下歯槽管に最も近いのは智歯で，このため下顎埋伏智歯の抜歯の際，下顎管を損傷する可能性が高くなる。下顎管を損傷すると動脈性の出血やオトガイ神経麻痺がみられる。

❹ 上顎洞穿孔

上顎洞内に歯根が露出する頻度は上顎大臼歯が最も高い。このような歯の抜歯では上顎洞に穿孔する場合もある。

❺ 歯の迷入

抜歯の際，誤って上顎洞や周囲軟組織内に歯を迷入させることがある。上顎洞内への迷入は上顎大臼歯，周囲軟組織内への迷入は下顎智歯で多い。

2 歯科治療に関連したもの

歯科治療に関連した主な局所偶発症・合併症には以下のようなものがある。

❶ 治療中の異物の誤飲・誤嚥

リーマーなどの治療用小器具，充填物，補綴物，抜去歯などを誤飲，誤嚥したときには，咽頭部にとどまっているか，あるいは食道や気管内に迷入したかを直ちに調べなければならない。異物が下咽頭にあるときには，咽頭部の刺激によって嘔吐反射を起こすことが多い。食道内にとどまっているときには嚥下痛を訴える。気管内にある場合には咳嗽反射*が強く，時に呼吸困難を訴える。

胃内に落下したものは，4日以内に排泄されることが多い。繊維性食品を十分に摂らせ，経時的にX線写真で異物移動を確認できれば，排便とともに排泄され大きな問題はない。一方，気管支内に落下したものは直ちに専門医へ依頼し，気管支ファイバーなどによって摘出する必要がある。

❷ 切削器具などによる組織損傷

歯科では高速の回転切削器具を多用するためこれらの器具によるによる舌，頬粘膜の損傷がみられることがある。傷が深くなると出血も多くなるので，縫合処置が必要となる。

❸ そのほか

加熱した治療器具による熱傷，根管治療の薬液漏洩による化学的損傷，エア・シリンジによる気腫，大開口時の顎関節脱臼などの偶発症がある。それぞれに応じた応急処置を行う。

＊ **咳嗽反射**：いわゆる"せき"をいう。気道あるいは上部気道粘膜に，機械的刺激などを与えたときに起こる反射のこと。

J 歯・口腔疾患の予防

1. 歯と歯周組織疾患の予防

1 母体の健康

　歯は乳歯胚のみならず永久歯胚も胎児期に形成されるため，妊娠中の母体の健康はその子どもの乳歯・永久歯の形成に深く関与している．また，出産後も母乳などを通じて乳児の歯の成長・発育に大きな影響を与える．妊婦は母体自身の健康を保つだけでなく，母体の中で成長発育している胎児，あるいは哺乳中の乳児についても考慮しなければならない．日常の母体の全身的健康管理のほかに，胎児の歯の成長発育に必要な栄養素の摂取，特に良質なたんぱく質やカルシウム，リンなどの無機質，ビタミンA・Dなどの摂取に留意する必要がある．

　妊婦においては，①口腔清掃度の低下，②内分泌機能の変化，③唾液の酸性化，④食事回数の増加，⑤偏食，⑥情緒不安定，⑦歯科治療の敬遠，などの原因によって口腔内環境が悪化する．そのためにう蝕，歯周疾患，口腔粘膜疾患が発生しやすくなる．これらの原因に留意し，母体の口腔内の健康を保つ必要がある．

2 口腔清掃

　歯科2大疾患といわれる**う蝕**と**歯周疾患**は，歯面や歯周組織に付着する**プラーク**によって発症する疾病である．コレラ・赤痢などの外来性の菌による感染症と異なり，口腔内に常在する細菌によって引き起こされる疾患である．疾患予防のためにはプラークの除去が必要であり，これを**口腔清掃**という．

❶ プラークコントロール

　口腔内を常時プラークのない状態にすることは不可能である．現実的には，歯肉に炎症を生じない程度にプラークの付着を抑えることが重要である．これを**プラークコントロール**という．プラークコントロールは物理的方法と化学的方法の2方法がある．

　物理的プラークコントロールは歯ブラシと補助清掃用具（図3-23）を用いて，歯面から物理的にプラークを除去する方法であり，ブラシによる歯肉のマッサージ効果も期待できる．この口腔清掃法は，歯ブラシを用いた各種**ブラッシング**と**デンタルフロス**，**歯間ブラシ**を用いた**隣接面清掃法**に大別される．

　化学的プラークコントロールは，薬物によってプラーク除去を図る方法である．

　以前はクロルヘキシジンが広く利用されていたが，ショックの報告があったため粘膜に対して使用できなくなった．現在，臨床的有効性からポビドンヨード剤，塩化セチルピリジニウム（CPC），トリクロサンなどを配合した含嗽剤が用いられている．

❷ 口腔清掃指導の指針

口腔清掃指導では，主に物理的清掃法を指導する。口腔清掃指導で最も重要となるのは，患者に口腔内の健康およびそれに対する口腔清掃の重要性を認識させ，実際に実行しようという患者自身の意欲を喚起し，行動が伴うようにすることである。この患者に対する働きかけを，動機づけ（モチベーション）という。

動機づけを十分に行った後，各患者に適応する口腔清掃の具体的な方法を指導する。

3 う蝕予防の指針

❶ う蝕の発生

①う蝕感受性のある宿主（特に歯と唾液の性質），②う蝕を起こす細菌，③細菌の成育に適した**基質**（糖質），④**時間**，の4つの要因のすべてが満たされたときに発生すると考えられている（図3-24）。

したがって，う蝕予防を考える場合は，これら4つの要因に対しての予防処置を考える必要があり，その対策が講じられれば，う蝕の発生は減少する。

❷ う蝕原因菌

う蝕原因菌は，歯が萌出していて免疫系が未発達な乳幼児期（生後19〜31か月）に，主に母親から唾液を介して感染する。したがって，この時期に母親の口腔内を清潔に保つとともに，スプーンなどでの食物を口移しをしないことが感染予防に重要である。

❸ う蝕のリスク診断

う蝕のリスクファクターとして，唾液の分泌量，特性（pH，緩衝能，粘性），食事や間食の回数と種類，糖質の摂取，口腔内の衛生管理，フッ素の応用，う蝕の原因菌の種類・量・比率，さらには歯列，歯の形態，萌出状態の不正，歯冠修復物辺縁の不適合などがあげら

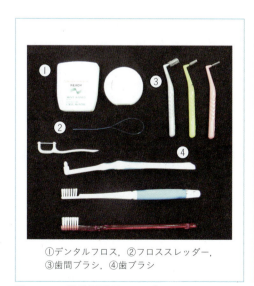

①デンタルフロス，②フロススレッダー，③歯間ブラシ，④歯ブラシ

図3-23 口腔清掃器具

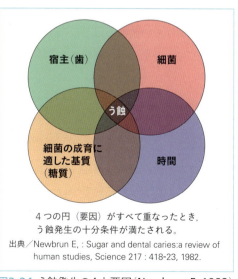

4つの円（要因）がすべて重なったとき，う蝕発生の十分条件が満たされる。
出典／Newbrun E, : Sugar and dental caries:a review of human studies, Science 217 : 418-23, 1982.

図3-24 う蝕発生の4大要因（Newbrun E, 1982）

Ⅲ 治療法

れる。口腔の乾燥（唾液流出量の減少や口呼吸）もう蝕や口臭の原因となる。う蝕予防にはう蝕のリスク診断を行ったうえで，リスクの低減を図る必要がある。

❹ う蝕の予防法

新しい予防法として，**3DS**（Dental Drug Delivery System：デンタル・ドラッグ・デリバリー・システム）が注目されている。この方法では，歯の表面のバイオフィルムを除去してからジェル状の消毒薬を入れたマウストレーを装着することを繰り返して，口腔内のう蝕の原因菌を完全に除菌する。

❺ う蝕の治癒

従来う蝕は治癒しない疾患と考えられてきたが，近年，穴のあいていない白濁だけの初期う蝕は口腔内環境の改善と積極的な再石灰化促進（リカルデントやフッ化物の適用）により治癒し得ることが明らかとなった。

4 口腔悪習癖の除去

小児の指しゃぶり（吸指癖），咬唇癖，弄舌癖（舌の突き出し癖），口呼吸，歯ぎしり，ゴム乳首常用などは，不正咬合の原因となる。成人では臼歯部の歯痛または歯の欠損を放置していると，咬合力の集中によって残存歯に2次性の咬合性外傷を招いたり，咬合高径の低下を引き起こしたりする。また，代償的に前歯咀嚼癖に陥り，外側翼突筋の過労・筋炎から顎関節症を起こすこともある。これらの改善には一口腔単位での診断が不可欠であり，個々の歯の治療にとどまらず，認知行動療法による悪習癖の認識と行動変容が必要となる。

5 不正な咬合の改善

歯列の異常，不良充填物，不適当な補綴物，歯の欠損などによる咬合の異常が長い間持続すると，個々の歯の咬合性外傷から歯周炎や咬合の低下を引き起こしたり，顎関節および咀嚼筋群の異常を引き起こし，やがては顎運動障害，顎関節症へと発展したりする場合もある。これらの改善には一口腔単位での診断が不可欠であり，個々の歯の咬合調整，再補綴などにとどまらず，補綴による咬合支持域の確保やかみ合わせの再構成などが必要となる。

2. 全身疾患とのかかわり

口腔領域には，う蝕に継発する慢性根尖性歯周炎，軽度の歯肉炎から慢性辺縁性歯周炎に至るまでの歯周組織の疾患，埋伏智歯周囲炎など慢性の感染病巣が多く存在する。

嚥下能力の低下した高齢者では，飲食時の「むせ」による誤嚥で口腔内の細菌が気道を介して肺に入って誤嚥性肺炎を起こすことが知られている。

また，歯周病が進んで歯周ポケットが形成されると，歯周ポケット内面の微小な潰瘍から細菌が血管に入り，体中に運ばれる。血管内のアテローム形成は動脈硬化の原因となり，最終的には心筋梗塞・狭心症や脳梗塞などの誘因になることが知られているが，アテロー

ムから歯周病原細菌が見つかったことから歯周病原細菌のアテローム形成への影響が指摘されている。このほか，心臓の弁に細菌が感染して発症する感染性心内膜炎に歯周病原細菌が悪影響を及ぼしていることも報告されている。

これらの疾患の発現は歯周病が持続的な感染によるいわゆる病巣感染，菌血症（細菌が流血中に存在するが，敗血症と異なり，激しい中毒症状や臨床症状を伴わないもの）の原因となり，全身の難治性の疾患の原因になったり，全身疾患を増悪させる原因となったりすることを示唆している。不明熱などはその例として考えられる。

慢性の歯周病が臓器や全身状態に及ぼすそのほかの悪影響として，心臓病，骨粗鬆症，糖尿病，早産・低体重児，リウマチなどがあげられる。

これらのうち糖尿病と歯周病は，相互に影響しあう病気であることが明らかになっており，血糖コントロールが不良な糖尿病患者では，非糖尿病患者に比べて歯周病罹患率が3倍高いと考えられている。

K 歯・口腔疾患のリハビリテーション

1. 咀嚼機能の回復

1 歯の欠損に対する補綴

歯の欠損によって咀嚼能率は低下する。正常な健全歯列の場合を100％とすると，1歯欠損でも約70％になるといわれ，欠損歯数が多くなればなるほど咀嚼機能は低下する。

補綴処置によって歯列を補えば咀嚼機能は回復するが，その程度は補綴装置の種類や患者の残存組織（歯や顎堤）の条件によって大きく異なる。

一般に，冠橋義歯のような固定式義歯では，ほぼ健全歯列のときの状態に近くなるまで回復される。近年ではインプラントによる補綴的治療も積極的に行われている。一方，可撤式義歯，特に残存歯がまったくない全部床義歯では，健全歯列のときの25％程度しか咀嚼機能は回復されない。

2 顎補綴，顔面補綴

上顎または下顎欠損に対する顎補綴，術後欠損や顔面損傷に対する顔面補綴では，義歯を支える支持組織やその周囲組織が，歯の欠損のみの場合よりはるかに少なくなっているため，咀嚼圧に対して義歯を安定させることが困難な症例が多い。したがって，天然歯列のときのような咀嚼機能を回復させることは期待できないので，摂食にあたっては無理なく摂取できる食品を選択すべきである。

近年では顎補綴や顔面補綴においてもインプラント技術が応用され，咀嚼機能の回復が図られている。

3 軽度の咀嚼障害に対する食事療法

患者に食事の作り方を指導し，家庭で軟食・軟菜を摂らせる。

まず，主食は7分粥（がゆ）から全粥とし，食べにくい場合はミキサーにかけ，スプーンで摂れるようにする。患者の好みによっては，軟らかく煮込んだうどん，雑炊でもよい。

副食物は，魚類では骨や皮を取り除き，煮物，焼き物にした後，包丁で粗く刻んだもの，ゆでた野菜も細かく刻んだもの，あるいは舌でつぶせる程度まで煮込んだものがよい。肉類は野菜類と一緒にスープで煮込み，シチュー風にし，短時間ミキサーにかけたものが好まれる。また，ステンレス製の味噌こし器に軟菜を入れ，スプーンでかき混ぜながら裏ごしにすると，咀嚼（そしゃく）を必要としない食事を作ることができる。また，カッティング・ミキサーを使用すると副食物の刻み食を手早く作ることができる。

舌の欠損や運動障害，あるいは舌骨および喉頭（こうとう）の挙上不全などによる嚥下（えんげ）障害がある場合には個々の障害の程度に応じて食事を工夫する。一般に嚥下口腔（こうくう）相の障害のある場合は固形物が嚥下しにくく，嚥下咽頭（いんとう）相の障害がある場合には液体が嚥下しにくいとされるが，各症例の嚥下動態を確認し，誤嚥（ごえん）を起こしにくい性状の食物を選択する。最近は様々な増粘剤や嚥下調整食が市販されているので，個々の患者の障害に応じた食事を選択することが容易になった。

2. 摂食嚥下機能の回復

超高齢社会となり摂食嚥下障害の患者が急増している。最近では，摂食嚥下障害で苦しむ患者の要望に応えるための研究が盛んに行われるようになった。歯科領域においても，口唇や舌，顎運動に関する歯科医学的な知見や技術を応用して機能補助装置や機能訓練法を開発する努力がなされている。

1 嚥下障害の診断

❶機器を必要としない検査法

(1) 医療面接

医療面接は嚥下障害の発症時期や原因，部位およびその重症度を推定するために極めて重要である（表3-2）。また，嚥下しにくい食物や嚥下時の姿勢などの情報を得ることにより，障害の部位や患者の代償能力を推定することができる。体重の増減も必ず聴取すべき事項で，体重が減少していれば，栄養摂取量を増やすことを考慮し，症例によっては栄養摂取方法を変更することがある。また，疲労を伴う積極的な嚥下訓練は控えることも考慮する場合がある。また，肺炎の既往がある場合は，いわゆる不顕性誤嚥や睡眠中の誤嚥についても考慮しなければならない。

(2) 視診および触診

視診および触診は嚥下に関与する各器官の形態や運動能，知覚を評価するために行う（表

表3-2 自覚症状と推定される障害との関係

自覚症状	推定される主な障害
唾液，食塊の口腔内残留	舌による送り込み運動の障害，頬部弛緩，口腔形態異常
嚥下動作開始前の咽頭部への流れ込み	舌による食塊保持動作の低下，嚥下反射惹起の遅延
咽頭部の停滞感	食道入口部の開大不全，喉頭挙上障害，咽頭収縮の減弱
鼻腔内逆流	鼻咽腔閉鎖不全，食道入口部の開大不全
流涎	口唇閉鎖不全，口唇感覚不全

表3-3 視診および触診による診断項目

- 嚥下関与器官の形態
- 口唇と頬部：柔軟性と閉鎖能および知覚異常と流涎の有無
- 舌：運動能および知覚異常と攣縮の有無
- 下顎運動の異常の有無
- 発声時の呼気鼻漏出の有無
- 軟口蓋の挙上量と知覚・反射
- 唾液分泌
- 咽頭部：知覚と咽頭反射，絞扼反射（悪心反射・催吐反射）の有無
- 下顎張反射の有無
- 口腔衛生状態
- 頸部の可動性
- 嚥下時の喉頭挙上量と喉頭挙上力

3-3）。

（3）氷砕片飲み込み検査

　氷砕片飲み込み検査（ice chip swallow test）は，誤嚥が強く疑われる患者の嚥下機能を評価するための検査法である。氷砕片を嚥下させて嚥下咽頭期の誘発，むせ，貯留の有無を評価する。この際，後述する頸部聴診法を併用すると診断精度は高まる。氷砕片は冷刺激による嚥下咽頭期の誘発が期待でき，また患者は口腔や咽頭部での食塊の位置を認知しやすいため，機能評価に加え直接的嚥下訓練の導入食としても適する。

（4）喉頭挙上検査

　嚥下に関連した運動のなかでも極めて重要な運動の一つである，喉頭挙上運動を判定するために空嚥下（唾液を嚥下する）時の喉頭挙上量を評価する。喉頭挙上量は健常者では，1〜2cm程度で，1cm未満は異常とみなす。

（5）改訂水飲みテスト

　改訂水飲みテスト（modified water swallow test：MWST）は，3mLの冷水を口腔底に入れて嚥下させ，嚥下反射誘発の有無，むせ，呼吸の変化を記録する（表3-4）。

（6）フードテスト

　フードテスト（food test：FT）は，プリンまたは粥4gを舌背上に置き，改訂水飲みテストと同様に嚥下反射誘発の有無，むせ，呼吸の変化を記録する（表3-5）。

Ⅲ　治療法

表3-4 改訂水飲みテストの判定基準

評点	症状
1点	嚥下なし，むせるまたは呼吸切迫を伴う
2点	嚥下あり，呼吸切迫を伴う（むせのない誤嚥の疑い）
3点	嚥下あり，呼吸良好，むせまたは湿性嗄声を伴う
4点	嚥下あり，呼吸良好，むせない
5点	4点の症状に加え，追加嚥下運動（空嚥下）が30秒以内に2回可能

表3-5 フードテストの判定基準

評点	症状
1点	嚥下なし，むせるまたは呼吸切迫を伴う
2点	嚥下あり，呼吸切迫を伴う（むせのない誤嚥の疑い）
3点	嚥下あり，呼吸良好，むせるまたは湿性嗄声や中等度の口腔内残留を伴う
4点	嚥下あり，呼吸良好，むせない，口腔内残留ほぼなし
5点	4点の症状に加え，追加嚥下運動（空嚥下）が30秒以内に2回可能

(7) 反復唾液嚥下テスト

反復唾液嚥下テスト（repetitive saliva swallowing test：RSST）は，患者に空嚥下を反復させ，嚥下反射の随意的な惹起能力を評価するスクリーニング法である。口腔乾燥のある場合は，水の含嗽などで口腔を湿潤させてから空嚥下を行わせる。高齢者では30秒間に3回以上の反復が正常の目安となる。

❷ 簡単な機器を用いて行う検査法：頸部聴診法

頸部聴診法は，食塊を嚥下する際に咽頭部で生じる嚥下音，ならびに嚥下前後の呼吸音を頸部より聴診し，嚥下音の性状や長さ，および呼吸音の性状や発生するタイミングを聴取して，主に咽頭相における嚥下障害を判定する方法である。本法は非侵襲的に誤嚥や下咽頭部の貯留を判定するスクリーニング法としてベッドサイドでも極めて簡便に行えるため，近年，嚥下障害を扱う医療現場で広く用いられている（図3-25）。

❸ 特殊な機器を用いて行う検査法

(1) 嚥下造影検査

嚥下造影検査（videofluorographic examination；VF検査）は，患者に造影検査食を嚥下させ，検査食の流れと嚥下関与器官の動きをX線透視画像として観察する方法で，嚥下障害の検査法のなかで最も信頼性の高い検査法である。

嚥下造影検査では，嚥下に関連する器官の動態，ならびに造影剤を含んだ検査食の流れおよび貯留状態を観察し，障害の部位を判定し，貯留，喉頭侵入，誤嚥（気管内侵入）などの病態の定性的評価を行う。さらに，嚥下造影検査においては，嚥下障害の診断に加え，代償法（姿勢調節法，検査食の選択，一口量の変更など）や嚥下機能賦活法（嚥下法あるいは前口蓋弓の冷圧刺激法などの嚥下反射誘発手技）の効果の判定も行う（図3-26）。

(2) 嚥下内視鏡検査

嚥下内視鏡検査（video endoscopic swallowing study；VE検査）は，経鼻的に挿入した軟性

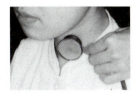

図3-25 頸部聴診の判定基準と頸部聴診の様子

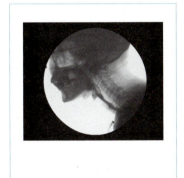

図3-26 嚥下造影画像

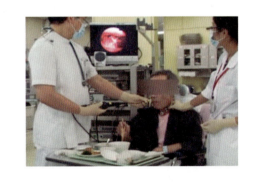

図3-27 嚥下内視鏡検査の実施（頸部聴診も同時に行っている）

内視鏡（ファイバースコープ）を用いて鼻咽腔，下咽頭，喉頭の形態や鼻咽腔の閉鎖機能，食塊・唾液の貯留や誤嚥の有無，声門閉鎖の状態を検査する方法である。嚥下造影検査と同様に診断に加え，代償法や嚥下機能賦活法の効果についても評価する（図3-27）。

（3）超音波検査

超音波診断装置により，舌・舌骨・食塊の動態を非侵襲的に描出し，嚥下口腔期の異常の有無を判定する。Bモードにより矢状あるいは前額断像の動態を観察する。

2 嚥下障害の治療

治療目標は，健常な機能を確保すること，あるいは障害前の機能状態を取り戻すことであるが，進行性の疾患による嚥下障害では「悪化を遅らせる」あるいは「現状を維持する」ことを目標とする場合もある。治療の手法としては，嚥下機能そのものを改善させる目的で行う機能訓練法，食塊の流れを変えて現状の機能を利用しながら障害を改善させる代償的方法，および外科的方法とがある。

Ⅲ 治療法　501

❶ 機能訓練法

　機能訓練法は一般に，①口腔と咽頭の各器官の可動範囲の拡大と巧緻性の再獲得，②嚥下動作を誘発するための知覚の鋭敏化，③口腔および咽頭の協調運動の改善，の目的で行われ，これらを達成するための訓練法のうち，食べ物を嚥下しながら行う訓練法を直接的方法，食べ物を使わない訓練法を間接的方法という。主な機能訓練法を紹介する。

(1) 口唇, 頰部の運動訓練

　口唇閉鎖が得られない場合には口裂方向への口唇，頰部の伸展マッサージ運動を行う。ある程度口唇閉鎖が得られるようになったら，負荷をかけた閉鎖運動を行う。

(2) 舌の可動域拡大訓練

　舌の可動域拡大訓練法は，挙上運動と側方運動の可動範囲を拡大し，舌による食塊の送り込みを改善する方法である。前方，側方，上方の各方向に舌をできるだけ伸展し，7〜10秒間維持させる。

(3) 舌の負荷訓練

　舌圧子あるいは指などで舌に負荷をかけ，7〜10秒間抵抗させることにより舌の可動範囲と筋力を同時に改善する方法である。

(4) 食塊の操作訓練

　食べ物を使わずに，食塊のコントロールを改善させる方法である。適度の大きさの材料（たとえばガーゼを巻いたものなど）を口に入れ，治療担当者がそれを把持しながら舌で操作させる。咀嚼時に，食塊を操作するときに行う一連の舌運動ができるようになるまで訓練を行う。

(5) 咽頭収縮訓練

　上部咽頭収縮筋の訓練法としては，舌尖部を2cmほど口腔外に突出させ，前歯部で舌を押さえて嚥下する舌前突嚥下法がある。

(6) 喉頭閉鎖訓練（強い息こらえ法）

　声帯・仮声帯部と喉頭前庭部の閉鎖機能を改善させるために行う方法。吸気を行った後，息こらえを強く行い，声帯を内転させると同時に，喉頭前庭部を閉鎖させる。

(7) 声帯の内転強化訓練（プッシングエクササイズ）

　声帯の内転運動を強化するために行う。椅子や壁などを押しながら，力強く発声する。

(8) 前口蓋弓の冷圧刺激法

　本法で刺激を与えることにより中枢神経系が覚醒され，結果として嚥下中枢の知覚閾値が下がるとされる。食物を口の中に入れる前に，冷却した喉頭鏡や水を含ませて凍らせた綿棒などを用いて前口蓋弓を数回しっかりと上下にこする。本法により嚥下口腔期に続いて嚥下咽頭期がより速やかに誘発され，刺激後の数回の嚥下において咽頭期の誘発遅延が改善する。

(9) 嚥下法

　嚥下法は，嚥下咽頭期の動態を随意的にコントロールする目的で考案された手技である

表3-6 嚥下法

嚥下法	詳　細
メンデルソン法	喉頭の挙上量を増加させると同時に挙上時間を延長する目的で工夫された方法である．喉頭をできるだけ挙上しながら嚥下する．
息こらえ嚥下法 （声門閉鎖嚥下法）	本法は嚥下動作前，嚥下中に声帯のレベルで気道を閉鎖するための手技である．吸気→息こらえ→嚥下→咳嗽の順で嚥下する．
強い息こらえ嚥下法 （喉頭閉鎖嚥下法）	嚥下開始前から嚥下時をとおして喉頭前庭と声門を意識的に閉鎖するために考案された方法である．吸気をした後，強く息こらえをしたまま嚥下する．
舌根押し上げ嚥下法 （努力嚥下法）	嚥下咽頭期の舌根部の後方運動を強化する目的で考案された手技である．舌根部から咽頭部にかけて絞るように力を入れながら嚥下する．
昭大式嚥下法	メンデルソン法，強い息こらえ嚥下法，舌根押し上げ嚥下法のコンビネーションに相当する嚥下法．食塊を保持した後，吸気を行い，強く息こらえをしながら舌背を可及的に広く口蓋に接触させて嚥下する．

（表3-6）．導入時には空嚥下をさせながら，手技の各段階を練習させる．本法による嚥下口腔期および咽頭期の動態変化については，嚥下造影検査法で確認する．

(10) 胃管を利用した嚥下訓練

いわゆる"引き戻し具"の応用で，胃管を嚥下しては引き戻すことを繰り返し行わせ，実際の嚥下動作を習得させる．

(11) バルーン拡張法

食道入口部の弛緩不全や狭窄のある症例に対し，バルーンカテーテルを用いて機械的に拡張する訓練法．

(12) 頸部ストレッチ

頸部に手術侵襲が及んだ患者などでは組織欠損や瘢痕組織のため頸部の運動範囲が制限されるため嚥下法や後述する姿勢調節法を十分行えない場合が多い．このような症例では頸部の可動性を改善させるため頸部のストレッチ運動を行う．

(13) 頭部挙上訓練（シャキヤーエクササイズ）

仰臥位にて頸部を最大前方屈曲させて頭部のみを起こす．1分間その位置で静止，1分間安静を3回繰り返す．その後同様の屈曲運動を連続的に30回行う．以上を1セットとし，1日3セットを6週間継続する．本訓練により嚥下時の喉頭前上方移動量が増加し，食道入口部の開大量も増加する．

(14) 神経筋電気刺激療法

神経筋電気刺激装置（Intelect VitalStim®）を用いて，神経筋電気刺激単独あるいはほかの嚥下訓練と組み合わせて舌骨上筋群を賦活させる訓練法で，嚥下動態を改善する効果が報告されている．

❷代償的方法

本法は食塊の流れを調整し，誤嚥などの症状を改善させる手法である．

(1) 姿勢調節法

咽頭の角度や位置を調節して食塊の流れを変えることで嚥下障害を改善する方法であ

る。
- **頸部後傾姿勢**：重力を用いて食塊を口腔から咽頭へ流し込むために使われる姿勢である。この姿勢は舌運動障害の患者に有効である。頸部後傾時に気道の防御が不十分な場合は，前述した息こらえ嚥下法を指導し，嚥下開始前から嚥下時をとおして意識的に声帯を閉鎖させる。
- **顎（下顎）を引く姿勢**：この姿勢は嚥下咽頭期の開始が遅延する患者や舌根の後方移動が障害されている患者あるいは気道の閉鎖が不十分な患者に有効である。
- **頸部回旋法**：頸部を患側へ回転させて咽頭部をひねり，患側の咽頭腔を狭め，より多くの食塊を健側に通過させる方法である。
- **頸部健側傾斜法**：口腔と咽頭部の一側性の障害がある患者に適用され，頸部を健側に傾斜させて重力を利用して食塊を健側に流すための姿勢である。健側は患側と比べ知覚は鋭敏で，運動機能も高いため口腔および咽頭の嚥下協調運動が改善される。

（2）食塊の量と与えるペースを調整する方法
嚥下する食塊の量と摂食のペースを調整することで障害の軽減を図る方法である。

（3）食べ物の粘性を調整する方法
食品の粘性を調節して食塊の流れや凝集性を変えて嚥下を容易にする。汁物などの液体は増粘剤を用いると，むせにくくなる。現在様々な増粘剤（トロミ材）が市販されている。

（4）嚥下補助装置
歯科的技術を用いて製作した補綴物により嚥下障害を改善する方法がある。代表的なものに舌接触補助床と嚥下補助床とがある。

- **舌接触補助床**：舌接触補助床（palatal augmentation prosthesis，図 3-28）は，舌・口底・舌骨上筋群への手術侵襲や瘢痕拘縮，舌下神経麻痺などが原因で嚥下時の舌口蓋接触が不十分な患者に適用される。本装置は口蓋を厚い形状にした口蓋床で，嚥下時に舌と口蓋床部を接触させ，食塊の保持と咽頭への送り込みを改善するために用いられる。
- **嚥下補助床**：嚥下補助床（swallowaid，図 3-29）は嚥下時の下顎の位置を固定し，舌尖

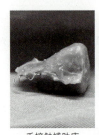
舌接触補助床

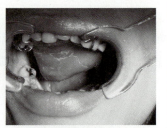
舌がん術後患者に装着した舌接触補助床

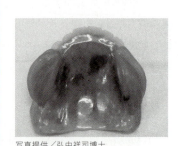
写真提供／弘中祥司博士

図 3-28 舌接触補助床

図 3-29 嚥下補助床

部の口蓋前方部への接触を改善する目的で上顎に装着する装置。口腔ディスキネジア（下顎や舌の不随意運動）がある高齢者などに適用される。

❸ 外科的対応

手術療法の対象となるのは主に咽頭期の動的嚥下障害である。手術療法は代償的方法や機能訓練法によって治療を行っても嚥下障害が改善されない症例に対し適用される。舌骨喉頭挙上術と輪状咽頭筋切断術が多く行われている。

3 高度の摂食嚥下障害に対する食事療法

❶ 経口栄養法

顎間固定を施された患者，顎の完全な安静を必要とする手術患者で経鼻の胃管挿入を好まないか，できない場合は，胃管からの投与の場合と同様の**ミキサー食**に味付けを行い，臼歯の奥の隙間か欠損歯の隙間から流し込むようにして飲んでもらう。

❷ 胃管による経管栄養法（経鼻経管栄養法）

口腔内に大きな創がある患者では，創部の感染予防，創部の安静のために，経鼻経管栄養法を適用する。また，嚥下障害などで必要水分量の栄養量を摂取できない患者にも経鼻経管栄養法を適用する。胃管を挿入する際は患者が嘔吐した場合の吐しゃ物の肺への誤嚥を避けるため，胃内容物のない空腹時に行い、体位はファーラー位あるいは座位で行うことを原則とする。胃管挿入時に咳嗽が生じた場合には喉頭あるいは気管に誤挿入されている可能性があるため，直ちに胃管を抜去し，呼吸が安定してから再挿入を試みる。発声可能な患者では喉頭を越える位置まで胃管を挿入したら発声を促し，清明な声を確認すると同時にのどに「管がとぐろを巻いたような感覚」がないことを確認する。

胃管が原因で咽頭痛や胃部不快感を強く訴えたり，不眠を訴えたりするような場合には，経管で水分栄養を補給させた後，胃管を抜去することもある。胃管挿入後は胸腹部X線写真を撮影し，胃管挿入位置を確認する。

食事にあたっては，配膳された食品を患者に見せたり，食品の内容を知らせてからミキサー処理を行ったりすると患者の食への関心度合いが高まる。ミキサーにかけて裏ごしにしたものを注射器で静かに胃に注入する（図3-30）。通例，主食と副食を加えると，1回の食事の全量は成人で800mLを超えるので，時間は約25〜30分を要する。このミキサー食は水分で容量が増えるため，常食より材料の量は少なく，また，ミキサー処理と，裏ごし処理によって10％前後の栄養価の損失が見込まれる。そのため調理の手間を省き，効果的に水分栄養を与えるために現状では市販の経管栄養剤が使われることがほとんどである。市販の経管栄養剤を使用する場合は下痢を予防するため，栄養剤を体温程度に加温することと適切な注入速度を守ることが必要である。

❸ 経管栄養から経口栄養へと戻る場合の注意点

長期に経管栄養を行っていた場合には摂食嚥下機能が低下していることが予想される。そこで経口栄養に戻る前から舌の可動域拡大訓練や舌への負荷訓練などを行うことが望ま

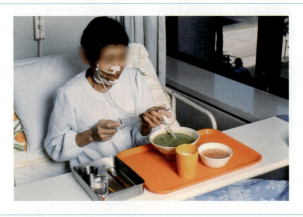

図3-30 胃管による経管栄養（ミキサー食）の様子

しい．また，経口摂取開始食としては，適度の粘性があり，まとまりのある（口の中でばらつかない）食材が適している．具体的にはプリン状，ゼリー状，ムース状の食品が経口開始食として使用される．

3. 言語機能の回復

1 口腔疾患による言語障害

　言語障害は発生する時期によって，正常な構音操作を習得する以前に生じる先天性のものと，正常な構音操作を習得した後に生じる後天性のものに分類される．
　言語障害の原因によって，①口腔・鼻咽腔への呼気調節の障害，②口腔・鼻腔の共鳴腔の異常，③口腔に流出した呼気操作の障害，および④これらの合併したもの，の4つに分けられる（第2章-Ⅱ-J「言語障害」参照）．
　言語障害の主な症状は共鳴の異常と構音障害である．

❶共鳴の異常

　鼻咽腔閉鎖機能不全，あるいは口腔鼻腔遮断不全により生じるものと，口腔・鼻腔の共鳴腔の異常により生じるものとがある．
　前者は硬口蓋・軟口蓋の実質欠損により，口腔と鼻腔が交通したり，術後の瘢痕収縮・軟口蓋麻痺により鼻咽腔閉鎖不全が生じたりする場合，あるいは口蓋裂の患者などに起こるものである．このような場合には，肺からの呼気流のほとんどが鼻腔へ流出してしまうために，鼻音以外の音が開鼻声となったり，子音が弱音化したりして会話が著しく聞き取りにくくなる．
　後者のうち口腔共鳴の異常では，たとえば口腔内の組織欠損による副腔形成などによって母音の響きが変化したり，摩擦音などに雑音が生じたりしてひずみ音となる．鼻腔共鳴の異常では閉鼻声となる．

❷ 構音障害

　構音操作の障害であり，ひずみ，省略，置換の3つに分けられる。障害の種類や程度は構音器官の形態や動き，および欠損部位の形や大きさにより異なる。たとえば舌尖の運動性が障害された場合は，サ行，タ行が障害され，舌の後方部の運動性が障害されるとカ行，ガ行が障害される。

2 口腔疾患による言語障害の治療

　言語障害の治療法としては，外科的治療や補綴的治療などの原疾患の処置と**言語聴覚士**による機能訓練や構音治療などがある。

❶ 外科的治療

　発音機能の改善を目的とした観血的処置として，口唇・口蓋形成術，咽頭弁移植術，顎骨形成術，腫瘍・囊胞切除術後の即時あるいは2次再建手術などがある。

❷ 補綴的治療

　義歯に類似した歯科補綴物を応用した治療である。いわゆるスピーチエイドであり，顎補綴（顎義歯），バルブ型スピーチエイド，軟口蓋挙上装置，栓塞子，義歯（床副子），舌接触補助床などがある。

　そのうち主なものは次の3種類である。

（1）バルブ型スピーチエイド

　鼻咽腔閉鎖時に残存した空隙を人工物によって補い，鼻咽腔を閉鎖させると同時に口蓋咽頭括約筋群の運動能力を賦活し，鼻咽腔閉鎖機能の獲得を助けることを目的とした装置であり，同時に鼻咽腔閉鎖機能を賦活させる働きをもつ（図3-31a）。

（2）軟口蓋挙上装置

　挙上子によって軟口蓋を人為的に挙上させて鼻咽腔の空隙を狭くし，鼻咽腔閉鎖を，獲得させる装置であり，同時に鼻咽腔閉鎖機能を賦活させる働きをもつ（図3-31b・c）。

（3）舌接触補助床

　舌の運動障害あるいは欠損により舌と口蓋の接触が得られないときに舌の口蓋への接触を補助し，構音の改善を図ることを目的とした装置であり，上顎義歯床の口蓋部を肥厚させたものである。

❸ 言語治療

　言語治療は，訓練の方法によって機能訓練と構音訓練とに分けられ，訓練の対象によって鼻咽腔閉鎖機能に関する訓練と構音に関する訓練に分けられる。

（1）機能訓練

　舌・口唇・軟口蓋などの発声発語器官の運動性を促進する訓練が行われる。

（2）構音訓練

　通常は言語聴覚士との1対1の個別訓練の形で週1回1時間程度行われる。訓練の目的は構音の悪習慣を除去し，正しい構音操作を習得させることであり，患者の年齢，障害

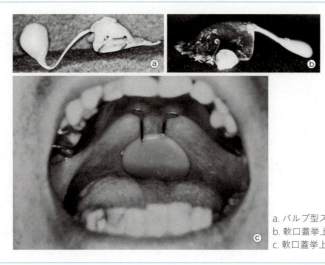

a. バルブ型スピーチエイド
b. 軟口蓋挙上装置
c. 軟口蓋挙上装置装着時

図3-31 各種補綴的発音補助装置

の種類や程度により多少異なるが，原則的には，①正しい構音操作の獲得，②無意味音節および単語での音の産生，③文・会話での音の産生，というように段階的に進められる。

幼児の場合には5歳半頃から開始することが望まれ，6か月から1年で正常構音が習得される。しかし，成人まで障害が残存している場合には誤った構音操作が習慣化しているため，長期間の訓練を要する。言語の改善に対する本人の意欲が高ければ正常構音が比較的習得されやすい。また，正常構音が習得された後に生じる**後天的言語障害**の場合には，基本的な構音操作を指示するだけで正常構音が容易に再学習されることもあるが，正常構音の獲得が困難な場合には残存機能を活用してできるだけ正常な音に近い代償構音を習得させる。

また，これまで構音訓練は言語聴覚士の聴覚的判定に基づいて行うことが多かったが，発音時の舌と口蓋の接触状態を視覚的に教示できる装置（**エレクトロパラトグラフィー**）が開発され，効率的な治療が行われるようになった。

4. 審美性の回復

従来から，歯，顎骨，口腔，あるいは顎関節などの異常によって顎・口腔系に何らかの障害が生じると，患者は主に咬合，咀嚼，嚥下，あるいは言語などの口腔機能の障害を訴えることが多いといわれている。その一方で，形態，審美性の障害については，それが他覚的に認められても障害として訴えることが比較的少なかった。しかし，近年では審美性の回復についての希望が高まりつつある。

1 デンタルインプラント

歯の欠損，歯槽堤の吸収については，従来の義歯で十分な機能の得られない症例や，義

歯では不満足な症例などに，インプラントシステムを応用して安定性のよい義歯やブリッジを装着することによって，機能的にも審美的にも優れた成績が得られるようになってきている。

2 口唇裂口蓋裂

鼻咽腔閉鎖機能，顎発育などの問題が解決されるに従って，最近では硬口蓋，歯槽堤の形態異常，歯の欠損などによる障害の回復が求められるようになってきており，硬口蓋形態の修復，腸骨移植や顎骨からの骨移植による歯槽堤の形成，顎裂部位への矯正治療による歯の移動，デンタルインプラントによる前歯部補綴などにより審美性の回復が図られるようになってきた。

3 変形症

咬合の異常，言語障害などのほかに，オトガイ部の突出感，顔貌の異常，非対称などの審美的障害を主訴として来院する患者が多い。このような症例に対しては，**咬合の改善**とともに，**オトガイ形成術**，骨移植やヒドロキシアパタイトによる**顔面形成術**など，審美性の回復を含めた積極的な治療が行われている（図 3-32）。

4 悪性腫瘍

治療成績の向上に伴い，早期の社会復帰，治療後の生活の質の向上に対する社会的要請が高まっていることから，顕微外科を応用した**遊離組織移植**により，従来よりも機能的にも審美的にも優れた**口腔再建**が広く行われている。また，腓骨皮弁や肩甲骨皮弁，チタンプレート，チタンメッシュ，ヒドロキシアパタイトや腸骨骨髄細片などを利用した**顎骨再建**，さらに再建顎へのデンタルインプラントの応用などにより，より高度な口腔機能の回復が可能になった。同時に口腔形態の回復，顔貌の整容などの審美性の回復についてもよい成績が得られるようになってきている（図 3-33）。

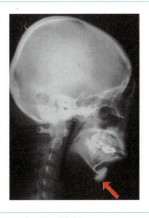

図 3-32 ヒドロキシアパタイトによるオトガイ部の補塡

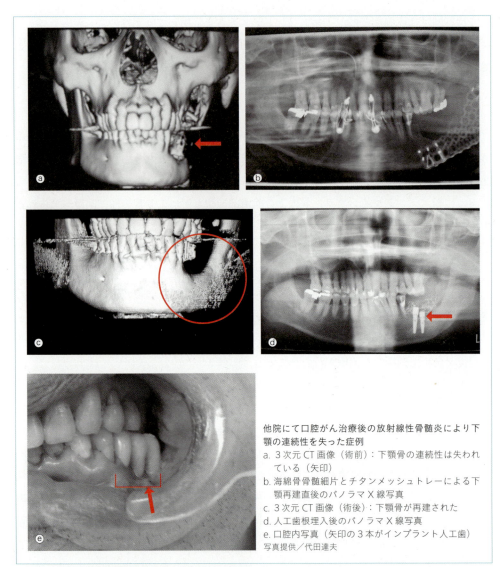

他院にて口腔がん治療後の放射線性骨髄炎により下顎の連続性を失った症例
a. 3次元CT画像（術前）：下顎骨の連続性は失われている（矢印）
b. 海綿骨骨髄細片とチタンメッシュトレーによる下顎再建直後のパノラマX線写真
c. 3次元CT画像（術後）：下顎骨が再建された
d. 人工歯根埋入後のパノラマX線写真
e. 口腔内写真（矢印の3本がインプラント人工歯）
写真提供／代田達夫

図3-33 口腔がんの再建手術例

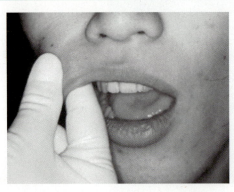

口輪筋を伸展させている。

図3-34 口腔筋機能療法（MFT）

5 口腔筋機能療法，表情筋訓練

疾患のみならず近年では健康的な口元と笑顔を求める審美面での社会的要請が高まり，口腔周囲筋に対する機能訓練である口腔筋機能療法（MFT）や表情筋訓練（フェイスニング）が歯科領域で積極的に行われるようになった（図3-34）。

このように，より高度の医療を求める社会的要請に応じるため，歯，口腔形態ならびに顔貌の審美性の回復を図る積極的な治療が展開されている。

L 高齢者に対する歯科治療

高齢者における歯科治療も基本的には同じであるが，口腔の老化を理解することが重要となる。

1. 老化による口腔の形態・機能変化

歯は咬耗・摩耗により平坦になり，高さが低くなる。また，歯が傾斜して，歯並びが悪化する。歯髄腔が狭窄し，歯髄が変性するため，疼痛閾値が上昇し，痛みを感じにくくなる。歯周病の進行に伴い，歯槽骨の高さが減少し，歯肉が退縮することにより歯根露出や根面う蝕を生じる。

口腔組織においては，咀嚼筋の筋力が低下し，顎骨も骨塩量の低下が生じ，強度が低下する。顎関節もその動きが悪くなる。口腔粘膜は菲薄化し，弾性が低下するため，義歯を支える場合に傷つきやすくなる。舌の運動も低下し，味覚が低下する。

これら様々な老化により，咀嚼能力が低下し，必要な咀嚼の時間は延長する。筋力・反射の低下や各種疾患による障害により嚥下機能も低下している。このような口腔機能の低下に対してのリハビリテーションも必要となる（column参照）。

2. 高齢者の歯科治療の指針

歯科治療には，局所麻酔，観血処置（抜歯など）のように全身に影響を与える処置が多い。さらに，疼痛や苦痛を伴う処置では，患者のストレスの上昇が，全身的なトラブルにつながる。したがって，全身的な既往歴の把握が重要になる。

一例として，脳血管疾患患者における抗凝固薬や，骨粗鬆症治療薬は抜歯などの際に問題となる。また，糖尿病や腎臓疾患などがあると感染しやすい。また，多くの薬で口腔乾燥を引き起こす副作用があり，う蝕や歯周病の進行を亢進し，義歯による粘膜の疼痛を生じやすい。

したがって，高齢者の歯科治療においては，多職種の緊密な連携が必要である。

3. 認知症，要介護状態

　高齢者で認知症や要介護状態であると，歯科治療は困難になる。口腔(こうくう)ケア（口腔衛生管理）がきちんと行われていない場合も多く，う蝕の多発や歯周病の悪化が見られる。また，適切な義歯治療が行われにくく，歯を失ったままで放置されている場合もある。口腔清掃がきちんと行われていないと，誤嚥(ごえんせい)性肺炎を生じやすく，抵抗力の低下している高齢者にとっては，繰り返しの誤嚥により死に至ることも多い。施設での研究で，口腔ケアをきちんと行うことで，発熱や死亡率を大幅に低下できることが明らかになっている。施設入所高齢者や在宅高齢者に対しては，歯科訪問診療も行われているので，歯科医師・歯科衛生士との連携が重要である。

Column　オーラルフレイル（口腔の虚弱）

　メタボリックシンドロームやロコモティブシンドロームと同じように，歯科では「オーラルフレイル（口腔の虚弱）」が問題視されている。これは，「滑舌低下」，「食べこぼし」，「わずかなむせ」，「かめない食品が増える」，「口が乾く」など，老化に伴い口の機能が低下した状態を指す。放置すると，低栄養をはじめとした全身のフレイル（虚弱）に陥りやすく，要介護へと突き進んでしまう。

　これを防ぐためには，きちんと検査を行い，適切な治療や管理をすることが重要である。オーラルフレイルの進行度を把握するために，2018年からオーラルフレイルの正式な診断名である「口腔機能低下症」の検査が健康保険に導入された。7種類の検査結果（①口腔衛生状態，②口腔乾燥，③咬合力，④舌口唇運動（滑舌），⑤舌圧，⑥咀嚼能力，⑦嚥下能力）を総合して，「口腔機能低下症」の診断を行う。

　口腔機能低下症と診断された場合は，それぞれの状況に応じて，歯科治療（う蝕，歯周病，入れ歯など），口腔清掃指導，入れ歯の手入れの指導，口のトレーニングの指導などを行い，半年に一回ぐらいチェックを行う。

国家試験問題

1 誤嚥で発症するのはどれか。 (98回 AM120)

1. 肺炎
2. 胃炎
3. 肝炎
4. 膵炎

2 嚥下障害のある患者の食事の工夫で適切なのはどれか。 (96回 AM51)

1. 固い食材は細かく刻む。
2. 汁物には増粘剤を加える。
3. 冷菜は人肌程度に温める。
4. 一口量はティースプーン半分を目安にする。

3 成人に経鼻経管栄養法を行う際の胃管を挿入する方法で適切なのはどれか。 (107回 AM36)

1. 体位は仰臥位とする。
2. 管が咽頭に達したら頸部を後屈する。
3. 咳嗽が生じた場合は直ちに抜去する。
4. 嚥下運動よりも速い速度で挿入する。

4 経鼻胃管栄養法とその目的との組み合わせで正しいのはどれか。 (94回 AM52)

1. 栄養物を体温程度に温める―下痢の予防
2. 注入前に空気を入れる―チューブ閉塞の予防
3. 注入後微温湯を入れる―腹部膨満の予防
4. チューブをクレンメで止める―抜管の予防

▶答えは巻末

歯・口腔

第 4 章

歯・口腔の疾患と診療

この章では
- 歯・歯周組織の主な疾患とその診療について理解する。
- 顎・口腔の主な疾患とその診療について理解する。

国家試験出題基準掲載疾患

う蝕（う歯） ｜ 歯周病 ｜ 舌がん

Ⅰ 歯・歯周組織の疾患

A 歯の疾患

1. 歯の萌出異常

1 先天歯

出生時すでに萌出している歯をいい，下顎乳歯に多い。舌小帯潰瘍（リガ-フェーデ病）の原因となる。

2 早期萌出歯

その歯種の平均萌出時期より早く萌出する歯をいう。

3 晩期残存歯

乳歯が本来の交換時期を過ぎても脱落せず存在しているものをいう。その部位に萌出すべき永久歯の位置異常などの原因となる。

4 異所萌出歯

正常でない位置に萌出する歯をいう。上顎犬歯の唇側低位（いわゆる八重歯），下顎小臼歯の舌側転位などが多い。

2. 歯の形成異常

1 無歯症

一種の退化現象として起こるもの，局所疾患（顎骨の炎症，または外傷など）あるいは全身的疾患（全身的発育障害，栄養障害，先天性梅毒など）に継発して起こるもの，あるいは遺伝的に起こるものなどがある（図4-1）。少数歯の先天的欠如は上下顎の乳側切歯，上下顎の智歯，第2小臼歯および側切歯などに多い。多数の永久歯が欠如して，乳歯がその脱落期を過ぎても残存している場合もある。

2 歯の形態の異常

❶大きさの異常

歯が正常の大きさより特に大きいものを**巨大歯**といい，上顎中切歯にみられる。特に小

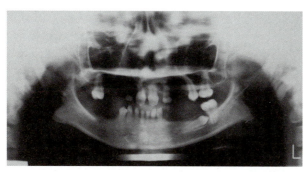

図4-1 無歯症のX線写真
多数歯にわたる歯あるいは歯胚の欠如が認められる。

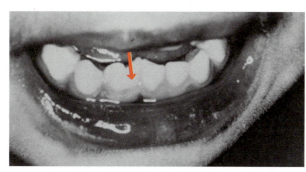

図4-2 癒合歯
右側下顎乳側切歯と乳中切歯（BA|）に癒合がみられる。

さいものを**矮小歯**といい，智歯，上顎側切歯および過剰歯などに多い。歯冠の形は円錐状（円錐歯），円柱状（栓状歯）などの変形を示すことが多い。

❷ 形の異常

歯冠に異常な結節がみられることがあり，臼旁結節，カラベリ結節などとよばれる。

❸ そのほかの異常

歯根にも形と大きさの異常が現れることがあり，根管治療または抜歯の際に障害となる。歯の内部の髄腔にも，まれに**エナメル真珠**＊や**歯内歯**などの形成異常がみられる。そのほか，**癒着歯**，**癒合歯**（図4-2）および**双生歯**のような2歯，あるいはそれ以上の歯が結合した異常な歯が出現することがある。

3 過剰歯

歯が正常の歯数より多く生えることがあり，これを**過剰歯**という。上顎の切歯部，臼歯部に出現することがある。矮小歯のことが多い。

＊ **エナメル真珠**：歯根部にみられる真珠様のエナメル質塊で，形態は斑点状のものから結節状のものまである。また，エナメル質だけの構造から，象牙質，歯髄を有する構造のものまである。

I 歯・歯周組織の疾患

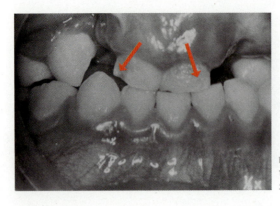

歯冠エナメル質に色調の変化と一部欠損がみられる。

図4-3 エナメル質形成不全

4 | 歯の硬組織の形成不全

　歯の形成される時期に，栄養の不良や内分泌障害，あるいは先天性梅毒などの全身疾患を経過すると，その障害の程度および時期に応じて形成不全が起こる．軽度のものはエナメル質に白斑を生じ，重度のときは溝状または波状の変形を起こす（**エナメル質形成不全**，図4-3）．先天性梅毒では永久歯の上顎切歯，時には下顎切歯の切縁が半月形に陥没し（**ハッチンソンの歯**），あるいは歯冠が樽形を呈し，また時には大臼歯歯冠が蕾状に萎縮（**蕾状歯**）したり，桑の実様の顆粒状（**桑実歯**）を呈したりすることもある．

5 | フッ素症歯（斑状歯）

　飲料水に過剰に含まれるフッ素が原因で生じる．歯冠エナメル質表面の形成不全による白斑または着色した実質欠損を伴った歯をいう．地域的に限局して発生し，火山地帯に関連して全国的に分布している．

　フッ素症歯は，その歯質の形成不全の程度により，1度（エナメル質表面の限局した白斑の程度のもの），2度（歯の表面全体の白濁を示すもの），3度（白斑のほかに歯質の欠損を伴うもの）に分類される．

　フッ素症歯を起こすフッ素の飲料水中の最低濃度は 0.9ppm といわれる（Smith, 1935）が，その発生には個人差があって，それ以下の濃度で生じる例もある．他方，フッ素症歯はう蝕に罹患しにくいとされ，この点から，う蝕予防の処置方法としてフッ素の利用が試みられている．

3. 歯の硬組織疾患

1 | 咬耗

　咬耗とは歯の切縁あるいは咬合面が，対合歯との接触で摩耗した状態をいう．

2 | 摩耗症

歯ブラシなどの人工物で歯が長期間にわたって摩擦されると、歯質が摩耗し欠損を生じる。歯ブラシによるものは上下顎の犬歯から小臼歯の歯頸部、歯根に起きやすい。その場合の欠損は三日月形のことが多く、深く楔形にえぐられる（**楔状欠損**）。

3 | 侵蝕症（酸蝕症）

強い酸を取り扱う職業の人や、酸味の強い飲食物（レモンなど）や酸性の薬品を持続して摂取する人では、唾液の酸度が絶えず高まっており、このため歯質が徐々に**脱灰**＊され、エナメル質の表面は混濁し、さらに進行するとエナメル質が溶解し、象牙質が露出するようになる。**酸蝕症**ともいう。象牙質知覚過敏発症の原因ともなる。

4. う蝕（う歯）

Digest

う蝕（う歯）		
概要	定義	・口腔内の常在細菌の産生する酸の作用により、歯の硬組織が表面から溶解・崩壊していく病変。
	原因	・ミュータンス連鎖球菌が粘着性のある不溶性グルカンを産生、歯の表面に固着してプラーク（歯垢）を形成することによる。
	病態生理	・エナメル質を侵し、進行するに従って深さを増す。 ・象牙質まで達すると、冷熱や接触などの刺激によって痛みを感じるようになる。 ・歯肉が退縮してセメント質が露出すると、セメント質もう蝕に侵され、下層の象牙質のう蝕へと移行する。
症状・臨床所見		・初期のう蝕は、白い斑点として見える。 ・深さを増すと暗褐色となり食片が停留しやすくなる。 ・象牙質に達すると、冷熱や接触などの刺激によって痛みを感じるようになる。
分類（一例）		・う蝕の進行度を表す分類：う蝕症第1度（C1）～第4度（C4）までの4段階の分類を用いる。 ・歯の組織からの分類：①エナメル質う蝕、②象牙質う蝕、③セメント質う蝕。 ・部位別の分類：①小窩裂溝う蝕、②平滑面う蝕。
治療		・保存修復：人工修復物を用いて歯の欠損部位を修復し、失われた機能や審美性を回復する処置。 ・歯内療法：う蝕が深部に進行することによる歯髄の露出や歯髄組織の炎症に対する処置。

▶ **原因** 歯の硬組織が、口腔に常在する細菌の産生する酸の作用によって、徐々にその表面から溶解して崩壊していく病変をいう（第3章-Ⅲ-J-1-3「う蝕予防の指針」参照）。う蝕原因菌は**ミュータンス連鎖球菌**（*Streptococcus mutans, Streptococcus sobrinus*）で、粘着性のある不溶

＊脱灰：歯には多量のカルシウム化合物が含まれているが、これがなくなることをいう。脱灰すると軟らかくなるので、歯のような硬組織の標本を作るときには、各種薬品の混合された液、電気、陽イオン交換樹脂を使って人工的に脱灰を行う。

性グルカンを産生し，歯の表面に固着してプラーク（歯垢）を形成する。形成されたプラークはその生態系のなかで，共生や拮抗のバランスを保ちながら盛んに増殖し，バイオフィルム状の構造物を形成する。バイオフィルムは好中球やマクロファージをはじめ，免疫グロブリン，補体，さらには抗菌薬や殺菌剤などに抵抗性を示すようになる。したがって，プラークの除去にはブラッシングによる機械的清掃が必須であり，う蝕は清掃しにくい歯冠の小窩裂溝，隣接面および歯頸部に好発する。

▶ **経過①う蝕の進行（エナメル質う蝕，象牙質う蝕）** 初期のう蝕は，まずエナメル質を侵し（**エナメル質う蝕**），白い斑点（ホワイトスポット）として見え，表面は粗雑である。次に暗褐色となり，深さを増し，食片が停留しやすくなり，さらに進行して象牙質に達する（**象牙質う蝕**）と，冷熱あるいは接触などの刺激によって痛みを感じるようになる。乳歯では永久歯よりも象牙細管が太いため細菌が侵入しやすく，石灰化が弱く，2次象牙質の形成が少ないので，象牙質う蝕の進行は永久歯の場合より速い。

歯頸部では，歯肉が退縮してセメント質が露出すると，セメント質もう蝕に侵され，速やかに進行し，下層の象牙質のう蝕へと移行する経過をたどる。

▶ **経過②歯髄炎** 上記，象牙質う蝕を放置すると，細菌は象牙細管を経て歯髄に達し，**歯髄炎**を発症する。

▶ **経過③慢性う蝕，急性う蝕** う蝕の進行の速度には個人差があり，特に中年以降の人にみられる緩慢な経過をとるものを，**慢性う蝕**（slow caries）という。これに対し，急速に進行し，たちまち歯髄炎に移行するものを**急性う蝕**（rapid caries）という。

▶ **分類と処置** 臨床上，う蝕の進行の程度を表すには4段階の分類（図4-4）が使われているが，歯の組織から分類すると，エナメル質う蝕，象牙質う蝕およびセメント質う蝕に，また，部位別では，小窩裂溝う蝕，平滑面う蝕に分けられる。

要観察歯（questionable caries for observation；**CO**）とは，探針でう蝕とは判定できないが，う蝕の初期症状（病変）を疑わしめる所見を有する歯をいう。1995（平成7）年から学校における健康診断（学校歯科保健）に取り入れられた。直ちに処置は行わないが，予防と経過観察を要するものとして，略記号のCOを用いる。

これには次の①〜③が該当する。
①小窩裂溝において，エナメル質の軟化した実質欠損は認められないが，褐色窩溝がみられるもの。
②平滑面において，白濁や褐色斑が認められるが，エナメル質の軟化した実質欠損が明らかでないもの。
③精密検査を要するう蝕病変のあるもの。

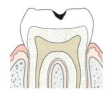

C1 う蝕症第1度（C1）
エナメル質のみに存在するもので，自覚症状はない。う窩の歯質を除去し，充塡処置をする。

C2 う蝕症第2度（C2）
象牙質まで達しているが，歯髄に病変が及んでいないもの。一過性に冷温刺激を感じる。処置はC1と同じであるが，う窩が深く歯髄に接近した場合は，セメント（裏装）や鎮静用の糊剤で歯髄を保護（覆髄）した後に修復処置（充塡）する。

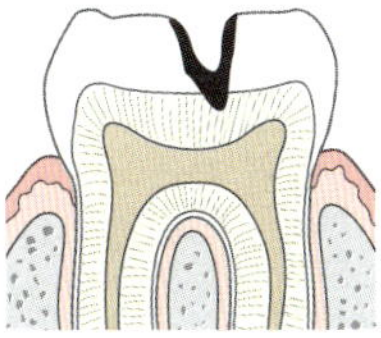

C3 う蝕症第3度（C3）
象牙質まで達して，歯髄に病変（歯髄炎）を伴い温刺激に著明に反応し，夜間痛や自発持続痛を生じるもの。あるいは髄腔との間に交通路ができた状態。髄腔内へ穿孔して歯内治療（抜髄あるいは感染根管治療）を行い，根管充塡を行ってから，修復をする。

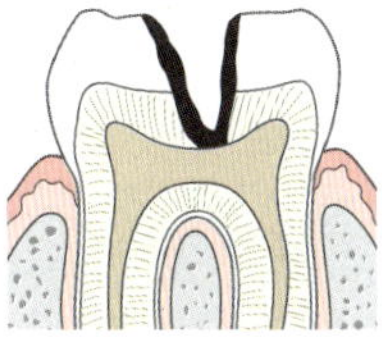

C4 う蝕症第4度（C4）
歯冠の大部分が崩壊して歯根のみが残っている状態（残根）となっているもの。歯髄炎または根尖性歯周炎を伴っており，多くの場合は抜歯する。

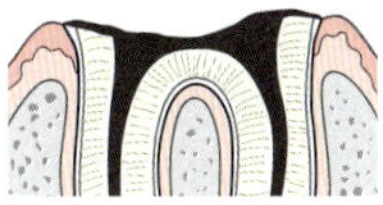

図4-4 う蝕の進行度の分類

5. 歯の外傷

1 外傷性歯根膜炎

歯に強い外力が加わると，歯根膜が炎症を起こす（本節-7「歯根尖の疾患」参照）。これを**外傷性歯根膜炎**という。安静を保てば数日で自然治癒する。

2 歯の振盪

歯に加わった外力によって，歯根膜の一部が挫滅，あるいは断裂して，同時に歯髄への血管が歯根尖部で断裂すると歯髄は壊死する。このような損傷を**歯の振盪**（フレミタス）という。

3 歯の破折

歯冠または歯根に亀裂を生じたり，歯冠の一部や歯根の一部を含めて欠損が生じたりする場合もある。主として打撲などの外傷によるが，大きな充塡物を施している場合，咀嚼の際に残存歯質の破折を起こすことがある。歯冠の一部のみが破折した歯は，保存処置が

可能だが，歯根が破折した歯は抜歯することが多い。

4 歯の脱臼

　急激な外力によって歯根膜が断裂し，歯が歯槽窩から逸脱した状態を歯の**脱臼**という。歯槽壁との連結が完全に絶たれて抜け出した場合を**完全脱臼**，一部の歯根膜がつながって，歯が歯槽窩内にとどまっている状態を**不完全脱臼**，あるいは**亜脱臼**という。外力を受けやすい前歯に多い。軽度の不完全脱臼の歯は整復し，固定して保存できる。完全脱臼の場合も，好条件のときには，脱臼した歯を歯槽窩に戻す再植術によって生着する。

5 歯の嵌入

　歯は根尖に向けて押し込むような強い外力を受けると，歯槽骨の中にめり込んだ状態になる。これを**嵌入**という。

6. 歯髄の疾患

　歯髄疾患で頻度の高いのは各種の歯髄炎で，その原因の大部分はう蝕を通じての細菌感染である。このほかに歯の外傷による歯髄壊死や老化などによる変性がある。歯髄炎になると，自然治癒の可能性は少なく**抜髄**（歯髄除去）が必要である。抜髄の後には**根管充填**の必要がある。

1 歯髄充血

　象牙質を通じて冷水や温湯などの刺激が加わったとき，反応として起こる歯髄の動脈性充血あるいは静脈性うっ血*をいい，数秒間持続したり，一過性の鋭痛を生じたりする。これを放置すると**歯髄炎**に移行する。

2 急性歯髄炎

❶急性漿液性歯髄炎
　急性漿液性歯髄炎では，冷水などの寒冷刺激，甘味や酸味の食品の刺激などで激しい自発痛が起こり，刺激を除去しても疼痛はしばらく持続する。疼痛は炎症の程度に応じて間歇的ないし持続的で，隣接歯や耳，こめかみなどに放散することがある。

❷急性化膿性歯髄炎
　急性化膿性歯髄炎では，歯髄の内部に膿瘍を形成する。激しい穿通性，あるいは拍動性の歯痛が起こる。初期には間歇的だが進行すると持続する。温熱刺激によって激化し，冷やすと寛解*する。**抜髄**を行わないと歯髄は壊死し慢性根尖病巣を形成する。

＊ **静脈性うっ血**：局所の組織，または臓器内に通常より多い静脈血がたまる現象。
＊ **寛解**：一時的であれ永続的であれ，症状がある程度まで好転し，快方に向かう状態。

3 慢性歯髄炎

❶ 慢性潰瘍性歯髄炎
う蝕や外傷により歯質が欠けて歯髄が露出状態になり，細菌感染して潰瘍を形成した状態を**慢性潰瘍性歯髄炎**という。露出した歯髄に直接に刺激が加わったとき以外は，無痛あるいは鈍痛がある程度である。

❷ 慢性増殖性歯髄炎
露出した歯髄が増殖した場合を**慢性増殖性歯髄炎**という。このうち歯髄が息肉状，有茎状に増殖したものは**歯髄ポリープ**という。

4 歯髄壊疽

歯髄が炎症，外傷，または化学的刺激によって壊死し，さらに嫌気性腐敗菌が繁殖すると壊疽になる。この状態を**歯髄壊疽**という。壊疽になると，根尖孔を通じて歯根膜炎を併発し，さらに日がたつと歯根肉芽腫を形成する。歯髄壊疽の歯は冷熱刺激には無反応だが，打診あるいは咬合時には疼痛を示す。

5 上行性歯髄炎（上昇性歯髄炎）

歯周組織の疾患のうち，歯周炎が進行した場合に炎症が根尖から逆行的に波及し歯髄炎を発生するものがあり，これを**上行性歯髄炎**という。

7. 歯根尖の疾患

1 歯根膜炎

根尖孔を通じて歯髄からの細菌感染あるいは外傷によって起きる歯根膜の炎症には，急性・亜急性・慢性歯根膜炎がある。

外傷によるものは急性で，予後は良好である。

2 根尖性歯周炎

う蝕から歯髄炎，または歯髄壊死から歯髄壊疽に発展し，さらに根尖孔から根尖部の歯根膜に感染を起こしたものを**根尖性歯周炎**という。慢性に経過し，根尖部の骨が吸収され，その後は肉芽組織で満たされたものは**歯根肉芽腫**となる。自然治癒しないため，根管治療を行わないと急性化し，歯槽骨炎や顎骨骨髄炎に発展する。また，歯根肉芽腫が囊胞化し，顎骨内に歯根囊胞を形成することがある（図4-5，本章-Ⅱ-D-2「顎骨内に発生する囊胞」参照）。

❶ 急性根尖性歯周炎
急性根尖性歯周炎は，自発痛のほかに，打診，咬合時に疼痛が激しい。しばしば歯肉や骨膜下に膿瘍ができる（**歯肉膿瘍**）。

Ⅰ 歯・歯周組織の疾患

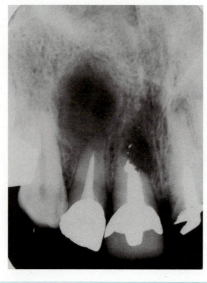

上顎両側中切歯根尖部に円形の透過像が認められる。左側中切歯根尖部の吸収もみられる。

図4-5 根尖病巣（囊胞）のX線写真

❷ **慢性根尖性歯周炎**

慢性根尖性歯周炎では，軽度の打診痛と歯の動揺だけで自発痛がないため放置されやすいが，急性化すると急性根尖性歯周炎の症状を呈し，歯肉膿瘍ができる。

慢性根尖性歯周炎のうち，大臼歯のう蝕が進行して歯根分岐部まで侵すようになると，歯根膜組織がポリープ状に増殖して，う窩を満たし，歯髄ポリープに類似した**歯根膜ポリープ**となる。

B 歯周組織の疾患

歯周組織の疾患とは，歯を取り巻く歯周組織（歯肉，歯根膜，セメント質，歯槽骨）に発生する病変で，歯周組織に発生する悪性新生物や代謝性疾患を除いたものをいう。

歯周疾患の大部分は炎症性疾患であり，**歯肉炎**と**歯周炎**に大別される。歯槽膿漏は重篤な歯周炎の症状を示しているが，現在はあまり使用されない単語である。また，過度の咬合力が歯に加わったときに歯周組織に外傷が生じる**咬合性外傷**や，炎症性疾患ではなく退行性に歯周組織が破壊される**歯周症**なども歯周疾患の一つである。

局所因子（炎症性因子と外傷性因子）と全身因子の2つに大別され，両因子がそれぞれ単独または相互に作用して歯周疾患を発症させていると考えられる。

1 炎症性因子

❶ **プラーク**（歯垢）

プラーク（歯垢）（図4-6）は，口腔内細菌とその生産物からなり，歯面に強く付着し，う

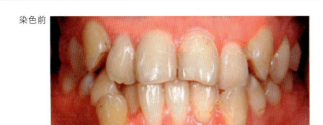

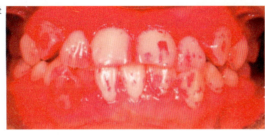

歯垢染色により歯面に付着するプラークがよくわかる。

図4-6 プラーク（歯垢）

がいで除去不可能な有機性沈着物である。

プラーク1mg（湿重量）中に10^8個の細菌が存在し，それら細菌の産出する**たんぱく分解酵素**（コラゲナーゼ，プロテアーゼ），**菌体内毒素**による直接作用と，**抗原抗体反応**による間接作用により炎症を引き起こす。

また，プラークはアンモニア，硫化水素，メチルメルカプタンなどの代謝産物を生じ，これが口臭の原因ともなる。

❷プラーク増加因子

歯周疾患の主因であるプラークの付着を促進したり，プラーク除去を困難としたりする因子で，これらの因子が存在するときに歯周疾患は増悪する。因子として歯石（プラークの石灰化したもので，表面が粗糙（そぞう）であるためさらにプラークが付着しやすい），不良補綴（ほてつ）物，歯列不正，口呼吸，歯の形態不良，歯肉の形態不良，口腔前庭異常，小帯異常，食片圧入などがあげられる。

2 外傷性因子

外傷性因子とは，歯周組織に咬合性外傷を引き起こす因子をいい，早期接触，側方圧，ブラキシズムなどがあげられる。

3 全身因子

全身因子は局所因子の作用を修飾するが，全身因子の作用のみで歯周疾患を生じることはない。全身因子には，糖尿病，栄養状態，血液疾患，遺伝性疾患，薬物の服用（フェニトイン，ニフェジピン，シクロスポリンAなどの服用者の歯肉増殖）などがあげられる。

I 歯・歯周組織の疾患

1. 感染性歯周疾患

> **Digest**

歯周病（歯肉炎・歯周炎）

概要	定義	・プラーク（歯垢）を主因とする炎症性疾患。 ・歯周病は歯肉炎と歯周炎の総称。 ・炎症性歯周疾患のうち，炎症が歯肉に限局し，ほかの歯周組織に破壊が見られないものを歯肉炎という。 ・歯根膜線維の破壊，歯槽骨吸収など歯肉以外の歯周組織にまで炎症が波及・進行したものを歯周炎という。
	原因	・歯面に付着するプラーク中の細菌が産生するたんぱく分解酵素，菌体内毒素などの有害物質。
症状・臨床所見		・歯肉炎では限局した歯肉の炎症により仮性ポケットがつくられる。 ・歯周炎では真性ポケットが形成される。 ・歯肉の発赤，腫脹などの初期症状ののち，歯の動揺や口臭，歯肉退縮といった自覚症状が現れる。 ・急性化すると歯周膿瘍を形成し，腫脹・疼痛・発熱などの重篤な症状を呈する。
検査		・エアを歯肉溝部に吹き付けて直視する。 ・X線写真により確認する。 ・プローブやペリオドンタルエキスプローラーを根面に沿わせながら静かに挿入し，触診で探知する。
治療		・原因除去療法（炎症となる因子を除去し，組織の修復能力を促進させる） ・プラークコントロール　・スケーリング　・ルートプレーニング ・症状に応じた動揺歯の固定　・咬合調整　・歯周外科治療

1 歯肉炎

　炎症性歯周疾患のうちで，炎症が歯肉に限局し，ほかの歯周組織に破壊がみられないものである。**歯肉炎**の特徴は，限局した歯肉の炎症によりつくられる**仮性ポケット***である（図4-7）。本症の原因は歯面に付着するプラーク中の細菌の産生するたんぱく分解酵素，菌体

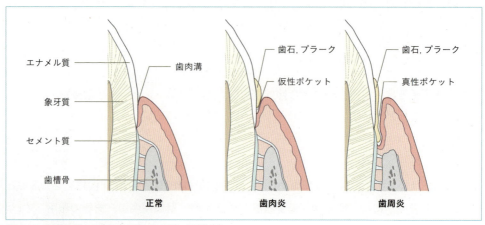

図4-7　歯周組織の状態（正常，歯肉炎，歯周炎）

内毒素などの有害物質の作用である。歯肉の発赤・腫脹，易出血性（わずかな刺激により出血する）などがみられる。

原因や症状により以下のように分類される。

❶ 単純性歯肉炎

プラーク中の細菌の働きのみによって歯肉に炎症が起こった状態をいい，ほかに全身的な影響のないものをいう（図4-8）。

❷ 複雑性歯肉炎

歯肉炎の初発因子はプラークだが，その症状をほかの因子が修飾することにより増悪したものをいい，**妊娠性歯肉炎，糖尿病性歯肉炎，白血病性歯肉炎，フェニトイン性歯肉増殖症**（図4-9），**ニフェジピン歯肉増殖症，シクロスポリンA歯肉増殖症，口呼吸性歯肉炎**などがある。

治療は，原因であるプラークの除去（プラークコントロール）が基本である。また，プラーク増加因子である歯石などの除去（スケーリング，ルートプレーニング）を必要に応じて行う。

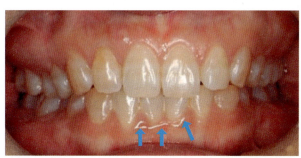

歯肉に限局した発赤，腫脹が認められる。

図4-8 単純性歯肉炎

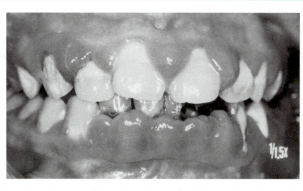

フェニトインの服用によりプラークの影響が増加し，歯肉の腫脹がみられる。

図4-9 フェニトイン性歯肉増殖症

---

* **仮性（歯肉）ポケット**：歯周疾患の初期にみられ，歯肉辺縁の遊離歯肉の肥厚や増殖によって歯肉溝が仮性に深くなったようにみえる状態。上皮付着部の位置はほぼ正常で，歯槽骨縁の破壊もみられない。

これらの治療は単純・複雑性歯肉炎とも同様である。ただし複雑性歯肉炎の場合，ほかの修飾因子に対する処置や対応が必要となることもある。

2 | 特殊な歯肉炎

❶ 急性壊死性潰瘍性歯肉炎

▶ **症状** 辺縁部歯肉や歯間乳頭部に壊死と潰瘍が急激に発生する急性歯肉炎で，偽膜形成，激痛，口臭などの局所症状と，倦怠感，食欲不振，発熱などの全身症状を伴う。

▶ **原因** 全身の抵抗力が低下した場合などに，スピロヘータ，紡錘菌の混合感染（ワンサン感染症）により起こるといわれている。

▶ **治療** 本症の治療は対症療法が主体となり，局所の清掃や刺激因子の除去と全身症状に対しての投薬，安静が必要である。

❷ 慢性剥離性歯肉炎

▶ **症状** 歯肉上皮の剥離，びらんおよび浮腫性紅斑を特徴とする歯肉炎で，歯肉の灼熱感や接触痛があり，通常は30歳以上の女性によくみられる慢性歯肉炎で，寛解期と急性期を繰り返す長期経過疾患である。

▶ **原因** 原因は不明であるが，精神的ストレスやホルモン変調との関連が示唆されている。歯肉に生じた扁平苔癬と考えられている。

▶ **治療** 治療は対症療法が主体となり，局所刺激因子の除去や薬物療法が行われる（副腎皮質ステロイドの局所および全身投与）。

3 | 智歯周囲炎

本章-Ⅱ-C-1-2「智歯周囲炎，歯冠周囲炎」参照。

4 | 歯周炎（慢性辺縁性歯周炎）

▶ **原因** **歯周炎**は，歯根膜線維の破壊，歯槽骨吸収，セメント質の変性など，歯肉だけでなくほかの歯周組織に炎症が波及，進行したもので，主原因は歯肉炎と同様にプラークだが，歯肉炎と異なり**真性ポケット**が形成される（図4-7）。また，このプラークの沈着は不十分な口腔清掃や食習慣などに起因することが多く，生活習慣病としての側面をもつ。喫煙は最大のリスクファクターである。また糖尿病との関連が注目されている。

▶ **症状** 初期症状は非常に穏やかであり，自覚症状が少なく，慢性に経過する。初期症状としては，歯肉の発赤，腫脹を呈し，真性ポケットが形成され，後に進行して歯槽骨の吸収が起こる。歯の動揺，口臭，歯肉出血，歯肉退縮，咀嚼機能低下，歯間離開などにより自覚するまで長期間を要する**沈黙性疾患**（silent disease）である。X線所見としては歯根膜腔の拡大，歯槽硬線の消失，歯槽骨吸収が認められる（図4-10，11）。急性化すると歯周膿瘍を形成し，腫脹，疼痛，発熱などの重篤な症状を呈する。

▶ **罹患率** 罹患率は非常に高く，歯の喪失原因のうち本症によるものは約40〜50％とも

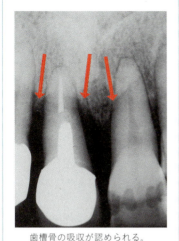

歯槽骨の吸収が認められる。

図4-10 歯周炎のX線写真

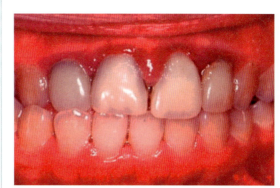

歯肉の発赤腫脹が著明であるが，歯肉辺縁の退縮は認められない。

図4-11 歯周炎

いわれ，う蝕と並び**歯科2大疾患**といわれている。
▶ **治療** 歯肉炎の治療と同様にプラークコントロール，スケーリング，ルートプレーニングが基本的な治療となる。このほかに症状に応じて固定（動揺歯の安静を図る）や咬合調整，歯周外科治療を行う。

5 咬合性外傷

▶ **原因** 歯に過度な咬合圧が加わった際に起こる歯周組織の外傷をいう。歯周組織の障害は歯根膜，歯槽骨に出現し，歯肉は影響を受けない。原因としては早期接触，ブラキシズム（歯ぎしり），側方圧などがあげられる（図4-12）。感染性疾患でないため，本症により歯肉炎，歯周炎を起こすことはない。
▶ **影響** 歯肉炎や歯周炎に併発すると高度な歯周疾患を起こし（**共同破壊**），**骨縁下ポケット**の形成，動揺の増加が認められる。

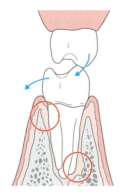

○印の部分に骨吸収，歯根膜腔の拡大がみられる。

図4-12 咬合性外傷の生じた歯周組織

I 歯・歯周組織の疾患

- ▶ **治療** 歯に加わる異常な咬合圧，側方圧を除去するための咬合調整や歯の安静を保つための固定を行う．

6 侵襲性歯周炎

- ▶ **概要** **侵襲性歯周炎**は，歯肉に炎症がみられずに歯根膜や歯槽骨の著しく破壊された歯周疾患である．20歳以下の若年者にみられ，病変部の炎症症状はほとんど認められず，深い**歯周ポケット**の形成，歯槽骨の著しい吸収，歯の著しい動揺をきたす．
- ▶ **特徴** 臨床的特徴としては，中切歯，第一大臼歯，またはその両者に左右対称的に著しい**垂直性骨吸収**が認められ，その部に深い歯周ポケットが形成される．歯周ポケット内ではアグリゲイティバクター・アクチノミセテムコミタンス（*Aggregatibacter actinomycetemcomitans*），カプノサイトファーガ（*Capnocytophaga*）が優勢であり，本疾患との関連が示唆されている．宿主側の要因としては，白血球機能異常との関連がクローズアップされている．
- ▶ **治療** 歯周炎の治療と同様であるが，本症に対しては抗菌薬の局所・全身投与の併用が有効である．

2. 歯肉の腫瘍状病変

1 エプーリス（歯肉腫）

歯肉，歯槽骨骨膜，歯根膜などの歯周組織の結合組織から発生し，歯肉部に現れる良性の限局性腫瘤を**エプーリス**という（図4-13）．病理組織学的に肉芽腫性，線維性，血管腫性，線維腫性，骨形成性，巨細胞性に分類し，大きく炎症性と腫瘍性に分類することもある．これらのうちで，妊娠中期頃に現れるものを特に**妊娠性エプーリス**，また新生児にみられるものを**先天性エプーリス**とよぶ．診断は比較的容易である．単純な摘出術が行われるが，原因となる歯を抜歯しないと再発することがある．

2 義歯性線維腫，こんにゃく状顎堤（フラビーガム）

適合の良くない義歯による刺激によって粘膜に生じる線維性の反応性増殖物を義歯性線維腫という．上・下顎の前歯部の歯肉・唇移行部に弁状，あるいは分葉状をなしていることが多い．こんにゃく状顎堤は上顎前歯部の歯槽堤に柔軟な腫脹としてみられることが多い．診断は比較的容易である．自覚症状はほとんどない．義歯の調整で軽減することもあるが，障害があれば切除する（図4-14）．

3 歯肉線維腫症

全歯にわたり歯肉が増殖し，高度の場合には歯冠を被覆し，埋没させる．まれな疾患だが家族的に発現し，遺伝関係がみられることもある．**歯肉象皮病**ともよばれる．審美障害があり，歯周疾患の原因ともなるので歯肉切除を行うことが多い．

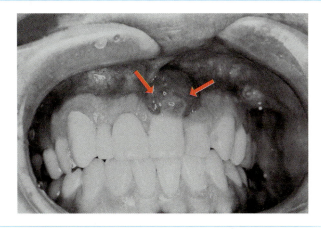

図 4-13 エプーリス（歯肉腫）

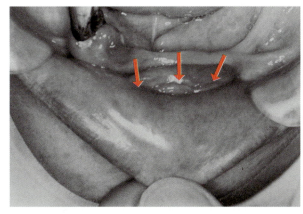

義歯床下の粘膜，特に床縁相当部に軟組織の腫瘤が認められる。

図 4-14 義歯性線維腫

II 顎・口腔の疾患

A 先天異常，発育異常

▶概念
- 先天異常：胎生期に発現し，生下時に発症しているか潜在している異常。機能的異常と器質的異常がある。先天性の器質的異常を奇形という。
- 発育異常：からだの発育に伴って発現する異常。
- 変形症：組織または器官の永続的な変形で，障害の認められるもの。先天異常，発育異常によるもののほかに続発性の変形症がある。

▶ 原因
- 遺伝的要因：①単一遺伝子異常，②多因子遺伝，③染色体異常。
- 環境的要因：①物理的要因，②化学的要因，③生物学的要因。
- 遺伝要因と環境要因の相互作用。

1. 裂奇形

口腔周囲の臓器は胎生4〜12週に各種の突起が癒合して形成される。その突起は左右の内側鼻突起（または左右が癒合した球状突起），外側鼻突起，上顎突起（またはその一部である口蓋突起），下顎突起である。発生過程でこれらの突起の癒合が障害されると破裂が生じる（表4-1，図4-15）。

1 口唇裂口蓋裂

▶ 裂型別分類　図4-16に示したとおり破裂の部位と破裂の程度によって分類される。
▶ 発生頻度　約0.2％（500人に1人）。唇顎口蓋裂＞唇裂＞口蓋裂。唇裂を伴うものは男＞女，口蓋裂単独のものは男＜女。片側性＞両側性。唇裂は左側＞右側。

❶ 口唇裂（図4-17）
▶ 発生機序　顔面の発生過程における内側鼻突起（球状突起）と上顎突起の癒合不全。
▶ 障害　①審美障害，②哺乳障害，③歯の障害，④合併奇形の可能性（心奇形，四肢の奇形など）。
▶ 治療の概要
- 出生直後：家族への疾患の概要と治療計画の説明。哺乳指導。合併疾患の診断（小児科との併診）。
- 生後3〜4か月（体重5〜6kg）：口唇形成手術。両側性では1回法と2回法がある。
- 5，6歳〜成人：口唇修正手術（2次手術），唇裂鼻修正手術。
- 手術法：片側性では三角弁法（クローニン法）と回転伸展弁法（ミラード法）が多く行われている。両側性では1回法を2回法がある。

❷ 口蓋裂
▶ 発生機序
- 前方の1次口蓋：球状突起と上顎突起の癒合不全。

表4-1　突起の癒合不全と裂奇形

- 球状突起と上顎突起の癒合不全→側方唇裂，唇顎裂（片側性，両側性）
- 両側口蓋突起の癒合不全→口蓋裂
- 両側内側鼻突起の癒合不全→正中上唇裂
- 両側下顎突起の癒合不全→正中下唇裂
- 外側鼻突起と上顎突起との癒合不全→斜顔裂
- 上顎突起と下顎突起の癒合不全→横顔裂

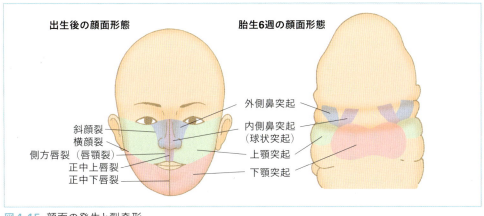

図4-15 顔面の発生と裂奇形

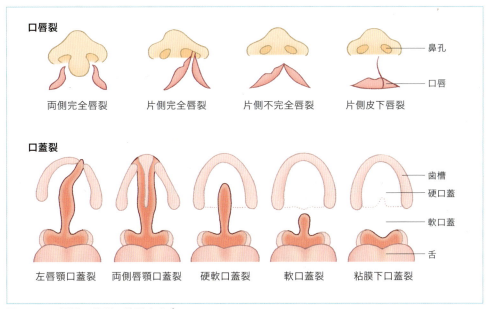

図4-16 口唇裂口蓋裂の破裂タイプ

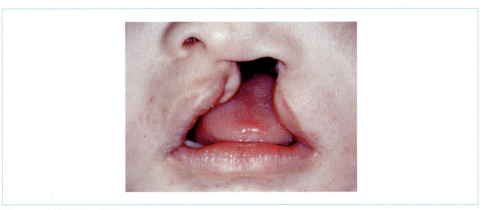

図4-17 左側唇顎口蓋裂

Ⅱ 顎・口腔の疾患

- 後方の 2 次口蓋：両側口蓋突起の癒合不全。

▶ **障害とその治療**　破裂そのものによる 1 次障害と手術侵襲を加えたために起きる 2 次障害とがある。障害が多様であり，多数科による総合治療が必要である（図4-18）。

①言語障害：鼻咽腔閉鎖機能不全が主因となるもの（開鼻声，声門破裂音など）と舌の異常な運動習癖が主因となるもの（口蓋化構音，側音化構音など）がある。

- 予防：早期（1～2歳,体重10kg）に鼻咽腔閉鎖機能獲得を目的とした口蓋形成手術（プッシュバック法，ウォーディル法，ファーロー法など）を行い，術後機能訓練を行う。
- 治療：構音障害に対しては言語治療を行う。鼻咽腔閉鎖機能不全に対してはスピーチエイド装着，咽頭弁移植（形成）手術などを行う。

②顎発育障害：口蓋形成手術による口蓋骨の侵襲が原因となる。上顎後退による反対咬合，歯列弓狭窄，歯列不正を示す。

- 予防：口蓋形成手術の時期を遅らせる。出生後 1 か月までにホッツ床を装着する。粘膜弁法，二段階法（ペルコ法）などによる手術を選択する。

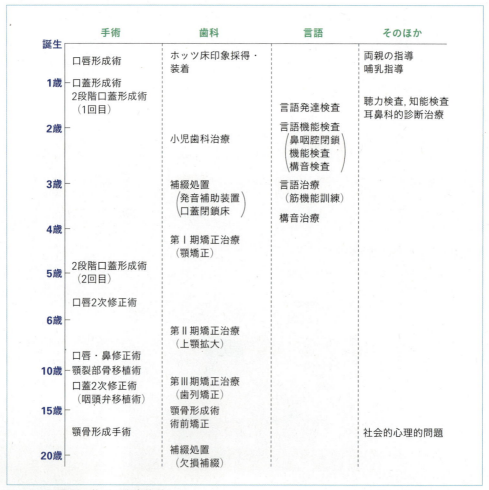

図4-18　口唇裂口蓋裂の治療体系

- 治療：顎矯正治療，顎骨形成手術（ル・フォー骨切り術，下顎枝矢状分割法など）を行う。

③歯の異常：顎発育障害，歯槽突起部の骨欠損，歯の発育異常によって発生する。
- 予防：手術時に顎裂部の骨と歯胚を保護する。
- 治療：歯槽突起部の骨欠損に対しては顎裂部骨移植手術（8～10歳）を行って歯列矯正を行う。そのほかの歯に対しては一般的な歯列矯正を行う。歯が不足していればデンタルインプラントも行う。

④そのほかの障害とその治療
- 審美障害：口蓋・顎裂部の形成手術，矯正治療，補綴治療を行う。
- 哺乳・摂食障害：哺乳指導，ホッツ床，口蓋閉鎖床，口蓋形成手術などを行う。
- 滲出性中耳炎とそれに継発する聴覚障害：口蓋帆張筋の機能障害が原因となる。適切な口蓋形成手術と中耳炎の早期発見が必要である。
- 心理的障害：カウンセリング，適切な口唇・口蓋裂治療が必要である。

2 そのほかの顔面裂

いずれもまれなものである。

❶ 斜顔裂
下眼瞼から口唇にかけての破裂。顔面の発生過程における外側鼻突起と上顎突起の癒合不全（上方部）。

❷ 横顔裂
口角から耳介部にかけての破裂。顔面の発生過程における上顎突起と下顎突起の癒合不全。

❸ 正中上唇裂
上唇正中の破裂。顔面の発生過程における左右内側鼻突起の癒合不全。

❹ 正中下唇裂
下唇正中の破裂。顔面の発生過程における左右の下顎突起の癒合不全。

❺ 偽正中上唇裂
上唇正中の欠損または発育抑制。全前脳胞症（前脳から発生する終脳と間脳の形成不全）の一症状として発現する。

3 口蓋裂類似疾患

❶ ピエール・ロバン症候群
先天性小下顎症，舌下垂症と口蓋裂を伴った症候群。
- ▶ 障害　呼吸困難。そのほかは口蓋裂と同じ。
- ▶ 治療　舌前方牽引。軽度の呼吸障害では体位の工夫だけでも改善する。呼吸障害が著しい場合は舌を前方に牽引して固定する手術を行うこともある。そのほかは口蓋裂と同じ。

❷ 先天性鼻咽腔閉鎖不全症

明らかな口蓋裂が認められないが，鼻咽腔閉鎖機能不全を示す症例。
① 粘膜下口蓋裂：軟口蓋に筋層の断裂が認められるもの。
② 口蓋短小症，咽頭腔拡大症（深咽頭腔症）：咽頭腔の深さに対する軟口蓋の長さの比が小さいもの。
③ 軟口蓋麻痺：軟口蓋の運動障害が認められるもの。
④ 口蓋帆挙筋位置異常：鼻咽腔閉鎖時に軟口蓋の前方が挙上するもの。

▶ **障害とその予防・治療**　口蓋裂の術後鼻咽腔閉鎖不全に準じる。

2. 口唇・頰部の異常

口唇・頰部の異常の主なものは次のとおりである。治療方針は，原因の除去と形成手術となる。なお，フォーダイス斑は通常は処置の必要はない。

1 巨大唇

先天性または後天性の大きな口唇。吸唇癖，肉芽腫性口唇炎，腫瘍などによるもの。

2 先天性口唇瘻

先天的な口唇の瘻。時に唾液分泌がある。下唇瘻が両側性唇顎口蓋裂に伴う場合はファン・デル・ウーデ症候群。

3 先天性口角瘻（口角小窩）

口角部の小さな瘻または窪み。上顎突起と下顎突起の癒合不全による先天異常。時々見られるが処置の必要がない場合が多い。

4 フォーダイス斑

口唇・頰粘膜部の多数の黄色の斑。粘膜下に生じる異所性皮脂腺。

5 二重唇

口唇が二重に見える状態。弄唇癖，義歯性線維腫などの症候性が多い。

6 小口症

口裂が小さい状態。先天異常と後天性（外傷性瘢痕）がある。

7 咬筋肥大症

咬筋が片側または両側性に肥大した状態。咀嚼癖との関連が疑われる。青年期以降にみられ，審美障害を訴えることがある。

3. 舌・口底の異常

1 巨大舌

- ▶ 原因　舌が大きい状態。先天性（筋線維肥大，クレチン病，ダウン症など）と後天性（血管腫，リンパ管腫，神経線維腫，先端巨大症など）がある。
- ▶ 症状　歯列弓の異常，不正咬合，著しい場合は閉口不能，流涎，呼吸困難を示す。言語障害，摂食障害を起こすことがある。
- ▶ 治療　原因除去，形成手術。

2 舌扁桃肥大

- ▶ 病態　舌根部の不規則な形の腫脹。肥大したリンパ組織である。
- ▶ 治療　肥大があれば消炎処置，原因の除去。通常は処置の必要がない。

4. 小帯の異常

1 上唇小帯異常

上唇小帯の過短，短縮。上顎中切歯の位置異常をきたすことがある。
- ▶ 治療　障害があれば伸展手術。

2 頰小帯異常

頰小帯の肥大，過短，過剰形成。義歯の安定に影響する。歯周病の原因になることがある。
- ▶ 治療　障害があれば伸展手術。

3 舌小帯短縮症（舌強直症）

舌小帯の過短，短縮（図4-19）。舌の運動障害によってラ行音，歯音・歯茎音に影響を与えるが，重度のことはない。
- ▶ 治療　障害があれば通常は4〜5歳で伸展手術と術後の筋機能訓練を行う。

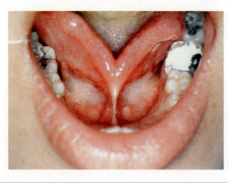

中等度の強直があり，舌尖を十分に挙上できない。

図4-19 舌小帯短縮症（舌強直症）

5. 顎骨の異常

1 顎変形症

▶ **概要** 上下顎骨のいずれかが巨大に発育するか，あるいは逆に発育が抑制された状態。上下歯列の対合関係が失われて不正咬合を招く。著しい場合には咀嚼障害のほかに審美障害，言語障害を起こす。①生下時に顕在する先天異常，②生下時には潜在していた先天異常，③後天性の発育異常がある。①を狭義の奇形，②，③を顎変形症とよんでいる。

▶ **分類**
- 部位による分類：上顎，下顎，上下顎
- 原因による分類：原発性，続発性
- 本態による分類：骨性，歯性，両者の合併

（1）上顎前突症

下顎前歯に対する上顎前歯の水平的被蓋距離が著しく大きい状態。巨（大）上顎症では上顎の歯が前方突出して上顎前突症となる。小下顎症，下顎後退症では下顎が著しく後方位にあるかオトガイが著しく後退して，みかけ上の上顎前突症を呈する。

（2）下顎前突症

下顎前歯が上顎前歯より前方位にあるかオトガイが著しく前方にある状態。巨下顎症または大下顎症では下顎の歯が前方突出し下顎前突症となる。小上顎症，上顎後退症では上顎が著しく後方位にあり，みかけ上の下顎前突を呈する。

（3）開咬症

中心咬合位で上下顎の歯の間に間隙がみられる状態（図4-20）。上下方向の顎の発育の不調和があると上下の歯で咬合できなくなり，開咬症を呈する。

（4）顎顔面非対称症

上下顎の一方あるいは両方の左右非対称を示すもの。左右方向の顎の発育の不調和が生じると顎顔面は左右非対称となり交叉咬合を示す。

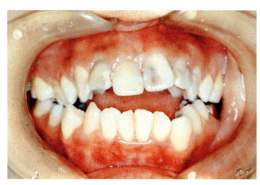

臼歯部は接触しているが前歯部は開いている。

図 4-20 開咬症

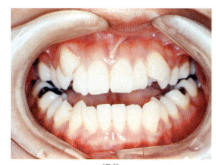
術前

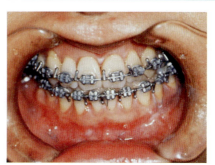
術後

図 4-21 顎変形症手術例

> ▶ **治療** 原因が明らかな場合は原因の除去。障害が軽度の場合には歯科矯正治療を行うが，障害が著しい場合には顎骨形成手術を行う。その場合は術前矯正，術後矯正，補綴処置を併せて総合的に治療をしなければ良い結果が得られない。続発性の顎骨変形症で骨の欠損がある場合には骨移植を含めた顎骨再建が行われる（図 4-21）。

2 骨隆起

骨の過剰発育である。原因は不明である。

> ▶ **種類** 口蓋正中部に生じるものを口蓋隆起，下顎骨体部犬歯から小臼歯部の舌側に生じるものを下顎隆起という。
>
> ▶ **症状** いずれも無痛性で通常は障害がないが，義歯を装着するときに邪魔になる。口蓋隆起が著しく大きくなれば言語障害を起こすことがある。
>
> ▶ **治療** 障害があれば削除手術を行う。

3 顎堤萎縮症

抜歯後に歯槽骨が萎縮して顎堤が萎縮した状態。多数歯を抜歯すると顎堤全体が萎縮し

Ⅱ 顎・口腔の疾患

て審美障害や義歯装着困難による咀嚼障害を引き起こす。
- ▶ 治療　障害の程度に応じて，各種の顎堤形成手術を行う。最近はデンタルインプラントで機能の改善が図られる。

4　そのほかの続発性の顎変形症

- ▶ 分類
    - ①顎関節部損傷による発育不全。
    - ②外傷，骨髄炎などの疾患による顎骨欠損。
    - ③腫瘍などの術後の顎骨欠損。
    - ④熱傷などの瘢痕による顎発育抑制。
- ▶ 治療　変形の状態によって，発育異常に準じた手術を行う。

6. 骨系統疾患およびそのほかの先天異常

1　骨系統疾患

- ▶ 概要　主な病変が骨・軟骨にあるか，主症状が骨・軟骨にある疾患をいう。

(1) 骨軟骨異形成症

軟骨や骨の発育過程における障害により全身骨格に先天性の形態的ならびに構造的異常を示す疾患。鎖骨頭蓋異形成症，大理石骨病，線維性骨異形成症，マッキューン-オルブライト症候群など。

(2) 異骨症

骨組織の構造そのものは正常であるが，単一あるいは複数の骨の変形を示す疾患。濃化異骨症，頭蓋顔面異骨症（クルーゾン症候群），尖頭合指症（アペルト症候群），下顎顔面異骨症（トリーチャー・コリンズ症候群），鰓弓症候群（眼・耳・脊椎異骨症；ゴールデンハー症候群）など。

(3) 骨の異常を伴う代謝病，内分泌疾患

カルシウム・リンの代謝異常，ビタミンの異常，副甲状腺・甲状腺・下垂体の内分泌の異常のほか，くる病，腎性骨異栄養症などがある。

- ▶ 症状　口腔顔面領域では歯の異常，小帯の異常，裂奇形，高口蓋，咬合異常，顎変形症，眼・耳・鼻の異常が単一あるいは複数みられる。全身的には身長の異常，脊椎・胸部・四肢・指趾・関節の異常，毛髪・体毛・汗腺の異常，色素沈着，指紋・手のひら紋の異常，神経系の異常，筋の異常，内臓・性器の異常などが単一あるいは複数みられる。これらの症状は生後すぐにみられるものと成長に伴って明らかになるものとがある。
- ▶ 治療　遺伝子研究によって多くの疾患の成因が明らかにされてきたが，現状では根本的な治療法がないので対症療法が行われている。

2 頭蓋・顔面の異常を伴う症候群

いくつかの症状が集合して構成される特定の病態。現在では本態によって分類されることが多いが，ここでは頭蓋・顔面に症状を現す疾患を症候群としてあげる。クモ状指趾症（マルファン症候群），神経線維腫症Ⅰ型（フォン・レックリングハウゼン病），スタージ・ウェーバー症候群，先天性無痛無汗症，基底細胞母斑症候群，ポイツ・イェガー症候群など。

3 頭蓋・顔面の異常を伴う染色体異常症

染色体検査で異常が認められるもの。猫鳴き症候群，ダウン症候群，22q11欠失症候群など。

B 損傷

▶ **概要** からだの外部あるいは内部からの刺激によって組織や臓器が傷害を受けた状態が損傷である。外部刺激による損傷のうち，治療を目的とした人為的操作によるものを除いたものを**外傷**という。

▶ **分類**
- 部位による分類：軟組織損傷，骨折，顎関節損傷，歯の損傷
- 損傷刺激の加えられる時間による分類：急性外傷，慢性外傷
- 受傷後の時間による分類：新鮮外傷，陳旧性外傷

1. 軟組織外傷

1 急性外傷

▶ **分類** 各種の原因による外傷。原因と創傷の状態によって分類される。
①機械的損傷：開放性損傷＝創，非開放性損傷＝傷
②放射線による損傷
③温度的損傷：熱傷，凍傷
④電気的損傷
⑤化学的損傷

▶ **症状**
- 全身症状：重篤で多くみられるのはショック，呼吸困難である。
- 合併損傷による症状：脳，眼，耳，鼻，咽喉頭の損傷
- 局所症状：出血，炎症，浮腫，血腫，創傷

▶ **治療** 全身症状に対する救急処置，合併損傷の診断・対診，局所の創傷処置（止血，デブリードマン，縫合，消炎，感染予防）。

2 | 慢性外傷

侵襲は小さいが，長い間加えられた外力によるもの。
本節 -F「口腔粘膜疾患および類似疾患」参照。

2. 顎，顎関節の外傷

▶ **概要** 交通事故，作業事故，スポーツ事故などで顎顔面骨骨折を起こす。
　上顎よりも下顎に好発する。外力を受ける方向によって発症する。顔面側方から働くと頬骨弓骨折を起こしやすい。前方から働くと鼻骨骨折，上顎前歯部歯槽突起骨折を起こしやすい。顎関節部では，骨折だけでなく顎関節脱臼を起こす。

1 | 顎・顔面骨骨折

▶ **原因による分類**
①外傷性骨折：直接的，間接的外力により発生するもの。
②病的骨折：腫瘍や嚢胞などで骨組織が破壊されて発生するもの。

▶ **軟組織損傷（創の離開）の有無による分類**
①非開放性骨折（単純骨折）：創の離開を伴わないもの。
②開放性骨折（複雑骨折）：皮膚や粘膜が離断したもの。骨折部が外界と交通し，異物の迷入や細菌感染を起こしやすい。顎骨骨折では口腔内に開放性骨折を起こしやすい。

▶ **外力の作用と骨折部位による分類**
①直達骨折：外力が直接作用した部位に発生した骨折。
②介達骨折：外力が直接作用した部位から離れた部位に発生した骨折。

▶ **骨離断の状態による分類**
①完全
②不完全
③亀裂
④若木骨折（幼児の屈曲骨折）

▶ **骨折線の状態による分類**
①単線（単発性）
②重線（多発性）
③粉砕

▶ **受傷後の期間による分類**
①新鮮骨折：受傷後10〜15日くらいまでで，骨性癒着が起きていないもの。
②陳旧性骨折：化骨形成，骨性癒着が進んでいるもの。

▶ **部位による分類**
①上顎部骨折：横骨折（ルフォーⅠ骨折，ルフォーⅡ骨折，ルフォーⅢ骨折），縦骨折，吹抜け

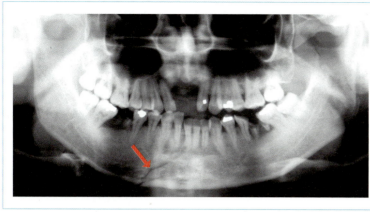
矢印部に骨体骨折がみられる。

図4-22　下顎骨骨折のX線写真

　　骨折（ブローアウト骨折；眼窩縁の骨折を伴わない眼窩底骨折）。
　②下顎骨骨折（図4-22）下顎体部（オトガイ正中部，下顎角部，犬歯部，オトガイ孔部，臼歯部）骨折，下顎枝部（下顎頸部，筋突起部，下顎頭部）骨折。
　③そのほかの顔面骨骨折：頬骨・頬骨弓骨折，鼻骨骨折。

▶ **好発年齢**　青壮年に多く，小児や高齢者は比較的少ない。

▶ **好発部位**

①上顎前歯部の歯槽突起部

②下顎のオトガイ部（正中部）

③下顎角部

④下顎頸部

▶ **症状**

①全身症状
- 意識喪失，呼吸困難（出血，血腫，炎症性浮腫，顎骨偏位による舌根沈下などによる），ショック。

②顎部の症状
- 骨折部の症状：腫脹，疼痛，圧痛点，異常可動性，軋轢音。
- 骨折片の偏位による症状：咬合異常，歯列不正，顔貌の変形，気道閉塞。
- 機能障害：発音障害，咀嚼・嚥下障害，開閉口障害。

③合併損傷による症状
- 皮膚，粘膜の症状：創傷，出血，内出血，眼瞼周囲の皮下出血。
- 眼症状（上顎部骨折）：眼球運動障害，眼球偏位，視覚障害，眼球結膜下出血。
- 鼻症状（上顎部骨折）：鼻出血，鼻変形，洞内血腫，鼻呼吸障害。
- 耳症状（下顎骨折）：耳出血。
- 神経症状：皮膚知覚異常，歯・歯周組織知覚異常，運動異常。
- 頭蓋内損傷：意識喪失，髄液瘻，耳出血，脳神経障害（聴力，嗅覚，視力，運動麻痺）。

Ⅱ　顎・口腔の疾患

- 歯の損傷：歯の動揺（脱臼），歯の破折，知覚異常（振盪），歯の欠損（脱落）。
- 顎関節の損傷：関節包・関節靱帯・関節・関節円板の損傷，関節内血腫，脱臼。

▶ **治療とその時期**

①受傷直後
- 救急処置：気道確保，止血，ショックの処置。
- 致命的な合併損傷（脳損傷など）の処置。

②受傷当日～翌日
- 合併損傷の診断と処置：隣接組織（鼻，眼，耳，脳など）の損傷についての他科との対診。
- 軟部損傷の処置：縫合などの創傷治療。
- 歯の損傷の処置：破折歯，脱臼歯の処置（抜髄，覆髄，再植，整復，固定など）。
- 感染予防，消炎処置：抗菌薬の投与，消炎・鎮痛薬の投与。
- 栄養補給：流動食，経管栄養，中心静脈栄養。

③受傷後早期
- 骨折線上の歯の処置（感染の原因になる歯の処置：歯周病・根尖病巣の処置，抜歯）。

④受傷後7～10日：整復
- 非観血的整復：適応は新鮮骨折で偏位の少ない症例。方法は徒手整復，牽引整復（顎間牽引，口腔外牽引，顎内牽引）。
- 観血的整復：適応は偏位の著しい症例，牽引固定源の得られない症例（無歯顎，乳歯列），陳旧骨折。最近は一般的な骨折でも適用例が多くなった。方法は直視下での整復手術（口外法，口内法）。

⑤整復後：固定
- 顎間固定：歯牙結紮（単純結紮法，2歯結紮法，連続結紮法），線副子（三内式，シューハルト式），床副子。
- 顎内固定：床副子，組織内固定（金属線，金属プレート，吸収性プレート），囲繞結紮法。
- 顎外固定：骨釘，ピン，チンキャップ。

⑥固定後
- 局所の安静，清掃。
- 感染予防，消炎処置：抗菌薬の投与，消炎・鎮痛薬の投与。
- 栄養補給：流動食，経管栄養，中心静脈栄養。

⑦顎間固定期間
- 非観血的固定：成人6週間，小児4週間，高齢者8週間。
- 組織内固定：1週間。

▶ **異常治癒経過とその処置**

①化膿性骨髄炎：原因の除去（歯の処置，異物除去），消炎手術（搔爬，排膿路の確保），抗菌薬投与。

②偽関節：感染症の治療，肉芽掻爬，骨移植，観血的整復・固定。
③治癒遅延：原因の除去（全身的要因に対する対応：糖尿病，免疫不全など，異物除去，歯の処置），感染症の治療。
④不正癒合（陳旧性骨折）：骨切離，観血的整復・固定，咬合調整。

2 顎関節の損傷

❶ 顎関節脱臼

- **脱臼の程度による分類** 不完全脱臼，完全脱臼。
- **脱臼の方向による分類** 前方脱臼，側方脱臼，後方脱臼。
- **脱臼関節数による分類** 片側性，両側性。
- **脱臼後の経過による分類** 新鮮脱臼，陳旧性脱臼，習慣性脱臼。
- **原因** あくび・嘔吐などの顎関節異常運動，歯科治療・全身麻酔などによる大開口，外傷。
- **症状** 軽度の疼痛，閉口障害，下顎前突様顔貌（両側性），下顎の健側への偏位・交叉咬合（片側性），流涎，外耳孔前方の陥没，頰骨弓下の膨隆。
- **治療**
  ①新鮮脱臼：徒手整復（ヒポクラテス法，ボルヘルス法），開口制限，消炎薬投与。
  ②陳旧性脱臼：観血的整復，開口制限，チンキャップ固定。
  ③習慣性脱臼：開口制限，チンキャップ固定，関節結節形成術，顎間皺襞部切除縫合術。

❷ 外傷性顎関節炎

- **原因**
  ①急性炎：オトガイ部への打撲，側方からの外力，長時間の開口，異物の誤咬，下顎の異常運動などによる打撲，捻挫，円板損傷。
  ②慢性炎：反復性の機械的刺激（歯の欠損，不適合補綴物，咬合異常，ブラキシズム）。
- **症状**
  ①急性炎：顎関節の運動痛，圧痛，開口障害。
  ②慢性炎：関節雑音，関節痛，顎運動障害。
- **治療**
  ①急性炎：下顎の安静，消炎療法。
  ②慢性炎：原因の除去，スプリント療法。本節-K-6「顎関節症」参照。

C 感染症

- **概要** 顎・口腔領域の炎症は感染症が大部分を占める。そのうちでは歯から発生する細菌感染症がほとんどである。

▶ **細菌感染症（歯性感染症）の原因と感染経路**
　①う蝕→歯髄炎→根尖性歯周組織炎→顎骨炎
　②歯肉炎，歯周炎→辺縁性歯周組織炎→顎骨炎
　③歯冠周囲炎（智歯周囲炎）→顎骨炎

▶ **細菌感染症（非歯性感染症）の原因と感染経路**
　①外傷，手術創（抜歯創），注射刺入創
　②鼻性上顎洞炎
　③顎関節炎

▶ **周囲組織の炎症**　歯性感染症および非歯性感染症に続いて顎骨周囲の筋の間隙や組織隙の炎症が発現し，周囲の臓器の炎症（副鼻腔，眼窩）あるいは所属リンパ節炎へと進行する。

▶ **顎口腔領域の感染症（急性化膿性炎）の特徴**
　①口腔内常在菌の感染症がほとんどを占める。
　②歯の疾患に継発する歯性感染症が多い。
　③病巣は直ちに骨組織に拡大波及する。
　④顎骨周囲では組織隙に沿って拡大波及する。
　⑤経口摂取（水分・栄養補給）が障害を受けやすい。

▶ **原因菌**　口腔レンサ球菌の頻度が高く，他領域での化膿性炎で頻度の高いブドウ球菌は少ない。重症の感染症では，嫌気性菌が関与する率が高くなる傾向がある。

▶ **治療方針**
　①全身状態の改善：安静と栄養補給。全身的な安静を図るとともに，補液や経管栄養などを考慮する。
　②原因療法：抗菌薬の投与。通常は経口投与，重症例では経静脈投与。
　③外科療法：膿瘍が形成された場合には速やかに切開し排膿を行い，ドレーンを留置する。
　④対症的療法：抗炎症薬〔主に酸性の非ステロイド性抗炎症薬（NSAIDs）〕の投与。
　⑤局所の洗浄，安静，罨法など。

1. 顎，顎関節の化膿性炎症

1 （急性）歯周組織炎

　慢性根尖性歯周組織炎，慢性辺縁性歯周組織炎などの急性転化による急性根尖性歯周組織炎，急性辺縁性歯周組織炎。主に歯槽骨に限局した化膿性炎の病態で急性歯槽骨炎ともいう。

▶ **症状**　患歯の打診痛。自発痛。辺縁歯肉の腫脹と発赤。膿瘍の形成。歯瘻の形成（内歯瘻，外歯瘻）。

2 智歯周囲炎，歯冠周囲炎

主に下顎智歯が原因となる。半埋伏歯の歯冠周囲に生じる慢性あるいは急性炎症。
- ▶ **症状** 半埋伏歯の周囲粘膜の発赤と腫脹，歯肉嚢からの排膿，自発痛と圧痛，開口障害。

3 下顎骨骨膜炎（下顎骨周囲炎）

歯周組織炎，智歯周囲炎などが下顎骨周囲の骨膜に拡大したもの。
- ▶ **症状** 歯肉から歯肉頰移行部の腫脹，発赤。下顎周囲から顎下部にかけての腫脹，発赤。患部の自発痛，圧痛。全身的な発熱。

4 上顎骨骨膜炎（上顎骨周囲炎）

歯周組織炎，智歯周囲炎などが上顎骨骨膜に沿って拡大したもの。
- ▶ **症状** 歯肉から歯肉頰移行部の腫脹，発赤。眼窩下部から眼瞼部にかけての腫脹，発赤。患部の自発痛，圧痛。全身的な発熱。

5 下顎骨骨髄炎

化膿性炎が下顎骨髄に波及し拡大したもの。通常は急性で重症になりやすく，術後後遺症にも注意が必要。慢性に移行することもある。
- ▶ **症状** 悪寒戦慄を伴う高熱（39〜40℃）と倦怠感，食欲不振，頭痛，不安などの全身症状を伴う。炎症が下顎管に及ぶとオトガイ神経領域の知覚鈍麻（ワンサンの徴候）を起こす。炎症の及んだ範囲の歯の打診痛（弓倉の症状）が生じる。

6 上顎骨骨髄炎

化膿性炎が上顎骨髄に波及し拡大したもの。成人では上顎の骨髄炎の頻度は少なく，重症とならないが，乳幼児では乳児顎骨骨髄炎，歯胚性骨髄炎といわれる特殊な病態となる。

7 慢性顎骨骨髄炎

急性顎骨骨髄炎が慢性化することもあるが，初めから慢性のものがある。
- ① **ガレ骨髄炎**：若年者の下顎骨にみられる。顎骨に表在性の肥厚を生じるのが特徴。
- ② **慢性（び漫性）硬化性骨髄炎**：原因不明に顎骨の広い範囲のび漫性の硬化性変化をきたす骨髄炎。通常は下顎。経過が極めて長期にわたる。

8 化膿性顎関節炎

顎関節の外傷後あるいは検査・手術後の感染，上下顎骨炎など隣接器官の炎症の波及，まれに血行性感染などによって発症する。比較的まれ。
- ▶ **症状** 耳介前方部の腫脹，顎関節部の疼痛，開口障害，下顎正中部の健側変位，患側臼

歯部の開咬など。狭い関節腔に滲出液が貯留するので自覚症状は強いが，他覚的な症状がはっきりしないのが特徴である。X線所見で関節腔の拡大がみられる。

9 歯性上顎洞炎

　歯性感染症が上顎洞に波及したもの。上顎の小臼歯，大臼歯の根尖は上顎洞底に接近しているので根尖性歯周炎が上顎洞に波及しやすい。辺縁性歯周炎，抜歯後感染症でも波及することがある。通常，鼻性は両側性に，歯性は片側性に発症する。

▶ 症状　急性では患側顔面の強い疼痛，発熱があり，進行すると眼窩下部，歯肉頬移行部の腫脹，発赤，原因歯の打診痛がみられる。慢性ではこれらの症状は軽度である。X線所見で上顎洞の不透過性の増強，水平線の出現が特徴である。

10 放射線性骨髄炎

　放射線照射後の顎骨に細菌感染が起きて骨髄炎となったもの。放射線照射によって骨は修復・再生力が乏しくなり，感染に対する抵抗力がないので，難治性である。

▶ 症状　初期には通常の急性骨髄炎の症状であるが，治癒しにくく，慢性に移行しやすい。慢性になると腐骨を形成して周囲軟組織から露出し，骨瘻となって排膿が認められる。時に神経痛様疼痛を示す。X線所見で無構造の不透過像が認められる。

11 薬物関連顎骨壊死（MRONJ）

　骨吸収抑制薬関連顎骨壊死（ARONJ） ともいう。ビスホスホネートによるビスホスホネート関連顎骨壊死（BRONJ）が多い。

　ビスホスホネート関連顎骨壊死（BRONJ）は，骨粗鬆症の治療や悪性腫瘍に伴う高カルシウム血症などの治療に用いられているビスホスホネートなどの副作用として生じた顎骨壊死である。抜歯などの顎骨への侵襲の後に生じることが多い。

▶ 症状　通常の骨髄炎と類似しているが，放射線性骨髄炎と同様の症状であり，難治性である。薬物投与の既往歴から診断される。

2. 口腔・顔面軟組織の化膿性炎症

1 急性口底炎

　下顎の歯性感染症からオトガイ下隙，舌下隙，顎下隙へ波及した感染症（図4-23）。

▶ 症状　口底の症状が著明，開口障害，嚥下痛，気道閉塞による呼吸困難を起こしやすい（ルードウィッヒのアンギーナ）。

2 頰部蜂巣炎（蜂窩織炎）

　主として上顎の歯性感染症から頰部疎性結合組織へ波及した感染症を**頰部蜂巣炎（蜂窩織**

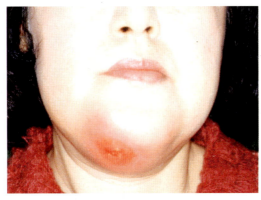

オトガイ下部に著しい発赤, 腫脹が認められる。

図4-23 口底炎

炎) という。
▶ 症状　顔面, 頰部の症状が特に著明。膿瘍を形成しやすい。

3 扁桃周囲膿瘍

上・下顎の智歯または大臼歯部から扁桃周囲へ波及した感染症。
▶ 症状　扁桃周囲・軟口蓋・口蓋舌弓の症状が著明。口蓋垂が健側に偏位する。嚥下痛・開口障害が顕著。

4 組織隙の炎症（歯性重症感染症）

顔面・頸部の組織隙へ波及した感染症。組織隙は相互に連絡し炎症が進行しやすいので, 重症感染症になりやすい。
▶ 症状　組織隙の部位に応じた炎症症状。一般に重症。

5 眼窩蜂巣炎

上顎の歯性感染症が翼口蓋窩, 上顎前壁, あるいは上顎洞を経て眼窩へ波及した感染症を眼窩蜂巣炎という。比較的まれ。
▶ 症状　眼瞼浮腫, 眼球突出, 眼球運動障害。

6 急性化膿性リンパ節炎

口腔・顔面の急性炎症に続発する所属リンパ節の感染症, オトガイ下, 顎下, 深頸リンパ節にみられる。

7 慢性リンパ節炎

急性リンパ節炎からの慢性化と, 最初から慢性で発症する場合がある。腫脹が主体で, ほかの炎症症状が不明瞭。

3. 特異性炎

1 顎部放線菌症

放線菌による感染症。膿汁中に放線菌塊（ドルーゼ）がみられる。顔面の定型的な症例では難治性，板状硬の腫脹，頑固な開口障害。

2 梅毒

梅毒トレポネーマによる感染症。口腔領域から感染すると感染後2～3週で感染部位に無痛性の初期硬結を触れ，やがて表面に潰瘍を形成する（硬性下疳）。顎下部，頸部リンパ節が腫脹する。

3 結核（結核性リンパ節炎，口腔結核）

肺結核などからの2次的感染と初期感染がある。
①結核性リンパ節炎：深頸リンパ節に好発する。リンパ節が数珠状に連続して弾性硬に腫脹する。
②口腔結核：口腔内の小結節が自潰して潰瘍を形成する。まれ。

4. 真菌感染症（口腔カンジダ症）

本節 -F-9「真菌感染症（口腔カンジダ症）」参照。

5. ウイルス感染症

本節 -F-10「ウイルス感染症」参照。

D 嚢胞および類似疾患

嚢胞とは，固有の壁をもった袋状の物で，その内部に流動体あるいは半流動体を入れ，組織内に病的状態で存在しているものをいう。

1. 軟組織に発生する嚢胞

1 歯原性嚢胞

❶ 幼児の歯肉嚢胞（エプシュタイン真珠）
歯胚形成後の残遺上皮から発生する小嚢胞。
▶ **症状** 出生時に歯槽堤に白色～帯黄色の小結節が認められる。
▶ **内容物** 角質物。

❷ 萌出囊胞

萌出中の歯冠を取り囲む囊胞。後述の含歯性囊胞の一型。

▶ **症状** 歯の萌出してくる部位の帯青色の腫脹。

▶ **内容液** 帯黄色。

❸ 成人の歯肉囊胞

歯堤の残遺上皮に由来する。発生はまれである。

2 非歯原性囊胞：先天性囊胞

❶ 類皮囊胞, 類表皮囊胞

胎生期の外胚葉の迷入による先天性囊胞。

▶ **症状** 口底正中に好発，無痛性，粘土のような硬さの境界明瞭な腫脹。

▶ **内容物** 粥状，豆腐のカス様。

❷ 鰓囊胞（リンパ上皮性囊胞, 側頸囊胞）

胎生期の鰓裂上皮に由来する先天性囊胞。

▶ **症状** 側頸部に発生する。境界明瞭な柔軟な腫脹を示す。深部のものは時に呼吸抑制，嗄声を起こす。

▶ **内容物** 乳白色〜赤褐色の粘液，時にコレステリン結晶を含む。

❸ 甲状舌管囊胞（正中頸囊胞）

胎生期の甲状舌管囊胞の上皮に由来する先天性囊胞。

▶ **症状** 舌盲孔と甲状腺の間に発生する境界明瞭な柔軟な腫脹。

▶ **内容物** 無色透明，やや粘稠，時にゼリー状。

❹ 鼻歯槽囊胞（鼻唇囊胞, クレーシュタット囊胞）

鼻涙管の残遺に由来する囊胞。

▶ **症状** 鼻翼基部の歯槽骨面上に発生する。無痛性，波動のある腫脹を示す。

▶ **内容液** 漿液性か粘液性，帯黄色。

3 非歯原性囊胞：唾液腺貯留囊胞

❶ 粘液囊胞

小唾液腺の流出障害による唾液腺貯留囊胞（図4-24）。

▶ **症状** 境界明瞭な小半球状の粘膜色，時に帯青色の腫瘤で，波動を触れる。下唇に好発する。

▶ **内容液** 帯黄色，粘稠。

❷ ガマ腫

舌下腺の流出障害による口底の粘液囊胞（本節-H-4-❶「ガマ腫」参照）。

❸ ブランディン-ヌーン囊胞

前舌腺に由来する舌下面の粘液囊胞。

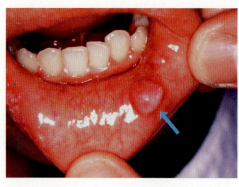

下唇に半球状の柔軟な腫脹が認められる。

図4-24 粘液囊胞

❹ **唾液腺導管囊胞**（耳下腺囊胞，顎下腺囊胞）
耳下腺，顎下腺の唾液腺貯留囊胞。まれ。

4 軟組織に発生する囊胞の治療方針

軟組織に発生する囊胞の治療方針は，原則として全摘出1次閉鎖である。ガマ腫では開窓療法を行うことが多い。予後は良好である。

2. 顎骨内に発生する囊胞

炎症性疾患によって生じるものを炎症性囊胞，胎生期の上皮細胞に由来して生じるものを発育性囊胞という。

1 炎症性囊胞

❶ **歯根囊胞**
歯周組織炎が慢性化した後で，歯根周囲にあるマラッセの上皮遺残から発生するもの。
▶ **分類**
根尖性：歯根尖の周囲にできる最も一般的なもの。
辺縁性：根管の側枝の周囲にできるもので，まれである。
残存性：原因歯を抜去した後に囊胞だけ残ってしまったもの。
▶ **症状** 20～30歳代の上顎切歯部に好発。発育緩慢で初期は無症状，増大すると骨の膨隆・羊皮紙様感が出現。2次感染によって炎症症状を呈する。
▶ **X線像** 境界明瞭，単房性，類円形。
▶ **治療** 囊胞が大きい場合は副腔形成（パルチⅠ法），囊胞が小さい場合は囊胞摘出閉鎖法（パルチⅡ法），歯を保存する場合は歯根尖切除。

❷ **歯周囊胞**（炎症性傍側性囊胞，下顎感染性頰部囊胞，ホフラート囊胞）
半埋伏または完全萌出した生活歯の歯頸部歯周組織に生じる，まれな囊胞。

2 | 発育性嚢胞：歯原性嚢胞（濾胞性歯嚢胞）

❶ 含歯性嚢胞

退縮エナメル上皮の細胞間または歯冠との間に内容液が貯留して発生する嚢胞を**濾胞性歯嚢胞**という。そのうち原因歯の歯冠が腔内に含まれるものを**含歯性嚢胞**という（図4-25）。

- ▶ 症状　10〜20歳代の下顎臼歯部に好発する。発育緩慢で初期は無症状，増大すると骨の膨隆・羊皮紙様感が出現，2次感染により炎症症状を示す。
- ▶ X線像　単房性の透過像の中に歯冠を含む。時に多房性。
- ▶ 治療　嚢胞摘出と原因歯（埋伏歯）の抜去。若年者では嚢胞開窓術と埋伏歯の萌出誘導。

❷ 原始性嚢胞

濾胞性歯嚢胞で，原因となる歯がみられないもの。

3 | 発育性嚢胞：非歯原性嚢胞

❶ 鼻口蓋管嚢胞（切歯管嚢胞），口蓋乳頭嚢胞

鼻口蓋管（切歯管）の上皮遺残から生じた嚢胞。口蓋乳頭嚢胞は同類の嚢胞で，鼻口蓋管より表層の骨表面に生じたもの。

- ▶ 症状　口蓋正中部前方，上顎中切歯の後ろに好発。30〜50歳代の男性に好発。発育緩慢で初期は無症状，増大すると口蓋正中部の骨の膨隆・羊皮紙様感が出現，2次感染により炎症症状を呈する。
- ▶ X線像　口蓋正中部の境界明瞭な円形，楕円形，洋梨形の透過像。
- ▶ 治療　嚢胞摘出また嚢胞開窓。

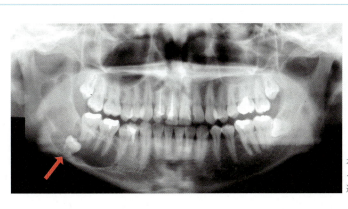

右側大臼歯部に埋伏歯とそれを囲む境界明瞭な透過像が認められる。

図4-25　含歯性嚢胞のX線写真

4　そのほかの囊胞性疾患

❶術後性上顎囊胞
上顎洞炎の根治手術の後，10〜20年経過して上顎洞内に生じる囊胞である。
- ▶ 症状　上顎骨内に発生する。40歳以降に好発。初期は無症状，増大すると上顎の歯肉頰移行部，眼窩下部の膨隆・羊皮紙様感が出現。伸展方向によって鼻閉感，歯の異常，眼症状，片頭痛，神経麻痺，神経痛様疼痛などを示す。
- ▶ 内容液　黄色ないし茶褐色，粘稠。
- ▶ X線像　単房性または多房性の境界明瞭な円形，楕円形の透過像。上顎洞壁の吸収。
- ▶ 治療　囊胞摘出術と上顎洞根治手術。

❷上顎洞粘液囊胞
上顎洞粘膜の粘液腺の粘液貯留囊胞。
- ▶ 症状　上顎洞内，洞底部。初期は無症状，増大すると鼻閉感など上顎洞炎様の症状を呈することがある。
- ▶ X線像　上顎洞内の単房性，境界明瞭な円形，楕円形の不透過像。
- ▶ 治療　症状があれば開洞後囊胞摘出。一般には処置の必要がない。

3. 囊胞類似疾患

❶単純性骨囊胞（外傷性，孤立性，出血性骨囊胞）
顎骨にできる骨空洞。外傷によって骨髄内に血腫ができ，凝血が器質化されず液化して囊胞となったものといわれている。
- ▶ 症状　主として下顎骨の骨体部と正中部，10歳代に多い。発育緩慢，無症状で，偶然発見されることが多い。増大すると膨隆，羊皮紙様感などを呈することがある。
- ▶ X線像　顎骨内の単房性，境界明瞭な円形，楕円形，時にホタテ貝状の透過像。
- ▶ 治療　囊胞開窓術。

❷脈瘤性骨囊胞
顎骨の中の血液で満たされた空洞。局所の循環障害によって静脈瘤が生じて骨内に充満したもの。内容液は血液。囊胞を開けると多量出血する。

E　腫瘍および類似疾患

- ▶ 概念　腫瘍は自律的，非可逆的に過剰増殖する細胞の集団である。本来，生体がもつ細胞が突然変異を起こすか，あるいは過剰増殖が生じて，ほかから制御されることなく，また合目的性がなく発育するもの。
- ▶ 発生部位による分類
　①軟組織に発生する腫瘍

②顎骨内に発生する腫瘍
▶ 発生起源による分類
　　①上皮性腫瘍
　　②非上皮性腫瘍
　　③混合腫瘍
▶ 臨床的に宿主に及ぼす影響による分類
　　①悪性腫瘍
　　②良性腫瘍
　　③前がん病変
▶ 歯との関連による分類
　　①歯原性腫瘍
　　②非歯原性腫瘍

1. 軟組織に発生する腫瘍

1　上皮性良性腫瘍

❶乳頭腫
表層上皮性の腫瘍。真の腫瘍ではない粘膜上皮の反応性増殖物が多い（図4-26）。
▶ **症状**　白色，表面粗糙ないぼ状，乳頭状，あるいは樹枝状の硬靱な腫瘤。好発部位は粘膜表面，特に歯肉，舌，頬粘膜。
▶ **治療**　摘出手術，単純切除術。

❷多形腺腫
小唾液腺に由来する良性腫瘍。腺腫の大多数を占める（図4-27）。
▶ **症状**　健常粘膜に覆われた境界明瞭な，弾性硬あるいは軟，半球状。時にポリープ状の腫瘤。好発部位は口蓋，頬粘膜。
▶ **治療**　摘出手術，単純切除術。

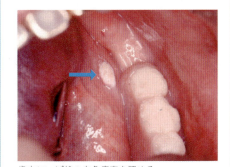

歯肉にいぼ状の白色病変を認める。

図4-26　乳頭腫

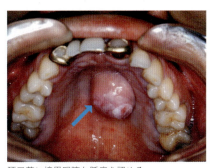

硬口蓋に境界明瞭な腫瘤を認める。

図4-27　多形腺腫

2　非上皮性良性腫瘍

❶線維腫

線維組織の増殖からなる腫瘍（図4-28）。真の腫瘍は少なく，反応性増殖が多い。口腔粘膜に生じる腫瘍状病変のなかで最も多い。

▶ 症状　表面健常な粘膜に覆われた半球状，結節状，ポリープ状の弾性硬あるいは軟の腫瘤。好発部位は歯肉，舌，頰粘膜など。

▶ 治療　摘出手術，単純切除術。

❷脂肪腫

脂肪組織から発生する腫瘍。

▶ 症状　表面健常な粘膜に覆われ，柔軟な弾力性のある帯黄色の腫瘤。好発部位は頰粘膜部。

▶ 治療　摘出手術。

❸管腫

血管腫とリンパ管腫がある。最近は血管系の組織奇形としてまとめられている。大きく成長すると大（巨）唇症，大（巨）舌症，巨頰症となり，嚥下，言語，呼吸，咀嚼などの障害を生じる。

（1）血管腫

腫瘍と考えられているのは乳児血管腫（苺状血管腫）のみであり，そのほかは血管の形成異常と考えられている。単純性（毛細血管の増殖：毛細血管奇形），海綿状（拡張した血管の集合：静脈奇形），蔓状（先天的な動静脈吻合：動静脈奇形）がある（図4-29）。

▶ 症状　柔軟で被圧縮性，時に勃起性。境界は必ずしも明瞭ではない。粘膜表層に発生すると鮮紅色ないし青紫色，深部に発生したものは健常色で，静脈石を伴うことがある。好発部位は口唇，舌，頰部。

▶ 治療　小さいものは全摘手術。大きいものでは放射線療法，人工栓塞療法，梱包療法など。

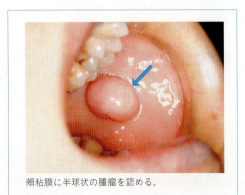

頰粘膜に半球状の腫瘤を認める。

図4-28　線維腫

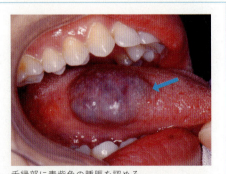

舌縁部に青紫色の腫脹を認める。

図4-29　血管腫

(2) リンパ管腫

最近は血管異常の一部とされ，リンパ管奇形に分類されている。

▶ **症状** 表面に発生したときは半透明・小顆粒状。深在性のものは境界不明瞭な柔軟な膨隆。炎症を合併すると，一時的に著しく腫脹することがある。好発部位は口唇，舌，頰部。

▶ **治療** 小さいものは全摘手術。大きな腫瘍で摘出によって障害が発現する可能性がある場合は部分切除。

❹ 神経原性腫瘍

神経組織に由来する腫瘍で，組織型は神経線維腫，神経鞘腫が比較的多い。

▶ **症状** 緩慢な膨張性の発育をし，一般には自覚症状が少ないが，増大すると機能障害，審美障害を引き起こす。好発部位は舌，頰粘膜，口蓋など。

▶ **治療** 摘出手術。

3 前がん病変

- **前がん病変**：正常なものに比べて，明らかにがんの発生しやすい形態学的な変化を伴った組織。
- **前がん状態**：明らかにがん発生の危険性が増加した一般的な状態。

❶ 白板症

本節 -F-4- ❷「白板症」参照。
約5％ががん化する。紅斑やびらんのあるものはがん化頻度が高い。

❷ 紅板症

悪性化率が高い。比較的まれ。

4 悪性腫瘍

❶ 組織型別の分類

(1) 扁平上皮がん

扁平上皮がんは主として口腔粘膜に発生する（図4-30）。上顎洞，咽頭などから伸展してくることもある。舌が最も多く，次いで歯肉にも多い。男性が女性より多く（男：女＝1.6：1），40歳以上の高年者に多い。

▶ **症状** 花キャベツ様のもの，びらんまたは潰瘍を示すもの，乳頭腫に類似したもの，粘膜白斑の中に生じるもの，膨隆の著しいものなど多様。自覚症状はまったくないか，しみる程度。後になり激痛を伴う。舌，口底原発はリンパ節転移しやすい。歯肉原発は骨の吸収破壊を起こす。鼻腔や眼窩に伸展すると，鼻閉，鼻出血，悪臭ある鼻漏，眼球突出，視力障害などを起こす。

▶ **治療** 原発部に対しては再建手術を併せた根治的手術，放射線照射が行われる。リンパ節転移に対しては頸部郭清手術が主として行われる。

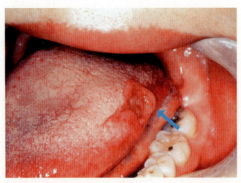

舌縁部に潰瘍を認める。

図4-30 扁平上皮がん

(2) 小唾液腺がん

小唾液腺がんは，口腔粘膜がんの約5%を占める。口唇，舌下部，舌根部，口蓋部，頰部，臼後部の小唾液腺から発生する。腺様囊胞がんと粘表皮がんが多い。口蓋，口底に多い。男女ほぼ同数で40歳以上の高年者に多い。

▶ **症状** 早期には粘膜下の比較的限局した腫瘤。進行すると表層の潰瘍形成，肉芽様の腫瘤形成。神経症状を示すことが多い。発育は比較的緩徐だが，肺転移を起こしやすい。

▶ **治療** 外科療法が多く行われる。放射線照射は奏効しにくい。

(3) 肉腫

肉腫は口腔ではまれで，発生頻度は1%程度である。組織型は種々で，横紋筋肉腫，線維肉腫，悪性線維性組織球腫が比較的多い。

▶ **症状** 一般にがん腫より悪性で発育が速やかである。リンパ節転移も全身転移も起こしやすい。

▶ **治療** がん腫と同様だが，放射線に対する感受性は一定でない。

(4) 悪性リンパ腫

リンパ球，組織球，単球などの免疫担当細胞が腫瘍化したものをいう。非ホジキンリンパ腫がほとんどである。口腔内では節外性が多い。

(5) 悪性黒色腫

メラノサイトに由来する悪性度の高い腫瘍。上顎に起こりやすく，口腔粘膜にも，顎骨内部にも発生する。

❷ 部位別の分類

(1) 舌がん

舌がん

概要	定義	・舌の舌縁部に発生する腫瘍。 ・口腔粘膜がんの約40％以上を占める。 ・組織型は扁平上皮がんがほとんどである。 ・発症年齢は40〜70歳で，性差は約2：1で男性に多い。
症状・臨床所見		・びらんや潰瘍，出血，白斑，紅斑など。 ・白斑型と潰瘍型が多い。 ・白斑型は，比較的分化度が高く，予後が良い。 ・潰瘍型は初期でも刺激痛があり発見されやすい。顎下・頸部リンパ節や肺に転移しやすく，転移を起こすと予後が不良となる。
検査		・腫瘍部分の病理検査　・画像診断（CT, MRIなど） ・超音波検査
治療		・外科療法が中心。進展範囲に応じて舌部分切除，舌全摘出などが行われる。 ・切除後には機能温存のための再建手術が行われる。 ・放射線治療が行われることもある。

▶ **頻度**　口腔粘膜がんのなかの約40％以上を占め，最も頻度が高い。舌のなかでも舌縁部に発生することがほとんどである。組織型は扁平上皮がんがほとんどでそのほかは極めてまれである。発症年齢は40〜70歳で，性差は約2：1で男性に多い。

▶ **症状**　白斑型と潰瘍型が多い。白斑型は白板症から悪性化したものが多く，比較的分化度が高く，予後が良い。潰瘍型は初期でも刺激痛があり，発見されやすい。早期に発見されれば予後は良い。しかし，顎下・頸部リンパ節に転移しやすく，遠隔転移としては肺転移が多いのが特徴であり，転移を起こすと予後が不良となる。

▶ **治療**　外科療法が中心で，進展範囲に応じて舌部分切除，舌可動部半側切除，舌可動部全切除，舌半側切除，舌全摘出などが行われるが，機能温存のために切除後には再建手術が行われる。放射線治療は初期がんでは組織内照射が，やや進行すると外部照射も行われる。再建手術の成功率は高いが，機能が温存されないと言語障害，嚥下障害が発現し，術後のリハビリテーションが必要になる。術後リハビリテーションの補助に歯科材料による補綴的発音補助装置（舌接触補助床）が有効なことがある。

(2) 中咽頭がん

軟口蓋，咽頭側壁など口腔に連続した部位に症状を現すことが多いので口腔外科を受診することも少なくない。

▶ **頻度**　口腔・咽頭がんの約10％であり，咽頭がんのなかでは最も多い。発症年齢は50〜60歳が多く，性差では男性に圧倒的に多い。組織型は扁平上皮がんが多いが，小唾液腺由来の腺系がん，悪性リンパ腫もまれではない。扁平上皮がんでは口蓋弓，軟口蓋に発生するものは比較的高分化のものが多く予後が良いが，口蓋扁桃や舌根部に発生する

ものは低分化のものが多く，予後が不良である。
- ▶ 症状　びらん，潰瘍などであり，直接，観察することができれば比較的容易に診断がつく。しかし，部位的に直接，観察できないことが多く，初期には嚥下時の違和感やしみる感じなどによって，進行した場合には疼痛，出血，開口障害，嚥下障害などの症状によって発見される。
- ▶ 治療　中咽頭は術後の機能障害が大きいので，放射線療法と化学療法が多く行われる。外科療法を行う場合には再建手術を併せて行い，術後の機能温存に十分な配慮が必要である。機能障害は嚥下障害と言語障害が主であるが，放射線療法でも障害が起きることが多い。機能障害に対しては摂食嚥下，言語のリハビリテーションが行われる。

5　転移性腫瘍

他部位の腫瘍が口腔領域に転移したもの。
- ▶ 症状　骨の膨隆，自発痛，歯の動揺など。X線撮影時に吸収像で気づくこともある。
- ▶ 好発部位　原発巣は男性では肺がん，女性では子宮がんが多い。
- ▶ 治療　原発巣が確実に治癒していて，転移巣が口腔内に限局している場合には根治療法を行う。多くは対症療法のみにとどめる。

2. 顎骨内に発生する腫瘍

1　歯原性腫瘍・良性腫瘍：上皮性腫瘍

❶ エナメル上皮腫
　エナメル器に類似した組織像を示す歯原性腫瘍（図4-31）。20〜40歳代の下顎大臼歯部から下顎角部に好発する。性差はない。
- ▶ 症状　初期には無症状，増大すると顎骨の膨隆，羊皮紙様感を呈する。
- ▶ X線像　境界明瞭な単房性，多房性，時に石けんの泡状の透過像。根尖の吸収像がみられる。
- ▶ 治療　腫瘍の大きさに応じて，下顎では顎骨辺縁切除，区域切除，半側切除。若年者では開窓術後，囊胞腔が縮小してから，摘出手術を行うことが多い。

❷ 角化囊胞性歯原性腫瘍
　歯堤あるいはその残遺上皮から発生する囊胞形成性腫瘍で，囊胞上皮が角化性変化を示すもの。通常は原因となる歯がみられない。
- ▶ 症状　10〜20歳代の男性に多い。下顎大臼歯部から下顎枝に多い。発育緩慢で初期は無症状，増大すると骨の膨隆・羊皮紙様感が出現する。2次感染によって炎症症状を呈する。再発しやすい。
- ▶ X線像　単房性あるいは多房性の透過像，時にホタテ貝状。
- ▶ 治療　腫瘍の大きさに応じて，下顎では顎骨辺縁切除，区域切除，半側切除。若年者で

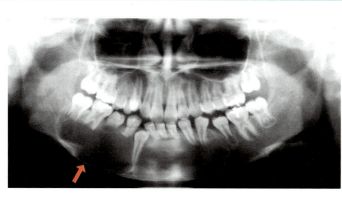

右側下顎骨内に大きな透過像が認められる。

図4-31 エナメル上皮腫のX線写真

は開窓術後，囊胞腔が縮小してから，摘出手術を行うことが多い。

❸**石灰化上皮性歯原性腫瘍**
　未萌出歯の退縮エナメル器上皮に由来する腫瘍。

❹**腺腫様歯原性腫瘍**
　特徴的な腺管状構造を形成する歯原性腫瘍。

2 歯原性腫瘍・良性腫瘍：混合腫瘍

❶**歯牙腫**
　歯牙腫とは，歯の硬組織の異常増殖を示す混合腫瘍のことで，組織奇形に属する（図4-32）。集合性と複雑性がある。

▶ **症状**　10〜20歳代に好発。発育緩慢でほとんど無症状，時に骨の膨隆。永久歯の萌出障害，歯の埋伏が多い。

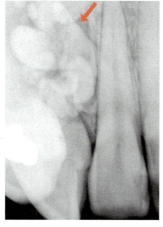

上顎小臼歯部に多数の小さな歯牙様構造物が認められる。

図4-32 歯牙腫のX線写真

Ⅱ　顎・口腔の疾患

- ▶ X線像　集合性歯牙腫：種々の大きさや形をもつ歯牙様構造物の集合。
  　　　　複雑性歯牙腫：1層の透過像で囲まれた境界明瞭な強い不透過像。
- ▶ 治療　摘出手術。

❷ **エナメル上皮線維腫**
　歯原性上皮および歯乳頭類似の細胞性間質成分の増殖よりなる腫瘍。

❸ **石灰化嚢胞性歯原性腫瘍**
　歯原性上皮由来で発育性の性格を有する囊胞状病変。

3 歯原性腫瘍・良性腫瘍：間葉性腫瘍

❶ **歯原性線維腫**
　歯の中胚葉性の要素に由来する線維性組織腫瘍。歯原性組織が確認されない中心性線維腫のこともある。

❷ **歯原性粘液腫**
　歯原性間葉組織に由来する粘液腫の構造を示す腫瘍。

❸ **セメント芽細胞腫**
　セメント芽細胞に由来し，セメント質様硬組織の増殖を特徴とする腫瘍。

4 悪性腫瘍

　歯原性悪性腫瘍には悪性エナメル上皮腫，エナメル上皮がんなどがあるが，いずれも極めてまれである。

5 非歯原性腫瘍：良性腫瘍

❶ **骨腫**
　成熟した骨組織の増生。真の腫瘍はまれ。中心性と周辺性がある。骨隆起とは区別する。
- ▶ 症状　上顎，下顎，関節頭に発生する。中年以降に多い。性差なし。初期は無症状，増大すると顎骨の無痛性の膨隆を示す。
- ▶ X線像　境界明瞭な均一な不透過像を示す。
- ▶ 治療　摘出手術または削除。

❷ **軟骨腫，骨軟骨腫**
　成熟した軟骨組織の増生からなる。

❸ **中心性血管腫**
　血管腫が骨組織の中に発生したもの。

6 非歯原性腫瘍：悪性腫瘍

❶ **上顎洞がん**
　上顎洞粘膜に原発したがん腫。主として扁平上皮がん。40〜70歳代に好発する。男性

が女性の2倍。
- ▶ **症状** 一般に鼻閉感，鼻漏，鼻出血，頬部腫脹，頬部違和感を示す。洞底部に発生すると歯の動揺・違和感を示し，口蓋の膨隆・噴火口状の潰瘍を示す。眼窩底部に達すると複視，眼球突出，眼球運動障害，流涙を起こす。前壁に発生すると眼窩下部の無痛性腫脹，眼窩下神経の知覚鈍麻が生じる。後壁に発生すると開口障害を起こしやすい。
- ▶ **X線像** 初期には上顎洞内の不透過像，進行すると洞壁の骨破壊像。
- ▶ **治療** 広範囲な切除手術，放射線治療，あるいは化学療法，放射線療法と小範囲の切除を併せたいわゆる三者併用療法。

❷ **骨肉腫**
悪性間質細胞とそれから形成された悪性類骨や骨からなる腫瘍。

3. 腫瘍類似疾患

❶ **骨形成性線維腫**
骨・セメント質に類似した石灰化物を含む線維性組織からなる。

❷ **線維性骨異形成症**
骨形成間葉組織の発育異常あるいは骨異栄養症。単骨性と多骨性がある。多骨性は症候群のことがある。
- ▶ **症状** 20歳未満の若年者の四肢骨，顎骨に好発。成人になると発育が停止することがある。初期には無症状で増大すると顎骨の無痛性腫脹を示す。
- ▶ **X線像** 斑点状，すりガラス状半透過像，囊胞状陰影欠損。
- ▶ **治療** 顎骨の削除。

❸ **根尖性骨異形成症**
萌出した下顎前歯の数本の根尖部に限局性にセメント質が増生した病変。臼歯部の根尖に限局性に生じるものは限局性骨異形成症とよばれる。下顎両側性に発生する開花性骨異形成症，家族性巨大型セメント質腫もあるが，まれである。
- ▶ **症状** 下顎前歯部，臼歯部。30〜40歳代の女性に多い。発育緩慢で初期には無症状。歯は生活歯。偶然発見されることが多い。2次的感染によって炎症症状を示す。
- ▶ **X線像** 初期：根尖の透過像。中間期：透過像内の不透過像。成熟期：根尖部の均一な不透過像と周囲の透過像。
- ▶ **治療** 治療は不要のことが多い。

❹ **ランゲルハンス細胞組織球症**
細網内皮系の障害により，骨やそのほかの組織に肉芽組織が沈着する疾患。

❺ **外骨症，内骨症**
反応性の成熟した骨の増殖であり，顎骨表面に膨瘤する外骨症と顎骨内にみられる内骨症がある。外骨症は口蓋の中央，下顎小臼歯部舌側に生じることが多く，それぞれ口蓋隆起，下顎隆起とよばれる（本節-A-5-2「骨隆起」参照）。

F 口腔粘膜疾患および類似疾患

- ▶ 概要　口腔粘膜に肉眼で変化のみられる疾患をいう。広義には口腔粘膜に生じるすべての疾患を含むが，通常は歯性炎症の粘膜への波及，急性外傷による粘膜の変化，良性あるいは悪性腫瘍，囊胞などは含まない。
- ▶ 粘膜疾患の基本的な形態　斑，丘疹，小水疱，水疱，膿疱，びらん，潰瘍，結節，腫瘤，萎縮のいずれかである（第2章-Ⅱ-C「口腔粘膜の変化」参照）。ただし，口腔粘膜は咀嚼によって機械的な刺激を受けるので，定型的な病態はみられないことが多い。

1. 色素性病変

❶び漫性メラニン色素沈着症
生理的あるいは全身疾患によるメラニン色素沈着。
- ▶ 症状　前歯部歯肉に好発。帯状または散在する褐色ないし黒褐色の色素斑。
- ▶ 治療　通常は無処置。必要なら切除，レーザー蒸散。

❷外因性色素沈着
主として歯科用金属（アマルガムなど）による色素沈着。
- ▶ 症状　黒色または黒紫色の歯肉縁の着色。
- ▶ 治療　必要なら切除と金属の除去。

❸色素性母斑
メラニン色素産生細胞の過誤腫的増殖。
- ▶ 症状　皮膚のほくろに相当するもの。限局性の黒色の腫瘤あるいは斑。
- ▶ 治療　切除。悪性化して悪性黒色腫になることがあるので経過観察が重要。

2. 潰瘍形成性疾患

❶褥瘡性潰瘍
慢性の機械的な刺激によって生じる潰瘍を**褥瘡性潰瘍**という（図4-33）。
- ▶ 症状　舌縁部や下顎舌側部に好発する。潰瘍は不定形で，比較的浅く，表面は灰白色から黄白色を呈する。
- ▶ 治療　原因となっている刺激を除去。

❷リガ-フェーデ病
乳幼児の舌下面にみられる褥瘡性潰瘍。先天歯や早期萌出歯の刺激によって生じる（本章Ⅰ-A-1-1「先天歯」参照）。
- ▶ 症状　舌下面の潰瘍。時に肉芽組織が増殖。
- ▶ 治療　原因歯の削合あるいは抜歯。

❸ 壊死性潰瘍性歯肉口内炎

口腔常在菌の菌叢の変化によって発生する。紡錘菌，スピロヘータ，プレボテラによる混合感染が多い。

▶ 症状　若い成人に発症。歯肉縁の壊死性潰瘍から周囲粘膜に波及する。
▶ 治療　安静，殺菌薬による含嗽，抗菌薬の投与，栄養補給。

3. アフタ性潰瘍

❶ 孤立性アフタ

非再発性，単発性のアフタ。原因不明。

▶ 症状　非再発性，単発性にアフタ性潰瘍を形成する。
▶ 治療　軟膏塗布。約1週で自然治癒する。

❷ 慢性再発性アフタ

原因不明で口腔粘膜にアフタ（境界明瞭な紅暈に囲まれた小円形の潰瘍）が繰り返し生じる疾患。口腔粘膜疾患のなかでは最も多くみられる疾患（図4-34）。

▶ 症状　頰粘膜，口腔前庭に好発。有痛性アフタ性潰瘍を形成。小アフタ型，大アフタ型，疱疹状潰瘍型がある。
▶ 治療　副腎皮質ステロイド軟膏の塗布，抗炎症薬の投与。

❸ ベーチェット病

再発性アフタを初発症状として，結節性紅斑などの皮膚病変，網膜ブドウ膜炎などの眼病変，外陰部潰瘍などが生じる疾患。自己免疫疾患と考えられている。時に失明することがある。

▶ 症状　口腔では再発性アフタ（大アフタ）。
▶ 治療　抗炎症薬，副腎皮質ステロイド薬，コルヒチン，シクロフォスファミドの投与。再発性アフタに対しては副腎皮質ステロイド軟膏の塗布。

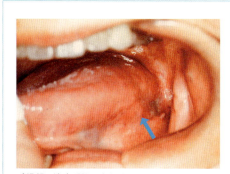

舌縁部に潰瘍が認められる。

図4-33　褥瘡性潰瘍

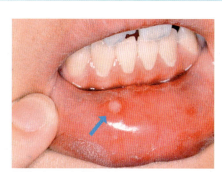

下唇に小アフタが認められる。

図4-34　アフタ性潰瘍

4. 角化病変

❶扁平苔癬
原因不明の炎症性角化症（図4-35）。金属アレルギーが疑われる症例もある。
▶ **症状** 中年女性に多く発症。頰粘膜に両側性にみられることが多い。白斑または白色の線条の中に紅斑あるいはびらんがみられる。
▶ **治療** 副腎皮質ステロイド軟膏塗布。

❷白板症
白板症とは摩擦によって除去できない粘膜の白斑で，ほかの疾患に分類できないものと定義されている（図4-36）。喫煙，機械的刺激，ビタミンA欠乏などが誘因となる。前がん病変の代表。
▶ **症状** 中年男性に多い。歯肉，舌，頰粘膜に好発。通常，自覚症状はない。粘膜面からやや隆起した白斑ないし灰白色斑。白斑型，いぼ型あるいは紅斑混在型などがある。紅斑混在型はがん化しやすい。
▶ **治療** 禁煙。刺激の除去。ビタミンAの内服。切除，レーザー蒸散。大きい場合は切除後に皮膚移植。

5. 自己免疫性水疱症

❶尋常性天疱瘡
表皮内の表皮細胞間接着因子に対する自己免疫疾患である。
▶ **症状** 通常，口腔粘膜に水疱が初発。水疱はすぐに破れ難治性のびらんを形成する。皮膚にも水疱が発生。ニコルスキー現象の発現。血清中に天疱瘡抗体発現。
▶ **治療** 副腎皮質ステロイド薬，スルフォン薬の投与。重症の場合，血漿交換療法。死に至ることもある。

❷類天疱瘡
粘膜の基底膜に対する自己免疫疾患。粘膜類天疱瘡と水疱性類天疱瘡がある。

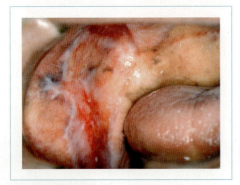

図4-35 扁平苔癬

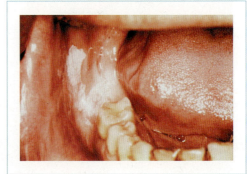

図4-36 白板症

▶ 症状　水疱を生じ，すぐに破れて潰瘍となる。
▶ 治療　副腎皮質ステロイド薬の投与，副腎皮質ステロイド軟膏の塗布。

6. 多形滲出性紅斑

　皮膚，粘膜に紅斑，びらん，水疱を生じる疾患である。重症型をスチーブンス・ジョンソン症候群という。原因は様々だが，薬剤アレルギーの口腔症状として現れることが多い。
▶ 症状　紅斑，びらんないし潰瘍を生じる。スチーブンス・ジョンソン症候群では，発熱，頭痛，全身の水疱が出現する。
▶ 治療　原因の除去，副腎皮質ステロイド薬の投与。

7. 舌炎および類似疾患

❶ 地図状舌
　舌背の糸状乳頭が部分的に欠如した状態（図4-37）。移動舌ともよばれる。原因不明。
▶ 症状　小児，若い女性に好発。舌背の紅色の地図状の模様。
▶ 治療　通常は放置。

❷ 溝状舌
　舌背表面に溝を形成した状態をいう。原因不明。先天性と考えられる。
▶ 治療　放置。

❸ 正中菱形舌炎
　舌背の分界溝付近の中央部に菱形の赤味をおびた斑を形成する疾患。奇形ないしは萎縮性カンジダ症と考えられている。炎症ではない。
▶ 治療　放置。

❹ 黒毛舌症
　舌背表面の糸状乳頭が延長し，黒色の色素が沈着した状態。口腔清掃不良，過度の喫煙，抗菌薬長期投与などによる。
▶ 治療　口腔清掃，含嗽薬の使用。

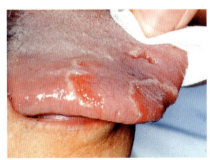

舌背全体に地図状の模様が認められる。

図4-37　地図状舌

❺ 舌苔
舌背表面に生じる白色ないし灰白色の苔状物をいう。糸状乳頭の増殖，肥厚，あるいは，剥離上皮，唾液成分，食物などが堆積したもの。
▶ 症状　舌背表面の変色。時に口臭を伴う。
▶ 治療　必要があれば舌背表面の苔状物の機械的清掃を行う。

❻ 平滑舌
舌の萎縮性変化によって糸状乳頭が消失して舌背が平坦化したものをいう。貧血，シェーグレン症候群，口腔乾燥などによって生じる。
▶ 症状　舌表面は平滑で発赤し，灼熱感，接触痛を伴う。
▶ 治療　原因疾患の治療とアズレン軟膏塗布，含嗽薬投与。

8. 口唇炎および類似疾患

❶ 肉芽腫性口唇炎
肉芽腫性口唇炎は原因不明の口唇の硬結性腫脹であり，歯根尖の慢性炎症が関連することがある。メルカーソン・ローゼンタール症候群に合併することもある。
▶ 治療　原因となる歯の根尖病巣などの治療。

❷ 血管神経性（クインケ）浮腫
粘膜が急激に浮腫性に腫脹した状態をいう。アレルギー性。主として口唇の一過性で無痛性の腫脹がみられる。
▶ 治療　経過観察。

❸ 口角びらん
口角部に亀裂，びらんを生じた状態。**口角炎**ともよばれる。口腔乾燥，唾液過多，ビタミンB_2欠乏などが要因と考えられているが，カンジダ症が関与していることが多い。
▶ 治療　原因除去。抗真菌薬，殺菌消毒薬の局所投与。

9. 真菌感染症（口腔カンジダ症）

真菌による感染症。抵抗力の減弱による菌交代現象によって発現する。

❶ 偽膜性カンジダ症（図4-38）
口腔粘膜に白色の苔状物（偽膜）が付着する。ぬぐい去ることができる。最も一般的なもの。

❷ 肥厚性カンジダ症
粘膜に肉芽腫性変化を伴った増殖がみられる。

❸ 紅斑性（萎縮性）カンジダ症
偽膜に覆われた粘膜に萎縮や紅斑が認められる。最近，高齢者で増加している。

10. ウイルス感染症

1 単純疱疹ウイルス感染症

単純疱疹ウイルスによる感染症。症状によって病名がつけられる。

▶ **治療** 安静，栄養補給，2次感染予防，抗ウイルス薬投与。

❶ 疱疹性（ヘルペス性）歯肉口内炎

主に小児の初感染時にみられる（図4-39）。

▶ **症状** 発熱，全身の倦怠感。口腔粘膜，歯肉の多数の小水疱形成から小アフタを形成する。7～10日で自然治癒。

❷ 疱疹性（ヘルペス性）口内炎

再感染によるもの。症状が軽度で歯肉の症状はない。

❸ 口唇疱疹（ヘルペス）

再感染によるもの。赤唇と白唇の境界部に小水疱を形成する。

2 水痘・帯状疱疹ウイルス感染症

❶ 帯状疱疹

水痘と同じウイルスの再感染，または回帰発症によるもの（図4-40）。全身抵抗力の減退などが誘因。

▶ **症状** 発熱，神経痛様疼痛，知覚神経支配領域に一致した小水疱ないし小アフタの形成。顔面神経の知覚枝（膝神経節）に感染すると，知覚枝の支配する外耳道に水疱ができると同時に伴走する運動神経，自律神経の麻痺（顔面表情筋の麻痺など）を起こす（ラムゼイ・ハント症候群）。

▶ **治療** 安静，栄養補給，2次感染予防，抗ウイルス薬投与。

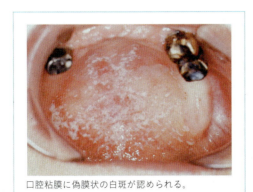

口腔粘膜に偽膜状の白斑が認められる。

図4-38 偽膜性口腔カンジダ症

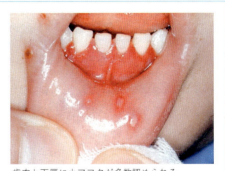

歯肉と下唇に小アフタが多数認められる。

図4-39 疱疹性歯肉口内炎

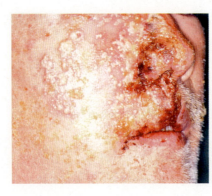
右側三叉神経第2枝に沿って多数の小水疱が認められる。

図4-40 帯状疱疹

3 コクサッキーウイルス感染症

❶ ヘルパンギーナ（水疱性咽頭炎）
　主としてコクサッキーウイルス A_4 などのウイルスによる感染。
▶ **症状**　幼・小児の軟口蓋，咽頭に小水疱からアフタを形成する。発熱，全身の倦怠感，嚥下痛などのかぜ様の症状を示す。7〜10日で自然治癒。

❷ 手足口病
　主としてコクサッキーウイルス A_{16}，エンテロウイルスなどによる流行性の感染症。
▶ **症状**　幼・小児に好発。口腔粘膜と手掌，足蹠に小水疱を発症する。発熱，全身の倦怠感を示す。7〜10日で自然治癒。
▶ **治療**　安静，栄養補給，2次感染予防。

4 麻疹ウイルス感染症
　麻疹ウイルスの感染によって臼歯部頰粘膜の帯青色の小斑点隆起（コプリック斑）が現れる。

11. AIDSによる口腔症状

　口腔粘膜には全身疾患の症状が早期に現れるが，AIDSにおいても口腔に早期に症状が発現する。
❶ **壊死性潰瘍性歯肉口内炎**
❷ **真菌感染症（口腔カンジダ症）**
❸ **単純疱疹ウイルス感染症**
　❶〜❸はいずれも前述した疾患であるが，どれもAIDSによって免疫力が低下すると症状を示すことが多い。

❹ 毛状白板症

前述の白板症の一種であるが，舌縁部に多くみられるひだ状の白斑で，病理組織像では上皮過形成を示す．エプスタイン・バーウイルスが関与すると考えられている．

❺ 腫瘍

カポジ肉腫などの悪性腫瘍，パピローマウイルスに関連した乳頭腫などが発生しやすくなる．

G 血液疾患による口腔症状

口腔粘膜は全身の鏡といわれるように全身疾患の症状が早期に現れる．血液疾患のなかにも口腔に独特の症状を示すものがある．また，口腔領域では抜歯を中心とした観血的処置が多いので出血性素因の症状が最初に発現することが多い．

1. 赤血球系の異常

1 貧血

❶ 鉄欠乏性貧血

鉄欠乏による血色素の産生抑制．貧血のなかで最も多い．女性に多い．

▶ 口腔の症状　プランマー・ビンソン症候群（赤い平らな舌，嚥下障害），口角炎．同時に指の爪の異常（匙状爪）がみられることがある．

❷ 悪性貧血，胃全摘出後

内因子欠乏によるビタミン B_{12} の吸収障害．

▶ 口腔の症状　ハンター舌炎（糸状乳頭萎縮：赤い平らな舌，舌痛），味覚異常，口内炎．

❸ 再生不良性貧血

骨髄での血球生成機能の低下．

▶ 口腔の症状　歯肉出血，粘膜の出血斑，粘膜の潰瘍，壊死．

2. 白血球系の異常

❶ 急性白血病

骨髄細胞の自律性増殖による悪性腫瘍．リンパ性，骨髄性がある．

▶ 口腔の症状　易感染性，歯肉内縁上皮の潰瘍，歯冠乳頭の壊死，歯肉の疼痛，歯肉出血，偽膜形成，歯肉肥大，歯痛，歯の動揺，歯槽骨の吸収．

❷ 顆粒白血球減少症，無顆粒球症

顆粒球の産生の低下，消費の亢進，破壊の亢進，分布の異常などによる白血球の減少．

▶ 口腔の症状　出血症状，咽頭痛，口腔粘膜・歯肉の発赤・潰瘍・壊死，リンパ節の腫脹．

Ⅱ　顎・口腔の疾患

3. 出血性素因

1 血管壁の異常によるもの

①先天性：遺伝性出血性末梢血管拡張症，遺伝性結合織疾患，骨形成不全症など。
②後天性：自己免疫性血管性紫斑病，薬剤による血管性紫斑病，後天性結合織疾患（ビタミンC欠乏症，副腎皮質ステロイド紫斑病，老人性紫斑病），単純性紫斑病，感染症など。

▶ 口腔の症状　歯肉出血，抜歯後出血，口腔粘膜の易出血性。

2 血小板の異常によるもの

❶血小板減少症，血小板機能異常
①先天性：ファンコーニ症候群，遺伝性血小板減少症，胎児赤芽球症，血小板無力症など。
②後天性：再生不良性貧血，骨髄浸潤・骨髄抑制（急性白血病，放射線照射，制がん薬など），感染，播種性血管内凝固，特発性血小板減少性紫斑病，薬剤過敏症，輸血後など。

▶ 口腔の症状　毛細血管性の浅在性の出血斑，自然出血，歯肉出血，抜歯後出血。

3 血液凝固の異常

❶内因系凝固因子の異常
①先天性：血友病A，B。
②後天性：凝固阻子因子。

❷内因・外因両系共通因子の異常
①先天性：第V因子，第X因子，プロトロンビン，フィブリノーゲンの欠乏症。
②後天性：肝疾患，ビタミンK欠乏，抗凝固薬投与。

▶ 口腔の症状　小動脈性の出血斑，深在性の血腫形成，関節出血，関節痛，抜歯後出血。

4 血液凝固と血小板機能の異常を伴うもの

❶フォン・ウィレブランド病（常染色体優性遺伝）

▶ 口腔の症状　鼻出血，歯肉出血，皮膚・粘膜下出血，紫斑，抜歯後出血。

H 大唾液腺疾患

三大唾液腺（耳下腺，顎下腺，舌下腺）に生じる疾患で唾液腺に固有のもの。

1. 分泌障害

❶流涎症
唾液が過剰に口の中にたまり，口角などから口の外に流れる状態を**流涎症**という。流涎

症は唾液の分泌量の増加，口腔器官の運動障害や手術などによる組織欠損によって唾液の嚥下がうまくできないときに起きる。流涎症が長く続くと，下唇周囲皮膚が口腔から流れ出た唾液に常にさらされ湿疹などが生じる。

❷口腔乾燥症（ドライマウス）

唾液の分泌量が極端に減少し，口の中が乾燥した状態を**口腔乾燥症（ドライマウス）**という（図4-41）。

- ▶ **原因** 慢性唾液腺炎，加齢による唾液腺の萎縮，シェーグレン症候群，放射線照射などの唾液腺の異常による場合と加齢，薬剤の副作用（抗がん剤などの化学療法，降圧薬や向精神薬の長期服用），糖尿病，体液の異常，交感神経の緊張などの唾液腺以外の原因による場合がある。
- ▶ **症状** 口腔粘膜の乾燥感，灼熱感，疼痛，粘膜の裂溝形成，味覚障害，義歯の装着困難，嚥下障害，言語障害，口腔カンジダ症など。
- ▶ **治療** 口腔の清潔を保つための口腔ケアをまず行う。粘膜の痛みや灼熱感があるときには，アズレン含有の含嗽薬を使用する。乾燥には水，お茶，レモン水の摂取や市販の口腔内ジェルなどの保湿薬を使用する。内服による薬物療法は極めて限定され，放射線照射による口腔乾燥症には塩酸ピロカルピン，シェーグレン症候群にはセビメリン塩酸塩などがある。

2. 閉塞性疾患

❶唾石症

導管内で脱落上皮や異物が核となって石灰沈着が起きたもの（図4-42）。粘液栓は石灰化前のもの。顎下腺導管内唾石が大部分を占める。

- ▶ **症状** 食事時の唾液腺の腫脹と唾疝痛。触診・ゾンデ診で硬固物を触知する。X線不透過像。
- ▶ **治療** 管内唾石の場合は口腔内より摘出。腺体内唾石の場合は，腺全摘。

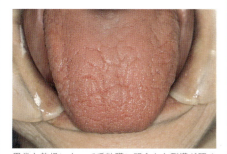

異常な乾燥によって舌粘膜に明らかな裂溝が認められる。

図4-41 口腔乾燥症（ドライマウス）

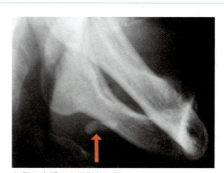

左側口底部に小円形状に認める。

図4-42 唾石症のX線写真

3. 炎症

❶急性化膿性唾液腺炎
細菌性。顎下腺炎と耳下腺炎がある。導管からの逆行性感染，導管閉塞（唾石）の合併症が多い。
- ▶ 症状　発赤，腫脹，疼痛，唾液排出の減少，粘稠な唾液排出，排膿。
- ▶ 治療　原因の除去，抗菌薬の投与。

❷慢性再発性耳下腺炎
成人における急性化膿性唾液腺炎の慢性化。
- ▶ 症状　急性炎症の反復。
- ▶ 治療　原因の除去，抗菌薬の投与，難治例では摘出。

❸慢性硬化性顎下腺炎（キュットナー腫瘍）
顎下腺の硬化と腫脹を示す疾患。良性腫瘍と似ている。
- ▶ 症状　顎下腺の無痛性の硬靱な腫脹，時に唾石を伴う。
- ▶ 治療　必要に応じて顎下腺摘出。

❹流行性耳下腺炎
いわゆるおたふくかぜ。ムンプスウイルスの感染。小児に好発する。
- ▶ 症状　全身発熱，全身の倦怠感，両側耳下腺の有痛性腫脹。
- ▶ 治療　対症療法，γ-グロブリン投与，合併症の予防。

❺シェーグレン症候群
乾燥性角結膜炎，慢性唾液腺炎を主徴とした自己免疫疾患。2次性ではリウマチ性関節炎，全身性エリテマトーデスなどを合併する。
- ▶ 症状　中年女性に好発。眼・口腔・鼻の乾燥症状。耳下腺の腫脹。涙液・唾液の分泌減少。抗SS-抗体の発現。
- ▶ 治療　投薬（塩酸セビメリン），対症療法，人工唾液，含嗽薬，唾液腺ホルモン，漢方薬。

4. 囊胞

❶ガマ腫
舌下腺導管の損傷によって生じる唾液腺貯留囊胞（図4-43）。
- ▶ 症状　片側舌下部（口底部）の半球状の腫脹。無痛性，波動を触れる。黄色透明・粘稠な内容液。時に顎下部まで腫脹。
- ▶ 治療　通常は開窓療法，舌下腺とともに摘出することもある。

5. 腫瘍

❶多形腺腫
良性上皮性の腫瘍。唾液腺腫瘍のなかで最も多い。

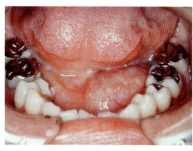

左側口底部に半球状の腫瘤が認められる。

図4-43 ガマ腫

▶ **症状**　耳下腺に好発。境界明瞭な無痛性，弾性硬の腫脹。周囲被膜が不明瞭なことがあり，再発しやすい。
▶ **治療**　摘出手術。

❷ワルチン腫瘍（腺リンパ腫）

良性上皮性の腫瘍。

▶ **症状**　耳下腺下極部に好発。時に両側に発生。境界明瞭な無痛性，弾性硬腫脹。
▶ **治療**　摘出手術。

❸悪性腫瘍

唾液腺に発生する悪性腫瘍。粘表皮がんと腺様囊胞がんが多い。まれに多形腺腫由来がんがある。

▶ **症状**　耳下腺に好発。通常は無痛性の境界不明瞭な腫脹，耳下腺では進行すると顔面神経麻痺を起こす。
▶ **治療**　唾液腺拡大全摘手術，リンパ節郭清，化学療法，放射線療法。

Ⅰ 神経系疾患，疼痛性疾患

顔面領域は三叉神経，顔面神経が主体。舌咽神経，舌下神経，迷走神経も関与している。これらの神経の損傷あるいは神経に対する刺激によって麻痺，痙攣，神経痛を生じる。末梢神経の変化が明らかでない場合にも疼痛性疾患が生じる。

1. 神経麻痺

1　神経麻痺の種類

神経の損傷によって知覚神経，運動神経あるいは自律神経の支配領域に麻痺が生じた状態。

❶三叉神経麻痺

①知覚麻痺：支配領域の皮膚，粘膜，歯髄などの知覚麻痺。
②運動麻痺：第Ⅲ枝の運動神経の麻痺。咀嚼困難，咬筋萎縮，下顎反射の消失。

❷ 顔面神経麻痺（図4-44）

(1) 神経支配領域による分類

①中枢性神経麻痺：脳の橋にある顔面神経核よりも中枢側に障害がある場合。末梢神経の麻痺と同様の麻痺を示すが，前額部の運動麻痺だけみられない。

②末梢性神経麻痺：顔面神経核より末梢に障害がある場合。
　(1) 大錐体神経の障害：涙の分泌障害，軟口蓋運動麻痺。
　(2) アブミ骨筋神経の障害：聴覚障害。
　(3) 鼓索神経の障害：舌前方2/3の味覚障害，顎下腺・舌下腺の分泌障害。
　(4) 筋枝の障害：顔面表情筋の運動障害（前額部のしわよせ不能，ベル症状，閉眼不能，鼻唇溝消失，口笛不能），顔面の汗の分泌障害。

(2) 原因による分類

①ベル麻痺（本態性末梢性顔面神経麻痺）：原因不明とされている。

②症候性顔面神経麻痺：外傷や手術などによる損傷が原因のもの。

③ラムゼイ-ハント症候群：膝神経節への帯状疱疹ウイルスの感染によるもの（本節-F-10「ウイルス感染症」参照）。

❸ 舌咽神経麻痺

①知覚麻痺：舌根部，咽頭部，軟口蓋，扁桃付近の知覚麻痺，舌後方1/3の味覚障害。まれ。

②運動麻痺：嚥下障害，咽頭粘膜反射の消失。

❹ 舌下神経麻痺

①運動麻痺：舌の偏位や麻痺側の萎縮，言語障害，咀嚼障害，嚥下障害，流涎など。

2 神経麻痺の治療方針

原因疾患の診断，原因の除去，薬物療法（ビタミンB_{12}，ATP製剤），リハビリテーション，神経管内圧除去手術，神経移植・縫合術。

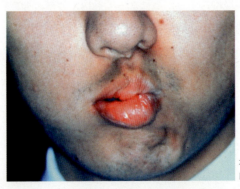

右側の鼻唇溝消失と口笛不能がみられる。

図4-44 顔面神経麻痺

顔面神経麻痺に対しては副腎皮質ステロイド投与，星状神経節ブロックを行う。帯状疱疹ウイルス感染（ハント症候群）が疑われる場合には抗ウイルス薬の投与を行う。

2. 疼痛性疾患と神経痛

▶ 分類
　①神経障害性
　　発作性神経痛＝真性神経痛。
　　持続性神経痛：帯状疱疹後神経痛，神経炎，神経腫，外傷後神経痛，反射性交感神経萎縮症。
　②侵害受容器障害性（症候性）：顔面・口腔の疾患に起因する疼痛（筋・骨格系の異常，口腔病変）。
　③心因性：精神的原因による疼痛（心身症，神経症，心気症，ヒステリー，統合失調症，詐病など）。
▶ 治療方針　原因疾患の診断とそれに対する処置，対症療法。

1　真性神経痛

神経障害性疼痛のなかの発作性神経痛に相当する。神経支配領域に一致した部位に発作性，電撃様の激痛を示す疾患。疼痛以外に器質的な原因が不明なことが多いが，精査をすると頭蓋内に原因がみつかることがある。

▶ 種類
(1) 三叉神経痛
　中高年女性に好発，第Ⅱ枝，第Ⅲ枝が多い。神経の走向に沿った間欠的・発作性・電撃様激痛がある。バレー圧痛点，パトリック発痛帯がある。
(2) 舌咽神経痛
　舌根部，口峡部，咽頭および扁桃部などの，発作性の電撃様激痛。
(3) 顔面神経痛
　中間神経の支配領域である耳介内部の疼痛（耳痛）。
(4) 迷走神経痛
　喉頭部を中心とした特徴的な発作性の電撃様激痛。まれ。
▶ 治療　神経ブロック，薬物療法（カルバマゼピン，ビタミンB_1），理学療法，外科療法（血管減圧術，神経切除術，神経捻除術）。

2　仮性神経痛（症候性神経痛）

神経支配領域とは必ずしも一致しない範囲の部位に疼痛を起こす病態。侵害受容器の障害によるものであり，精査をすれば神経末梢に疼痛の原因となる疾患が判明する。がん性疼痛のように原因がわかっていても，その病態を改善できないときには対症療法としての除痛治療が行われる。

3. 神経痙攣

神経に対する刺激によって神経支配領域に痙攣を引き起こす。痙攣には間代性痙攣（拮抗筋どうしの収縮が交互に起こるもの）と強直性（主に伸筋が持続性に硬直状態になるもの）がある。

▶ **神経支配部位による分類**

（1）**三叉神経痙攣**（咀嚼筋痙攣）
　①間代性：悪寒戦慄，疲労，激怒，三叉神経痛の発作時などにみられる。歯ぎしり（ブラキシズム），食いしばり（クレンチング）もここに含まれる。
　②強直性：咬筋や側頭筋の筋の硬直，開口不能，咀嚼困難，発音障害。

（2）**顔面神経痙攣**（短時間で不随意的に起こる顔面の痙攣）
　①間代性：いわゆる顔面チック。精神的緊張が誘因となる不随意的な片側性の顔面表情筋の痙攣。
　②強直性：精神的影響がない痙攣で疼痛を伴うことがある。破傷風のときにみられる特有な痙笑がその典型。

▶ **原因**

脳膜炎，破傷風，ヒステリー，てんかんなど。

▶ **治療方針**

原因疾患の診断と治療，対症療法，鎮痙薬，精神安定薬の投与。

J 口腔，顎，顔面における心因性病態

1 心因性病態の種類

心理・社会的ストレス，環境因子，性格因子および病的な感情などが誘因となって，口腔に症状を現す病態である。

❶**口腔心身症**

心身症とは「身体疾患の中で，その発症や経過に心理社会的因子が密接に関与し，器質的ないし機能的障害が認められる病態をいう」（日本心身医学会，1991）と定義されている。

口腔系の器官に特有の身体的症状を示すものとして，舌痛症，口腔異常感症，咬合異常感症，非定型顔面痛，非定型歯痛，自（己）臭症，ドライマウス（口腔乾燥症）などがある。

❷**精神疾患**

気分障害（感情障害），いわゆる神経症的疾患などによって口腔に症状を現すことがある。

2 心因性病態の治療方針

原因疾患の診断とそれに対する処置，対症療法となる。

K 顎関節疾患

顎関節部に固有の疾患である。

1 発育異常

❶ 関節突起無形成,関節突起形成不全

顎関節の関節突起が形成されないか,形成が不十分な状態。先天性は鰓弓症候群の症状であることがある。後天性は外傷,骨髄炎などの後遺症。

▶ **症状**　片側性では下顎骨の非対称による顔貌の変形,交叉咬合。両側性では小顎症。罹患側の顎運動障害。顎関節強直症を合併することがある。

▶ **治療**　顎関節形成手術,顎骨形成手術。

❷ 関節突起過形成

下顎頭の異常増大をきたす疾患。腫瘍によることが多い。

▶ **症状**　通常片側性。下顎骨の非対称による顔貌の変形,交叉咬合。罹患側の顎運動障害。

▶ **治療**　下顎頭切除手術,顎骨形成手術。

2 外傷

顎関節部に外力が加わることにより,顎関節を構成する骨および軟組織に障害が生じる。①脱臼,②骨折,③捻挫(外傷性顎関節炎)(本節 -B-2-2- ❷「外傷性顎関節炎」参照)。

3 炎症

顎関節における急性外傷,リウマチ性疾患による炎症および細菌感染による化膿性炎が含まれる。

①外傷性顎関節炎(本節 -B-2-2- ❷「外傷性顎関節炎」参照),②化膿性顎関節炎(本節 -C-1-8「化膿性顎関節炎」参照)。

4 腫瘍および類似疾患

骨,軟骨および滑膜などから腫瘍および腫瘍様病変が生じる。悪性腫瘍の発生はまれである。

①骨腫,②軟骨腫,③滑膜軟骨腫症,④滑膜骨軟骨腫症,⑤軟骨肉腫。

5 顎関節強直症

顎関節を構成する組織の器質的変化により,顎運動が著しく阻害されたもの。骨性癒着と線維性癒着がある。骨髄炎,化膿性顎関節炎,顎関節部外傷などが原因となる。

▶ **症状**　強い開口障害。骨性ではほとんど開口不能,幼小児に発現すると片側性では罹患

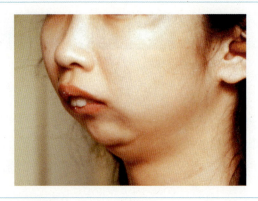

図4-45 顎関節強直症による小顎症

側の顎発育障害による顎変形症，下顎正中の罹患側への偏位。両側性では小顎症（図4-45）。
▶治療　顎関節授動術，関節形成術，術後の開口訓練。

6 顎関節症

顎関節部の疼痛，顎関節雑音，顎運動異常を主症状とする慢性疾患群の総称。20歳代の女性に多くみられる。歯科における3大疾患といわれるほどに多い疾患である。

❶顎関節症Ⅰ型（咀嚼筋障害）

咀嚼筋の障害を主としたもの。精神的要因が関与することがある。
▶症状　筋症状，筋の圧痛，運動痛。
▶治療　マイオモニター療法，筋弛緩薬・マイナートランキライザー投与，スプリント療法。

❷顎関節症Ⅱ型（関節包・靱帯障害）

顎関節を構成する組織あるいはその周囲組織の慢性外傷性病変。
▶症状　開・閉口時，咬合時運動痛。関節周囲の圧痛。開口障害。
▶治療　関節部の安静。消炎鎮痛薬投与。スプリント療法。

❸顎関節症Ⅲ型（関節円板障害）

関節円板の異常を主としたもの。開閉口時に関節円板の復位を伴うもの（Ⅲa型）と復位を伴わないもの（Ⅲb型）がある。

(1) Ⅲa型（復位を伴うもの）
▶症状　関節雑音。MRIによる円板の偏位の所見。
▶治療　スプリント療法（前方整位型），マイオモニター療法。

(2) Ⅲb型（復位を伴わないもの）
▶症状　関節雑音の消失，顎運動障害，開口時の疼痛。MRIによる円板の偏位の所見。
▶治療　マニピュレーション（徒手的円板整位）療法，スプリント療法（ピボット型），疼痛が

強ければ消炎鎮痛薬投与，上関節腔洗浄療法，鏡視下剥離授動術。

❹ **顎関節症Ⅳ型**（変形性関節症）

関節の骨の変化を伴うもの。

▶ 症状　関節の運動痛，関節雑音。X線像における骨の変化の所見。

▶ 治療　顎関節の負担軽減療法。

国家試験問題

1 う蝕の原因菌として正しいものはどれか。　　　（予想問題）

1. サルモネラ菌
2. 黄色ブドウ球菌
3. ミュータンス連鎖球菌
4. トキソプラズマ

2 舌がんの初期に伴う症状はどれか。　　　（予想問題）

1. 舌の激痛
2. 舌の刺激痛
3. 舌の出血
4. 舌の運動障害

▶ 答えは巻末

国家試験問題 解答・解説

皮膚 1章 ①　　解答 1

○1：皮膚の表面は皮脂由来の脂肪膜で覆われ，細菌や真菌の侵入を防いでいる。
×2：粘膜は脂肪膜がなく細菌が繁殖しやすい。
×3：皮脂腺は高齢になると退縮し，肌が乾燥しやすくなる。
×4：アポクリン汗腺は腋窩，外陰部など特定の部位にのみ分布する。

皮膚 1章 ②　　解答 2, 5

アポクリン汗腺が分布するのは腋窩，乳房，外陰部，肛門周囲などの特定部位であり，思春期を迎えるとアポクリン分泌物が排出されるようになる。水を主成分とする汗と異なりアポクリン分泌物は脂質や細胞破壊成分を含むため，粘稠で皮表に出ると臭気をもつ。

×：1，3，4
○：2，5

皮膚 2章 ①　　解答 3

強い瘙痒感を伴う皮膚疾患には，湿疹・皮膚炎，痒疹，蕁麻疹などがある。白癬も瘙痒感を伴う場合が多いが，発症する部位によって瘙痒がない場合もある。

×1：紫斑症（紫斑病）の主症状は点状出血から大きな斑状の紫斑であり，瘙痒感はない。
×2：かゆみの生じる主な白癬は，体部白癬，股部白癬，足白癬，手白癬である。
○3：接触皮膚炎は原因物質に触れることで生じ，1次刺激性とアレルギー性に区別される。いずれも激しい瘙痒感と灼熱感が特徴である。
×4：下肢から足関節部，膝蓋部などに発生する紅斑が代表的な症状である。瘙痒感はなく，局所熱感，圧痛を伴う。

皮膚 2章 ②　　解答 3

×1：光沢を帯びた正常～淡紅色の丘疹や小結節が主な皮膚症状である。水疱は生じない。

×2：伝染性紅斑の特徴は両頬部のびまん性紅斑と四肢伸側のレース状紅斑である。水疱は生じない。
○3：水痘の皮膚症状は浮腫性紅斑として生じた皮疹と，その皮疹が水疱化したものである。写真では赤みを帯びた丘疹あるいは水疱が全体にみられ，水痘の症状と合致する。
×4：風疹の主な皮膚症状は粟粒大（約2～3mm）の丘疹である。水疱は生じない。

皮膚 3章 ①　　解答 2

×1，4：褥瘡の洗浄に消毒液は適さない。
○2：褥瘡の洗浄には生理食塩液（または水道水）を用いる。
×3：ホルマリンは生体組織の防腐処理などに用いられ，人体に有害である。

皮膚 3章 ②　　解答 1

貼布試験は遅延型アレルギー反応をみるための検査であり，被検物質をパッチテスト用の絆創膏で貼布し，48時間，72時間，1週間後に判定を行う。貼布時には，1次刺激反応（すべての人に陽性反応が出る）を避け，感作された人にのみ陽性反応が出るよう，被検物質を至適濃度に希釈する。また石けんなど刺激性の強い物質には，絆創膏を使わない開放式貼布試験が行われる。

×：1
○：2，3，4，5

皮膚 4章 ①　　解答 4

ベーチェット病では口腔内アフタ，前房蓄膿性ぶどう膜炎，外陰部潰瘍，結節性紅斑様皮疹が主症状であり，この4症状がそろえば診断が確定する。

○4：外陰部潰瘍のほか，ベーチェット病の代表的な皮膚症状として，結節性紅斑様皮疹，血栓性静脈炎，毛包炎，痤瘡様皮疹があげられる。

×1, 2, 3：いずれもベーチェット病の症状にはあてはまらない。

皮膚　4章　2　　　　解答 4

ブレーデンスケールは褥瘡発生の危険性，すなわち発生リスクを把握するための予測スケールである。

○4：ブレーデンスケールでは，①知覚の認知，②湿潤，③活動性，④可動性，⑤栄養状態，⑥摩擦とずれの6項目の状況を得点数で表し，6〜23点で評価する。点数が低いほど褥瘡発生の危険性が高いとされる。
×1, 2, 3：いずれもブレーデンスケールの対象ではない。また褥瘡の重症度と経過の評価にはDESIGN-R® が用いられる。これは褥瘡の深さ，滲出液，大きさ，炎症／感染，肉芽組織，壊死組織，ポケットの状態をそれぞれ評価して点数化するものである。

皮膚　4章　3　　　　解答 1

アトピー性皮膚炎の患者では高IgE血症を伴うことが多く，ダニや家塵に対する特異的IgE抗体が高率に証明される。

○1：日本皮膚科学会のアトピー性皮膚炎の定義においては，アトピー素因を①家族歴・既往歴（気管支喘息，アレルギー性鼻炎・結膜炎，アトピー性皮膚炎のうちのいずれか，あるいは複数の疾患），または② IgE抗体を産生しやすい素因としている。
×2, 3, 4：いずれもアトピー性皮膚炎の患者にはあてはまらない。抗核抗体の陽性反応は膠原病で出やすい。また四肢における好発部位は，（特に学童期では）屈側である。患部では発汗が減少することが多い。

眼　1章　1　　　　解答 2

外部から入ってきた光は，眼球の前眼部（角膜，水晶体）で屈折される。

×1：結膜の主な役割は眼球への異物の直接侵入を防ぐことである。またスムーズな眼球運動や，角膜表面を平滑に保つためにも働いている。
○2：角膜は眼球外壁の前方の透明な膜で，光を屈折させレンズとして働く。眼における屈折の2/3は角膜で起きている。
×3：強膜は角膜と共に眼球の外壁をなす。
×4：網膜には視細胞があり，角膜，瞳孔から入ってきた光を吸収し，最終的に電気信号に変え脳に伝える。

眼　1章　2　　　　解答 2

近くのものを見るときには①瞳孔の収縮，②水晶体の肥厚，③眼球の内転運動が起こる。

×1：両眼球の外転（開散）は，視線を遠方に向けた際に生じる眼球運動である。
○2：近くを見る際に瞳孔が小さくなる現象を，近見反射（near reflex）とよぶ。
×3：近くにピントを合わせるには光の屈折角度を高めるため，水晶体が厚くなる。
×4：眼圧上昇は房水流の滞留などが主原因であり，近くを見ることに関係しない。

眼　2章　1　　　　解答 4

×1：「目が乾く」という訴えでは涙液の分泌減少や涙液の質の悪化による乾性角結膜炎（ドライアイ）が疑われる。
×2：「物が二重に見える」という訴えは複視によるものである。単眼複視の場合は乱視，白内障，水晶体偏位，多瞳孔などを，両眼複視の場合は眼筋麻痺や眼窩底骨折を疑う。
×3：「明るいところがすごくまぶしい」という訴えは羞明によるもの。羞明から疑われる疾患は結膜炎，角膜炎，虹彩毛様体炎，白内障初期，緑内障などである。

○4：「眼の中にカーテンが引かれた感じ」という主訴から，視野欠損が想像される。網膜剥離では視野欠損や視力低下が起き，放置すると失明に至る。

眼 2章 2　　解答 1

○1：毛様体筋が萎縮することで水晶体の調節機能が低下し，老視が起こる。
×2：眼圧亢進は緑内障の主な原因であり，進行すると視野狭窄から失明にまで至る。
×3：視野狭窄は網膜色素変性症や緑内障によって生じる症状である。
×4：明暗順応は網膜の錐体細胞，杆体細胞によって行われるため，水晶体とのかかわりはない。

眼 3章 1　　解答 3, 4

右眼の視野に見えにくい部位があるという主訴から，視野異常が疑われる。視野異常を症状とする疾患は，網膜疾患や緑内障，視神経・視路の疾患，頭蓋内病変である。

×1：眼科での検査は通常，前眼部から眼球，眼窩へと奥に向かう順序で行われる。本設問の患者については，脳波検査より先に眼圧検査や眼底検査が行われ，疾患を特定できる可能性が高い。
×2：色覚検査は色を感じる感覚の検査である。
○3：視野障害の原因として眼圧上昇による視神経の障害が疑われるため，眼圧検査を行う。
○4：眼圧が正常でも視神経乳頭が圧力に耐え切れず神経が障害されることがあるため，眼圧検査と合わせて眼底検査で視神経乳頭の状態を調べる必要がある。
×5：眼球運動検査は，眼筋麻痺や斜視の判断に行われる。

眼 3章 2　　解答 2

○2：眼底動脈は検査によって状態を直視できる唯一の血管である。眼底検査では糖尿病性，高血圧性などの血管異常にも直接の評価が可能となるため，眼疾患のみならず糖尿病や高血圧症に対しても行われる。
×1，3，4，5：いずれも身体の深部を走行しているため，直視の観察はできない。

眼 4章 1　　解答 1, 2

○1：網膜の状態を確認するため眼底検査を行う。
○2：裂孔原性網膜剥離では，前駆症状として光視症が認められる。
×3：網膜剥離の症状は徐々に進行し，初期に自覚される症状はほとんどない。
×4：網膜剥離を放置すると脈絡膜からの栄養が届かなくなり最終的に失明に至る。
×5：老人性変化によって網膜裂孔が生じる場合がある。

眼 4章 2　　解答 2, 4

×1：眼球突出はみられない。
○2：房水の流れや排泄に障害が起きることで眼圧が上昇し，原発緑内障の原因となる。
×3：瞳孔の縮小はみられない。また急性閉塞隅角緑内障では，瞳孔の散大がみられる。
○4：眼圧上昇によって視神経が障害され，萎縮する。
×5：原発緑内障では出血はみられない。

耳鼻咽喉 1章 ① 解答 4

×1・2・3：前庭・蝸牛・半規管は内耳にある。
○4：設問のとおり。

耳鼻咽喉 1章 ② 解答 2

×1：蝸牛管は，聴覚を司る。
○2：球形嚢は，頭部の傾き（垂直方向）を感知する。
×3：半規管は，頭部の回転運動を感知する。
×4：卵形嚢は，頭部の傾き（水平方向）を感知する。

耳鼻咽喉 2章 ① 解答 4

伝音難聴の場合，聴力検査において気導聴力が不良で骨導聴力が正常という結果が見られる。

×1・2・3：老人性難聴・音響外傷・メニエール病は感音難聴である。
○4：中耳炎は中耳の疾患であり，音が内耳に伝わらないために生じる伝音難聴である。

耳鼻咽喉 2章 ② 解答 3

×1：加齢性難聴（老人性難聴）は，両側の聴力が高音域から障害される。
×2：ウェーバー法（ウェーバー試験）では，伝音難聴の場合に患側・感音難聴の場合に健側が強く聞こえる。
○3：聴力検査では気導聴力と骨導聴力が同程度に低下する。
×4：感音難聴は語音弁別能が悪く，補聴器の効果も限定的である。

耳鼻咽喉 2章 ③ 解答 2

×1：老化に伴う難聴（加齢性難聴・老人性難聴）は感音難聴である。
○2：鼓膜穿孔は伝音難聴である。
×3：騒音性難聴は慢性感音難聴である。
×4：ストレプトマイシン（結核の治療などで用いられる抗生物質）は副作用で感音難聴を引き起こす。

耳鼻咽喉 3章 ① 解答 2

純音聴力検査とは，純音を受話器によって聞かせ，聞こえる最も小さい音の強さを調べる検査である。

×1：通常 125，250，500，1000，2000，4000，8000Hz の周波数を流して検査を行う。
○2：選択肢のとおり。検査にはオージオメータを用い，検査結果を図示したものをオージオグラムとよぶ。
×3：検査音が聞こえた場合に，被検者が手元のスイッチを押すことで検査音が認知できているのかを判断するため，被検者の応答が必要である。
×4：気導聴力検査では，気導受話器を装着して外耳孔からの聴力を測る。骨への振動から内耳に至るまでの聴力を測る検査は，骨導聴力検査である。

耳鼻咽喉 3章 ② 解答 1

ウェーバー試験（ウェーバー法）は，音叉を前頭部正中線上に当て，どちら側に音が偏るかを調べる試験である。

○1：音叉である。
×2：打腱器である。
×3：眼底鏡である。
×4：ルーレット式知覚計である。

耳鼻咽喉 4章 ① 解答 3

×1：治療はマクロライド系抗菌薬を長期投与すること（数か月間）が有効とされている。症状が軽減しても内服や受診をやめてはならない。
×2：慢性副鼻腔炎は急性副鼻炎の反復や長期化によるものなので空気感染の危険性はない。
○3：副鼻腔と眼窩は隣接しているため眼窩内感染を引き起こす危険性がある。
×4：慢性副鼻腔炎では膿性の鼻漏が特徴的である。

耳鼻咽喉 4章 2　　解答 1

○1：めまい発作時には静かな環境を保持し，安静にする。
×2：発作時は部屋を暗くして無用な刺激を与えない。
×3：めまいがあるときは一点凝視を避ける。
×4：嘔吐を伴う場合には，誤嚥を防止するため顔を横に向ける。
×5：周囲の音を遮断しても耳鳴は続く。

耳鼻咽喉 4章 3　　解答 3

×1：声帯ポリープは，通常は一側性の表面平滑な浮腫状粘膜隆起で，腫瘍性腫瘤ではない。
×2・4：咽頭がんと直接の関連はない。
○3：喉頭がんは喫煙との関係が極めて強く，男性に多い傾向にあるが，近年は女性の喫煙傾向から女性の割合が増加している。

歯・口腔 1章 1　　解答 1

○1：乳歯萌出期は生後6か月〜2歳4か月。
×2：乳歯列期は2歳4か月頃から始まる。
×3：乳歯は上下合わせて20本。
×4：乳歯は永久歯に比べ酸に対する抵抗力が低い（石灰化が低い）ので，う蝕に罹患しやすく，永久歯の場合よりも進行は速い。

歯・口腔 1章 2　　解答 1

○1：唾液にはムチンというタンパク質が含まれ，咀嚼・発音などの口腔組織の運動の際の潤滑剤としての働きをしている。
×2：下顎骨に付着して顎を動かし，咀嚼運動に関与する筋肉群を広義の咀嚼筋という。咀嚼筋は随意筋（自己の意志により動かせる筋肉）である。
×3：舌は外舌筋と内舌筋からなり，これらの筋の運動は口蓋舌筋を除いてすべて舌下神経の支配を受けている。
×4：顎関節は側頭骨の下顎窩と下顎骨の左右の関節突起にある下顎頭の間で形成されている。

歯・口腔 1章 3　　解答 4

×1：嚥下運動のうち，口腔期は随意運動，咽頭期・食道期は反射運動（不随意運動）である。
×2：食塊は口腔・咽頭腔から食道を通過し，胃へと搬送される。咽頭と近接する喉頭は呼気の通路である。
×3：気管と食道との交通を遮断するのは喉頭蓋である。軟口蓋は，鼻腔と口腔を分離している。
○4：食塊は重力と蠕動波（蠕動運動）により，食道から胃内へと搬送される。

歯・口腔 2章 1　　解答 1

○1：「甘味」「塩味」「酸味」「苦味」に「うま味」を加えた5つを5基本味という。
×2：舌前方2/3の味覚は顔面神経の鼓索神経によって支配される。舌根の味覚は，舌咽神

経が主に担い，一部は迷走神経によって支配されている。
×3：冷たいものほど味はしない。冷たい場合，塩味は強く感じるが，甘味は弱く感じる。
×4：どの味蕾も5種類の基本味を知覚する。

歯・口腔 3章 1　　解答 1

○1：飲食時の誤嚥で口腔内の細菌が気道を介して肺に入り，誤嚥性肺炎を引き起こす。
×2：胃炎はストレスや薬剤，感染症などが原因で起こることが多い。
×3：肝炎はウイルスなどが原因で起こることが多い。
×4：膵炎は，アルコールや胆石などが原因で起こることが多い。

歯・口腔 3章 2　　解答 2

×1：細かく刻みすぎると食材が口の中でばらつくことがある。
○2：液体は増粘剤でとろみをつけるとむせにくい。
×3：嚥下反射を刺激するため，適度な温度差をつけた食事が適切である。
×4：一口量が少なすぎると嚥下反射が起こりにくくなる。

歯・口腔 3章 3　　解答 3

×1：患者が嘔吐した場合に肺への誤嚥を避けるため，体位はファーラー位，あるいは座位で行う。
×2：咽頭に達するまでは後屈にするが，管が咽頭に達したら，頸部は軽く前屈させる。頸部を前屈させることで，食道が開く。
○3：咳嗽や呼吸困難が出現する場合は，気管内に誤挿入されている可能性があるため，直ちに抜去し，落ち着いてから再挿入する。
×4：嚥下のタイミングに合わせて挿入する。

歯・口腔 3章 4　　解答 1

○1：栄養物の温度が低いと下痢をしやすくなるため，栄養物は体温程度に加温して注入する。
×2：注入前には胃の中に溜まった空気を抜く。
×3：注入後に微温湯を勢いよく入れるのはチューブの洗浄のためである。
×4：チューブをクレンメで止めるのは栄養液の流入を止めるためである。

歯・口腔 4章 1　　解答 3

×1：サルモネラ菌は食中毒などを引き起こす細菌である。
×2：黄色ブドウ球菌は，表皮の化膿性疾患のほか肺炎や食中毒の原因となる常在菌である。
○3：う蝕が口腔内の常在菌が原因となって引き起こされる。なかでも最も重要な菌がミュータンス連鎖球菌である。
×4：トキソプラズマはトキソプラズマ症の原因となる原虫である。

歯・口腔 4章 2　　解答 2

×1：舌に激しい疼痛が生じるのは末期のがんである。
○2：通常，初期がんは疼痛がないが，舌がんでは初期から刺激痛があることが多い。
×3：初期では潰瘍形成部位からの出血が起こることはまれである。
×4：腫瘤，疼痛のため舌がうまく回らないなどの運動障害が生じるのは極めて末期である。

皮膚　略語一覧

＊**略語** ▶ 欧文表記／和文表記

A

ASO ▶ arteriosclerosis obliterans／閉塞性動脈硬化症

B

BCIE ▶ bullous congenital ichthyosiform erythroderma／水疱型先天性魚鱗癬様紅皮症
BFP ▶ biological false positive／生物学的偽陽性
BI ▶ burn index／熱傷指数

C

CTCL ▶ cutaneous T-cell lymphoma／皮膚T細胞リンパ腫

D

dcSSc ▶ diffuse cutaneous systemic sclerosis／び漫皮膚硬化型全身性強皮症
DIC ▶ disseminated intravascular coagulation／播種性血管内凝固症候群
DIHS ▶ drug-induced hypersensitivity syndrome／薬剤性過敏症症候群
DLE ▶ discoid lupus erythematosus／円板状エリテマトーデス
DLST ▶ drug-induced lymphocyte stimulation test／薬剤リンパ球刺激試験
DM ▶ dermatomyositis／皮膚筋炎
DTI ▶ deep tissue injury／深部組織損傷

F

FTA-ABS法 ▶ fluorescent treponemal antibody absorption test／蛍光トレポネーマ抗体吸収試験

H

HAE ▶ hereditary angioedema／遺伝性血管性浮腫
HPV ▶ human papilloma virus／ヒト乳頭腫ウイルス（ヒトパピローマウイルス）

I

ICDRG ▶ International Contact Dermatitis Research Group／国際接触皮膚炎研究グループ

L

LASER ▶ Light Amplification by Stimulated Emission of Radiation／レーザー
lcSSc ▶ limited cutaneous systemic sclerosis／限局皮膚硬化型全身性強皮症
LE ▶ lupus erythematosus／エリテマトーデス

M

MB ▶ multibacillary／多菌型
MCV ▶ molluscum contagiosum virus／伝染性軟属腫ウイルス
MDS ▶ myelodysplastic syndrome／骨髄異形成症候群
MED ▶ minimal erythema dose／最小紅斑量
MF ▶ mycosis fungoides／菌状息肉症

N

NPUAP ▶ National Pressure Ulcer Advisory Panel／米国褥瘡諮問委員会

P

PB ▶ paucibacillary／少菌型
PBI ▶ prognostic burn index／熱傷予後指数
PDT ▶ photodynamic therapy／光線力学療法
PHN ▶ postherpetic neuralgia／帯状疱疹後神経痛

S

SJS ▶ Stevens-Johnson syndrome／スティーブンス-ジョンソン症候群（粘膜皮膚眼症候群）
SLE ▶ systemic lupus erythematosus／全身性エリテマトーデス
SSc ▶ systemic sclerosis／全身性強皮症
SSSS ▶ staphylococcal scalded skin syndrome／ブドウ球菌性熱傷様皮膚症候群
STI ▶ sexually transmitted infection／性感染症
STS ▶ serological test for syphilis／梅毒血清反応

T

TAO ▶ thromboangiitis obliterans／閉塞性血栓性血管炎（バージャー病）
TEN ▶ toxic epidermal necrolysis／中毒性表皮壊死症
TP ▶ Treponema pallidum／梅毒トレポネーマ
TPHA ▶ treponema pallidum hemagglutination test／梅毒トレポネーマ抗原赤血球凝集反応

Z

VZV ▶ varicella-zoster virus／水痘・帯状疱疹ウイルス

眼 略語一覧

＊**略語** ▶欧文表記／和文表記

A

AACG ▶ acute angle closure glaucoma／急性閉塞隅角緑内障
AHC ▶ acute hemorrhagic conjunctivitis／急性出血性結膜炎
AMD ▶ age-related macular degeneration／加齢黄斑変性症

B

BUT ▶ tear film breakup time／涙液層破壊時間

C

CACG ▶ chronic angle closure glaucoma／慢性閉塞隅角緑内障
CAT ▶ cataract／白内障
CF ▶ counting fingers／指数弁（n.d.）
CL ▶ contact lens／コンタクトレンズ

D

D ▶ diopter／ジオプター（ジオプトリー）

E

ECCE ▶ extracapsular cataract extraction／水晶体囊外摘出術
EKC ▶ epidemic keratoconjunctivitis／流行性角結膜炎
ERG ▶ electroretinogram／網膜電図

H

HCL ▶ hard contact lens／ハードコンタクトレンズ
h.m. ▶ hand movement／手動弁（m.m.）

I

ICCE ▶ intracapsular cataract extraction／（水晶体）囊内摘出術
ICG ▶ indocyanine green／インドシアニングリーン
ILM ▶ inner limiting membrane／内境界膜
IOL ▶ intraocular lens／眼内レンズ
IOP ▶ intraocular pressure／眼圧

L

LASIK ▶ laser in situ keratomileusis／レーシック
LV ▶ left vision／左眼視力（Vs）

M

MG ▶ myasthenia gravis／重症筋無力症
MH ▶ macular hole／黄斑円孔
m.m. ▶ motus manus／手動弁（h.m.）

N

n.c. ▶ non corrigunt（non corrigible）／矯正不能
n.d. ▶ numerus digitorum／指数弁（CF）
NTG ▶ normal tension glaucoma／正常眼圧緑内障

O

OCT ▶ optical coherence tomography／光干渉断層計
ortho ▶ orthophoria／正位

P

PACG ▶ primary angle closure glaucoma／原発閉塞隅角緑内障
PCF ▶ pharyngoconjunctival fever／咽頭結膜熱（プール熱）
PCT ▶ prism cover test／プリズム遮閉試験（プリズムカバーテスト）
PEA ▶ phacoemulcification and aspiration／超音波水晶体乳化吸引術
phoria ▶ heterophoria／斜位
p.l. ▶ perception of light／光覚弁（s.l.）
POAG ▶ primary open-angle glaucoma／原発開放隅角緑内障

R

RD ▶ retinal detachment／網膜剝離
ROP ▶ retinopathy of prematurity／未熟児網膜症
RV ▶ right vision／右眼視力（Vd）

S

SCL ▶ soft contact lens／ソフトコンタクトレンズ
s.l. ▶ sensus luminis／光覚弁（p.l.）
SPK ▶ superficial punctate keratopathy／点状表層角膜症

V

Vd ▶ visus dextra／右眼視力（RV）
VEGF ▶ vascular endothelial growth factor／血管内皮増殖因子
VH ▶ vitreous hemorrhage／硝子体出血
VO ▶ vitreous opacity／硝子体混濁
Vs ▶ visus sinistra／左眼視力（LV）

耳鼻咽喉　略語一覧

＊略語 ▶欧文表記／和文表記

A

ABLB検査 ▶ alternate binaural loudness balance test／バランス検査
ABR検査 ▶ auditory brainstem response test／聴性脳幹反応検査
ANCA ▶ antineutorophil cytoplasmic antibody／抗好中球細胞質抗体
AP ▶ action potential／活動電位
ASSR検査 ▶ auditory steady-state response test／聴性定常反応検査

B

BAHA ▶ bone-anchored hearing aid／埋め込み型骨導補聴器
BOA ▶ behavioral observation audiometry／聴性行動反応聴力検査
BOR ▶ Branchio-oto-renal syndrome／鰓弓耳腎症候群
BPPV ▶ benign paroxysmal positional vertigo／良性発作性頭位めまい症

C

CM ▶ cochear micro-phonics／蝸牛マイクロホン電位
COR test ▶ conditioned orientation reflex audiometry／条件詮索反応聴力検査
CPAP ▶ Continuous Positive Airway Pressure／持続的気道内圧陽圧呼吸

D

DPOAE ▶ distortion product otoacoustic emission／歪成分耳音響放射検査

E

EAS ▶ electric acoustic stimulation／残存聴力活用型内耳
EMR ▶ endoscopic mucosal resection／膜下切除術
ENG ▶ electric nystagmo graph／電気眼振計
EOAE ▶ evoked otoacoustic emission／誘発耳音響放射検査
ESS ▶ endoscopic sinus surgery／内視鏡下鼻副鼻腔手術
ETT ▶ eye tracking test／視標追跡検査

F

FNA ▶ fine-needle aspiration biopsy／穿刺吸引細胞診検査

G

GERD ▶ gastroesophageal reflux disease／胃食道逆流症
GPA ▶ granulomatosis with polyangitis／多発血管炎性肉芽腫症

H

HL ▶ hearing loss／難聴

L

LERD ▶ laryngopharyngeal reflux disease／咽喉頭酸逆流症
LMS ▶ laryngeal microsurgery／喉頭マイクロ手術

O

OKN test ▶ optokinetic nystagmus test／視運動眼振検査

P

PET検査 ▶ positron emission tomography／PET検査

S

SAS ▶ sleep apnea syndrome／睡眠時無呼吸症候群
SISI検査 ▶ short increment sensitivity index test／SISI検査
SP ▶ summating potential／加重電位
STD ▶ sexually transmitted diseases／性感染症

T

TRT ▶ tinnitus retraining therapy／耳鳴再訓練法
TTAG ▶ tubo-tympano-aerodynamic graphy／耳管鼓室気流動態法

U

UCL検査 ▶ uncomfortable loudness test／不快レベル検査
UPPP ▶ Uvulopalatopharyngoplasty／口蓋垂口蓋咽頭形成術

V

VZV ▶ Varicella-zoster virus／帯状疱疹ウイルス

歯・口腔 略語一覧

*略語 ▶ 欧文表記／和文表記

数字

3DS ▶ Dental Drug Delivery System／デンタル・ドラッグ・デリバリー・システム

A

ARONJ ▶ antiresorptive agent-related osteonecrosis of the jaw／骨吸収抑制薬関連顎骨壊死

B

BRONJ ▶ bisphosphonate-related osteonecrosis of the jaw／ビスホスホネート関連顎骨壊死

C

CR ▶ centric relation／中心位

E

ENAP ▶ excisional new attachment procedure／新付着術
EOG滅菌 ▶ ethylene oxide gus／エチレンオキサイドガス滅菌

F

FDI方式 ▶ Federation Dentaire Internationale／国際歯科連盟方式
FT ▶ food test／フードテスト

G

GBR ▶ guided bone regeneration／骨再生誘導術
GTR ▶ guided tissue regeneration／歯周組織再生誘導術

I

ICP ▶ Intercuspal position／咬頭嵌合位

J

JSC ▶ Japan Coma Scale／ジャパン・コーマ・スケール

L

LDDS ▶ local drug delivery system／局所化学療法

M

MFT ▶ oral myofunctional therapy／口腔筋機能療法
MRONJ ▶ medication-related osteonecrosis of the jaw／薬物関連顎骨壊死
MWST ▶ modified water swallow test／改訂水飲みテスト

N

NSAIDs ▶ Non-Steroidal Anti-Inflammatory Drug／非ステロイド性抗炎症薬

O

OHI ▶ Oral Hygiene Index／口腔清掃指数
OSA ▶ obstructive sleep apnea hypopnea syndrome／閉塞性睡眠時無呼吸低呼吸症候群

P

PCR ▶ Plaque Control Record／プラーク・コントロール・レコード
PI ▶ Plaque Index／歯垢指数
PMTC ▶ professional mechanical tooth cleaning／プロフェッショナルメカニカルトゥースクリーニング

R

RSST ▶ repetitive saliva swallowing test／反復唾液嚥下テスト

S

SRP ▶ scaling root plaining／スケーリングとルートプランニング
ST ▶ speech therapist／言語聴覚療法士

V

VE検査 ▶ video endoscopic swallowing study／嚥下内視鏡検査
VF検査 ▶ videofluorographic examination／嚥下造影検査

索引

欧文

AACG…257
ABLB検査…329
ABR検査…330
AC…127
AIDS…101
AMD…244
ANCA関連血管炎性中耳炎…375
ASO…64
ASSR検査…331
Auditory neuropathy…386
Ax…156
Baxter法…76
BCIE…69
BFP…34
BI…77
BUT…141
CACG…258
CAT…249
CLE…72
CT…35, 341, 342, 468
CTCL…107
CTスキャン…181
cyl…156
dcSSc…73
DDS…41
DDS症候群…41
DESIGN-R®…81
DIC…65
DIHS…67
DLE…72
DLST…35
DM…74
EKC…218, 224
EMG…176
EOG…176
EOG滅菌…474
ERG検査…179
FBS…142
FDI方式…463
FDT…172
FTA-ABS法…34
HIV…101
HPV…96

ICG…166, 245
ICG造影検査…166
IgA血管炎…63
ILE…72
ILM…245
IOL…154
LASIK…192
lcSSc…73
LE…71
low vision…213
LV…151
MDS…63
MED…30
MF…107
MG…263
MH…244
MRI…35, 181, 342, 343, 469
n.c.…157
Nd-YAGレーザー…197
NSAIDs…37
NTG…259
OCT…166
OHI…465
PACG…257
PAD…64
PBI…77
PC…127
PCF…219
PCR…465
PEA…195
PET検査…35, 343
PHN…94
PI…465
POAG…258
PUVA療法…44
ROP…241
RPRカード法…33
RV…151
SISI検査…329
SJS…66
SLE…72
SSc…73
SSSS…85
STI…99
suntan…79
TAO…65
TEN…67
TP…33
TPHA法…34

TP抗原法…34
UCL検査…329
UVB療法…44
Vd…151
VDT作業…143
VEGF…205, 233
VO…253
Vs…151
VZV…94
X線検査…181, 340, 341, 466, 468

和文

あ

アイソトープ検査…344
アイバンク…203
アウスピッツ現象…70
あおそこひ…256
亜急性甲状腺炎…414
悪性黒色腫…106
悪性腫瘍…104
悪性リンパ腫…107
アシクロビル…43
足踏み検査…335
汗の分泌…13
あせも…112
アダパレン…39
アタマジラミ症…92
圧覚…13
圧入眼圧測定法…169
圧平眼圧計…169
圧平眼圧測定法…169
アデノイド顔貌…304, 397
アデノイド切除術…351, 360
アデノイド増殖症…397
アトピー性皮膚炎…50
アナフィラキシーショック…491
アノマロスコープ…173
アフタ…62
アフタ性潰瘍…565
アブミ骨…274
アブミ骨筋反射検査…330
アブミ骨切除術…352
アポクリン汗腺…10
アポロ熱…219
アミノグリコシド系薬物…42

アミロイドーシス…114
アミロイド苔癬…18
アムスラーチャート…172
アメナメビル…43
アルカリ外傷…263
アレルギー性結膜炎…220
アレルギー性接触皮膚炎…49
アレルギー性鼻炎…388
暗順応…134
暗順応検査…174
暗所視…126
暗点…144
鞍鼻…386
罨法…187

い

息こらえ法…502
閾値…332, 448
異骨症…540
石原式色覚異常検査表…173
萎縮…21, 450
萎縮性カンジダ症…568
異常3色覚…145, 242
胃食道逆流症…403
異所萌出歯…516
イチゴ状血管腫…110
1色覚…145, 242
1次刺激性接触皮膚炎…49
1次刺激反応…29
遺伝性結合組織疾患…116
遺伝性難聴…383
いびき…308
異物感…142
異物摘出…359
いぼ…96
異味症…459
イリデクトミー…197
医療面接…498
いんきんたむし…87
咽喉頭異常感症…398
咽後膿瘍…397
印象採得…485
咽頭…283, 285
咽頭異常感…309, 399
咽頭異物…399
咽頭炎…395
咽頭がん…400
咽頭期…286, 438
咽頭結膜熱…219

喉頭原音…439
咽頭巻綿子…359
咽頭収縮訓練…502
咽頭痛…308
咽頭扁桃…283
インドシアニングリーン…166, 245
インドシアニングリーン蛍光眼底造影検査…166
院内感染予防…472, 475
インピーダンス聴力検査…329, 330
インプラント…198

う

ヴィダール苔癬…54
ウイルス性皮膚疾患…93
ウェーバー法…324
うおのめ…68
う蝕…495, 496, 519, 520
うっ血乳頭…247
うっ滞性皮膚炎…55
ウッド灯検査…35
生毛…10
うみそこひ…249
裏声…290
運動訓練…502
運動限界…432
運動障害性構音障害…456

え

永久歯…422
エーラス‐ダンロス症候群…116
腋臭症…112
エキスプローラー…471
液体窒素療法…45
エクリン汗腺…10
壊死…424
壊死性筋膜炎…85
エチレンオキサイド滅菌…474
エナメル器…426
エナメル質…424, 518
エナメル小柱…424
エナメル上皮腫…560
エナメル上皮線維腫…562
エナメル真珠…517
エプーリス…530, 531
エプシュタイン真珠…550
エプワース眠気尺度…458
エリテマトーデス…71
嚥下…285, 291, 436

円形脱毛症…110
嚥下運動…437
嚥下訓練…503
嚥下困難…309
嚥下障害…501
嚥下造影検査…500
嚥下痛…308
嚥下内視鏡検査…500
嚥下反射…436, 438
嚥下法…502, 503
遠見障害…143
遠視…134, 209
炎症性角化症…70
炎症性白癬…88
炎症性皮膚疾患…48
円錐角膜…226
円錐水晶体…249
円柱レンズ…155, 191
円板状エリテマトーデス…72
円盤状角膜炎…224
遠方視力検査…151

お

横顔裂…535
凹球面レンズ…155
黄色腫…114
黄色沈着…445
黄斑円孔…201, 244
黄斑円孔に生じた内境界膜の剥離手術…201
黄斑前膜…200, 245
黄斑前膜の剥離手術…200
黄斑部…126
黄斑浮腫…245
黄斑部網膜上膜…245
黄斑変性症…246
大型弱視鏡…175
オージオグラム…325
太田母斑…17, 103
オート・ケラトメーター…154
オート・レフラクトメーター…153
小口病…243
オトガイ下三角部…431
オトガイ下部…431
オトガイ結節…432
オトガイ孔…432
オトガイ隆起…432
オフサルモメーター…154
オプトス…166

おむつ皮膚炎…90
オルソケラトロジー…205
オルソプティクス…193
温罨法…187
温覚…13
音響外傷…381
音響耳管法…334
音響療法…302
音叉…324
温水痛…444
音声検査…339
音声障害…411
温度眼振検査…337
温度診…466
温熱性発汗…13
温熱療法…46

か

外因性色素沈着…450, 564
外因性老化…23
外眼筋…131
開瞼法…158
開口域測定器…471
開口筋…430, 432
開咬症…538
開口障害…452, 307, 453
外喉頭筋…288
外骨症…563
開散…136
外耳…274
外耳奇形…370
外耳道…274
外耳道異物…370
外耳道湿疹…368
外耳道真菌症…369
外斜視…147
外傷…541, 579
外傷性顎関節炎…545
外傷性歯根膜炎…521
外傷性白内障…252
外歯瘻…451
外舌筋…430
疥癬…91
疥癬虫…91
疥癬トンネル…91
咳嗽…311
改訂水飲みテスト…499
回転性めまい…303
外麦粒腫…213

外鼻…281
開閉運動…432
開放隅角緑内障…256
開放式貼布試験…29
界面活性剤…36
外毛根鞘…9
潰瘍…20, 450
外用療法…37
外リンパ瘻…381
下咽頭…283, 285
下咽頭がん…400
下咽頭内視鏡…346
下顎…432
下顎運動…432
下顎限界運動…432
下顎骨骨髄炎…547
下顎骨骨膜炎…547
下顎前突症…538
化学熱傷…79
過換気症候群…492
蝸牛…276
蝸牛管…276
蝸牛窓…274
顎二腹筋後腹…431
角化…6
角化型疥癬…91
角化細胞…6
角化症…68
顎下腺嚢胞…552
顎関節…432
顎関節強直症…579
顎関節症…580
顎顔面非対称症…538
角結膜乾燥症…141, 227
顎舌骨筋…431
角層…6, 12
喀痰…311
顎堤萎縮症…539
顎部放線菌症…550
顎変形症…538
角膜…125
角膜移植手術…202
角膜異物…264
角膜真菌症…226
角膜内皮移植術…202
角膜びらん…223
角膜フリクテン…220
角膜ヘルペス…224
角膜変性…227

かさぶた…20
過酸化ベンゾイル…39
過剰歯…517
下唇…430
苛性カリ標本…91
仮性近視…209
仮性クループ…404
仮性口臭症…452
仮性神経痛…577
仮声帯…287
仮性同色表検査…173
画像検査…35
カタル性角膜潰瘍…226
カタル性結膜炎…217
顎下三角部…431
顎下腺…292, 430, 434
顎下腺管…292, 434
顎下部…431
褐色沈着…445
滑走運動…432
蝸電図検査…332
可動域拡大訓練…502
窩洞形成…479
カニューレ…363
過熟白内障…250
加熱滅菌…474
化膿性顎関節炎…547
痂皮…20
痂皮型疥癬…91
下鼻甲介切除術…356
痂皮性膿痂疹…82
下鼻道…131
カフェオレ斑…103
かぶれ…49
貨幣状湿疹…54
カポジ水痘様発疹症…95
ガマ腫…402, 551, 574
かみそりかぶれ…85
かゆみ…22
かゆみ過敏…22
可溶性軟膏…36
ガラス圧法…27
ガラス工白内障…252
顆粒層…5
顆粒白血球減少症…571
カルハルトの陥凹…327
加齢黄斑変性症…244
加齢性難聴…382
加齢性白内障…250

ガレ骨髄炎…547
眼圧…128, 256
眼圧検査…167
眼圧日内変動…258
眼位…136
簡易携帯型ポリソムノグラフ装置による検査…458
簡易味覚検査法…469
感音難聴…300, 301, 326, 353
眼窩…132
感覚点…13
眼窩脂肪組織…132
眼窩腫瘍…261
眼窩内容除去術…205
眼窩蜂窩織炎…260
眼窩蜂巣炎…260, 549
眼球…124
眼球運動…131, 136
眼球運動検査…176
眼球運動電図…176
眼球外膜…124
眼球牽引試験…176
眼球振盪…263, 335
眼球打撲…265
眼球中膜…125
眼球摘出術…203
眼球突出…143, 261
眼球突出検査…178
眼球内異物…264
眼球内膜…126
眼球内容…127
眼球内容除去術…203
眼球付属器…129
眼球壁…124
眼鏡…191
眼筋麻痺…263
間歇性斜視…261
眼瞼…129
眼瞼外反…216
眼瞼下垂…217
眼瞼下垂手術…205
眼瞼結膜…129
眼瞼内反…215
眼瞼内反症手術…205
眼瞼反転法…158
眼瞼ヘルペス…214
汗孔…4
眼脂…142
眼軸長…208

含歯性嚢胞…553
管腫…556
眼上顎青褐色母斑…103
環状肉芽腫…117
緩徐相…335
汗疹…112
眼振…263, 335
眼振検査…335
乾性角結膜炎…141, 227
眼精疲労…147
関節円板障害…580
間接喉頭鏡検査…321
関節突起…432
関節突起過形成…579
関節突起形成不全…579
関節突起無形成…579
間接反射…126
間接覆髄法…481
関節包・靱帯障害…580
乾癬…70
感染根管治療…481
乾癬性紅皮症…56
感染性皮膚疾患…82
眼帯…186
杆体細胞…126, 134
杆体視細胞…126
汗貯留症候群…112
眼痛…143
眼底画像診断…164
眼底検査…161
眼底撮影法…164
眼底自発蛍光…166
眼底写真撮影…164
眼底白点症…244
眼内コンタクトレンズ…192
眼内レンズ…154
眼内レンズ挿入術…195
眼軟膏…183
陥入爪…118
汗嚢腫…19
肝斑…17, 113
眼部帯状ヘルペス…214
眼房…127
顔面…434
顔面神経…434
顔面神経麻痺…303, 378
顔面神経痙攣…578
眼輪筋…129

き

キース・ワーグナー分類…235
キーゼルバッハ部位…282, 305
気管…294
義眼…203
気管カニューレ抜去困難症…411
気管支造影検査…345
気管支内視鏡検査…347
気管切開術…362
偽近視…209
気骨導差…326
基剤…36
義歯…485
義歯性線維腫…530, 531
器質性構音障害…456
器質的音声障害…322
基準嗅力検査…338
偽正中上唇裂…535
気息性嗄声…310
吃音…340
基底細胞…5
基底細胞がん…104
基底層…5
基底板…276, 278
気導聴力検査…325
気道閉塞…492
気導聴力…301
キヌタ骨…274
機能訓練法…502
機能性構音障害…456
機能性難聴…383
機能的音声障害…322
基本味覚検査…338
偽膜性カンジダ症…568
吸引検査…467
吸引療法…349
嗅覚検査…338
嗅覚障害…305
嗅覚脱失…306
嗅覚低下…306
牛眼…260
救急治療…491
球形嚢…276, 278
球後視神経炎…247
球後注射…189
球後注射による麻酔…194
球状水晶体…249
丘疹…17

求心性狭窄…144
丘疹性ムチン沈着症…116
吸水軟膏…36
急性音響性難聴…381
急性外耳道炎…368
急性化膿性唾液腺炎…574
急性化膿性リンパ節炎…549
急性口底炎…548
急性喉頭炎…404
急性喉頭蓋炎…404
急性出血性結膜炎…219
急性声門下喉頭炎…404, 405
急性低音障害型感音難聴…381
急性乳様突起炎…376
急性白血病…571
急性鼻炎…387
急性閉塞隅角緑内障…257
急性痒疹…59
急性涙嚢炎…222
急速相…335
吸入鎮静法…477
9の法則…77
球面レンズ…191
嗅裂…282
キュットナー腫瘍…574
頬…430
頬骨突起…431
凝集法…33
頬小帯…430
頬小帯異常…537
矯正視力…152
矯正視力検査…155
矯正視力検査の結果の記載法…156
矯正用眼鏡…191
矯正レンズ…191
共同斜視…262
頬粘膜がん…394
強皮症…73
頬部蜂巣炎…548
強膜…125
強膜炎…228
強膜陥入術…199
強膜充血…140
強膜内陥術…199
共鳴…456
局所ERG…180
局所麻酔…193, 475, 476
局所麻酔中毒…492

局所療法…36
局面…18
巨視症…147
巨大歯…516
巨大唇…536
巨大舌…537
魚鱗癬…68
魚鱗癬症候群…69
キリアン手術…356
亀裂…21
近見障害…143
近見反射…126
近視…134, 208
菌状息肉症…107
筋性眼精疲労…148
緊張部…274
筋電図…176
筋突起…432
近方視力検査…151

く

クインケ浮腫…58
隅角…127, 254
隅角鏡…161, 170
隅角切開術…198
空気眼圧計…169
楔状欠損…519
くしゃみ…305
屈折…134
屈折異常…134
屈折異常弱視…213
屈折矯正手術…192
屈折検査…153
屈折性遠視…209
屈折性近視…208
駆梅療法…100
クプラ…278
クラウゼ小体…13
グラデニゴー症候群…376
クラミジア結膜炎…219
クリーピング病…92
クリーム剤…36
クリオピリン関連周期熱…58
クレーシュタット嚢胞…551
グレンブラッド-ストランドベルグ症候群…116
黒あざ…103
黒眼…125

け

毛…9
鶏眼…68
経眼窩法…340
経口栄養法…505
経口開始食…506
蛍光抗体法…31
蛍光トレポネーマ抗体吸収試験…34
形態覚遮断弱視…213
経鼻経管栄養法…505
頸部…296
頸部郭清術…358
頸部腫脹…313, 314
頸部ストレッチ…503
頸部聴診法…500
頸部痛…313
頸部リンパ節炎…413
外科的矯正手術…490
下痢…20
ケジラミ症…92
結核…550
結核疹…85
結核性リンパ節炎…550
血管運動性鼻炎…388
血管炎…63
血管腫…556
血管神経性浮腫…568
血管性浮腫…58
血管造影…181
血管内皮増殖因子…205, 233
血小板機能異常…572
血小板減少症…572
血清学的診断法…33
結節…18
結節性硬化症…103
結節性紅斑…61
結節性痒疹…59
血疱…18
結膜…130
結膜異物…158, 264
結膜炎…217
結膜下出血…140, 221
結膜下注射…188
結膜下注射による麻酔…194
結膜充血…140
結膜出血…140
結膜嚢…130

結膜フリクテン…220
結膜濾過胞…197
ケブネル現象…55, 70, 97
ケラチノサイト…6
ケラチン線維…6
ケルスス禿瘡…88
ケロイド…109
牽引性網膜剝離…241
眩暈…303
検影法…153
検眼鏡…162
限局性強皮症…73
限局性皮膚瘙痒症…59
限局皮膚硬化型全身性強皮症…73
言語検査…340
言語障害…456, 506
言語聴覚士…456, 507
言語治療…507
げんこつ法…183
言語発達遅滞…412
犬歯…422
原始性囊胞…553
検出法…32
原発開放隅角緑内障…258
原発疹…16
原発閉塞隅角緑内障…257
原発緑内障…256
瞼板…129
瞼板筋…130
瞼板腺…129
瞼裂…129

こ

抗VEGF抗体製剤の硝子体内注射…205
抗VEGF抗体療法…205
抗アレルギー薬…40
紅暈…16
虹暈…147
構音…439, 456
構音訓練…507
構音検査…339
構音障害…413, 507
硬化…21
口蓋…431
口蓋がん…394
口蓋垂…431
口蓋突起…431

口蓋乳頭囊胞…553
口蓋扁桃…284, 431
口蓋扁桃摘出術…360
口蓋扁桃肥大…397
口蓋裂…532
光覚…134
口角…430
口角小窩…390
光覚なし…153
口角びらん…568
光覚弁…153
交感神経反射…448
後眼房…127
口峡…429
口筋…430
咬筋肥大症…536
抗菌薬…41
口腔…292, 429
口腔悪習癖…496
口腔がん…394
口腔カンジダ症…393
口腔乾燥症…451, 573
口腔期…286, 438
口腔筋機能療法…510, 511
口腔外科治療…486
口腔結核…550
口腔再建…509
口腔・上顎洞瘻…451
口腔心身症…578
口腔清掃…494
口腔底…430
口腔底がん…394
口腔内出血…444
口腔粘膜…425, 429
口腔・鼻腔瘻…451
硬結…449
高血圧性網膜症…234
膠原線維…7
膠原病…71
咬合…446
咬合異常…446
硬口蓋…292, 429, 431
咬合採得…485
咬合性外傷…445, 524, 529
厚硬爪甲…118
咬合力…434
虹彩…125
虹彩炎…229
虹彩切除術…197

虹彩毛様体炎…229
交差聴取…325
好酸球性副鼻腔炎…391
好酸球中耳炎…375
虹視症…147
口臭…307, 452
口臭恐怖症…452
口臭症…452
恒常性斜視…262
溝状舌…567
甲状舌管囊胞…551
甲状腺…297
甲状腺がん…415
甲状腺機能亢進症…414
甲状腺機能低下症…414
甲状軟骨…287
紅色皮膚描記症…27
口唇…430
口唇がん…394
抗真菌薬…42
口唇ヘルペス…95, 393
口唇疱疹…569
口唇裂…532
光錐…274
硬性下疳…100
硬性白斑…232
光線過敏型薬疹…80
光線過敏試験…30
光線過敏症…79
光線照射試験…30
光線性皮膚疾患…79
光線療法…44
硬組織疾患…518
交代遮閉試験…175
交代遮閉法…193
口底…430
後天色覚異常…146, 243
後天性表皮水疱症…19
後天性免疫不全症候群…101
後転法…202
喉頭…286, 288, 289, 291
咬頭…422
喉頭蓋軟骨…288
喉頭がん…409
咬頭嵌合位…432
喉頭挙上検査…499
喉頭筋…288
喉頭結核…407
喉頭原音…290, 293

喉頭巻綿子…359
喉頭ジフテリア…408
喉頭ストロボスコープ…322
喉頭内視鏡検査…345
喉頭肉芽腫…407
喉頭乳頭腫…407
喉頭微細手術…406
喉頭閉鎖訓練…502
喉頭マイクロ手術…361
口内炎…392, 569
口内乾燥感…306
後嚢…127
後発白内障…252
後発白内障手術…196
紅斑…16
紅斑症…60
紅板症…557
紅斑性カンジダ症…568
後鼻孔…282
紅皮症…56
紅皮症型薬疹…56
抗ヒスタミン薬…40
後鼻漏…304
後部ぶどう膜炎…229
後房…127
後方運動…432
後房レンズ法…195
後迷路性難聴…301, 326, 327, 353
硬毛…10
咬耗…518
河本式中心暗点計…172
後輪状披裂筋…288
高齢者…511, 512
口裂…429
誤嚥…312
語音聴取閾値検査…328
語音聴力検査…327
語音弁別能…301
語音弁別能検査…327
語音明瞭度曲線…327
5基本味…459
呼吸困難…311
呼吸障害…458
呼吸性嗅覚障害…305
呼気流操作…456
黒色沈着…445
黒毛舌症…567
鼓室…274

鼓室階…276
鼓室形成術…351, 373
黒化…79
骨格筋反射…448
骨形成性線維腫…563
骨導聴力…301
骨導聴力検査…326
ゴットロン徴候…74
骨軟骨異形成症…540
骨軟骨腫…562
骨肉腫…563
骨迷路…276
骨隆起…539
ゴニオトミー…198
5の法則…77
股部白癬…87
鼓膜…274
鼓膜炎…371
鼓膜陥凹…300
鼓膜形成…352
鼓膜切開…350
鼓膜穿孔…371
鼓膜穿刺…350
ゴム腫…100
固有口腔…429
固有鼻腔…281
孤立暗点…144
コルチ器…276
根管充填…481
混合腫瘍…402
混合歯列期…426
混合性難聴…301, 302, 327
混合腺…434
根尖孔…422
根尖性骨異形成症…563
根尖性歯周炎…523
コンタクトレンズ…191
こんにゃく状顎堤…530

さ

細菌検査…32
細菌性角膜潰瘍…224
細菌性結膜炎…217
細隙灯顕微鏡検査…160
最小紅斑量…30
最小視角…132, 151
再生不良性貧血…571
再投与試験…35
鰓嚢胞…551

細胞診…33, 467
細胞(内)小器官…7
さかさまつげ…215
搾送運動…438
削皮術…44
錯味症…459
嗄声…310
擦過細胞診…467
サリチル酸…39
サルコイドーシス…117, 231
酸外傷…263
三叉神経痙攣…578
三叉神経麻痺…575
酸蝕症…519
蚕蝕性角膜潰瘍…226
散瞳…126, 136
三半規管…276
霰粒腫…213

し

指圧法…169
ジアテルミー凝固…199
ジアフェニルスルホン…41
視運動眼振検査…337
シェイエ分類…235
シェーグレン症候群…313, 402, 574
ジオプター…155
ジオプトリー…155
耳音響放射検査…332
耳介…276
耳介奇形…370
紫外線…12
歯科医療…462
歯科インプラント埋入術…487
自家感作性皮膚炎…50, 55
歯科矯正治療…490
自覚的眼位検査…175
自覚的屈折検査…155
視覚伝導路…128
歯牙腫…561
耳下腺…434
耳下腺管…292, 434
耳下腺嚢胞…552
歯科補綴治療…483
歯科用局所麻酔注射器…476
歯科用鑷子…471
歯科用ピンセット…471
歯科用ユニット…472, 473

歯冠…422	歯根膜炎…523	歯槽突起…431
耳管…276	視差…135	舌…292
耳管開放症…372	視細胞…126	歯痛…444
耳管カテーテル…333	視索…128	耳痛…300
耳管機能検査…333	指示的カウンセリング…302	失活断髄法…481
耳管狭窄症…372	四肢平衡機能検査…335	失語症…340
耳管鼓室気流動態法…334	歯周炎…524	湿疹…18, 48
歯冠周囲炎…547	歯周症…524	湿疹三角…49
弛緩性出血…445	歯周組織…424	湿疹続発性紅皮症…56
耳管通気検査…333	歯周組織炎…546	湿疹・皮膚炎群…48
弛緩部…274	歯周治療…478, 482	字づまり視力表…151
耳管扁桃…283	歯周嚢胞…552	歯堤…426
しきい値…448	歯周ポケット…425	試適…485
自記オージオメトリー…329	耳小骨…274	自動ABR検査…331
色覚…134, 172	糸状乳頭…430	歯内歯…517
色覚異常…134, 145, 242	茸状乳頭…430	歯内治療…478
色覚異常検査…173	視神経…126, 128, 256	歯内療法…480
色覚検査…172	視神経萎縮…247, 256	歯肉…424, 425, 429, 445
磁気共鳴画像…181	視神経炎…246	歯肉炎…524, 526
色弱…145, 242	視神経円板…128	歯肉がん…394
色素異常症…113	視神経交叉…128	歯肉溝底…425
色相配列検査…173	視神経症…246	歯肉腫…530, 531
色素細胞…7	視神経繊維…256	歯肉出血…444
色素性蕁麻疹…58	視神経乳頭…126, 128, 256	歯肉線維腫症…530
色素性母斑…17, 18, 103	歯髄…422, 424	歯肉象皮病…530
色素沈着…12, 17	歯髄壊疽…523	歯肉嚢胞…550, 551
色素斑…17, 232	歯髄炎…522	歯肉膿瘍…523
色盲…145, 242	歯髄腔…422	歯肉ポケット…425
歯鏡…471	歯髄充血…522	歯乳頭…426
耳鏡検査…318	歯髄切断法…481	歯囊…426
軸性遠視…209	歯髄鎮静療法…480	シノプチスコープ…175
軸性近視…208	歯髄電気診…466	歯胚…426
ジグモンディの歯式表示…463	歯髄電気診断器…466, 471	自発眼振…335
シクロスポリン…41	歯髄ポリープ…523	自発性異常味覚…459
歯頸…422	指数弁…153	自発痛…444
刺激誘発型の蕁麻疹…58	歯性重症感染症…549	紫斑…17
歯原性線維腫…562	歯性上顎洞炎…548	紫斑症…65
歯原性粘液腫…562	耳性帯状疱疹…369	紫斑病…65
試験穿刺…467	姿勢調節法…503	字ひとつ視力表…151
耳硬化症…377	耳性頭蓋内合併症…376	視標追跡検査…338
視交叉…128	歯石…465	耳閉感…303
耳垢腺…274	耳石器官…278	ジベルばら色粃糠疹…71
耳垢栓塞…368	脂腺…10	脂肪腫…556
地声…290	脂腺細胞…10	視放線…128
篩骨洞…282	耳洗浄…349	脂肪層…8
歯根…422	自然老化…23	脂肪膜…12, 13
歯根肉芽腫…523	刺創…265	しみ…113
歯根嚢胞…552	歯槽弓…429	耳鳴…302
歯根膜…424	歯槽骨…424, 425	しもやけ…78

指紋…4
視野…132, 170
斜位…136, 262
視野異常…144
遮眼書字検査…335
斜顔裂…535
シャキヤーエクササイズ…503
視野狭窄…256
弱視…192, 212
弱視視能矯正…193
弱視眼鏡…193
弱視レンズ…193
雀卵斑…114
視野検査…133, 170
斜視…136, 147, 192, 261
斜視角…175
斜視視能矯正…193
斜視弱視…213
斜視手術…202
斜照法…160
視野の島…133
遮閉法…193
臭汗症…112
習慣性扁桃炎…396
充血…140
充実性丘疹…17
重症筋無力症…263
自由神経終末…8
重心動揺検査…335
重層扁平上皮…429
周辺虹彩切除術…197
羞明…142
終夜睡眠ポリソムノグラフ検査…458
縮瞳…126, 136
酒皶…111
主剤…37
樹枝性角膜炎…224
手掌法…77
腫脹…449
術後性頬部囊胞…391
術後性上顎囊胞…554
手動弁…153
シュニッツラー症候群…58
主婦湿疹…54
腫瘍…18, 371, 385, 402, 415, 557, 560, 561, 562, 574, 575, 579
腫瘍随伴性紅皮症…57

シュラー法…340
腫瘤…18, 449
シュレム管…254
純音…325
純音聴力検査…325
春季カタル…220
準備期…438
瞬目麻酔…194
上咽頭…283
上咽頭がん…400
漿液性丘疹…17
漿液腺…434
消化…436
小開窓アブミ骨手術…377
上顎…431
上顎がん…392
上顎骨骨髄炎…547
上顎骨骨膜炎…547
上顎全摘出術…357
上顎前突症…538
上顎洞…282, 431
上顎洞開放術…356
上顎洞がん…562
上顎洞真菌症…391
上顎洞粘液囊胞…554
上眼瞼挙筋…130
床義歯…485
小臼歯…422
上強膜炎…228
上下斜視…147
上下半盲…144
条件詮索反応聴力検査…332
症候群性遺伝性難聴…383
小口症…536
症候性眼精疲労…148
上行性歯髄炎…523
上喉頭神経…289
硝子圧法…27
小視症…146
硝子体…127
硝子体液…240
硝子体混濁…253
硝子体手術…199, 200, 201
硝子体出血…253
硝子体内穿刺…190
硝子体内注射…190
上唇…430
上唇結節…430
上唇小帯異常…537

小水晶体…249
小水疱…18, 450
掌蹠膿疱症…76
小舌下腺管…434
小唾液腺…429, 434, 438
小唾液腺がん…558
小柱間質…424
消毒…472, 474
小児歯科…462
小児ストロフルス…59
上皮化…44
上皮系がん…104
上皮性腫瘍…108
静脈性出血…445
静脈内鎮静法…477
睫毛…129
睫毛内反症…215
睫毛乱生…216
掌紋…4
耳浴…349
職業性難聴…381
触診法…169
褥瘡…80
褥瘡経過評価スケール…81
褥瘡性潰瘍…564
食道…295
食道がん…403
食道期…286, 295, 438
食道造影検査…345
食道内視鏡検査…347
食道発声法…363
除痛…448
食塊の操作訓練…502
触覚…13
初発白内障…250
歯蕾…426
しらくも…87
シラミ症…92
自律神経…8
自律神経性瘙痒症…23
視力…132
視力矯正…190
視力検査…151
視力障害…143
シルマー法…141, 179
歯列…429
歯列異常…446
歯列不正…446
視路…128

歯瘻…451
耳漏…300
脂漏性角化症…108
脂漏性皮膚炎…53
脂漏部位…53
しろそこひ…249
白眼…125
心因性瘙痒症…23
心因性難聴…383
真菌検査…31
神経筋電気刺激療法…503
神経痙攣…578
神経原性腫瘍…557
神経鞘腫…385
神経性眼精疲労…148
神経性ショック…491
神経性発汗…13
神経線維腫症Ⅰ型…103
深頸部膿瘍…414
神経麻痺…575
人工歯根埋入術…487
人工蕁麻疹…58
人工水晶体…154
人工水晶体挿入術…195
人工内耳…354
唇交連…430
深在性血管叢…8
深在性真菌症…87
滲出性中耳炎…375
滲出性網膜剝離…241
浸潤麻酔法…476
尋常性乾癬…70
尋常性魚鱗癬…68
尋常性痤瘡…111
尋常性天疱瘡…19, 74, 566
尋常性白斑…113
尋常性疣贅…96
尋常性狼瘡…85
侵蝕症…519
親水軟膏…36
真性嗅覚障害…305, 306
真性クループ…405
真性ケロイド…109
真性口臭症…452
真性神経痛…577
真性皮膚結核…85
腎性網膜症…246
シンチグラフィー…181, 469
人中…430

人中稜…430
真皮…7
審美性…436, 440, 508
真皮乳頭…6
蕁麻疹…57
蕁麻疹関連疾患…58
蕁麻疹様血管炎…58

す

スイート病…63
水晶体…127, 211
水晶体亜脱臼…248
水晶体核…127
水晶体再建術…194
水晶体脱臼…248
水晶体囊…127
水晶体皮質…127
水晶体偏位…147, 248
錐体細胞…126, 134
錐体視細胞…126
錐体尖炎…376
垂直打診…463
水痘…95
水痘・帯状疱疹ウイルス…94
水平打診…463
水疱…18, 450
水疱型先天性魚鱗癬様紅皮症…69
水疱症…74
水疱性膿痂疹…82
水疱性類天疱瘡…19, 75
睡眠時無呼吸症候群…398
水溶性軟膏…36
スキンアブレージョン…44
スキンテスト…27
スクラッチテスト…29
スツルムのコノイド…210
スティーブンス-ジョンソン症候群…66
ステノン管…292
ステレオテスト…178
ステロイド痤瘡…39
ステロイド白内障…252
ステンバース法…340
スポロトリキン反応…29

せ

正位…136
正円窓…274

生活断髄法…481
性感染症…99
性器ヘルペス…95
生検…31, 340
正視…134
成熟白内障…250
正常眼圧緑内障…259
正常咬合…446
青色母斑…103
精神鎮静法…477
正切尺…175
声帯…286, 290
声帯がん…409
声帯結節…406
声帯原音…290
声帯溝症…407
声帯の内転強化訓練…502
声帯ポリープ…405
声帯麻痺…408
正中下唇裂…535
正中頸囊胞…413
正中上唇裂…535
正中菱形舌炎…567
静的視野検査…172
声道…456
青年性扁平疣贅…97
毳毛…10
声門開大期…290
声門下がん…409
声門上がん…409
声門閉鎖期…290
正乱視…210
生物学的偽陽性…34
生理機能検査…35
生理的口臭…452
生理的色素沈着…4
生理的動揺…445
生理的飛蚊症…253
赤唇…430
セザリー症候群…107
癤…82
舌…429, 430
舌咽神経痛…399
舌咽神経麻痺…576
切縁…422
舌炎…393
舌縁…430
石灰化…422
舌下小丘…430

舌下神経…430	全身療法…40	総合唾液採取法…339
舌下神経麻痺…576	全層角膜移植術…202	桑実歯…518
舌下腺…434	前増殖糖尿病網膜症…233	増殖性硝子体網膜症…241
舌下ヒダ…431	前庭…276	増殖性硝子体網膜症手術…201
舌下部…429, 430	前庭階…276	増殖糖尿病網膜症…233
舌下面…430	前庭神経炎…384	増殖膜…201
舌がん…394	前庭窓…274	双生歯…517
舌強直症…537	先天異常…531	爪白癬…88
舌骨上筋群…431	先天歯…516	掻破試験…29
舌根…430	先天色覚異常…145, 242	瘙痒…22
切歯管嚢胞…553	先天性口角瘻…536	瘙痒感…142
癤腫症…83	先天性口唇瘻…536	側頸嚢胞…413
舌小帯…430	先天性耳瘻孔…370	側頸部腫脹…314
舌小帯短縮症…537	先天性停止性夜盲症…243	側頸部痛…313
摂食嚥下…437, 438	先天性難聴…383	即時型アレルギー反応…28
摂食嚥下障害…455	先天性嚢胞…551	即時型皮内反応…29
接触皮膚炎…19, 49	先天性鼻咽腔閉鎖不全症…536	側切歯…422
舌接触補助床…507	先天性鼻涙管閉塞症…222	足底疣贅…97
舌尖…430	先天性風疹症候群…98, 251, 267	足白癬…87
舌苔…306	先天梅毒…99	続発疹…20
舌体…430	先天白内障…251	続発緑内障…256, 260
舌乳頭…292	前転法…202	側方運動…432
舌粘膜…292	先天緑内障…259	組織診…467
舌背…430	尖頭…422	咀嚼…436
舌扁桃…284, 430	前頭洞…282	咀嚼圧…434
舌扁桃肥大…537	前頭突起…431	咀嚼筋…432, 436
舌盲孔…430	前投薬…194	咀嚼障害…454, 498
セフェム系薬物…42	蠕動様収縮運動…438	咀嚼痛…444
セメント芽細胞腫…562	前嚢…127	咀嚼粘膜…429
セメント質…422, 424	潜伏遠視…210	咀嚼力…434
線維腫…556	潜伏斜視…262	粗糙性嗄声…310
線維性異形成症…563	前部ぶどう膜炎…229	ソナグラム…339
線維柱帯切開術…198	前房…127	そばかす…114
線維柱帯切除術…197	前方運動…432	ソフトコンタクトレンズ…191
洗眼…185	前房隅角…127	疎密波…293
全眼球炎…260	前房隅角検査…169	ゾンデ診…467
前がん病変…557	前房穿刺…190	
前眼房…127	喘鳴…310	**た**
尖圭コンジローマ…97	線毛運動…282	ダーモスコープ…34
前頸部腫脹…314	腺リンパ腫…402	ダーモスコピー…34
前頸部痛…313		大臼歯…422
先行期…437	**そ**	対光反射…126
浅在性真菌症…87	騒音性難聴…381	対座法…172
穿刺…467	早期発達緑内障…259	帯状ヘルペス…214
穿刺吸引細胞診…467	早期萌出歯…516	帯状ヘルペス角膜炎…225
全色盲…145, 242	象牙細管…424	帯状疱疹…93
全身性エリテマトーデス…72	象牙質…424	帯状疱疹後神経痛…94
全身性強皮症…73	象牙線維…424	大舌下腺管…434
全身麻酔…194, 476	爪甲鉤彎症…118	大唾液腺…434, 438

体部白癬…87
唾液…451, 294
唾液腺…292, 434
唾液腺炎…401
唾液腺造影検査…344
唾液腺貯留嚢胞…551
唾液腺導管嚢胞…552
唾液腺分泌機能検査…339
唾液の分泌…438
他覚的眼位検査…174
他覚的屈折検査…153
多汗症…112
タクロリムス軟膏…39
多形紅斑…60
多形滲出性紅斑…60
多形性腺腫…402
多形腺腫…555, 574
たこ…68
打診…463
唾石症…401
脱灰…519
脱臼…522, 545
多瞳孔…147
多発血管炎性肉芽腫症…389
多発性筋炎…74
ダリエー徴候…27, 58
単一唾液採取法…339
単眼複視…147
単刺試験…29
単純X線検査…468
単純性血管腫…109
単純糖尿病網膜症…233
単純塗布…37
単純ヘルペス…95, 214
単純ヘルペス性角膜炎…224
探針…471
弾性線維性仮性黄色腫…116
丹毒…84
弾力線維…7

ち
遅延型アレルギー反応…29
遅延型皮内反応…29
知覚検査…27, 466
知覚神経…8
智歯周囲炎…547
地図状舌…306
中咽頭…283, 284
中咽頭がん…400

中耳…274
中耳炎…373
中耳外傷…377
注視眼振…335
中耳根本手術…352
中心暗点…144
中心窩…126
中心外視力…132
中心視力…132
中心性血管腫…562
中心性漿液性網脈絡膜症…237
中心動脈閉塞症…237
中枢性嗅覚障害…305
中枢前庭性めまい…303
中切歯…422
中毒疹…66
中毒性表皮壊死症…67
昼盲…146
超音波検査…180, 344, 469, 501
超音波水晶体乳化吸引術…195
聴覚…278
聴覚閾値…325
聴覚過敏…303
聴覚障害…300, 301
聴覚障害性構音障害…456
蝶形紅斑…72
蝶形骨洞…282
聴性行動反応聴力検査…332
聴性定常反応検査…331
聴性脳幹反応…385
聴性脳幹反応検査…330
調節…125, 134, 211
調節痙攣…208, 212
調節性眼精疲労…148
調節麻痺…212
調節力検査…157
蝶番運動…432
貼布…37
貼布試験…29
聴毛…278
直接鏡検法…32
直接反射…126
直接覆髄法…481
直像検眼鏡…162, 164
直像検査…164
直乱視…155
治療椅子…471, 473
治療用眼鏡…191, 193
チン小帯…125, 211, 248

つ
ツァンク試験…33
痛覚…13
つきめ…224
ツチ骨…274
ツツガムシ病…93
ツベルクリン反応…29
爪…11

て
手足口病…99, 393
低視力…213
ティンパノメトリー…329, 334
テクノストレス…147
手湿疹…54
テタニー白内障…252
徹照法…160
テトラサイクリン系薬物…42
テノン嚢…132
テノン嚢下注射…188
テノン嚢下注射による麻酔…194
手白癬…88
デブリードマン…81
伝音難聴…300, 301, 326, 353
点眼…183
点眼液…183
点眼麻酔…194
電気乾固法…45
電気眼振計…337
電気凝固法…45
電気味覚検査…338, 469, 470
電撃傷…78
電撃性白内障…266
点状角膜炎…224
点状表層角膜症…223
伝染性紅斑…99
伝染性単核球症…99, 398
伝染性軟属腫…98
伝染性膿痂疹…82
伝達麻酔…476
デンタルインプラント…508
デンタルミラー…471
点入…183
癜風…89
天疱瘡…74

と
頭位眼振…335

頭位変換眼振…335
東京医大表…173
凍結療法…44
瞳孔…125, 126
瞳孔運動…136
瞳孔括約筋…125, 137
瞳孔検査…178
瞳孔散大筋…125, 137
同時視…136, 175
凍傷…78
動静脈交叉現象…234
凍瘡…78
倒像検査…162
疼痛反応閾値…448
動的視野検査…171
糖尿病網膜症…233
頭部挙上訓練…503
頭部浅在性白癬…87
動物寄生性皮膚疾患…90
頭部白癬…87
透明層…6
同名半盲…144
動揺度検査…464
倒乱視…156
ドーパ反応…7
トームス突起…424
兎眼…217
特殊粘膜…429
独立脂腺…10
独立皮脂腺…10
凸球面レンズ…155
特発性蕁麻疹…57
突発性難聴…379
とびひ…82
ドライアイ…141, 227
ドライマウス…451, 573
トラコーマ…219
トラベクレクトミー…197
トラベクロトミー…198
鳥肌…13
とりめ…146
努力性嗄声…310

な

内因性色素沈着…450
内因性老化…23
内眼筋…131
内眼筋麻痺…212
内境界膜…201, 245

内喉頭筋…288
内骨症…563
内耳…276
内視鏡…320
内視鏡下鼻副鼻腔手術…356
内視鏡検査…345, 469
内耳性難聴…327
内斜視…147
内歯瘻…451
内舌筋…430
内麦粒腫…213
内反症…215
内服照射テスト…31
内毛根鞘…9
軟膏…36
軟口蓋…292, 429, 431
軟口蓋挙上装置…507
軟骨腫…562
軟性喉頭内視鏡…345
軟性白斑…232
軟組織外傷…541
難聴…300, 301
軟毛…10

に

にきび…111
肉芽腫性疾患…117
肉芽腫性口唇炎…568
肉腫…558
ニコルスキー現象…28, 75
2色覚…145, 242
二重唇…536
日光角化症…106
日光皮膚炎…79
乳化剤…36
乳臼歯…422
乳犬歯…422
乳剤性軟膏…36
乳歯…422
乳児寄生菌性紅斑…90
乳児血管腫…110
乳側切歯…422
乳中切歯…422
乳頭炎…247
乳頭下血管叢…8
乳頭腫…555
乳頭浮腫…247
乳突蜂巣…276
乳房外パジェット病…105

乳房パジェット病…105
乳幼児聴力検査…332
乳様突起…276
尿素軟膏…39
妊娠中毒性網膜症…246

ね

熱傷…76, 264
熱傷指数…77
熱傷予後指数…77
粘液腺…434
粘液嚢胞…551
粘膜下切除術…360
粘膜下層…429
粘膜固有層…429
粘膜疹…450
粘膜皮膚眼症候群…66
粘膜表面麻酔法…475

の

囊外摘出術…195
囊腫…19
囊内固定…195
囊内摘出術…195
膿疱…19
膿疱症…76
膿瘍…260
ノルウェー疥癬…91

は

歯…422, 426
バージャー病…65
ハードコンタクトレンズ…191
ハーブ瞳孔計…179
配合剤…37
梅毒…32, 99
梅毒血清反応…99
梅毒検査…32
梅毒疹…100
梅毒トレポネーマ…33, 99
梅毒の血清学的検査…33
排膿…445
培養同定法…32
培養法…32
白色皮膚描記症…27
バクスター法…76
白癬…87
白内障…249
白内障手術…194

白斑…17, 113
白板症…557, 566
麦粒腫…213
バザン硬結性紅斑…86
パジェット病…105
はしか…98
橋本病…414
播種性血管内凝固症候群…65
バセドウ病…261, 414
発育異常…531, 579
発音…436, 439
パッサーバン隆起…286
抜歯…486, 487
抜髄…481, 522
発声…363, 439
発達緑内障…259
パッチテスト…29
ハッチンソンの歯…518
鼻…281
鼻声…305
鼻処置…355
鼻茸…389
鼻茸摘出術…356
パネルD-15…173
歯の嵌入…522
歯の欠損…446
歯の弛緩…445
歯の振盪…521
歯の動揺度…445
歯の破折…521
歯の発生…426
歯の萌出…426
パパニコロウ染色…467
はやり目…218
バラシクロビル…43
ばら疹…16
原田病…230
バランス検査…329
針反応…29, 62
バルーン拡張法…503
バルトリン管…434
バルブ型スピーチエイド…507
バルベルト緑内障インプラント…198
破裂音…439
斑…16, 450
反回神経…289
晩期残存歯…516
バンコマイシン…42

瘢痕…21
瘢痕性内反症…216
斑状歯…518
伴性遺伝性魚鱗癬…69
ハンセン病…86
反応閾値…448
汎発性皮膚瘙痒症…59
反復唾液嚥下テスト…500
汎ぶどう膜炎…229
半盲…144

ひ

ピープショウテスト…333
鼻咽腔閉鎖機能不全…456
鼻咽喉内視鏡…345
ピエール・ロバン症候群…535
鼻外前頭洞開放術…356
皮下脂肪組織…8
皮下組織…8
皮下注射による浸潤麻酔…194
光アレルギー性皮膚炎…80
光干渉断層計…166
光凝固…203
光接触皮膚炎…80
光貼布試験…31
光毒性皮膚炎…80
光パッチテスト…31
光老化…23
非観血的治療…192
皮丘…4
鼻鏡…318
非共同斜視…262
鼻腔…281
皮溝…4
鼻甲介…282
鼻口蓋管嚢胞…553
肥厚性カンジダ症…568
肥厚性瘢痕…109
肥厚性鼻炎…388
鼻骨整復術…356
皮脂…10, 13
皮脂欠乏性湿疹…56
皮脂腺…10, 274
皮脂の分泌…13
鼻出血…305, 355, 387
非症候群性遺伝性難聴…383
非上皮系がん…106
非上皮性腫瘍…109

皮疹…16
鼻唇嚢胞…551
非水疱型先天性魚鱗癬様紅皮症…69
ヒスタミン…40
非ステロイド性抗炎症外用薬…39
非ステロイド性抗炎症薬…37
鼻癤…304, 386
歪成分耳音響放射検査…332
鼻前庭…281
鼻前庭炎…387
鼻前庭湿疹…387
非前庭性めまい…303
ビタミン剤…41
ビダラビン…43
鼻中隔…281
鼻中隔矯正術…356, 387
鼻中隔彎曲症…281, 387
鼻痛…304
ヒト乳頭腫ウイルス…96
ヒトパピローマウイルス…96
ヒトヒゼンダニ…91
ヒト免疫不全ウイルス…101
皮内テスト…29
皮内反応…28
皮膚…4
皮膚T細胞リンパ腫…107
皮膚炎…48
皮膚潰瘍治療薬…39
皮膚外用薬…36
皮膚カンジダ症…89
皮膚筋炎…73, 74
被覆粘膜…429
皮膚結核…85
皮膚糸状菌症…87
皮膚小血管性血管炎…63
皮膚真菌症…87
皮膚スメア検査…86
皮膚性内反症…215
皮膚瘙痒症…22, 59
皮膚粘膜眼症候群…267
皮膚の老化…23
皮膚描記症…58
皮膚描記法…27, 53
皮膚病理組織検査…31
飛蚊症…146
鼻閉…304
び漫性表層角膜炎…223
び漫性メラニン色素沈着症…564

び漫皮膚硬化型全身性強皮症… 73
眉毛…132
100Hueテスト…173
日焼け…12, 79
表在性血管叢…8
氷砕片飲み込み検査…499
表情筋…434
表情筋訓練…511
表層角膜移植術…202
病的口臭…452
表皮…5
表皮移植…113
表皮突起…6
表皮内がん…105
表皮嚢腫…108
表皮融解性魚鱗癬…69
表面感覚…13
病理学的検査…467
日和見感染…89
びらん…20, 450
鼻涙管…131
鼻涙管閉塞症…222
ヒルシュベルグ法…175
非裂孔原性網膜剥離…240
披裂軟骨…288
鼻漏…304

ふ

ファーター-パチニ小体…8, 13
ファムシクロビル…43
ファンデルヘーベ症候群…377
風疹…98, 251, 267
フードテスト…499
プール熱…219
フォークト-小柳-原田病…230
フォーダイス斑…536
フォン・ウィレブランド病…572
不快レベル検査…329
負荷訓練…502
副甲状腺…297
匍行性角膜潰瘍…224
複視…147
副腎皮質ステロイド外用薬…37
副腎皮質ステロイド薬…37, 40
覆髄法…481
輻湊…136
複像検査…175
複像表…175

副鼻腔…281, 282
副鼻腔炎…390
副鼻腔粘液嚢胞…391
不正咬合…496
不正乱視…210
付着歯肉…425
プッシングエクササイズ…502
フッ素症歯…518
ブドウ球菌性熱傷様皮膚症候群… 85
不同視弱視…213
浮動性めまい…303
不等像視…148
不等像性眼精疲労…148
ぶどう膜…125
プラーク…464
プラークコントロール…494
フライテスト…178
プラチド角膜計…157
フラビーガム…530
ブランディン-ヌーン嚢胞…551
フリクテン…220
プリズムカバーテスト…175
プリックテスト…29
プリングル病…103
フルオレセイン…164
フルオレセイン角結膜染色…141
フルオレセイン蛍光眼底撮影…164
ブレーデンスケール…81
プレオプティクス…193
ブレブ…197
フレンツェル眼鏡…337
プローブ…465
分界溝…430
粉瘤…19, 108

へ

平滑舌…568
平衡覚…278
平衡機能検査…335
閉口筋…430, 432
閉口障害…452, 453
閉鎖式貼布試験…29
閉塞隅角緑内障…256
閉塞性血栓性血管炎…65
閉塞性睡眠時無呼吸低呼吸症候群 …458
閉塞性動脈硬化症…64
併発白内障…252

ベーチェット病…62, 230, 393
ヘス赤緑テスト…175
ペニシリン系薬物…42
ヘパリン類似物質…39
ヘリオトロープ疹…74
ヘルパンギーナ…393
ベル麻痺…378
ベロックタンポン留置…355
変形性関節症…581
変視症…146
胼胝…21, 68
扁桃炎…395, 396
扁桃周囲炎…396
扁桃周囲膿瘍…396
扁桃周囲膿瘍切開…360
扁平上皮がん…104, 394
扁平苔癬…71
扁平母斑…102

ほ

母音…439
ボーエン病…105
蜂窩織炎…84, 548
放散痛…300
放射線性骨髄炎…548
放射線による検査…181
放射線白内障…252
放射線皮膚炎…80
萌出嚢胞…551
膨疹…20
房水…125, 128, 257
房水循環…254
房水流出路手術…198
蜂巣炎…84
膨大部…278
ポートワイン母斑…109
墨汁法…33
黒子…103
ほしめ…220
補充現象検査…328
保存歯科治療…478
保存修復…478
保存的中耳根本手術…352
補聴器…353
発疹…16
発赤…16
ボツリヌス菌毒素筋肉内注射…193
補綴装置…483, 484
母斑…102

母斑細胞母斑…103
母斑症…103
ホルツクネヒト徴候…410
ポルフィリン症…115

ま

マイスネル小体…8, 13
埋伏歯…422
マイボーム腺…129
マキュエイド硝子体染色…246
膜様部…294
マクロゴール…36
マクロライド系薬物…42
摩擦音…439
麻疹…98
麻酔…193
マスキング…326
末梢循環障害…64
末梢性顔面神経麻痺…378
末梢前庭性めまい…303
末梢動脈疾患…64
マドックス桿…176
麻痺性斜視…262
摩耗症…519
マルケサニ症候群…248
マルファン症候群…116, 248
マン検査…335
慢性音響性難聴…381
慢性顎骨骨髄炎…547
慢性カタル性結膜炎…217
慢性硬化性顎下腺炎…574
慢性甲状腺炎…414
慢性喉頭炎…405
慢性再発性アフタ…565
慢性再発性耳下腺炎…574
慢性単純性苔癬…54
慢性鼻炎…387
慢性硬化性骨髄炎…547
慢性閉塞隅角緑内障…258
慢性辺縁性歯周炎…528
慢性リンパ節炎…549
慢性涙嚢炎…223
マントー反応…29

み

味覚…293, 307, 439
味覚過敏…459
味覚検査…338, 469
味覚減退症…459

味覚障害…459, 307
味覚性発汗…13
味覚脱失症…459
ミキサー食…505, 506
未熟児網膜症…241
みずいぼ…98
水尾-中村現象…244
みずぼうそう…95
みずむし…87
三日はしか…98
脈絡膜…125
脈絡膜悪性腫瘍…246
ミューラー筋…130
ミューラー筋短縮術…217
味蕾…292, 439

む

無顆粒球症…571
無歯症…516
無散瞳眼底カメラ…164
無歯期…426
ムチン沈着症…115
無力性嗄声…310

め

眼…124
明順応…134
明所視…126
迷路機能廃絶…337
滅菌法…472
メニエール病…380
眼の外傷…263
めまい…303
めやに…142
メラニン…7
メラノーマ…106
メラノサイト…7
メルケル細胞…7
綿花様白斑…232
面皰…108

も

毛球…9
毛孔…4
毛孔性苔癬…70
蒙古斑…17, 103
毛根…9
毛根鞘…9
毛細血管拡張症…16

毛細血管奇形…109
毛周期…10
毛状白板症…571
毛乳頭…9
毛嚢…274
毛髪…9
毛盤…7
毛包…9
毛包脂腺アポクリン系…9
網膜…126
網膜芽細胞腫…241
網膜膠腫…241
網膜色素変性症…238, 243
網膜出血…232, 238
網膜静脈血栓症…236
網膜静脈閉塞症…236
網膜中心血管…126
網膜電図検査…179
網膜動脈硬化症…234
網膜動脈閉塞症…237
網膜剝離…232, 239
網膜剝離手術…199
網膜復位術…201
網膜浮腫…232
網脈絡膜炎…229
毛様充血…140
毛様体…125
毛様体筋…125, 211
毛様体小帯…125
毛様体光凝固術…199
毛様体冷凍凝固術…199
モーレン潰瘍…226
モノクローナル抗体…224

や

薬剤性過敏症症候群…67
薬剤性内耳障害…382
薬剤性難聴…382
薬剤誘発性ループス…72
薬剤リンパ球刺激試験…35
薬疹…66
薬物関連顎骨壊死…548
夜盲…146, 243

ゆ

有郭乳頭…430
遊戯聴力検査…333
有棘細胞がん…104
有棘層…5

疣贅…96
融像…129, 136, 175
誘発耳音響放射検査…332
誘発痛…444
有毛細胞…278
遊離歯肉…425
癒合歯…517
油脂性軟膏…36
癒着歯…517

よ

癰…83
要観察歯…520
葉状乳頭…430
痒疹…58
陽電子放射断層撮影…343
翼状片…221
翼状片手術…205
4基本味…459

ら

蕾状歯…518
ライスネル膜…276
ライター症候群…268
ライム病…93
裸眼視力…152
落屑…20
ラバーダム防湿法…481, 482
ラムゼイ・ハント症候群…378
卵円窓…274
卵形嚢…276, 278
ランゲルハンス細胞…7
ランゲルハンス細胞組織球症…563
乱視…134, 210
乱視表…155
ランド-ブラウダーの公式…77
ランドルト環…151

り

リガ-フェーデ病…564
リクルートメント現象…328
立体視…129, 136, 175
立毛筋…9
リビヌス管…434
流角…218
流行性角結膜炎…218, 224
流行性耳下腺炎…574

流涎症…451, 572
流涙…141
両眼視…135
両眼視機能…176
両眼視機能検査…176
両眼複視…147
両耳側半盲…144
良性発作性頭位めまい症…384
量的視野…134
両鼻側半盲…144
緑内障…254
緑内障手術…197
緑内障チューブシャント手術…198
りんご病…99
リンコマイシン系薬物…42
輪状甲状膜切開術…362
輪状締結術…199
輪状軟骨…287
鱗屑…20
リンネ法…325
リンパ管…8
リンパ管腫…557
リンパ上皮性嚢胞…551
輪部…125

る

涙液層破壊時間…141
涙液分泌過多…141
涙液分泌検査…141, 179
類乾癬…71
涙管ブジー挿入…187
涙器…130
涙小管…130
涙腺…130
涙点…130
類天疱瘡…566
涙道…130
涙道造影…181
涙道の通過障害…141
涙嚢…131
涙嚢洗浄…187
涙嚢摘出術…205
涙嚢鼻腔吻合術…205, 222
類皮嚢胞…551
類表皮嚢胞…551
ルフィニ小体…13

れ

冷圧刺激法…502
冷罨法…187
冷覚…13
冷水痛…444
冷凍凝固…199, 204
レイノー現象…64, 72
レーザー屈折矯正手術…192
レーザー虹彩切開術…197
レーザー光凝固…199
レーザー療法…45
レーシック…192
レチノイド…41
裂奇形…532
レックリングハウゼン病…103
裂孔原性網膜剥離…240
裂孔閉鎖術…199
裂創…265
レンズメーター…157

ろ

瘻…450, 451
瘻管…451
蠟義歯…485
瘻孔…445, 451
老視…211
老人環…227
老人性乾皮症…23
老人性顔貌…440
老人性内反症…216
老人性難聴…382
老人性白内障…250
老人性皮膚瘙痒症…22, 60
ロート斑…267
濾過手術…197
濾紙ディスク検査法…469
濾胞性歯嚢胞…553
ロンベルグ検査…335

わ

矮小歯…517
わきが…112
ワセリンタンポン留置…355
ワッセルマン反応…33
ワルダイエル咽頭輪…284
ワルチン腫瘍…402, 575
ワルトン管…292, 434

新体系看護学全書	
疾病の成り立ちと回復の促進⓭　疾病と治療 10	

皮膚／眼／耳鼻咽喉／歯・口腔

2018年11月30日　第1版第1刷発行	定価（本体4,700円＋税）
2022年 2月 4日　第1版第2刷発行	

編　集	代表　神崎　仁 ⓒ	〈検印省略〉
発行者	小倉　啓史	
発行所	株式会社メヂカルフレンド社	

https://www.medical-friend.co.jp
〒102-0073 東京都千代田区九段北3丁目2番4号 麹町郵便局私書箱48号
電話　(03) 3264-6611　振替　00100-0-114708

Printed in Japan　落丁・乱丁本はお取り替えいたします
ブックデザイン｜松田行正＋日向麻梨子＋梶原結実
印刷｜(株)太平印刷社　製本｜(株)村上製本所
ISBN 978-4-8392-3338-9　C3347　　　　　　　　　　　　　000699-068

本書の無断複写は，著作権法上での例外を除き，禁じられています。
本書の複写に関する許諾権は，(株)メヂカルフレンド社が保有していますので，
複写される場合はそのつど事前に小社（編集部直通 TEL 03-3264-6615）の許諾を得てください。

新体系看護学全書

専門基礎分野

- 人体の構造と機能❶ 解剖生理学
- 人体の構造と機能❷ 栄養生化学
- 人体の構造と機能❸ 形態機能学
- 疾病の成り立ちと回復の促進❶ 病理学
- 疾病の成り立ちと回復の促進❷ 微生物学・感染制御学
- 疾病の成り立ちと回復の促進❸ 薬理学
- 疾病の成り立ちと回復の促進❹ 疾病と治療1 呼吸器
- 疾病の成り立ちと回復の促進❺ 疾病と治療2 循環器
- 疾病の成り立ちと回復の促進❻ 疾病と治療3 消化器
- 疾病の成り立ちと回復の促進❼ 疾病と治療4 脳・神経
- 疾病の成り立ちと回復の促進❽ 疾病と治療5 血液・造血器
- 疾病の成り立ちと回復の促進❾ 疾病と治療6 内分泌／栄養・代謝
- 疾病の成り立ちと回復の促進❿ 疾病と治療7 感染症／アレルギー・免疫／膠原病
- 疾病の成り立ちと回復の促進⓫ 疾病と治療8 運動器
- 疾病の成り立ちと回復の促進⓬ 疾病と治療9 腎・泌尿器／女性生殖器
- 疾病の成り立ちと回復の促進⓭ 疾病と治療10 皮膚／眼／耳鼻咽喉／歯・口腔
- 健康支援と社会保障制度❶ 医療学総論
- 健康支援と社会保障制度❷ 公衆衛生学
- 健康支援と社会保障制度❸ 社会福祉
- 健康支援と社会保障制度❹ 関係法規

専門分野

- 基礎看護学❶ 看護学概論
- 基礎看護学❷ 基礎看護技術Ⅰ
- 基礎看護学❸ 基礎看護技術Ⅱ
- 基礎看護学❹ 臨床看護総論
- 地域・在宅看護論 地域・在宅看護論
- 成人看護学❶ 成人看護学概論／成人保健
- 成人看護学❷ 呼吸器
- 成人看護学❸ 循環器
- 成人看護学❹ 血液・造血器
- 成人看護学❺ 消化器
- 成人看護学❻ 脳・神経
- 成人看護学❼ 腎・泌尿器
- 成人看護学❽ 内分泌／栄養・代謝
- 成人看護学❾ 感染症／アレルギー・免疫／膠原病
- 成人看護学❿ 女性生殖器
- 成人看護学⓫ 運動器
- 成人看護学⓬ 皮膚／眼
- 成人看護学⓭ 耳鼻咽喉／歯・口腔
- 経過別成人看護学❶ 急性期看護：クリティカルケア
- 経過別成人看護学❷ 周術期看護
- 経過別成人看護学❸ 慢性期看護
- 経過別成人看護学❹ 終末期看護：エンド・オブ・ライフ・ケア
- 老年看護学❶ 老年看護学概論／老年保健
- 老年看護学❷ 健康障害をもつ高齢者の看護
- 小児看護学❶ 小児看護学概論／小児保健
- 小児看護学❷ 健康障害をもつ小児の看護
- 母性看護学❶ 母性看護学概論／ウィメンズヘルスと看護
- 母性看護学❷ マタニティサイクルにおける母子の健康と看護
- 精神看護学❶ 精神看護学概論／精神保健
- 精神看護学❷ 精神障害をもつ人の看護
- 看護の統合と実践❶ 看護実践マネジメント／医療安全
- 看護の統合と実践❷ 災害看護学
- 看護の統合と実践❸ 国際看護学

別巻

- 臨床外科看護学Ⅰ
- 臨床外科看護学Ⅱ
- 放射線診療と看護
- 臨床検査
- 生と死の看護論
- リハビリテーション看護
- 病態と診療の基礎
- 治療法概説
- 看護管理／看護研究／看護制度
- 看護技術の患者への適用
- ヘルスプロモーション
- 現代医療論
- 機能障害からみた成人看護学❶ 呼吸機能障害／循環機能障害
- 機能障害からみた成人看護学❷ 消化・吸収機能障害／栄養代謝機能障害
- 機能障害からみた成人看護学❸ 内部環境調節機能障害／身体防御機能障害
- 機能障害からみた成人看護学❹ 脳・神経機能障害／感覚機能障害
- 機能障害からみた成人看護学❺ 運動機能障害／性・生殖機能障害

基礎分野

- 基礎科目 物理学
- 基礎科目 生物学
- 基礎科目 社会学
- 基礎科目 心理学
- 基礎科目 教育学